Hefte zur Unfallheilkunde
Beihefte zur Zeitschrift „Unfallheilkunde/
Traumatology“
Herausgegeben von J. Rehn und L. Schweiberer

134

13. Tagung

der Österreichischen Gesellschaft für Unfallchirurgie

7. bis 8. Oktober 1977, Salzburg

Kongreßbericht im Auftrage des Vorstandes zusammengestellt von

J. Poigenfürst

Mit 119 Abbildungen

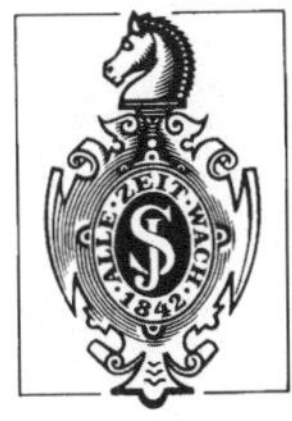

Springer-Verlag
Berlin Heidelberg New York 1979

Reihenherausgeber

Prof. Dr. Jörg Rehn, Chirurgische Klinik und Poliklinik
der Berufsgenossenschaftlichen Krankenanstalten „Bergmannsheil“
Hunscheidtstraße 1, D-4630 Bochum

Prof. Dr. Leonhard Schweiberer, Direktor der Abteilung für Unfallchirurgie der Chirurgischen Universitätsklinik, D-6650 Homburg/Saar

ISBN-13:978-3-540-09180-6 e-ISBN-13:978-3-642-81305-4
DOI: 10.1007/978-3-642-81305-4

CIP-Kurztitelaufnahme der Deutschen Bibliothek
Österreichische Gesellschaft für Unfallchirurgie: Tagung der Österreichischen Gesellschaft für Unfallchirurgie: Kongreßbericht/im Auftr. d. Vorstandes zsgest. – Berlin, Heidelberg, New York: Springer.
13. 1977. 7. bis 8. Oktober 1977, Salzburg. – 1979.
(Hefte zur Unfallheilkunde; H. 134)
ISBN-13:978-3-540-09180-6

Das Werk ist urheberrechtlich geschützt. Die dadurch begründeten Rechte, insbesondere die der Übersetzung, des Nachdruckes, der Entnahme von Abbildungen, der Funksendung, der Wiedergabe auf photomechanischem oder ähnlichem Wege und der Speicherung in Datenverarbeitungsanlagen bleiben, auch bei nur auszugsweiser Verwertung vorbehalten.
Bei Vervielfältigung für gewerbliche Zwecke ist gemäß § 54 UrhG eine Vergütung an den Verlag zu zahlen, deren Höhe mit dem Verlag zu vereinbaren ist.

© Springer-Verlag Berlin-Heidelberg 1979

Die Wiedergabe von Gebrauchsnamen, Handelsnamen, Warenbezeichnungen usw. in diesem Buch berechtigt auch ohne besondere Kennzeichnung nicht zu der Annahme daß solche Namen im Sinne der Warenzeichen- und Markenschutz-Gesetzgebung als frei zu betrachten wären und daher von jedermann benutzt werden dürften.

2127/3140-543210

Österreichische Gesellschaft für Unfallchirurgie

Vorstand bis 7. Oktober 1977

Präsident:

Prof. Dr. Emanuel Trojan, I. Universitätsklinik für Unfallchirurgie, Alser Straße 4, A-1097 Wien

Präsidium:

Prof. Dr. Jörg Böhler, Lorenz-Böhler-Krankenhaus, Donaueschingenstraße 13, A-1200 Wien
Prim. Dr. Josef Ender, Sierninger Straße 170, A-4000 Steyr
Doz. Dr. Otto Wruhs †

Ständiger Beirat:

Ärztl. Direktor OMR Dr. Wolfgang Krösl, Allg. Unfallversicherungsanstalt, Adalbert-Stifter-Straße 65, A-1200 Wien
Prim. Dr. Josef Krotschek, Unfallkrankenhaus, A-8775 Kalwang
Prof. Dr. Otto Russe, Hungerburg 1, A-6020 Innsbruck
Prof. Dr. Hans Spängler, II. Universitätsklinik für Unfallchirurgie, Spitalgasse 23, A-1097 Wien
Prim. Doz. Dr. Alois Titze, Unfallkrankenhaus, Theodor Körner Straße 63, A-8010 Graz

Kassier:

Dr. J. Rohringer, Wien, Lorenz-Böhler-Krankenhaus, Donaueschingenstraße 13, A-1200 Wien

Kassenprüfer:

Prim. Dr. Emil Beck, Unfallkrankenhaus A-6800 Feldkirch
Dr. Bruno Zifko, Arbeitunfallkrankenhaus, Kundratstraße 37, A-1120 Wien

Sekretär:

Dr. Heinz Kuderna, Lorenz-Böhler-Krankenhaus, Donaueschingenstraße 13, A-1200 Wien

Inhaltsverzeichnis

Referentenverzeichnis

Andrasina, J., Dr.; Abteilung für Unfallchirurgie des Fakultätskrankenhaus Ratislova 53, CS-Kosiče

Arzinger, H., Doz, Dr. sc. med.; Traumatologische Abteilung der Chirurgischen Universitätsklinik, DDR-701 Leipzig

Balázsy, D., Dr.; Zentralinstitut für Traumatologie, VIII, Mezö Imre Ut 17, H-1430 Budapest

Balla, I., Dr.; Zentralinstitut für Traumatologie, VIII, Mezö Imre Ut 17, H-1430 Budapest

Barac, M., Dr.: Traumatologisches Krankenhaus Zagreb, Horvacanska 30, Yu-41000 Zagreb

Bauer, M., Dr.; Abteilung für Unfallchirurgie des Fakultätskrankenhauses Rastislavova 53, CS-Kosice

Blasko, V., Dr.; Abteilung für Unfallchirurgie des Fakultätskrankenhauses Rastislavova 53, CS-Kosice

Bogner, G., Ass. Dr.; Orthopädisches Spital, Speisinger Straße 109, A-1130 Wien

Börner, M., Dr.; Berufsgenossenschaftliche Unfallklinik, Friedberger Landstraße 430, D-6000 Frankfurt/Main 60

Brinkmann, K.E., OA, Dr.; Südwestdeutsches Rehabilitationskrankenhaus, Karlsbad-Langensteinbach, D-7516 Karlsbad 1

Buch, J., Ass. Dr.; Lorenz-Böhler-Krankenhaus, Donaueschingenstraße 13, A-1200 Wien

Burri, C., Prof. Dr.; Department für Chirurgie der Universität Ulm, Steinhövelstraße 9, D-7900 Ulm

Copin, G., Dr.; Centre de Traumatologie et d'Orthopedie, 10, Avenue Achille Baumann, F-67400 Illkirsch-Graffenstaden

Deisenhammer, W., Dr.; I. Universitätsklinik für Unfallchirurgie, Alserstraße 4, A-1090 Wien

Ecke, H., Prof. Dr.; Berufsgenossenschaftliche Unfallklinik, Großenbaumer Allee 250, D-4100 Duisburg 28

Egbers, H.J., Dr.; Facharzt für Chirurgie, BG-Unfallklinik, D-6700 Ludwigshafen-Oggersheim

Egyed, B., Dr.; Zentralinstitut für Traumatologie, VIII, Mezö Imre Ut, 17-H-1430 Budapest

Ender, H.G., Dr.; Lorenz-Böhler-Krankenhaus, Donaueschingenstraße 13, A-1200 Wien

Engelhardt, P., Dr.; Klinik und Poliklinik für Orthopädie und Chirurgie des Bewegungsapparates, Universität Bern/Inselspital, CH-3010 Bern

Engler, I., Dr.; Rehabilitationszentrum Häring, A-6323 Bad Häring

Ewerwahn, W.J., Prof. Dr.; Chirurgische Universitätsklinik Hamburg-Eppendorf, Martinistraße 52, D-2000 Hamburg 20

Fink, D., Dr.; Arbeitsunfallkrankenhaus, Dr. Franz Rehrl-Platz 5, A-5010 Salzburg

Firbas, W., Dr.; II. Universitätsklinik für Unfallchirurgie, Spitalgasse 23, A-1097 Wien

Franctik, J., Dr.; Abteilung für Unfallchirurgie des Fakultätskrankenhauses Rastislavova 53, CS-Košice

Friedebold, G., Prof. Dr.; Orthopädische Klinik und Poliklinik der Freien Universität Berlin, Clayallee 229, D-1000 Berlin 33

Gasperschitz, F., Dr.; Arbeitsunfallkrankenhaus, Dr. Franz Rehrl-Platz 5, A-5010 Salzburg

Gaudernak, S., Dr.; Lorenz-Böhler-Krankenhaus, Donaueschingenstraße 13, A-1200 Wien

Gerner, H.-J., Dr. med.; BG-Unfallklinik, D-6700 Ludwigshafen-Oggersheim

Goymann, V., Dr., Universitätsklinikum der Gesamthochschule Essen, Hufelandstraße 55, D-4300 Essen 1

Greiner, W., Dr.; Arbeitsunfallkrankenhaus, Kundratstraße 37, A-1200 Wien

Griebel, W., Dr.; Klinik und Poliklinik der BG Krankenanstalten Bergmannsheil, D-4630 Bochum

Hackstock, H., Prim. Dr.; Allgemeines öffentliches Krankenhaus, Unfallabteilung, A-3100 St. Pölten

Haid, D., Dr.; Arbeitsunfallkrankenhaus, Dr. Franz Rehrl-Platz 5, A-5010 Salzburg

Hainböck, R., Dr.; Landeskrankenhaus Steyr, Unfallabteilung, A-4400 Steyr

Heiss, J., Dr.; Chirurgische Klinik und Poliklinik rechts der Isar der Technischen Universität München, Ismaningerstraße 22, D-8000 München

Heydenreich, K., Dr.; Chirurgische Klinik und Poliklinik der BG Krankenanstalten Bergmannsheil, D-4630 Bochum

Hierholzer, G., Prof. Dr.; Ärztlicher Direktor der Berufsgenossenschaftlichen Unfallklinik, Großenbaumer Allee 250, D-4100 Duisburg 28

Horaczek, A., Dr.; I. Universitätsklinik für Unfallchirurgie, Alser Straße 4, A-1097 Wien

Hranilovic, Traumatologisches Krankenhaus Zagreb, Horvacanska 30, Yu-41999 Zagreb

Hupfauer, W., Prof. Dr.; Universitätsklinikum der Gesamthochschule Essen, Hufelandstraße 55, D-4300 Essen 1

Jäger, J.H., Dr.; Centre de Traumatologie et d'Orthopedie, 10, Avenue Achille Baumann, F-67400 Illkirch-Graffenstaden

Jonas, H.P., Dr.; Arbeitsunfallkrankenhaus, Kundratstraße 37, A-1120 Wien

Jonasch, E., Dr.; Traumatologische Abteilung der Chirurgischen Universitätsklinik Leipzig, DDR-701 Leipzig

Junge, G., Dr.; Berufsgenossenschaftliche Unfallklinik Ludwigshafen, Pfennigweg 13, D-6700 Ludwigshafen/Rhein

Kafka, I., Dr.; Chirurgische Abteilung Bezirksspital, CS-Mlada Boleslav

Kazár, Gy., Dr.; Zentralinstitut für Traumatologie, VIII, Mezö Imre Ut 17, H-1430 Budapest

Kehr, H., Dr.; Berufsgenossenschaftliche Unfallklinik, Großenbaumer Allee 250, D 4100 Duisburg 28

Kempf, I., Prof.; Centre de Traumatologie et d'Orthopedie, 10, Avenue Achille Baumann, F-67400 Illkrich-Graffenstaden

Keppler, H., Dr.; BG Unfallklinik Tübingen, Rosenauer Weg 95, D-7400 Tübingen

Kirchner, P., Dr.; Abteilung für Unfallchirurgie der Chirurgischen Universitätsklinik, D-6650 Homburg/Saar

Klatnek, N., Dr.; Allgemeine Unfallversicherungsanstalt, Landesstelle Salzburg, Dr. Franz Rehrl-Platz 5, A-5010 Salzburg

Klement, M., Dr.; Forschungsinstitut für Traumatologie, Ponavka 6, CS-662 50 Brno

Klemm, K., Dr.; Berufsgenossenschaftliche Unfallklinik, Friedberger Landstraße 430, D-6000 Frankfurt/Main 60

Klima, M., Dr.; Abteilung für Unfallchirurgie des Fakultätskrankenhauses, Rastislavova 53, CS-Košice

Konermann, H., Dr.; Universitätsklinikum der Gesamthochschule Essen, Hufelandstraße 55, D-4300 Essen

Konold, P., Dr.; Berufsgenossenschaftliche Unfallklinik, Großenbaumer Allee 250, D-4100 Duisburg 28

Korisek, G., Dr.; Unfallkrankenhaus, A-8775 Kalwang

Kraus, J., Dr.; Berufsgenossenschaftliche Unfallklinik, Großenbaumer Allee 250, D-4100 Duisburg 28

Kraumann, H., Prim. Dr.; Chirurgische Abteilung, Bezirksspital, CS-Mlada Boleslav

Krotscheck, H., Prim. Dr.; Unfallkrankenhaus, A-8775 Kalwang

Kuderna, H., OA, Dr.; Lorenz-Böhler-Krankenhaus, Donaueschingenstraße 13, A-1200 Wien

Kutscha-Lissberg, E., Doz. Dr.; I. Universitätsklinik für Unfallchirurgie, Alser Straße 4, A-1097 Wien

Lechner, G., Doz. Dr.; I. Chirurgische Universitätsklinik, Alser Straße 4, A-1097 Wien

Lesko, J., Dr.; Abteilung für Unfallchirurgie des Fakultätskrankenhauses, Rastislavova 53, CS-Košice

Lindner, J., Dr.; Unfallchirurgie der Chirurgischen Universitätsklinik, D-6650 Homburg/Saar

Maerschalk, P., Dr.; Arbeitsunfallkrankenhaus, Kundratstraße 37, A-1120 Wien

Magerl, F., Dr.; Klinik für Orthopädische Chirurgie, Kantonsspital St. Gallen, CH-9000 St. Gallen

May, E., Dr.; Krankenanstalten des Kreises Lippe, Krankenhaus Detmold, Chirurgische Abteilung (Unfallchirurgie), D-4930 Detmold 1

Meeder, P.J., Dr.; BG Unfallklinik Tübingen, Rosenauer Weg 95, D-7400 Tübingen

Mockwitz, J., Dr.; Berufsgenossenschaftliche Unfallklinik, Friedberger Landstraße 430, D-6000 Frankfurt/Main 60

Müller, K.-H., Dr.; Chirurgische Klinik und Poliklinik der BG Krankenanstalten Bergmannsheil, D-4630 Bochum

Müller, S., Dr.; RZ Stollhof, Kierlinger Straße 87, A-3400 Klosterneuburg

Munk, P., Dr.; II. Universitätsklinik für Unfallchirurgie, Spitalgasse 23, A-1097 Wien

Naglik, H., Dr.; Lorenz-Böhler-Krankenhaus, Donaueschingenstraße 13, A-1200 Wien

Nagy, E., Dr.; Zentralinstitut für Traumatologie, VIII, Mezö Imre Ut 17, H-1430 Budapest

Opitz, A., OA, Dr.; I. Universitätsklinik für Unfallchirurgie, Alser Straße 4, A-1097 Wien

Paar, O., Dr.; II. Universitätsklinik für Unfallchirurgie, Spitalgasse 23, A-1097 Wien

Pannike, A., Prof. Dr.; Berufsgenossenschaftliche Unfallklinik, Großenbaumer Allee 250, D-4100 Duisburg

Passl, R., Dr.; II. Universitätsklinik für Unfallchirurgie, Spitalgasse 23, A-1097 Wien

Pellet, S., Dr.; Kórház-Rendelóintézete, Baleset-Orthopaed SebészetiOszt., H-4031 Debrecen

Poigenfürst, J., Doz. Dr.; I. Universitätsklinik für Unfallchirurgie, Alser Straße 4, A-1097 Wien

Prokscha, G.W., Dr.; Chirurgische Klinik und Poliklinik rechts der Isar der Technischen Universität München, Ismaniger Straße 22, D-800 München 80

Pühringer, A., Prim. Dr.; Facharzt für Unfallchirurgie, Kaiserstraße 72, A-1070 Wien

Ranic, V., Dr.; Traumatologisches Krankenhaus Zagreb Horvacanska 30, Yu-4100 Zagreb

Reiner, E., Dr.; Rehabilitationszentrum Häring, A-6323 Bad Häring/Tirol

Reschauer, R., Dr.; Universitätsklinik für Chirurgie Graz, Department für Unfallchirurgie, Auenbrugger Platz, A-8036 Graz

Richter, H.Th., Dr.; Krankenanstalten des Kreises Lippe, Krankenhaus Detmold, Chirurgische Abteilung (Unfallchirurgie), D-4930 Detmold 1

Ruelle, J.L., Dr.; Centre de Traumatologie et d'Orthopedie, 10, Avenue Achille Baumann, F-67400 Illkirch-Graffenstaden

Russe, F., Dr.; Arbeitsunfallkrankenhaus, Kundratstraße 37, A-1120 Wien

Russe, O.J., Dr.; Arbeitsunfallkrankenhaus, Kundratstraße 37, A-1120 Wien

Rüter, A., PD, Dr.; Department für Chirurgie der Universität Ulm, Steinhövelstraße 9, D-7900 Ulm

Sandbach, G., Dr.; II. Universitätsklinik für Unfallchirurgie, Spitalgasse 23, A-1097 Wien

Sander, E., Prof. Dr. sc. med.; Leiter der Traumatologischen Abteilung der Chirurgischen Universitätsklinik Halle, DDR-40 Halle-Wittenberg

Schatz, H., Dr.; Arbeitsunfallkrankenhaus Graz, Theodor Körnerstraße 65, A-8010 Graz

Schellmann, W.D., OA, Dr.; Berufsgenossenschaftliche Unfallklinik, Friedberger Landstraße 430, D-6000 Frankfurt/Main 60

Scherzer, E., Prof. Dr.; Rehabilitationszentrum Meidling, Kundratstraße 37, A-1120 Wien

Scheuba, G., Prof. Dr.; Chefarzt der Unfallchirurgischen Klinik, Forsthausstraße 1, D-6330 Wetzlar

Schmelzeisen, H., Dr.; BG Unfallklinik Tübingen, Rosenauer Weg 95, D-7400 Tübingen

Schneider, H., Dr.; Unfallkrankenhaus, A-8775 Kalwang

Schöffmann, W., Dr.; Universitätsklinik für Chirurgie Graz, Department für Unfallchirurgie, Auenbrugger Platz, A-8036 Graz

Schönbauer, H., Prim. Dr.; Orthopädisches Spital, Speisinger Straße 109, A-1134 Wien

Schreinlechner, P., Dr.; Lorenz-Böhler-Krankenhaus, Donaueschingenstraße 13, A-1200 Wien

Schweiberer, L., Prof. Dr.; Direktor der Abteilung für Unfallchirurgie der Chirurgischen Universitätsklinik, D-6650 Homburg/Saar

Schweikert, C.H., Prof. Dr.; Unfallchirurgische Universitätsklinik, D-6500 Mainz

Siegl, O., Dr.; Chirurgische Abteilung, Bezirksspital, CS-Mlada Boleslav

Spängler, H., Prof. Dr.; II. Universitätsklinik für Unfallchirurgie, Spitalgasse 23, A-1097 Wien

Spier, R., Dr.; Berufsgenossenschaftliche Unfallklinik Ludwigshafen, Pfennigweg 13, D-6700 Ludwigshafen/Rhein

Stankovic, P., Dr.; Kliniken der Universität Göttingen, Klinik und Poliklinik für Allgemeinchirurgie, Goßlerstraße 10, D-3400 Göttingen

Stefan, L., Dr.; Heeresspital, Brünner Straße, A-1210 Wien

Stipicic, J., Prim. Dr.; Rehabilitationszentrum der AUVA, A-6323 Bad Häring

Stuhler, Th., Dr.; Kliniken der Universität Göttingen, Klinik und Poliklinik für Allgemeinchirurgie, Goßlerstraße 10, D-3400 Göttingen

Sükösd, L., Dr.; János-Krankenhaus, Budapest, I. Ag.- und 3, H-1016 Budapest

Szyskowitz, R., Prof. Dr.; Universitätsklinik für Chirurgie Graz, Department für Unfallchirurgie, Auenbrugger Platz, A-8036 Graz

Tacsik, I., Dr.; János-Krankenhaus Budapest, I. Ag.- und 3, H-1016 Budapest

Thaiss, St., Dr.; Krankenanstalten des Kreises Lippe, Krankenhaus Detmold, Unfallchirurgie, DDR-4930 Detmold 1

Tilling, Th., Dr.; Kliniken der Universität Göttingen, Klinik und Poliklinik für Allgemeinchirurgie, Goßlerstraße 10, D-3400 Göttingen

Titze, A., Prim. Prof. Dr.; Arbeitsunfallkrankenhaus Graz, Theodor Körnerstraße 65, A-8010 Graz

Vagacs, H., Prim. Dr.; Allgemeines öffentliches Krankenhaus, Unfallchirurgische Abteilung, A-3300 Amstetten

Vajó, J., Dr.; Abteilung für Unfallchirurgie des Fakultätskrankenhauses, Rastislavova 53, CS-Košice

Vécsei, V., OA, Dr.; I. Universitätsklinik für Unfallchirurgie, Alser Straße 5, A-1090 Wien

Vokoun, Z., Dr.; Chirurgische Abteilung, Berzirksspital, CS-Mlada Boleslav

Wagner, M., Dr.; I. Universitätsklinik für Unfallchirurgie, Alser Straße 4, A-1090 Wien

Wagner, Th., Dr.; Chirurgische Klinik und Poliklinik rechts der Isar der Technischen Universität München, Ismaninger Straße 22, D-8000 München 80

Weiser, F.E., Dr.; AUVA Chefärztliche Station, Adalbert-Stifter-Straße 65-67, A-1200 Wien

Wendt, H., Prof. Dr.; Bezirkskrankenhaus, Chirurgische Klinik, Auenweg 38, DDR-4502 Dessau

Winkler, R., Dr.; Chirurgische Universitätsklinik Hamburg-Eppendorf, Martinistraße 52, D-2000 Hamburg 20

Winter, L., Dr.; Universitätsklinikum der Gesamthochschule Essen, Hufelandstraße 55, D-4300 Essen 1

Wittich, H., Dr.; Arbeitsunfallkrankenhaus, Kudratstraße 37, A-1120 Wien

Wolfensberger, Ch., Dr.; Frauenthal-Weg 6, CH-8045 Zürich

Wondrák, E., Doz. Dr.; CSc. I. Chir. Klinika PU. U.O. Pavlova 6, CS-77520 Olomouc

Wruhs, O., Doz. Dr.; Heeresspital, Brünner Straße, A-1210 Wien

Ziernhöld, G., Dr.; Landesunfallkrankenhaus, Abteilung Unfallchirurgie, A-6807 Feldkirch

Zifko, B., OA, Dr.; Unfallkrankenhaus, Kundratstraße 37, A-1120 Wien

Zilch, H., Dr.; Orthopädische Klinik und Poliklinik der Freien Universität Berlin, Clayallee 229, D-1000 Berlin 33

Zimmermann, Th., Dr.; Chirurgische Klinik und Poliklinik rechts der Isar der Technischen Universität München, Ismaninger Straße 22, D-8000 München 80

Zühlke, E., Dr.; Universitätsklinikum der Gesamthochschule Essen, Hufelandstraße 55, D-4300 Essen 1

I. Verletzungen des Talus

Anatomische Besonderheiten des Talus

G. Sandbach, W. Firbas, P. Munk, O. Paar und H. Spängler, Wien

Zusammenfassung

Der Talus hat in der Anatomie des Menschen eine gewisse Sonderstellung. Alle seine anatomischen Besonderheiten wurden herausgearbeitet, besonderes Augenmerk wurde auf die Durchblutung gelegt. Es ergibt sich daraus, daß bei entsprechenden Bruchformen die baldige Reposition mit nachfolgender Osteosynthese erfolgversprechend und daher anzustreben ist.

Die lateinische Bezeichung des Sprungbeines, Talus, leitet sich von „taxlus" oder „taxillus" her. So wurde der Würfel bezeichnet, den sich römische Soldaten aus dem Sprungbein des Pferdes herstellten. Das römische Würfelspiel wurde mit vier solchen „Knöcheln" gespielt; von den sechs vorhandenen Oberflächen waren nur vier für das Spiel von Bedeutung, sie trugen die Werte 1,3,4 und 6. Das Sprungbein des Pferdes eignete sich durch seine Form gut zu dieser Verwendung.

Das menschliche Sprungbein dagegen ist ganz anders geformt, es hat ja auch infolge des aufrechten Ganges andere Aufgaben. Es vermittelt nicht nur eine dem Kardangelenk ähnliche Funktion, es ist auch der „Schlußstein" des Fußgewölbes. Das Körpergewicht überträgt sich von der Tibia her in typischer Verlaufsrichtung, den sogenannten Trajektorien. Bei jedem Schritt hat der Talus ein Mehrfaches, bei jedem Sprung ein Vielfaches des Körpergewichtes aufzunehmen. Dementsprechend ist sein innerer Aufbau. Auf dem Längsschnitt durch den Talus sieht man kräftige Spongiosabälkchen, die in Richtung der Trajektorien angeordnet sind. Die Corticalis ist sehr dünn.

Bei äußerer Betrachtung des Talus fällt auf, daß seine Oberfläche zum überwiegenden Teil aus Gelenksflächen besteht. Wir haben die Gesamtoberfläche des Talus ermittelt, sie beträgt im Durchschnitt 55 cm^2, wobei 33 cm^2, das sind 60%, auf Gelenksflächen entfallen, die restlichen 22 cm^2 sind mit Ausnahme der Bandansätze von Periost überzogen. Bei der Besprechung der Ernährung des Talus kommen wir auf diesen Aspekt nochmals zurück.

Seinen vielen Gelenksflächen entsprechend tritt der Talus sehr vielfältig mit anderen Knochen in Beziehung: Tibia, Innenknöchel und Außenknöchel umfassen das Sprungbein wie eine federnde Klammer, nach distal schließt sich das Os naviculare an, die Hauptauflagefläche des Sprungbeines jedoch ist der Calcaneus – mit ihm steht es gleich über drei Gelenksflächen in Verbindung. Über die komplizierte Mechanik in diesen Gelenken wird in anderen Beiträgen eingegangen. –

Mit Muskulatur steht das Sprungbein nicht in direkter Verbindung. Kein einziger Muskel entspringt am Talus oder setzt dort an.

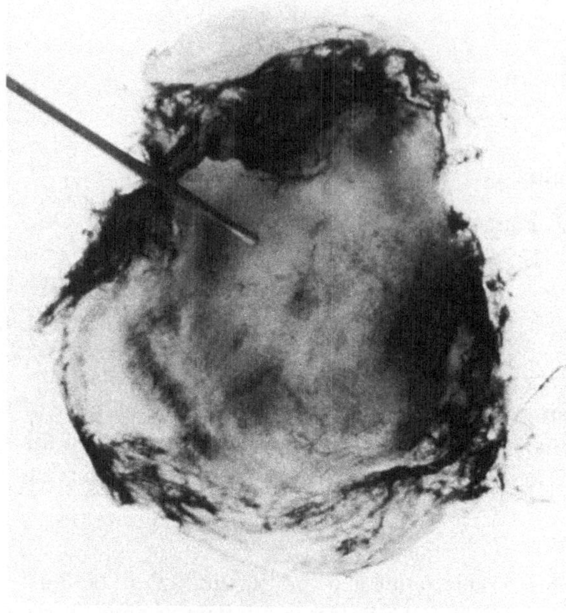

Abb. 1. Das Rete periostale des Talus (Tuscheinjektion, Aufhellung nach Spalteholz)

Auch der Bandapparat des Talus hat seine Besonderheiten: Die Collateralbänder sind doppelt angelegt, so daß in jeder Stellung des oberen oder unteren Sprunggelenkes immer mindestens ein Band gespannt ist. Dadurch erhält der Tarsus große Festigkeit. Das Ligamentum talo-calcaneare interosseum stellt einen inneren Bandapparat dar, ähnlich wie die Kreuzbänder am Kniegelenk. Mit zwei weiteren Bändern hat der Talus über seine Gelenksflächen Kontakt und zwar mit dem Ligamentum tibio-fibulare posterius und dem Ligamentum calcaneo-naviculare plantare, dem sogenannten Pfannenband. Beide Bänder haben dort, wo sie an den Gelenksflächen des Talus schleifen, eine Oberfläche aus Faserknorpel.

Ein so wichtiger Knochen wie der Talus hat selbstverständlich auch eine Sonderstellung in der Ernährung. Die von Periost überzogene Fläche ist zwar nur klein, aber gut ausgenützt. Ein dichtes Rete periostale (Abb. 1) breitet sich dort aus, und durch zahlreiche Foramina nutritia treten zuführende Gefäße in den Knochen ein. Sewell hat 1904 diese Foramina an über 1000 Sprungbeinen untersucht und genau beschrieben. Mit freiem Auge sind ca. 50-60 zu sehen, etwa 40% davon finden sich im Sinus tarsi und Canalis tarsi.

An dieser Stelle möchten wir darauf hinweisen, daß im allgemeinen Gebrauch zwischen Sinus tarsi und Canalis tarsi kein Unterschied gemacht wird. Die exakte anatomische Bezeichnung unterscheidet dagegen sehr wohl zwischen diesen beiden Begriffen. Der Sinus tarsi ist jene trichterförmige Öffnung, die sich lateral vorne zwischen Talus und Calcaneus befindet. Der Canalis tarsi dagegen ist jener röhrenförmige Durchlaß, der sich wie der Schaft eines Trichters vom Sinus tarsi her fortsetzt und den Tarsus nach medial–hinten durchläuft.

Das Rete periostale des Talus wird von allen drei Hauptarterien des Beines mit Blut versorgt. Vom Dorsum pedis aus tritt die *A. tibialis anterior* und der *Ramus perforans* der *A. fibularis* an den Talus heran. Die A. sinus tarsi, die die wichtigste Arterie des Talus ist, kann entweder aus der A. dorsalis pedis, oder aus der A. tarsea lateralis oder aus dem Rete malleolare laterale anterius (gebildet aus dem R. perf. art. fib. und einem Ast der A. dorsalis pedis) entspringen. Sie kann einfach, doppelt oder dreifach angelegt sein. Außerdem entspringen Rami talares superiores aus der A. tarsea medialis und versorgen das Rete periostale superius.

Aus der *A. tibialis posterior* entspringt etwa in Höhe des Gelenksspaltes die A. talaris medialis und zieht zur Medialseite des Talus. Knapp darunter entspringt die A. canalis tarsi. Sie gibt kleine Äste zum Rete periostale mediale ab und zieht dann durch den Canalis tarsi, um am Übergang zum Sinus tarsi mit der A. sinus tarsi in Verbindung zu treten. Die Rr. talares post. schließlich, die sowohl aus der *A. tibialis posterior* als auch aus der *A. fibularis* entspringen, treten in das hintere periostale Netz des Talus ein. Die einzelnen Abschnitte des periostalen Gefäßnetzes stehen miteinander in enger Verbindung, so daß jede zuführende Arterie das gesamte Netz speisen könnte. Auf Längsschnitten durch den Talus, die nach Spalteholz aufgehellt wurden, sieht man, daß vom Sinus bzw. Canalis tarsi her die meisten Gefäße in den Taluskörper eintreten und sich von dort her fächerförmig verteilen. Auch im Inneren des Talus stehen die einzelnen Blutgefäße miteinander in Verbindung.

So wie bei der Gefäßversorgung beteiligen sich auch an der Innervation des Talus alle drei Hauptstämme des Beines. Zusammen mit der A. tibialis anterior tritt der N.peroneus profundus an den Talus heran, der N. tibialis begleitet die A. tibialis posterior, der N. suralis die A. fibularis. Äste aus diesen Nerven ziehen zusammen mit den Gefäßästen zur Gelenkskapsel und zum Periost des Sprungbeines.

Bereits 1864 hat Hyrtl die A. sinus tarsi beschrieben unter dem Namen „Ramus ad sinum tarsi". 1900 hat Salvi eine „A. anastomotica tarsi" beschrieben, er bezeichnete damit die A. sinus tarsi und A. canalis tarsi zusammen. Dubreuil-Chambardell 1905 bezeichnete die A. sinus tarsi als die wichtigste Arterie des Sprungbeines. 1950 beschrieb Wildenauer sehr genau die gesamte Blutversorgung des Talus und hat exakt zwischen den beiden Arterien unterschieden. Er begründet dies mit den entgegengesetzten Strömungsrichtungen beider Gefäße, sowie mit der Tatsache, daß ihre Anastomose oft so dünn ist, daß sie kaum nachgewiesen werden kann, bzw. bereits dem Rete periostale zuzuordnen ist. 1970 haben Mulfinger und Trueta die Ergebnisse Wildenauers überprüft und beschrieben, daß die A. talaris med. oft fehlt. Das Rete periostale mediale wird dann von einem kräftigen Ast aus der A. canalis tarsi versorgt.

Wir haben bei unseren Untersuchungen absolute Übereinstimmung mit den Ergebnissen Wildenauers und Truetas gefunden. Bei 12 untersuchten Talusregionen fand sich 2 x eine paarig angelegte A. sinus tarsi. Eine dreifach angelegte haben wir nicht gefunden. Bei den restlichen 10 Präparaten entsprang die A. sinus tarsi in 6 Fällen aus dem Rete malleolare laterale anterius, in 2 Fällen aus der A. dorsalis pedis und in 2 Fällen aus der A. tarsea lat. Trotz Hinweisen in der Literatur, daß eine Darstellung der Talusgefäße durch Injektionspräparate nicht gelinge, waren wir mit Injektionen von sehr dünnflüssigem Technovit erfolgreich (Abb. 2 und 3).

Zusammenfassend kann gesagt werden, daß der Talus zweifellos anatomische Besonderheiten aufzuweisen hat, und zwar

1. Dieser kleine Knochen hat praktisch das gesamte Körpergewicht zu tragen. Er ist dementsprechend aus derben Spongiosabälkchen aufgebaut, die in Richtung der Trajektorien angeordnet sind.

2. Kein einziger Muskel entspringt an ihm oder setzt dort an.
3. Gesamtoberfläche 55 cm^2, 60% von Gelenksknorpel überzogen, Periostüberzug weniger als 40%.
4. Reichliche Blutversorgung aus vier bis sechs Arterien. Die Versorgung ist durch zahllose Anastomosen (Rete periostale) gesichert.

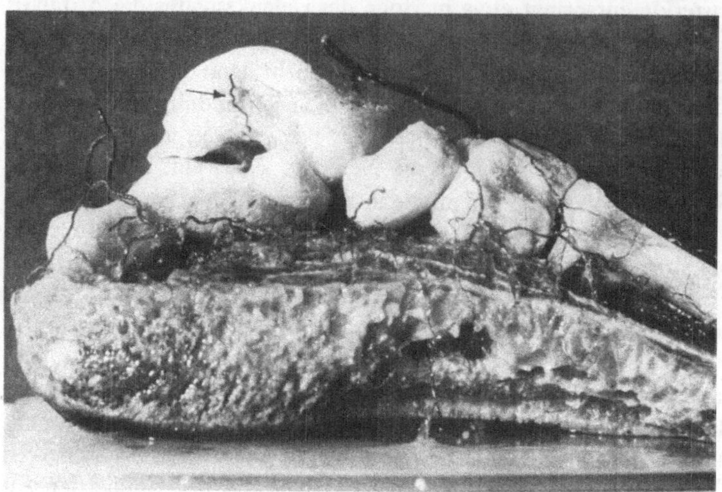

Abb. 2. Korrosionspräparat des Fußes mit Natronbleichlauge nach Technovitinjektion in die A. poplitea. Tibia und Fibula sind entfernt. *Pfeil*: Die A. canalis tarsi mit einem Seitenast zum Rete periostale mediale

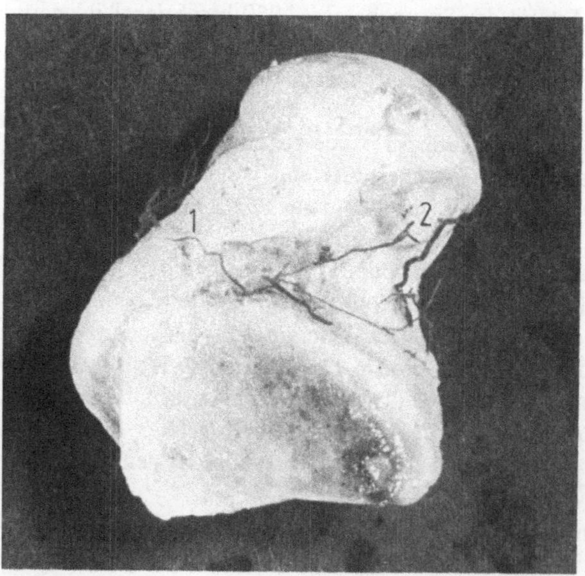

Abb. 3. Das selbe Präparat, der Talus in der Ansicht von plantar. 1. Die A. canalis tarsi, 2. die A. sinus tarsi und ihre Verzweigung

Daraus ergibt sich für die unfallchirurgische Praxis: Die Ernährung des Talus ist infolge seiner Lage und seiner Beziehung zur Umgebung störungsanfällig. Wegen seiner guten Blutversorgung jedoch zeigen Talusverletzungen eine relativ gute Heilungstendenz, sicher eine bessere als – vergleichsweise – das Os naviculare manus. Wenn es also die allgemeinen Verhältnisse zulassen, ist bei entsprechenden Bruchformen die exakte Reposition mit nachfolgender Osteosynthese erfolgversprechend und daher möglichst rasch anzustreben. Auch Kehr und Dau haben 1975 darauf hingewiesen. Durch diese Behandlung kann sicher das Außmaß einer Nekrose möglichst klein gehalten werden, oder es gelingt vielleicht überhaupt, eine solche zu vermeiden.

Anmerkung

Bei diesem Vortrag wurden 20 Abbildungen gezeigt. Aus Platzmangel ist hier die Wiedergabe von nur 3 Abbildungen möglich. Frau Ingrid Klausnitzer, MTA des 1. Anatomischen Instituts, danken wir für ihre wertvolle Mitarbeit bei der Herstellung unserer Präparate.

Literatur

1. Crook, H.V.: The Blood Supply of the Lower Limb Bones in Man. Chpt. *9*, 76–79. Edinburg & London 1967
2. Dubreuil-Chambardel, L.: L'Artère poplitée et ses Branches terminales. Thèse pour le Doctorat en Médecine. Paris 1905
3. Haliburton, R., Sullivan, R., Kelly, P.I., Peterson, L.: The Extra-osseous and Intraosseous Blood Supply of the Talus. J. Bone Jt. Surg. *40* A, 1115–1120, (1958)
4. Hyrtl, J.: Lehrbuch der Anatomie des Menschen. Wien: Springer 1863
5. Kehr, H., Dau, U.: Zur Behandlung von Talusverletzungen. Unfallchir. *1*, 99–104. 1975
6. Mulfinger, G.L., Trueta, J.: The Blood Supply of the Talus. J. Bone Jt. Surg. *52* B, 160–167 (1970)
7. Salvi, G.: L'Arteria dorsalis pedis. Atti della Società Toscana die Science naturali, Processi verbali, Parte 12 (1898)
8. Sewell, R.B.S.: A Study of the Astragalus. J. Anat. and Physiol., Part I, *38*, 233–247; Part III, *39*, 74–88 (1904)
9. Wildenauer, E.: Die Blutversorgung des Talus. Zeitschr. f. Anat. u. Entw. Gesch. *115*, 32–36 (1950)

Funktionelle Struktur des Knorpels und Biomechanik im Talo-Navicular-Gelenk

H. Konermann und V. Goymann, Essen

Wesentliche Fußfehlstellungen und Fußfehlformen, z.B. der Plattfuß, der Hohlfuß, der Klumpfuß und schließlich der Schaukelfuß beim Talus verticalis sind ganz oder vorwiegend bedingt durch Fehlstellungen im Talo-Navicular-Gelenk.

Auch posttraumatische Zustände im Fußwurzelbereich, insbesondere die Folgen von Fersenbein- und Sprungbeinfrakturen wirken sich auf die Mechanik dieses Gelenkes aus, das von Imhäuser zurecht als Schlüsselgelenk des Fußes bezeichnet wird.

Läßt sich die Störanfälligkeit gerade dieses Gelenkes erklären?

Beim phylogenetischen Frühstadium des Vertebratenfußes bildet das Os centrale, das spätere Naviculare, als Fußzentrum den Drehpunkt für Pronation und Supination.

Der aufrechte Gang hat beim Menschen zu einer Umorientierung der Skeletelemente des Rückfußes geführt:

Der Talus lagert sich über den Calcaneus, das Naviculare verlagert sich über den Taluskopf. Es entsteht die für den menschlichen Fuß typische Wölbung.

Die Form der Gelenkflächen, kleine Navicularepfanne mit kleinem Gelenkradius, großer Taluskopf mit größerem Gelenkradius, bedingt einen formspezifischen Belastungsmodus:

Der Taluskopf belastet den Randwall der Navicularepfanne mehr als ihr Zentrum. Der Pfannenknorpel wird in Druckrichtung komprimiert, in Querrichtung gedehnt. Da der Knorpel an seiner Grundfläche fixiert ist, nimmt die Dehnung zur Knorpeloberfläche hin und von der Mitte zum Rand hin zu. Dadurch wölbt sich die Knorpeloberfläche zentral vor, die wulstige Zirkumferenz wird ausgeglichen und die Gelenkkörper werden optimal kongruent.

Seine ursprüngliche Drehpunktfunktion hat das Talo-Navicular-Gelenk trotz der exzentrischen Verlagerung beibehalten. Die Lage des Drehpunktes und der sie schneidenden Resultierenden ist aber wesentlich für die Stabilität dieses Gelenkes. Wir haben sie aus dem Trajektorienbild abgeleitet.

Wir haben nach der Spaltlinienmethode die Knorpelstruktur von 61 Talo-Navicular-Gelenken untersucht.

Die Tangentialfaserschicht des Kollagens des Gelenkknorpels stellt ein verkörpertes Spannungsfeld dar. Das bedeutet, daß die Kollagenfasern sich in Richtung der größten Dehnung ausrichten und damit als zugfestes Material die Dehnung behindern. Im spannungsoptischen Modellversuch konnten wir entsprechende Trajektorienbilder erzeugen und daraus auf die Belastung des Talo-Navicular-Gelenkes rückschließen. Danach wird der Normaltyp der Navicularepfanne durch einen lateral-plantar gelegenen attraktiven singulären Punkt charakterisiert. Wie wir aus Versuchen über den Einfluß der Kompression auf die Lage der singulären Punkte wissen, treten attraktive singuläre Punkte an Druckspitzen auf. Die Hauptbelastung der Navicularepfanne durch den Taluskopf liegt somit im lateral-plantaren Pfannenteil. Auch der Drehpunkt des Talo-Navicular-Gelenkes muß somit im lateral-plantaren Gelenkanteil angenommen werden.

Die normalen Taluskööpfe zeigen in der Belastungsfläche keine attraktiven singulären Punkte. Das ist jedoch auf den Beanspruchungsmechanismus eines großen Kopfes zurückzuführen. Wenn jedoch attraktive singuläre Punkte auftraten, dann ebenfalls am lateralen Rand.

Kummer (1966) hat gezeigt, daß sowohl beim statisch als auch beim dynamisch beanspruchten Fuß durch Einsatz der Bänder und Muskeln die resultierende Kraft für die Beanspruchung des Vorfußes in der Knochenachse der Metatarsalia liegt und die Achse des vorderen Anteils des unteren Sprunggelenkes trifft. Damit sind sowohl im Stand als auch bei der Abwicklung des Fußes keine wesentlichen dislocierenden Scherkräfte im Talo-Navicular-Gelenk zu erwarten. Durch die Wölbung des Fußes liegt das Os naviculare mit seinem Gelenk zum Talus im Gewölbescheitel ohne das Gewölbe tatsächlich wie ein Schlußstein halten zu können. Die anatomische Lage des Naviculare und sein Schluß mit dem Gelenkpartner Talus wird im Gleichgewicht gehalten durch das Zusammenwirken von Belastung, Bändern und Muskeln.

Eine wesentliche Rolle bei der Stabilisierung des Gelenkes spielen dabei sicher die Stellmuskeln des Fußes, die die Resultierende in der Gelenkachse halten. Jede Gleichgewichtsverschiebung der pronierend-abduzierenden und supinierend-adduzierenden Muskeln führt aber zur Verlagerung der Resultierenden und über vermehrte Biegebeanspruchung zu Scherkräften und hat damit eine Fehlstellung im Talo-Navicular-Gelenk zur Folge. Als Beispiel sei die Plattfußbildung am Os naviculare externum durch Verkürzung des wirksamen Hebelarmes des M. tibialis posterior angeführt.

Dann kann aber auch eine posttraumatische Änderung der Stellung der Gelenkpartner des Talo-Navicular-Gelenkes oder eine posttraumatische Änderung der wirksamen Hebelarme der Muskulatur zur Dislokation gerade im Chopart-Gelenk führen und den Fuß über die Fehlbeanspruchung belastungsunfähig machen.

Die Korrektur der resultierenden Fehlstellung hat vom Betroffenen, also vom Talo-Navicular-Gelenk auszugehen. Sowohl die Wiederherstellung des Muskelgleichgewichtes und die Sicherung einer normalen gelenkigen Beziehung zwischen Talus und Naviculare als auch die Arthrodese dieses Gelenkes sind nach unserer Ansicht der Schlüssel zur Behandlung eines posttraumatischen Rückfußes.

Angiographische Untersuchungen des gebrochenen Sprungbeines

T. Gaudernak, Wien

Beim Sprungbeinbruch sind mit zunehmender Verschiebung wichtige Gefäße für die Ernährung zerrissen. Es sind dies zum Teil Gefäßanastomosen im Sprungbein selbst, zum anderen Teil Gefäße der A. sinus tarsi und A. canalis tarsi. Dadurch sind vor allem die zentralen Brüche der Rolle und des Halses in hohem Maße nekrosegefährdet.

Eine Revitalisierung der Sprungbeinrolle kann über die geheilte Fraktur, über das sich ausbildende periostale Netzwerk, über die Bindegewebsnarbe und deren Gefäße im Canalis tarsi und über erhaltengebliebene Gefäßanteile erfolgen.

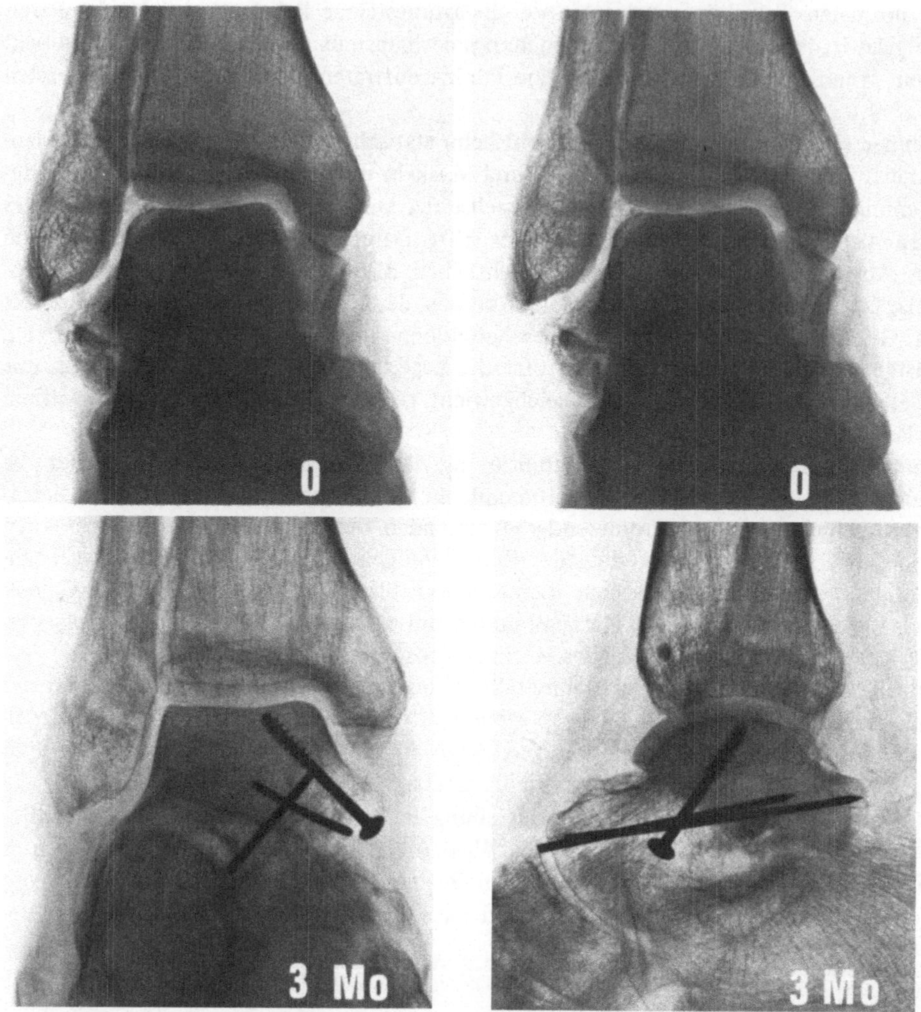

Abb. 1. Zentraler Bruch des Talus mit Subluxation des Sprungbeinkopfes und der übrigen Fußwurzelknochen nach medial. P. Op. Gipsruhigstellung und Entlastung. Nach 3 Mon. deutliche Entkalkung der Fußwurzel; die Sprungbeinrolle bleibt größtenteils kalkdicht, nur der hinterste Teil erscheint etwas entkalkt

Einen brauchbaren Anhaltspunkt über den Grad der Revascularisation und Revitalisierung bekommt man durch Vergleichsaufnahmen mit dem gesunden Fußskelet.

Schon wenige Wochen nach der Verletzung kommt es zur Entkalkung der Fußwurzelknochen, Kalksalze werden über die Gefäße abtransportiert. Der gefäßlose, nicht durchblutete Knochen bleibt kalkdicht. Bei Revascularisation wird der Knochen erst kalkärmer, er beginnt die Dystrophie mitzumachen und wird dann durch reaktiven Umbau wieder kalkdichter.

Die Abb. 1 zeigt einen zentralen Bruch des Talus mit Subluxation des Sprungbeinkopfes und der übrigen Fußwurzelknochen nach medial. Nach 3 Monaten zeigt sich bereits eine

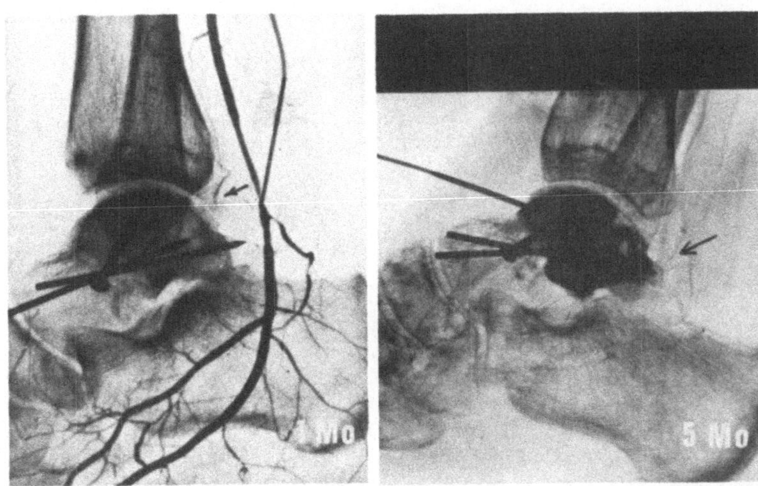

Abb. 2. Arteriographie, Ossovenographie. Die Sprungbeinrolle ist im hinteren Anteil durch Kapselarterien und Venen versorgt. Alle anderen Gefäße sind zerrissen. Auch nach 5 Mon. besteht noch keine darstellbare Gefäßverbindung über den Frakturspalt. (s. auch Abb. 3)

starke Entkalkung des Schien- und Wadenbeines und der Fußwurzel einschließlich des Sprungbeinköpfes; die Talusrolle ist aber größtenteils kalkdicht geblieben. Nur im Bereiche des Processus post. und im hintersten Rollenanteil ist eine Entkalkung zu erkennen.

Wir sehen also, daß die unter immer gleichen Bedingungen hergestellten Röntgenaufnahmen (Abstand- Kv-Belichtungszeit) bereits eine gute Beurteilung der Gefäßversorgung erlaubt.

Es steht dieser Befund in Einklang mit dem Angiogramm.

Auf der Angiographie erkennen wir einen Ast der A. tib. post., der den hinteren Anteil der Rolle und den Processus post. des Sprungbeines versorgt. Auf dem Phlebogramm findet sich erstmals im 5. Monat eine weitere Bestätigung: im Bereich des hinteren Rollendrittels bleibt das Kontrastmittel nicht mehr liegen, sondern es wird über die V. tib. post. abgeleitet (Abb. 2).

Es bestehen also schon recht ausgedehnte Gefäßverbindungen über den erhalten gebliebenen Gefäßstrang in der hinteren Kapsel. Auffallend ist, daß auch jetzt nach 5 Monaten noch keine Gefäßdarstellung über den geheilten Frakturspalt hinweg zu erkennen ist. Auch gegen den Canalis tarsi zu besteht noch keine Gefäßverbindung. Der Kontrastmittelsee schließt scharf mit dem Frakturspalt und der unteren Sprungbeingelenksfläche ab.

Jetzt zur Technik der Gefäßdarstellung:

Auf die Ossovenographie gehe ich nicht ein, ihr ist ein eigener Vortrag gewidmet. Der seitliche Strahlengang ist zu bevorzugen, auf den ap-Aufnahmen in Spitzfußstellung können die subtalaren Venen besser zu erkennen sein.

Die Arteriographie – im Bild bei einer bereits verheilten Talusfraktur – ist schwierig. Bei Punktion der Leistenarterie und 50 ml Kontrastmittel gelingt trotz Serienangiographie eine gute Darstellung der Sprungbeingefäße nur ausnahmsweise.

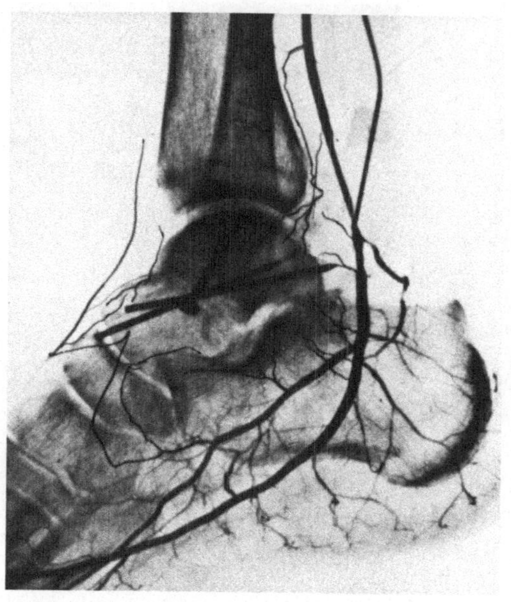

Abb. 3. Arteriographie durch Subtraktions- und Additionsverfahren verdeutlicht (Gefäße zum Teil nachgezeichnet)

Bessere Ergebnisse haben wir durch Direktpunktion der A. tib. post. und A. dors. pedis bekommen, vor allem wenn ein mildes Vasodilatans vorher injiziert wurde.

Aber erst durch eine spezielle Bearbeitung der Röntgenbilder mit Subtraktionsverfahren und Übereinanderprojizieren der Aufnahmen (Summationsbild) erhalten wir aussagekräftige Bilder (Abb. 3). Sie sehen hier im Bild die Punktionsstelle der A. tib. post., den kräftigen Ast in der hinteren Kapsel, der den hinteren Rollenanteil versorgt und den in das Lig. deltoideum einstrahlenden Ast. Dieser bildet die A. canalis tarsi, die mit der A. sinus tarsi aus der A. dorsalis pedis anastomosiert.

Weiters erkennt man die A. dorsalis pedis mit dem periostalen Netzwerk am Taluskopf. Die Gefäße des Sinus tarsi und Canalis tarsi sind obliteriert. Das Arteriogramm wurde 5 Monate nach der operativen Versorgung einer zentralen Sprungbeinfraktur mit Dislokation angefertigt.

Wir können zu dem Schluß kommen, daß eine Revitalisierung der Sprungbeinrolle nach Verletzung der Hauptarterien vor allem über erhalten gebliebene Arterien und Venen der Gelenkskapsel und des periostalen Netzwerkes erfolgt.

Sind alle Gefäße zerrissen, so muß die Revascularisation über den Bruchspalt erfolgen, ein ausreichendes Neueinsprossen von Gefäßen aus der subtalaren Zone konnten wir bis jetzt nicht finden. Die operative Stabilisierung erfolgt daher am besten so, daß eine primäre Knochenbruchheilung möglich ist, um über den Frakturspalt hinweg raschen Gefäßanschluß zu erhalten. Selbstverständlich darf die Operation keine noch eventuell vorhandenen Gefäße zerstören, wir haben in den Angiogrammen ja gesehen, welche Gefäße das sein können.

Phlebographie bei Brüchen und Verrenkungen des Sprungbeines

T. Nyári, Gy. Kazár, S. Balázsy, B. Egyed und I. Balla, Budapest

Die zuerst von Riess empfohlene Phlebographie des Sprungbeines üben wir seit Anfang 1975 in unserem Institut aus; bisher 24 mal an Verletzten. Anhand eines Teiles der Untersuchungen, die den normalen Kreislauf des Knochens klärten, andererseits der Erfahrungen der im Institut verfertigten über 1700 Schenkelkopfphlebographien, können wir die Phlebogramme entsprechend auswerten und in der Bestimmung der Weiterbehandlung gut benützen. Die Untersuchung führen wir allgemein nach 3 Monaten durch, wann über Belastung bzw. Entlastung entschieden werden soll.

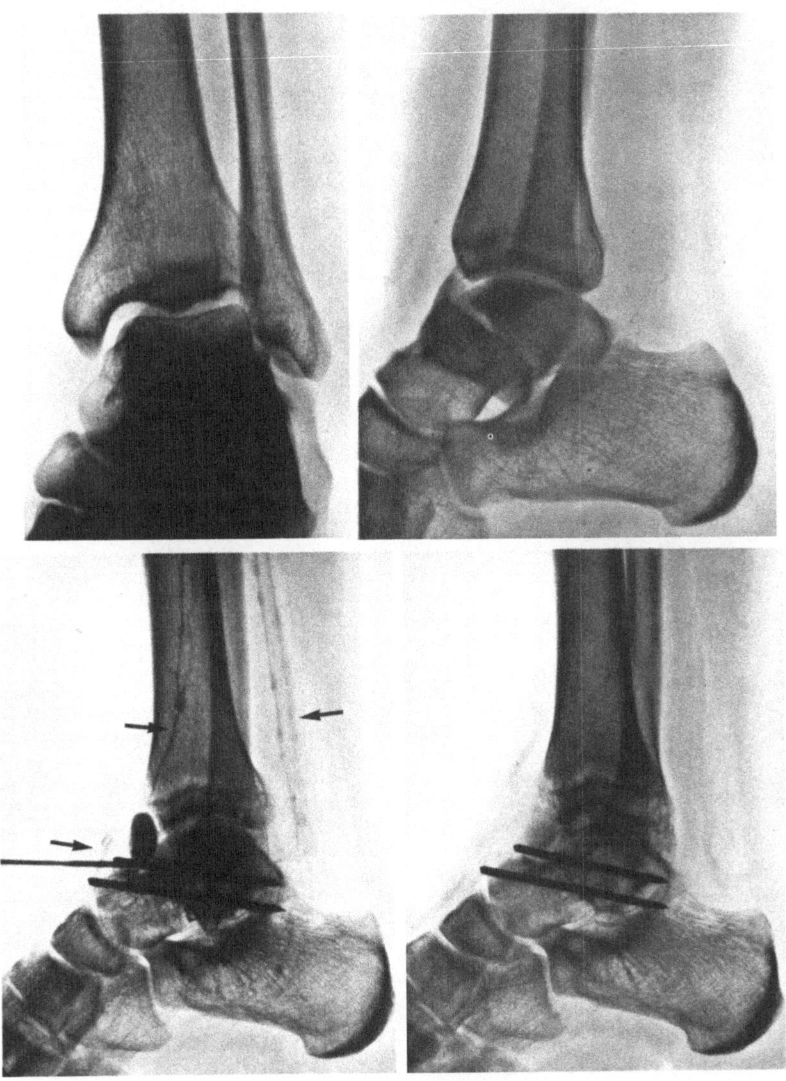

Abb. 1

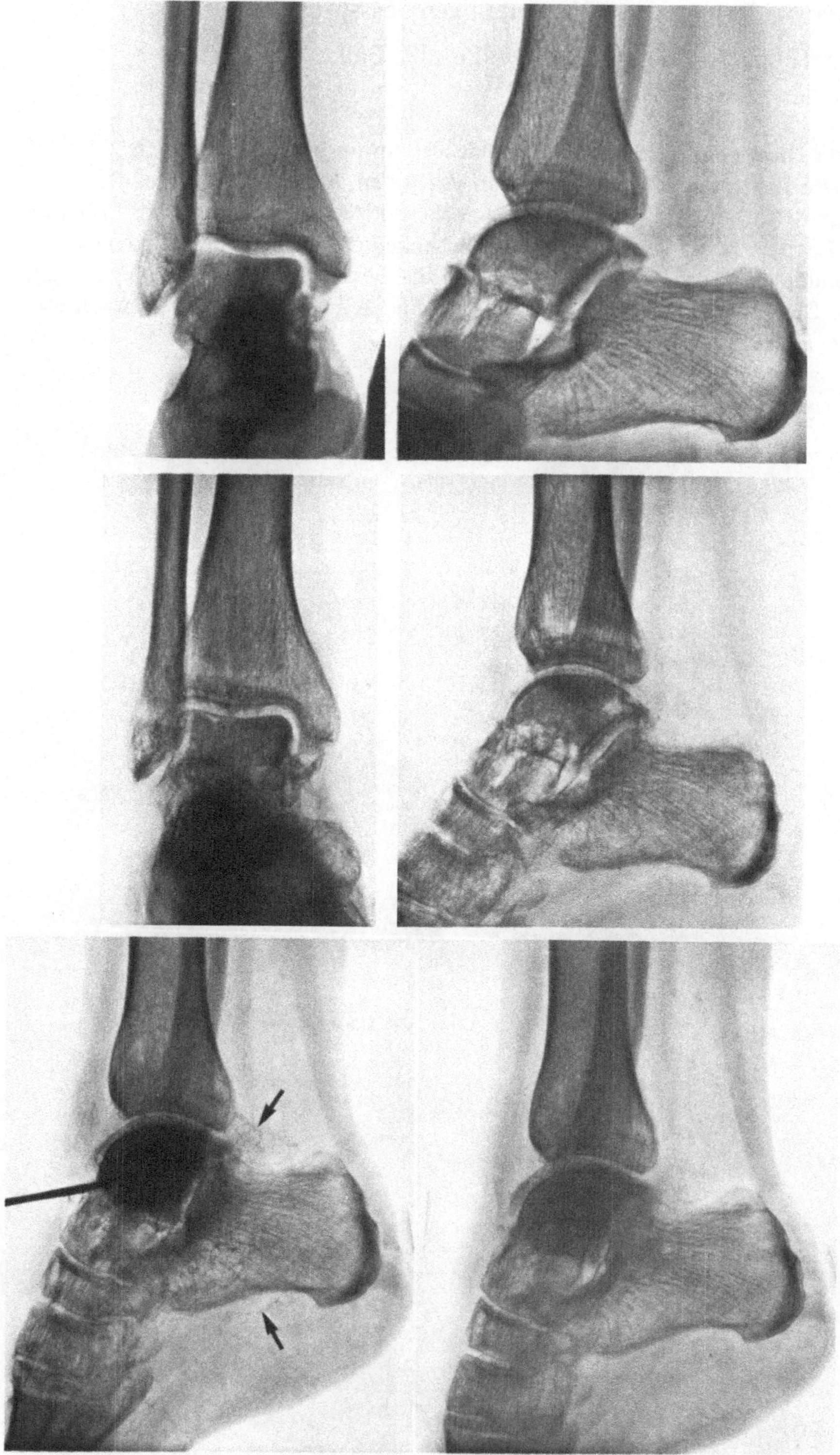

Abb. 2

Die Zeitspanne seit der Anwendung der Methode, sowie die Zahl der Fälle erlauben noch keine statistische Auswertung, doch möchten wir im Folgenden – entsprechend der Einteilung der Talusverletzungen nach Weber – Beispiele der Anwendung zeigen. Periphere Brüche, sowie zentrale Brüche ohne Dislokation zeigen wir nicht, da hier kaum mit bedeutender Kreislaufstörung zu rechnen ist.

Fall 1: Dislocierter Corpusbruch (Weber d) eines 24jährigen Mannes. Einrichtung, Drahtosteosynthese. Nach 3 Monaten Phlebographie: Gute Ableitung durch die vorderen und hinteren Venen. Langdauernde Entlastung ist nicht nötig (Abb. 1).

Fall 2: Dislocierter Halsbruch (Weber f) einer 30jährigen Frau. Einrichtung, Osteosynthese mit 2 Drähten. Nach 3 Monaten Phlebographie: Gute Ableitung, keine langdauernde Entlastung nötig. Nach einem Jahr ist der Bruch ohne Veränderung geheilt.

Fall 3: Halsbruch mit Corpusluxation (Weber e) eines 42jährigen Mannes. Einrichtung, Drahtosteosynthese in einem anderen Krankenhaus. Nach 3 Monaten kam er zu uns zur Bestimmung des Kreislaufzustandes. Trotz Ableitung mäßige Stauung im Corpus. Entlastung bis 6 Monate, nachher gradierte Belastung. Nach 1 1/2 Jahren Heilung ohne Veränderung.

Da sich nicht alle zentralen Brüche in die Einteilung einordnen lassen, zeigen wir auch 2 atypische Fälle.

Fall 4: Sagittaler Corpusbruch mit vertikalem Halsbruch und beidseitigen Knöchelbrüchen. Ebenfalls auswärts behandelt und erst nach 6 Monaten zu uns geschickt. Phlebographie: Gute Ableitung durch die vorderen und hinteren Venen. Keine Dauerentlastung nötig.

Fall 5: Horizontaler Kopf- und vertikaler Halsbruch einer 25jährigen Frau. Einrichtung, Drahtosteosynthese. Phlebographie nach 3 Monaten, sehr schwache Ableitung nur durch das Gefäß des Processus post. tali, starke Stauung im Knochen. Entlastung im Gehapparat. Der Knochen ist auch nach einem Jahr nur teilweise umgebaut (Abb. 2).

Bei Luxatio pedis sub talo ist im allgemeinen – wie auch unsere Spätergebnisse zeigten – kaum eine bedeutende Kreislaufstörung zu erwarten.

Fall 6: Mediale Luxatio pedis sub talo eines 40jährigen Mannes. Einrichtung, konservative Behandlung. Nach 3 Monaten gute Ableitung durch den Ramus deltoideus, – auf dessen Bedeutung auch Schulitz hinwies – Ramus dorsalis und Ramus proc. post. tali, in den Hauptvenen (Vv. sinus tarsi, Vv. canalis tarsi) doch keine Ableitung sichtbar. Auf Grund der guten Ableitung keine Entlastung nötig.

Es kann aber auch bei dieser Verrenkung zu schweren Kreislaufstörungen kommen.

Fall 7: Offene, laterale Luxatio pedis sub talo eines 37jährigen Mannes. Einrichtung, konservative Behandlung. Nach 3 Monaten Phlebographie: Sehr schwache Ableitung nur durch den Ramus proc. post. tali, im Knochen starke Stauung. Der Ramus deltoideus ist auch zerrissen. Gliedmaße muß mindestens ein Jahr lang im Gehapparat entlastet werden.

Wir hoffen, daß wir die Bedeutung der Phlebographie (belasten oder entlasten) in der Zukunft nicht nur an Einzelfällen, sondern auch statistisch beweisen können und dadurch bedeutend bessere Ergebnisse erreichen werden, als es die Spätkontrolle unseres Zehnjahrkrankengutes gezeigt hat.

Literatur

1. Mulfinger, I.L., Trueta, J.: J. Bone Jt. Surg. *52* B, 160 (1971)
2. Nyári, T., Kazár, Gy., Balázsy, S., Egyed, B., Balla, I.: Arch. orthop. Unfallchir. *87*, 3 11 (1977)
3. Riess, I.: Chirurg. *38*, 72 (1967)
4. Schulitz, K.P.: Zschr. Orthop. *113*, 699 (1975)
5. Weber, B.G.: Knöchel, Fußwurzel, Mittelfuß. In: R. Zenker, F. Deucher, W. Schink: Chirurgie der Gegenwart. B. IV. Urban u. Schwarzenberg 1974

Einteilung und Behandlungsergebnisse bei den verschiedenen Formen der Talusfrakturen

B. Zifko und H. Wittich, Wien

Wir wollen Ihnen über 137 *frische* Talusbrüche und Verrenkungsbrüche berichten, die im Arbeitsunfallkrankenhaus Wien XII in den Jahren 1956 bis 1975 zur Behandlung kamen. Die 437 Abrißbrüche am hinteren und fibularen Fortsatz des Talus sowie Kantenabscherungsbrüche und peritalare Verrenkungen wurden nicht mitberücksichtigt.

Wie aus Abb. 1 ersichtlich, überwiegt das männliche Geschlecht etwa im Verhältnis 3:1, die rechte Seite war häufiger betroffen. 11 mal sahen wir offene Frakturen. Nebenverletzungen an der gleichen Seite sahen wir bei 46 Verletzten (35%), dabei wurden Nebenverletzungen an anderen Körperabschnitten nicht mitberücksichtigt.

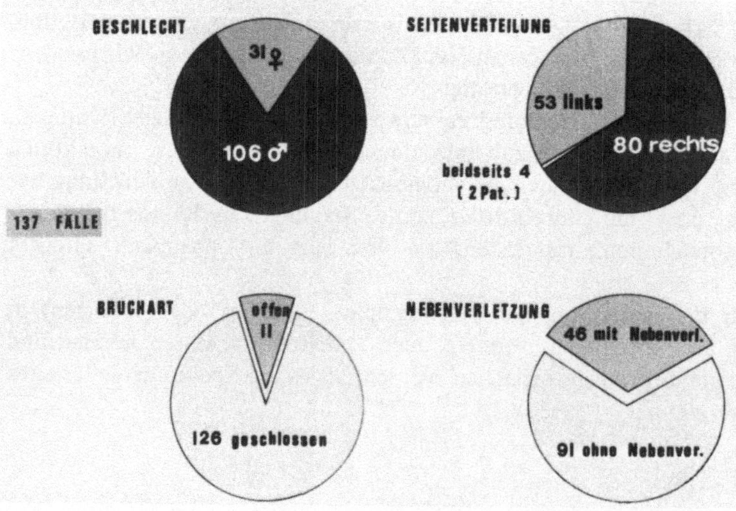

Abb. 1. Talusbrüche und Verrenkungsbrüche

Tabelle 1

NV. an derselb. Extremität	
Art der Nebenverl. (z.T. komb.)	Anzahl
Fersenbeinbrüche u. übrige Fußwurzelbrüche	35
Bimalleol.-Frakt.	15
Oberschenkelfrakt.	9
Unterschenkelfrakt.	8
Innenknöchel	7
Außenknöchel	7

Unfallhergang		
Sturz aus Höhe	56	40,6%
Verkehrsunfall	28	20,3%
Sport	26	19,6%
Sturz in der Ebene	16	11,6%
Direkte Gewalt	10	7,2%
Schußverletzung	1	0,7%
	137	100,0%
Arbeitsunfälle	39,8%	
Nichtarbeitsunf.	60,2%	

	offene Br.	geschl. Br.	Gesamt
Gr. I	2	60	62 - 45,6%
Gr. II	3	32	35 - 25,3%
Gr. III	2	8	10 - 7,4%
Gr. IV	3	15	18 - 13,0%
Gr. V	1	11	12 - 8,7%
	11	126	137 - 100,0%

Abb. 2. Bruchformen (137 Fälle)

Bei den Nebenverletzungen an der selben Extremität waren Knöchelbrüche, Brüche des Fersenbeines und der übrigen Fußwurzelknochen dem Unfallmechanismus entsprechend am häufigsten zu finden.

Nach Unfallhergang überwog der Sturz aus der Höhe mit 40,6% neben den Verkehrsunfällen mit 20,3% (Tabelle 1).

Die Auswertung der Talusbrüche ergibt immer wieder röntgenologisch typische Verletzungsbilder, die schon Lorenz Böhler und Güttner beschrieben haben und die von uns in 5 Gruppen zusammengefaßt wurden.

45,6% waren unverschobene Brüche im Kopf-, Hals- oder Körperbereich des Talus der Gruppe 1 (Abb. 2).

Die übrigen 54,4% der Gruppe 2 bis 5 hatten zum Teil erhebliche Verwerfungen und Verrenkungen.

Gruppe 2 mit 25,3% zeigt entsprechend dem Unfallmechanismus, nämlich Dorsalflexion des Fußes und Längsstauchung einen Biegungsbruch im Halsbereich, Subluxation im hinteren unteren Sprunggelenk nach Riß der Bänder zwischen Talus und Calcaneus und Verrenkung des Fußes nach vorne bzw. vorne medial oder vorne lateral.

Die Brüche der Gruppe 3 mit 7,4% Häufigkeit entstehen meist durch Supinationsmechanismus mit Riß des Bandapparates an der Außenseite des Fußes, anschließende Dorsalflexion des Fußes mit Talushalsbruch und Herausschleudern des Talusfragmentes nach hinten bzw. hinten außen, wodurch das Schienbein sich dem Talus nähert.

Brüche der Gruppe 4 mit 13% entstehen durch Kompression durch das distale Schienbeinende bei meist supiniertem und plantarflektiertem Fuß und zeigen neben der Kompression eines mehr oder weniger großen Körperanteiles sehr oft eine Verschiebung des peripheren Fragmentes nach zentral ohne wesentliche Diastase im Bruchbereich.

Die Sagittalbrüche der Gruppe 5 mit 8,7% entstehen meist durch Sturz aus großer Höhe bei supiniertem (proniertem) Fuß und führen zuerst zum entsprechenden Bruchtyp der Knöchel mit Subluxation des Talus nach medial (lateral). Anschließend durch Längsstauchung durch die mediale (laterale) Tibiakante wird der subluxierte Talus gespalten, durch meist anschließende Dorsalflexion des Fußes kommt es zusätzlich noch zur Talushalsfraktur.

Von den 11 primär offenen Brüchen erhielten 7 neben der Wundversorgung und Einrichtung eine Osteosynthese. 3 mal nur Wundversorgung, Unterschenkelgips, davon 1 Sekundäramputation wegen Durchblutungsstörung und 1 mal primäre Unterschenkelamputation (Abb. 3).

Von den 126 primär geschlossenen Brüchen wurden 60 der Gruppe 1 im Unterschenkelgipsverband behandelt und vorübergehend entlastet (Tabelle 2).

Von den 66 geschlossenen Brüchen der Gruppe 2 bis 5 mit starker Verschiebung wurden 13 (1/5) operativ und 52 (4/5) konservativ behandelt, 41 mal mit idealem und 11 mal mit nicht völlig idealem Behandlungsergebnis, zum Teil bedingt durch besonders schwere Talusbruchformen, bei denen bereits primär eine Arthrodese in die Behandlung eingeplant wurde bzw. bei erheblich Polytraumatisierten.

GESAMT	GRUPPEN	KONSERVATIV	OPERATIV	
			prim. off. Frakt.	prim. geschl. Frakt.
62	Gr. I	60	2	0
35	Gr. II	30	3	2
10	Gr. III	3 ✝ 1 unbeh.	2	4
18	Gr. IV	13	3	2
12	Gr. V	6	1	5
137		113 (82,4%) davon 1 unbeh. ✝	11	13
			17,6%	

Abb. 3. Art der Behandlung (137 Fälle)

Tabelle 2. Art der Behandlung 137 Fälle

11		primär offene Frakturen
	3	WV, USG
	7	WV, Reposition u. Osteosynthese (davon 1 Sekundäramputation)
	1	primäre Amputation
126		primär geschl. Frakturen
60	60	d. Gr. I: USG
66	52	d. Gr. II–V: Konservat. Repos., USG
	13	d. Gr. II–V: Operativ versorgt, USG (= 1/5 d. Gr. II–V)
	1	unbeh. gestorben

Die Tabelle zeigt die Behandlungsart aufgeschlüsselt nach Bruchformen. Dabei fällt auf, daß bei Gruppe 3 und 5 die operative Behandlung am häufigsten war. Die Voraussetzung für eine erfolgreich konservative Behandlung ist die exakte Einhaltung bestimmter wesentlicher Grundsätze.

Gemeinsam ist den Gruppen 2 bis 5 bei der Behandlung der Längszug am Fersenbein. Die Lage des Fersenbeinnagels muß bei den Brüchen der Gruppe 2, 3 und 5 in der Mitte und bei der Gruppe 4 hinter der Mitte gesetzt werden. Durch anschließende Plantarflexion bei den Brüchen der Gruppe 2, 3 und 5 kann die manuelle Einrichtung erfolgen. Der Gipsverband muß in Spitzfußstellung bei 110 bis 120 Grad angelegt werden. Bei den Brüchen der Gruppe 4 wird nach Längszug, Dorsalflexion und manueller Einrichtung ein Unterschenkelgipsverband bei 80 bis 90 Grad Stellung des Fußes im oberen Sprunggelenk angelegt.

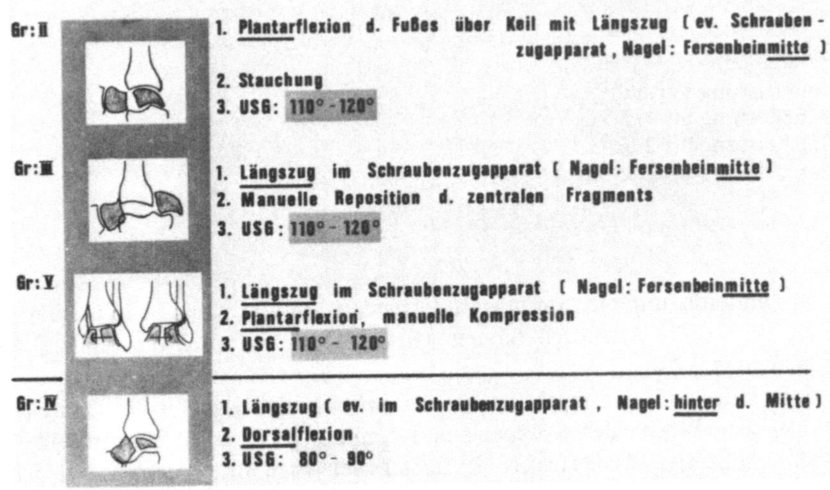

Abb. 4. Schema der konservativen Behandlung

Die Stellung des Fußes im oberen Sprunggelenk je nach Bruchform ist für die Erhaltung des konservativ erreichten Repositionsergebnisses eine wesentliche Voraussetzung (Abb. 4).

Die durchschnittliche Dauer der Gipsfixation bei diesen Brüchen betrug 3 bis 4 Monate.

Die Dauer der Entlastung des Beines hing von der röntgenologischen Kalkdichte ab und wurde maximal bis zu einer Dauer von 10 bis 12 Monaten eingehalten.

Zur Nachuntersuchung sind 87 Patienten 2 bis 11 Jahre nach dem Unfall erschienen.

Tabelle 3 zeigt nur bei 7 Nachuntersuchten starke Beschwerden, bei den restlichen 80 keine bis nur geringe Beschwerden.

81 zeigten normalen bis leicht hinkenden Gang, 6 stark hinkenden Gang zum Teil mit Stockbenützung.

67 hatten normale Gangleistung aufzuweisen, 4 bis zu 2 Std., 3 weniger als 2 Std.

Im unteren Sprunggelenk zeigten 70% gute Beweglichkeit und 15% starke Bewegungshinderung bzw. Steifheit (Tabelle 4).

In 75,9% fanden wir im oberen Sprunggelenk sehr gute und gute Beweglichkeit, in 10,3% nur Wackelbewegungen bzw. Steifheit.

Die Tabelle 5 gibt Auskunft über

1. Lokalisation und
2. Schweregrad der Arthrose.

Tabelle 3. Nachuntersuchung (87 Fälle)

Beschwerden	
Keine Beschwerden	49
Geringe Beschwerden	31
Starke Beschwerden	7
	87
Gangart	
Normaler Gang	65
Leicht hinkend	16
Stark hinkend mit Stock	6
	87
Gangleistung	
Gangleistung normal	67
Gangleistung bis 1/2 Tag	13
Gangleistung bis 2 Std.	4
Gangleistung weniger als 2 Std.	3
	87

Im hinteren unteren Sprunggelenk fanden wir die stärkste Häufigkeit der Arthrose. Keine bis leichte Arthrosen fanden wir in 81,6%, mittelschwere und schwere Arthroseformen zu je 9,2%.

Sehr aufschlußreich erscheint uns die Arthrosehäufigkeit in Beziehung zur Bruchform, bei der jene Brüche der Gruppe 4 und 5 mit 1:7 die größte Arthrosehäufigkeit gezeigt haben. Sie zeigen das gehäufte Auftreten bei jenen Bruchformen, bei denen besonders die statisch und dynamisch belasteten Zonen am Talus verletzt wurden. Aber auch die

Tabelle 4. Nachuntersuchung Sprunggelenksbeweglichkeit (87 Talushalsbrüche)

		Unteres Sprunggelenk		Oberes Sprunggelenk			
70%	57,4%	Freie Beweglichkeit	50	Freie Beweglichkeit	39	44,9%	75,9%
	12,6%	1/4 behindert	11	Bis 20° behindert	27	31,0%	
	15,0%	1/2 behindert	13	Bis 40° behindert	12	13,8%	
15%	5,8%	3/4 behindert	5	Wackelbewegungen	3	3,4%	10,3%
	9,2%	Steif (4 Arthrodesen)	8	Steif (4 Arthrodesen)	6	6,9%	
			87		87		

Tabelle 5. NU-Arthrosen (87 Fälle)

Arthrose-lokalisation	Keine A.	50		
	Unt. vd. Spr.	4		
	Unt. ht. Spr.	12		
	Ob. Spr.	6		
	Kombiniert	15		
Arthrose-grad.	Keine A.	50	57,4%	81,6%
	Leichte A.	21	24,2%	
	Mittlere A.	8	9,2%	
	Schwere A.	8	9,2%	

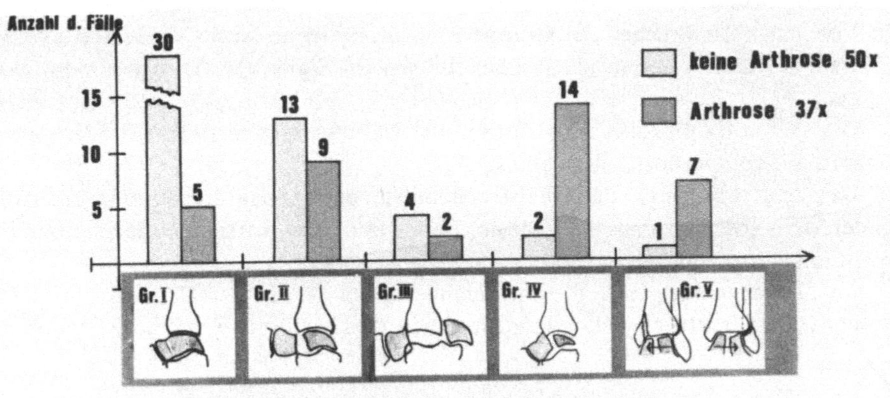

Abb. 5. Verhältnis des Auftretens von Arthrosen am Talus bei den einzelnen Bruchformen (87 Fälle)

anderen Gruppen zeigen arthrotische Veränderungen, wenn auch in geringerer Häufigkeit (Abb. 5).

Talusnekrose. Alle Nachuntersuchten der Gruppe 4 zeigten Zeichen röntgenologischer Nekrose. Die Nachuntersuchten der Gruppe 3 und 5 zeigten nekrotische Veränderungen im Verhältnis 1:1. Brüche der Gruppe 2 zeigten Zeichen röntgenologischer Nekrose im Verhältnis 2:1 (Abb. 6).

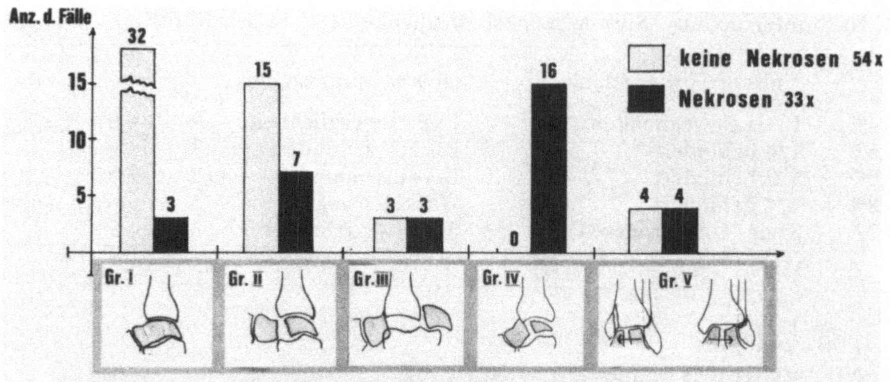

Abb. 6. Verhältnis des Auftretens von Nekrosen am Talus bei den einzelnen Bruchformen (87 Fälle)

Hinsichtlich der Einrichtungsergebnisse in Bezug auf Arthrose und Nekrose sahen wir

1. daß bei 35 primär unverschobenen und auch weiterhin unverschoben gebliebenen nachuntersuchten Talusbrüchen insgesamt bei ca. 1/4
   3 x Nekrose und
   5 x Arthroseveränderungen auftraten.
2. 36 Nachuntersuchte mit gutem Repositionsergebnis der Gruppe 2 bis 5 zeigten
   22 x (2/3) Nekrose, Arthrose oder beides, wobei dieses Verhältnis bei konservativ oder operierten Brüchen etwa gleich ist.
3. Von jenen 16 Brüchen der Gruppe 2 bis 5, wo keine ideale Wiederherstellung erreicht werden konnte, hatten alle Veränderungen im Sinne von Arthrose, Nekrose oder beidem.

Die größte Häufigkeit von Arthrose oder Nekrose zeigten Brüche der Gruppe 4 und 5, unabhängig vom Repositionsergebnis.

Das zeigt einerseits, daß selbstverständlich eine ideale Einrichtung anzustreben ist, andererseits wieder, daß eine ideale Reposition das Auftreten dieser Komplikationen nicht unbedingt verhindern kann.

Im Zusammenhang mit diesen Veränderungen wurde bei 15 Fällen (10,9%) unserer frischen Talusfrakturen Sekundärarthrodesen durchgeführt, 9 mal bestehend in einfachen

Tabelle 6. Art der Sekundäroperation (137 Fälle)

15 Arthrodesen (10,9%)		
einfach	3 x	oberes Sprunggel.
	6 x	unteres hinteres Sprunggel.
komb.	1 x	ob. u. unt. hinteres Sprunggel.
	2 x	vord. u. hint. unteres Sprunggel.
	3 x	Tripelarthrodese
1 Sekundäramputation		
		Nach Erhaltungsversuch (7. Tag)

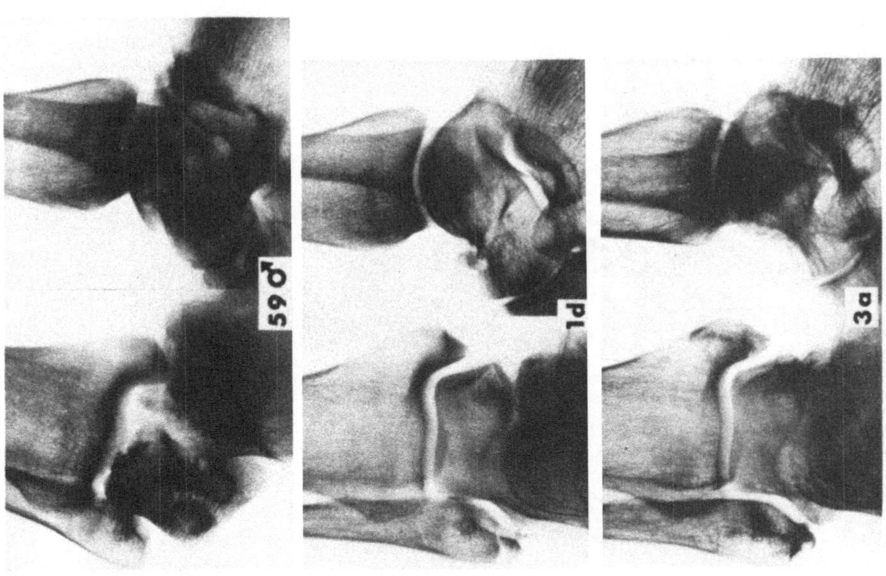

Abb. 7

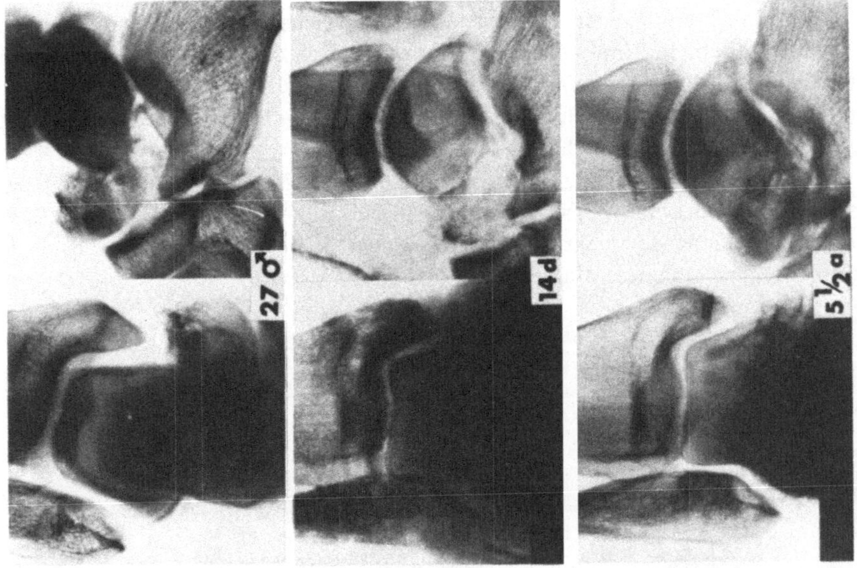

Abb. 8

Arthrodesen, 6 mal in kombinierten Formen; davon 3 Tripelarthrodesen. Eine Sekundäramputation war erforderlich. Unter diesen 15 Patienten war die Bruchform der Gruppe 4 mit 6 Fällen am häufigsten vertreten (Tabelle 6).

Auffallend war die relative Beschwerdefreiheit und der gute klinische Befund trotz röntgenologisch vorhandener Kalkdichte und Nekrosezeichen.

Weiters war noch bemerkenswert, daß trotz mehrjähriger Nachuntersuchungszeit und voller Belastung des Beines bei Vorliegen einer Kalkdichte keine Cysten und Einbrüche im Sinne einer Progredienz der Nekrose feststellbar war, wenn diese Frakturen nach der Einrichtung durch einige Monate entlastet waren (10 bis 12 Monate).

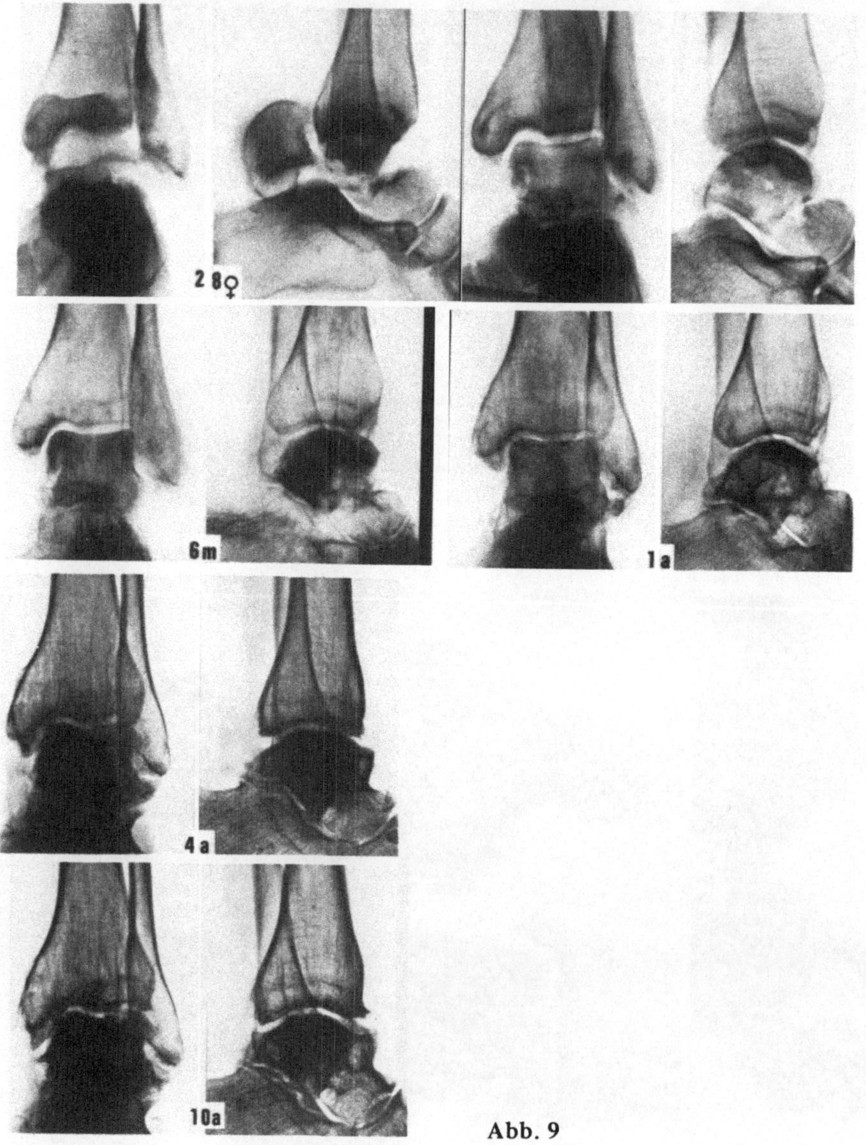

Abb. 9

Zum Abschluß noch einige Fälle.

59jähriger Maurer, Sturz vom Baugerüst. Einrichtung in Lokalanästhesie und Längszug, Unterschenkelgips für 4 Monate, Entlastung 3 Monate. Bei der Nachuntersuchung 3 Jahre nach dem Unfall gutes funktionelles Ergebnis, Beschwerden bei Wetterwechsel (Abb. 7).

27jähriger Schlosser, Verkehrsunfall. Konservative Einrichtung. Bei der Nachuntersuchung 5 1/2 Jahre später beschwerdefrei, gutes funktionelles Ergebnis (Abb. 8).

28jährige Sekretärin, Suicidversuch, konservative Einrichtung nicht gelungen, offene Einrichtung, Unterschenkelgips für 6 Monate, Entlastung 4 Monate. Bei der Nachuntersuchung 4 bzw. 10 Jahre später deutliche Zeichen von Talusnekrose und Arthrose, mittelgradige Beschwerden. Zehen frei, unteres Sprunggelenk 3/4 behindert, oberes Sprunggelenk 30 Grad eingeschränkt (Abb. 9).

28jähriger Mann, beim Klettern abgestürzt. Einrichtung beidseits auf konservativem Wege. Unterschenkelgips für je 12 Wochen, Entlastung durch 3 Monate. Bei der Nachuntersuchung 5 Jahre später arthrotische Veränderungen im rechten oberen Sprunggelenk, Beschwerden bei Wetterwechsel, Gang leicht hinkend. Gangleistung auf halben Tag reduziert (Abb. 10).

12jährige Schülerin, Sturz vom Baum, Sagittalbruch und Supinations-Adduktionsbruch beider Knöchel. Reposition konservativ im Schraubenzugapparat, Unterschenkelgips für 16 Wochen, 6 Monate Entlastung. 5 Jahre nach dem Unfall beschwerdefrei, gutes funktionelles Ergebnis (Abb. 11).

34jähriger Kraftfahrer, von einer Seilwinde am Fuß getroffen, offener Verrenkungsbruch des Sprungbeins. Behandlung: Wundausschneidung und Einrichtung durch maxi-

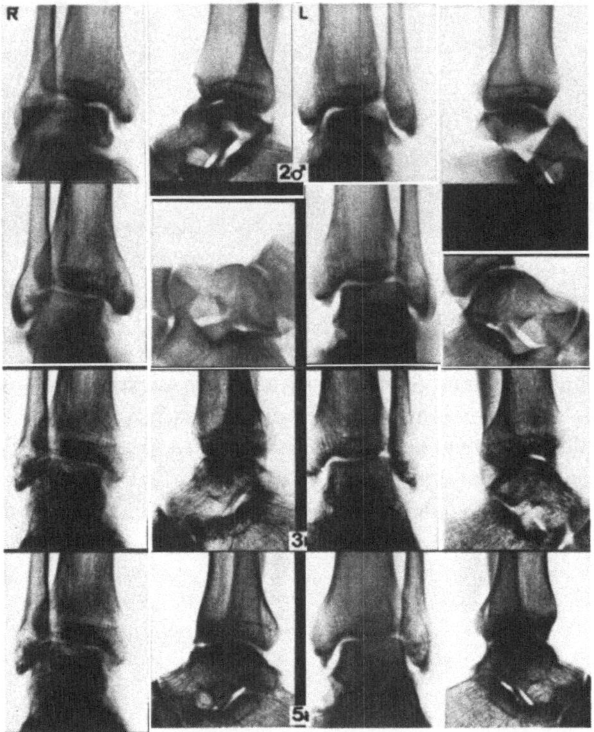

Abb. 10

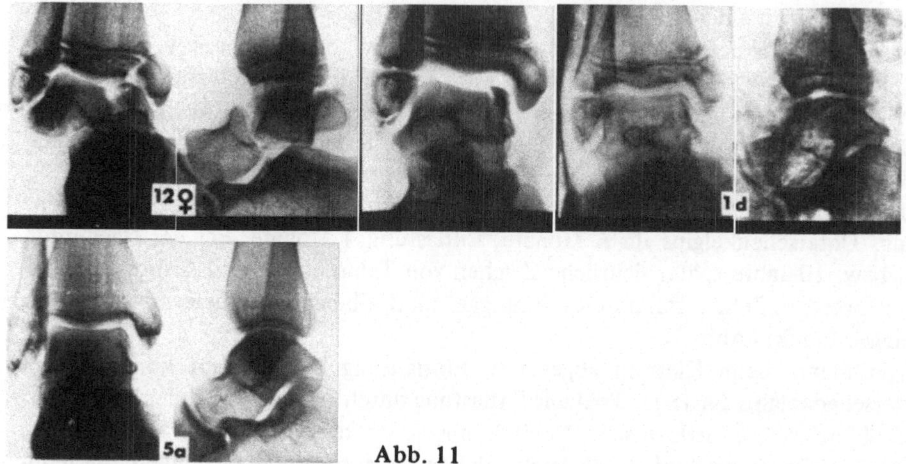

Abb. 11

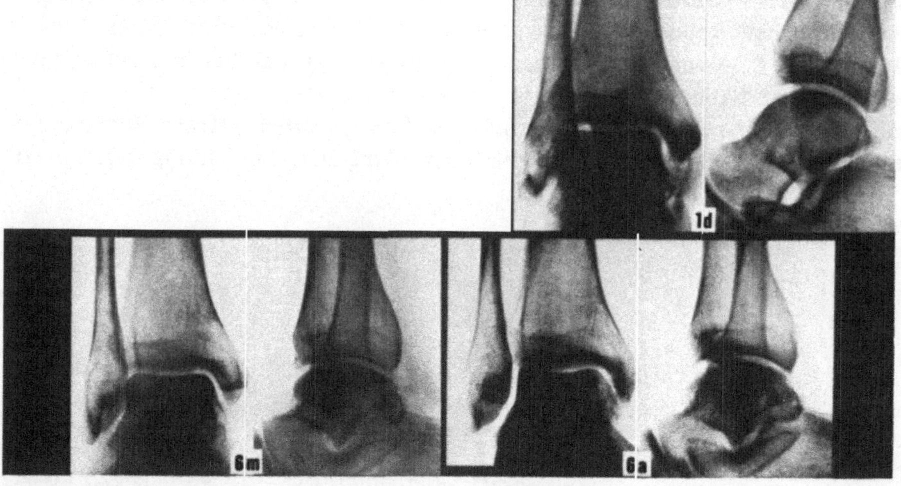

Abb. 12

male Supination, Unterschenkelgips für 6 Monate, Entlastung 6 Monate. Bei der Nachuntersuchung 6 Jahre später beschwerdefrei, gutes funktionelles Ergebnis (Abb. 12).

Zusammenfassend wäre noch zu sagen, daß die Beachtung und richtige Einschätzung der aufgezeigten Bruchformen unserer Meinung nach einen guten Hinweis auf die durchzuführende Behandlung, bzw. Indikation für operative und konservative Verfahren gibt sowie wertvolle prognostische Hinweise hinsichtlich der Entstehung von Arthrose, Nekrose oder beider Komplikationen enthält.

Spätergebnisse nach konservativer Behandlung von Talusfrakturen

H.G. Ender, Wien

L. Böhler und Bürkle de la Camp traten noch für eine im wesentlichen konservative Behandlung ein und empfahlen nur bei Mißlingen die operative Reposition. Eine Osteosynthese der Bruchstücke wurde nicht durchgeführt.

Wenn man das Schrifttum der letzten Jahre über die Behandlung der Talusfrakturen überblickt, so sieht man jedoch eine zunehmende Ablehnung der konservativen Behandlung vor allem bei Verrenkungsbrüchen. Ist die konservative Behandlung dieser Brüche heute noch aktuell und welche Ergebnisse kann man mit ihr erzielen?

Im Unfallkrankenhaus Wien XX und im Lorenz-Böhler-Krankenhaus wurden in den Jahren 1947–1975 274 Talusfrakturen behandelt, davon 212 (77,4%) konservativ und 62 (22,6%) operativ (Abb. 1).

Zunächst zu den Brüchen der Fortsätze, die unproblematisch sind und von den meisten konservativ behandelt werden. Sie kommen sowohl als Inversions- als auch als Eversionsbrüche vor.

Bei den Brüchen des Proc. lat. tali genügt meist die Ruhigstellung im Gipsverband.

Nur stark verschobene Brüche muß man zuerst reponieren. 1961 hat Daimon auf diese Verletzung besonders hingewiesen und bei größeren Bruchstücken die operative Behandlung empfohlen.

Von unseren 16 nachuntersuchten Fällen hatte einer so starke Schmerzen, daß sogar deswegen eine Arthrodese durchgeführt werden mußte.

Die Brüche der medialen oder lateralen Taluswand sind selten. Meist lassen sie sich konservativ reponieren, wie in dem gezeigten Fall lediglich mit dem Daumendruck und

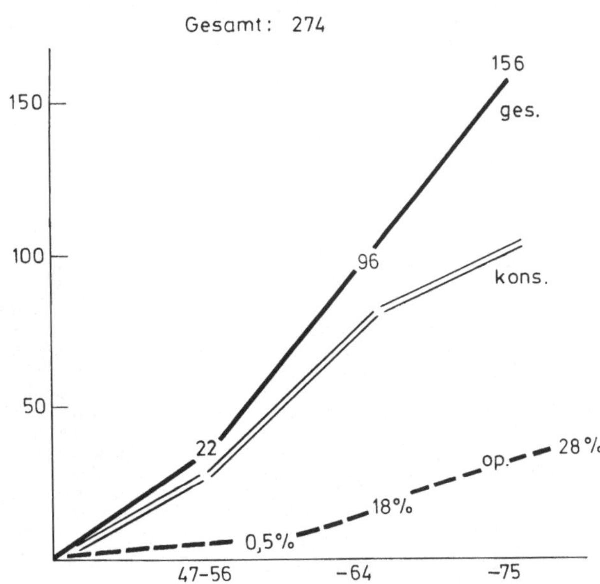

Abb. 1

dann in guter Stellung halten. Falls operiert werden muß, ist der Eingriff jedoch einfach und die Fixation erfolgt mit einer Kleinfragmentschraube.

Unverschobene Brüche des Talushalses gibt es relativ häufig. Sie laufen von medial hinten nach lateral vorne. Wir fanden 80 Fälle, von denen 32 nachuntersucht werden konnten. Bei 6 wurde eine mäßige bis mittelschwere Arthrose sowie Kopfnekrose festgestellt.

Die Brüche des Kopfes sind meist Begleitverletzungen der Luxatio pedis sub talo. 2 isolierte Kopffrakturen fanden wir, welche beim Schlittenfahren durch Bremsen entstanden sind. Sie konnten konservativ reponiert werden und sind folgenlos ausgeheilt.

Ich komme zu den Talushalsbrüchen mit Verrenkung des Fußes nach vorne (Abb. 2, prim. Bild und Ergebnis nach 8 Jahren).

Wie Ehalt und Zrubecky zeigen, gelingt die Einrichtung dieser Brüche manuell über den gepolsterten Keil oder die Tischkante.

Es konnten nur 16 Fälle nachuntersucht werden, wobei sich 4 mal eine Nekrose und 6 mal eine Arthrose vor allem im unteren Sprunggelenk fand. Die meisten dieser Brüche

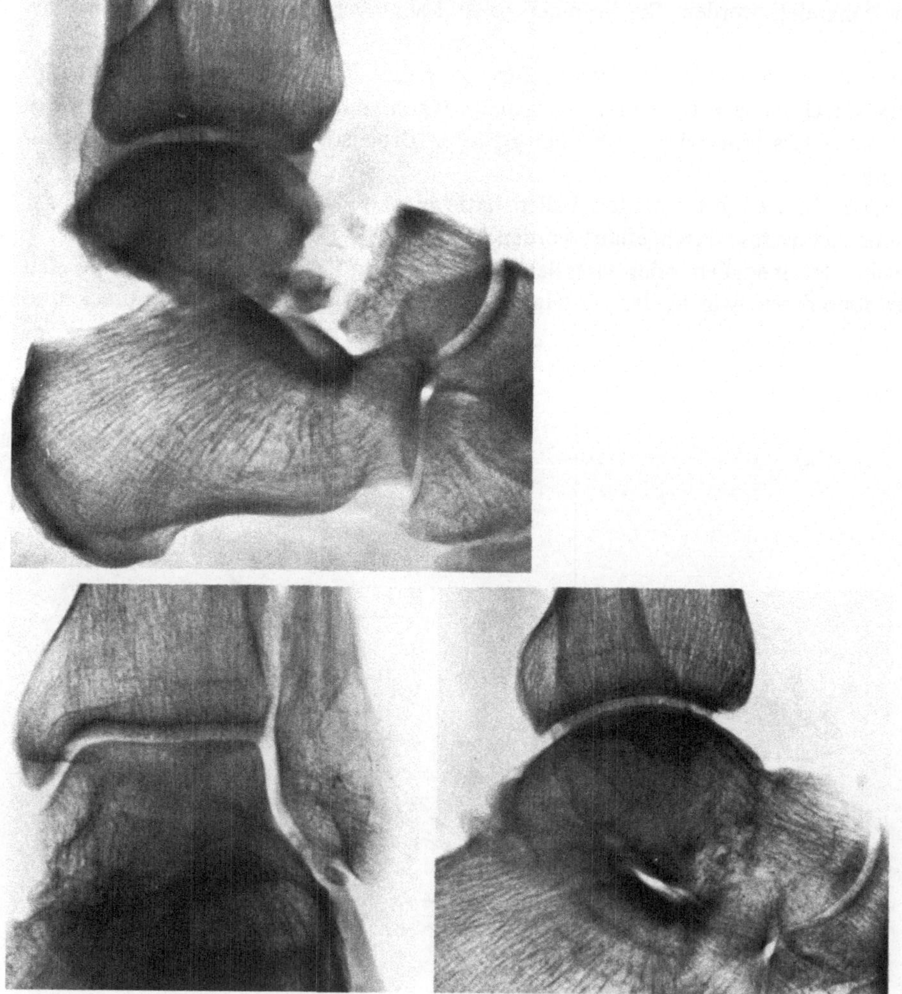

Abb. 2

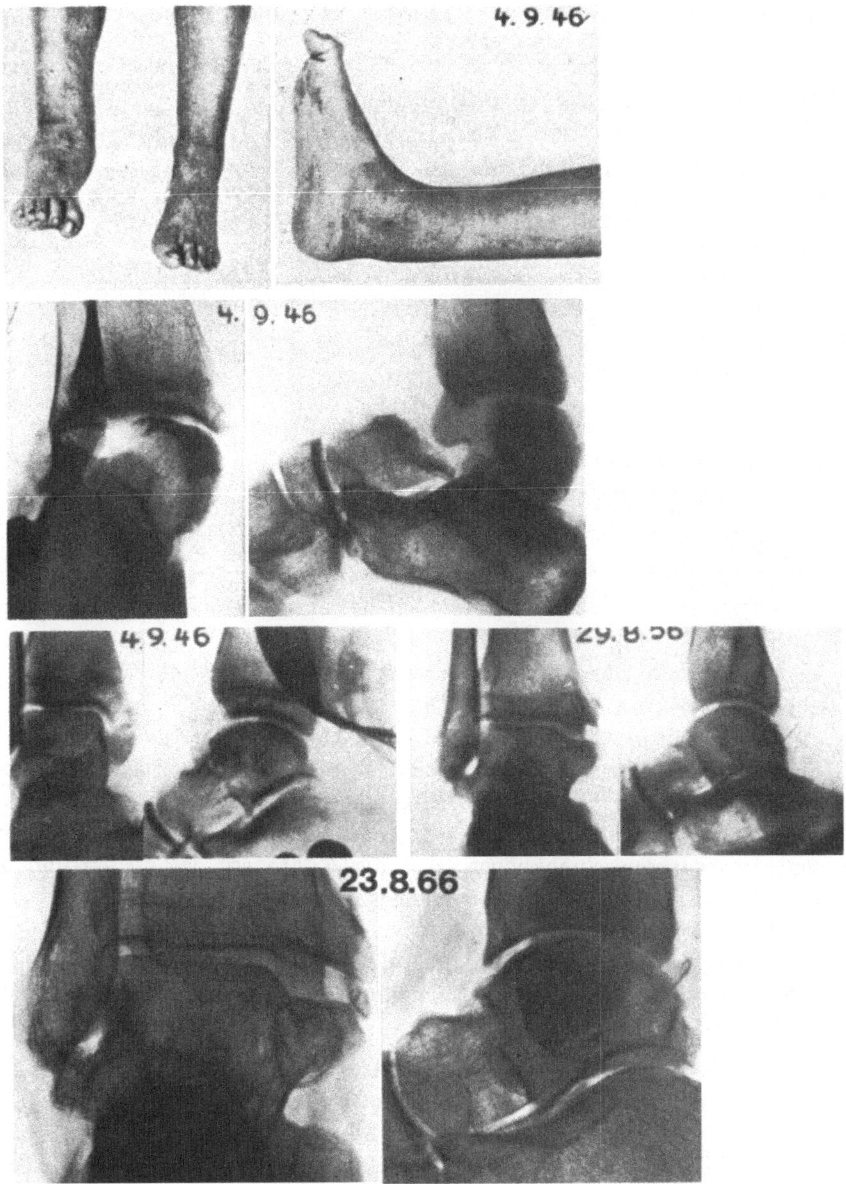

Abb. 3

sind stabil und bedürfen keiner Osteosynthese. Beim Umgipsen ist jedoch eine entsprechende Sorgfalt notwendig. Lediglich beim Auftreten einer Stufe ist eine neuerliche Reposition und eventuell eine Transfixation notwendig.

Bei den Brüchen des hinteren Anteiles des Taluskörpers wird man manchmal besser operieren.

In unserem Material wurden von 26 Fällen 10 nachuntersucht, bei denen 5 mal im Schraubenzugapparat die Reposition durchgeführt werden konnte. 2 mal waren sie kombiniert mit distalen Stauchungsbrüchen des Unterschenkels. 80% hatten Arthrosen und Nekrosen.

Tabelle 1. Konservativ behandelte Talusfrakturen. UKH XX und LBK 1947–1975
212 Fälle – davon 88 nachuntersucht

Röntgenologische Ergebnisse von 88 Fällen

		Arthrosen 28 (32%)	Nekrosen 24 (28,4%)
I	Unversch. Talushalsbr., Proc. lat. tali, Med. u. lat. Taluswand, Taluskopf	8 von 50 (14%)	5 von 50 (10%)
II	Talushalsbr. mit Verschiebung d. Fußes nach vorne	6 von 16 (31%)	4 von 16 (25%)
III	Talushalsbr. mit Verrenkung des Körpers nach hinten	3 von 8 (37,5%)	4 von 8 (50%)
IV	Kompressionsbr. des hinteren Anteiles des Körpers	8 von 10 (80%)	8 von 10 (80%)
V	Sagittalbr.	3 von 4 (75%)	3 von 4 (75%)
			24 (27,3%)

Bei Sagittalbrüchen des Taluskörpers wird besonders bei aufgetretenen Impressionen ebenfalls die Operation angezeigt sein.

Böhler zeigt in Abb. 2831 seines Buches einen Sagittalbruch mit Lux. ped. nach medial, der im Schraubenzugapparat reponiert wurde und nach 2 Jahren noch mehrere Bergtouren mit Bezwingung von 5 Dreitausendergipfeln machen konnte. Ein ganz ähnlicher Fall aus unserem Material hatte jedoch schon 1 Jahr nach dem Unfall solche Schmerzen und Bewegungseinschränkungen, daß die Arthrodese des oberen und unteren Sprunggelenkes mit Verschiebespan notwendig wurde.

Nun zu der interessanten Gruppe von 8 Fällen, bei welchen nach Brüchen des Talushalses der Körper nach hinten herausgeschleudert wurde und meist medial neben der Achillessehne zu tasten war. Dazu kommt die Verrenkung des Fußes nach vorne medial oder lateral.

Es ist gelungen, im kurzen Schraubenzugapparat konservativ zu reponieren und in guter Stellung zu halten und nach Ruhigstellung nach 5 Monaten zur Heilung zu bringen.

Bei diesem Fall (Abb. 3) ist der Fuß klinisch verkürzt und die Großzehe durch den Flexor hallucis gebeugt. Die Heilung erfolgte in guter Stellung, der mediale Knöchel fusionierte spontan mit dem Taluskörper und klinisch ist der Verletzte beschwerdefrei. 10 Jahre später auch röntgenologisch ohne stärkere Arthrose.

Wichtig bei der konservativen Behandlung ist, daß bei der Reposition der Fersenbeinnagel weit genug vorne liegt. Dann lassen sich auch diese Frakturen im Schraubenzugapparat reponieren und anschließend im Gipsverband in Spitzfußstellung die gute Stellung aufrecht erhalten.

Von den 212 konservativ behandelten Fällen konnten 88 nach 2 bis 30 Jahren nachuntersucht werden. 41 davon auf Grund von röntgenologischen und krankengeschichtlichen Aufzeichnungen sowie 37 auf Grund persönlicher Nachuntersuchungen.

Die Ergebnisse dieser Nachuntersuchungen sind nachstehend schematisch dargestellt (s. auch Tabelle 1).

Arthrosen	28 von 88 (32%)
davon:	leicht 16 von 28 (57%)
	mittel 7 von 28 (25%)
	schwer 5 von 28 (18%)

Klinischer Befund von 37 persönlich nachuntersuchten Fällen:

Beschwerden:	keine wesentlichen	22 von 37	(60%)
	leichte	12 von 37	(32%)
	starke	3 von 37	(8%)
Gang:	nicht oder leicht hinkend	34 von 37	(92%)
	deutlich hinkend	3 von 37	(8%)

Beweglichkeit:

Oberes Sprunggelenk:			
	frei	16 von 37	(43%)
	weniger als 1/3 eingeschränkt	11 von 37	(30%)
	1/2 eingeschränkt	7 von 37	(19%)
	Wackelbewegungen oder steif	3 von 37	(8%)
Unteres Sprunggelenk:			
	fast frei	10 von 37	(27%)
	weniger als 1/3 eingeschränkt	5 von 37	(14%)
	1/2 eingeschränkt	7 von 37	(19%)
	Wackelbewegungen oder steif	6 von 37	(16%)

Zusammenfassung

Wie die Ergebnisse der Nachuntersuchungen zeigen, kann der Großteil der Talusfrakturen mit gutem Erfolg konservativ behandelt werden. Es bedarf jedoch in manchen Fällen einer ausreichenden Erfahrung in der konservativen Knochenbruchbehandlung.

Die funktionellen Ergebnisse sind trotz der hohen Anzahl Arthrosen und Nekrosen in 90% der Fälle überraschend gut.

Es sollte deshalb die operative Behandlung vor allem für die unstabilen Frakturen, die irreponiblen Luxationsfrakturen sowie Spaltbrüche mit Impressionen vorbehalten bleiben.

Zur operativen Behandlung von Talusfrakturen

H. Kehr, G. Hierholzer, J. Kraus, P. Konold, Duisburg, H. Ecke, Gießen und A. Pannike, Frankfurt

Talusfrakturen sind zwar seltene, jedoch meist schwere und hinsichtlich der Prognose durchaus problematische Verletzungen. Ursächlich ist fast immer ein massives Trauma mit z.T. beträchtlichen Begleitverletzungen, die vorwiegend die Knöchelgabel, die Fußwurzel und das Fersenbein betreffen. Eine optimale Therapie dieser Frakturen ist für die Funktion des oberen und unteren Sprunggelenkes und damit für die Gebrauchsfähigkeit der unteren Gliedmaße von entscheidender Bedeutung. Das Repertoire der therapeutischen Möglichkeiten reicht vom konservativen Vorgehen über verschiedene Osteosyntheseverfahren bis zur primären Arthrodese des Sprunggelenkes. Spezielle Probleme ergeben sich einmal aus der anatomischen Situation, indem bei Talusfrakturen fast immer mehrere Gelenke gleichzeitig betroffen sind und zum anderen aus einer spezifischen Affinität zu avasculärer Nekrose, die im besonderen nach schwer dislocierten, offenen Verrenkungsbrüchen droht.

Entsprechend den allgemeinen Behandlungsprinzipien bei Gelenkfrakturen, die eine anatomisch exakte Reposition und Fixation als Grundlage der Restitutio ad integrum voraussetzen, sollte auch und gerade bei diesen häufig stark zertrümmerten Frakturen die operative Behandlung gefordert werden.

Grundsätzlich ist aber die operative Behandlung der konservativen nur dann überlegen, wenn eine exakte anatomische Wiederherstellung unter Gewährung von Übungsstabilität erreicht wird.

Bei der Indikationsstellung ist daher vorab die Frage zu klären, ob eine Osteosynthese überhaupt möglich ist. Sollte sich die Rekonstruktion als undurchführbar erweisen, muß der Operateur imstande sein, eine primäre Arthrodese des oberen Sprunggelenkes auszuführen.

Bei den Talusverletzungen können nach einer Einteilung von B.G. Weber die folgenden Formen unterschieden werden (Tabelle 1):

Periphere Frakturen betreffen Abbrüche des Processus fibularis tali, des Processus posterior tali, sowie Kantenfrakturen des Talus. Bei offener Reposition und Fixation sind diese Verletzungen unproblematisch, die Ergebnisse daher in aller Regel gut.

Bei den *zentralen Frakturen*, die sich im Taluskopf, -hals und -körper finden, sind uneinheitliche Ergebnisse zu erwarten. Stärkere Dislokationen oder gar Subluxationen können

Tabelle 1. Talusfrakturen-Einteilung (N = 62)

Periphere Frakturen N= 5	Proc. fibularis, Proc. posterior tali Kantenfraktur
Zentrale Frakturen N= 41	Taluskopf -Hals -Körper
Luxationsfrakturen N= 16	Lux. pedis cum talo, -subtalo

die Prognose beeinträchtigen. Die sofortige Reposition und Osteosynthese läßt jedoch zumeist ein korrektes Resultat erwarten. Zugschrauben oder Spickdrähte haben sich hier als Osteosynthesematerial bewährt.

Nach *Luxationsfrakturen* ist im stärkeren Maße mit Störungen zu rechnen, deren Intensität von der Zeitspanne zur notfallmäßigen Einrichtung einerseits und definitiven Versorgung andererseits abhängt. Einer drohenden Devitalisierung kann mit Vorteil durch pimäre Arthrodese des oberen Sprunggelenkes und damit bewirkter Vascularisierung des Talus von der Resektionsfläche der distalen Tibia her entgegengewirkt werden.

Eine klinisch nicht mindere Bedeutung nehmen die Probleme ein, die sich bei veralteten Fällen und Spätschäden nach Talusfrakturen einstellen. Selten ergibt sich die Gelegenheit, noch nach mehreren Wochen durch eine Spätosteosynthese ein perfektes Behandlungsresultat zu erzielen.

In der Mehrzahl der Fälle bleibt nur die sekundäre Arthrodese als Mittel der Wahl, um die meist erheblichen Beschwerden wenigstens zu bessern. Welche der angrenzenden Gelenke des Talus zur Arthrodese einzustellen sind, hängt in erster Linie vom jeweiligen Schädigungsmuster des Einzelfalles ab. Zur Kompressionsarthrodese des oberen Sprunggelenkes, die auch wir in der Technik nach Charnley mit Fixateur externe vornehmen, kommt gegebenenfalls die subtalare Arthrodese hinzu. Bei gleichzeitiger Verletzung auch des Taluskopfes mit Beteiligung des Chopart-Gelenkes empfiehlt sich zur Schaffung eines schmerzfreien Rückfußes die Vornahme einer Triplearthrodese.

In den Kliniken Duisburg, Gießen und Frankfurt, für die ich heute berichte, wurden insgesamt 62 Patienten mit Talusverletzungen versorgt. 48 Talusfrakturen wurden operiert, 14 wurden konservativ behandelt. An Operationsverfahren kamen 19 mal die Verschraubung mittels Malleolar- oder Kleinfragmentschraube, 17 mal eine Kirschner-Drahtspickung und 12 mal eine Druckarthrodese mit Fixateur externe zur Anwendung. In 4 Fällen wurde die Arthrodese primär zum Unfallzeitpunkt und 8 mal sekundär 3 Monate bis 12 Jahre nach dem Unfall vorgenommen.

Zur Beurteilung der Behandlungsergebnisse ist in den Tabellen die Einschätzung nach Prozent der Erwerbsminderung vorgenommen worden, die bei Kontrolluntersuchungen nach den Kriterien Beschwerden, Bewegungsausmaß, Gangbild und Röntgenbefund erhoben wurden.

Zunächst konservative Ergebnisse, worunter sich allerdings noch einige länger zurückliegende Fälle von dislocierten Frakturen fanden, die seinerzeit noch gelegentlich konservativ behandelt wurden: 4 gute Ergebnisse stehen 4 schlechten gegenüber, 6 mal wurde ein befriedigendes Resultat erzielt.

Von den 48 operierten Fällen ergab die Bewertung nach Frakturtypen (Tabelle 2) ausschließlich gute Ergebnisse für die peripheren Frakturen, überwiegend gute Ergebnisse für die zentralen Frakturen und überwiegend schlechte Ergebnisse für die Luxationsfrakturen.

Tabelle 2. Operationsergebnisse Talusfrakturen (N = 48)

Bewertung nach Frakturtypen		gut (41,7%)	mäßig (33,3%)	schlecht (25%)
Periphere Frakturen	N = 5	5	–	–
Zentrale Frakturen	N = 27	12	11	4
Luxations-Frakturen	N = 16	3	5	8

Tabelle 3. Operationsergebnisse Talusfrakturen (N = 48)

Bewertung nach Therapieverfahren		gut (48%)	mäßig (33,3%)	schlecht (18,7%)
Primärosteosynthese	N = 35	22	9	4
Sekundärosteosynthese	N = 1	1		
Primärarthrodese	N = 4		4	
Sekundärarthrodese	N = 8		3	5

In der Bewertung nach den verschiedenen Therapieverfahren (Tabelle 3) fanden wir die besten Ergebnisse nach Primärosteosynthese. Auch Primärarthrodesen ergaben durchweg befriedigende Resultate, wobei die Klassifizierung mäßig etwas irreführend ist und die Sache vielleicht klarer wird, wenn man hierfür, wie im englischen Sprachgebrauch üblich, die Bezeichnung „fair" gebrauchen würde. Die sekundär durchgeführten Arthrodesen erbrachten in der Mehrzahl ungünstige Resultate.

An Komplikationen sahen wir 4 postoperative Infekte, die ausschließlich nach schweren Luxations- und Trümmerbrüchen auftraten, worunter sich 3 offene Verletzungen fanden. Desweiteren sahen wir 4 Talusnekrosen, ausgehend ebenfalls von Verrenkungsbrüchen mit Zusatzverletzungen an der Knöchelgabel und am Pilon tibial, die zweimal erst sekundär versorgt wurden.

Insgesamt läßt die Analyse unseres Beobachtungsgutes den Schluß zu, daß die Ergebnisse um so besser sind, je eher und konsequenter bei vorliegender Indikation operiert wird. Konservative Therapie erscheint nur bei einfachen unverschobenen Brüchen des Taluskörpers berechtigt. Für alle anderen Frakturtypen ist die sofortige exakte operative Rekonstruktion zu fordern. Bei schwerst dislocierten Frakturen mit ausgedehnter Zertrümmerung sollte der primären Arthrodese der Vorzug gegeben werden. Hierdurch wird einem Patienten mit von vornherein schlechter Prognose eine langdauernde und enttäuschende Behandlungszeit, mit oft mehrfachen Eingriffen erspart, die schließlich doch in eine Versteifung mündet. Auch psychische und wirtschaftlich-soziale Aspekte sprechen für eine solche Versorgung „auf ersten Anhieb hin."

Ob es immer gelingen wird, die Entstehung einer Talusnekrose sicher zu vermeiden, bleibt zweifelhaft. Wegen der störanfälligen Blutversorgung des Sprungbeins wird man – gleichsam schicksalsmäßig – einen gewissen kleinen Prozentsatz an Nekrosen wohl in Kauf nehmen müssen. In diesen Fällen ist durch langdauernde und konsequente Entlastung die Voraussetzung für eine Revitalisierung zu schaffen oder aber es ist unter Resektion des Nekroseherdes eine Arthrodese herzustellen. Die Beurteilung und Entscheidung derartiger Situationen im Einzelfall stellt auch den Erfahrenen vor eine verantwortungsvolle und schwierige Aufgabe.

Unsere Erfahrungen bei der Behandlung des Sprungbeinbruches mittels Operation

M. Barac, J. Stare, V. Ranić, und B. Hranilović, Zagreb

Die Talusbrüche entstehen durch Wirkungskombination verschiedenartiger Kräfte. Das Wirkungsergebnis dieser Kräfte ist in diversen Bruchformen des Knochens offenbart. Das Gemeinsame bei allen Bruchformen des Sprungbeins ist die Zirkulationsbeschädigung im Bereiche von Art. tibialis posterior, tibialis anterior und dorsalis pedis.

Eine kollaterale Zirkulation ist oft für die Wiederherstellung der Bruchstückzirkulation nicht genügend. Wie bekannt, befindet sich die Eingangsstelle der Blutgefäße im Bereiche des Sprungbeinhalses. Zugleich ist das jener Ort, an dem die Brüche am meisten vorkommen. Bei starker Kraftwirkung kommt es zur beiderseitigen Ligamentenzerstörung des Sprungbeins, was jedoch zu den Luxationsbrüchen zuführt, die von noch schwereren Beschädigungen der Blutgefäße begleitet sind.

Infolge der erwähnten Gründe erfordern diese Verletzungsarten des Sprungbeins exakte Reposition des Bruches mit Hinsicht auf Talocrural-, Talocalcanear- und Chopart-Gelenk. Ebenso ist empfehlenswert, eine genaue Reposition bei allen intraarticulären Brüchen durchzuführen. Bei den genannten Sprungbeinbrüchen ist eine operative Behandlung im Sinne der exakten Reposition und Fixation nach AO Schraubenmethode zu bevorzugen.

Tabelle 1. Die behandelten Sprungbeinbrüche von 1964 bis 1975. Traumatologische Klinik Ljubljana und Traumatologisches Krankenhaus Zagreb

A. Altersgruppen der Behandelten		*B. Geschlecht der Behandelten*	
15–20 Jahre	1	Männer	31
20–30 Jahre	12		
30–40 Jahre	15	Frauen	15
40–50 Jahre	10		
50–60 Jahre	8		
Insgesamt	46		
C. Verletzungsmechanismus		*D. Zeit bis zum Eingriff*	
1. Verletzungen beim Fallen	28	bis 6 Std.	21
2. Verkehrsverletzungen	16	von 6 bis 12 Std.	4
3. Sportverletzungen	2	von 12 bis 24 Std.	6
		nach 24 Std.	15
Insgesamt	46	Insgesamt	46
Osteosynthesearten			
1. Osteosynthese mit Kirschner-Drähten	2		
2. Osteosynthese mit Malleolarschrauben	4		
3. Osteosynthese mit Spongiosaschrauben	40		
Insgesamt	46		

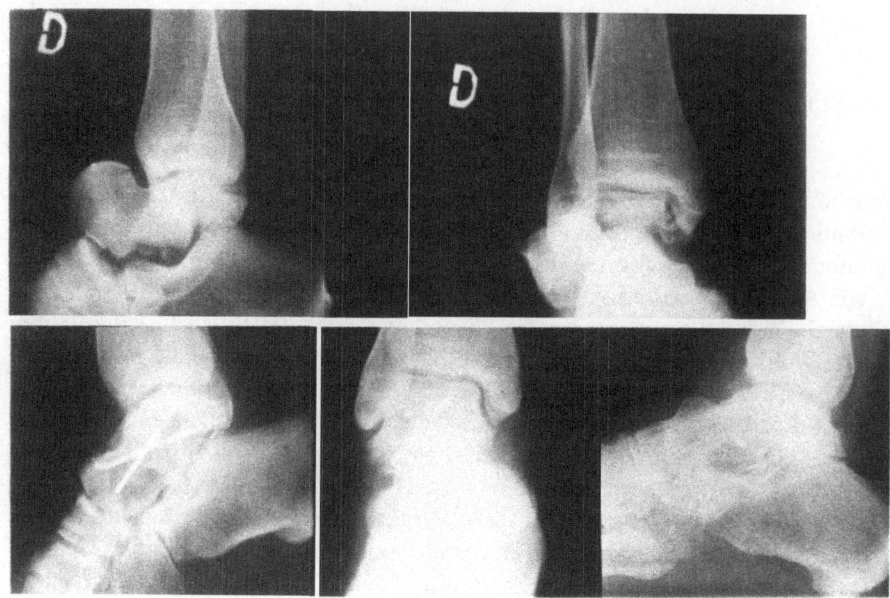

Abb. 1

Auf Grund erworbener Erfahrung behandeln wir die peripheren Brüche des Processus fibularis tali, Processus posterior tali sowie partielle Kantenfraktur der Talusrolle konservativ mit Gipsverbandimmobilisation. Zentral- und Luxationsbrüche werden operativ behandelt, da wir in der Lage sind, auf Grund der anatomischen Reposition die Bruchflächen so viel wie möglich anzunähern, während mit einer stabilen Fixation sogar die Minimalbewegungen der Knochenbrüche zum Scheitern gebracht sind.

Im Falle, daß diese zwei Bedingungen erfüllt sind, wird auch die Prognose der Revitalisierung besser sein. Bei schweren multifragmentären Brüchen, bei denen es unmöglich ist, eine Rekonstruktion zu vollbringen, wird Abstand von einer operativen Behandlung genommen.

Den oben genannten Prinzipien gemäß wurden im Laufe von 12 Jahren 46 Sprungbeinbrüche operativ behandelt (Tabelle 1).

Osteosynthesis wurde mit Malleolarschrauben bei 40 Patienten zustande gebracht. In 4 Fällen benutzten wir Spongiosaschrauben, während die Kirschner-Drähte nur bei 2 Patienten gebraucht worden waren (Abb. 1).

In den meisten Fällen haben wir den vorderen Zugang verwendet. In zwei Fällen, wo zusätzlich auch noch Tibialmalleole zerbrochen war, wurde der Operationseingriff durch den Medialschnitt gemacht.

Nach dem ausgeführten Eingriff werden die operierten Extremitäten unerläßlich mit dem Gipsverband wegen der Gelenkentlastung und damit verbundener Nekrosegefahr immobilisiert.

Die Immobilisation wird bis zu den ersten Zeichen der Revitalisierung angeordnet. Leider ist die einzig ausschlaggebende Kontrolle bei der Bruchstückverheilung und -wiederauflebung die Röntgenaufnahme. Szintigraphie und Arteriographie erteilen uns keine näheren und mehr sichere Zeichen der Verheilung (Abb. 2).

Es ist hervorzuheben, daß wir in 45 Fällen die operierten Extremitäten erst 6–8 Monate nach dem ausgeführten Eingriff belastet haben. Nur in einem Fall entschlossen wir uns zur Extremitätsbelastung nach rund drei Monaten.

Anläßlich Überprüfung unserer operativ behandelten Patienten stellte sich heraus, daß bei 31 Patienten vollständige Funktion aufgestellt worden ist, jedoch nur in 15 Fällen wurde Dorsal- und Plantarflexion bis zu 10° begrenzt (Tabelle 2).

Tabelle 2. Behandlungsergebnisse der Sprungbeinbrüche von 1964–1975. Traumatologische Klinik Ljubljana und Traumatologisches Krankenhaus Zagreb

A. Funktionelle Befunde	
1. Vollständig ordentlicher Befund	31
2. Beschränkung der Dorsal- und Plantarflexion bis 10%	15
Insgesamt	46
B. Störungen beim Gehen	
1. störungslose Bewegungen	36
2. Störungen bei größeren Entfernungen	6
3. Störungen bei kleineren Entfernungen	4
Insgesamt	46
C. Spätarthrosen	
1. Sprunggelenkarthrosen	1
2. Subtalo-Arthrosen	5
3. Arthrosen beider Gelenke	3
Insgesamt	9

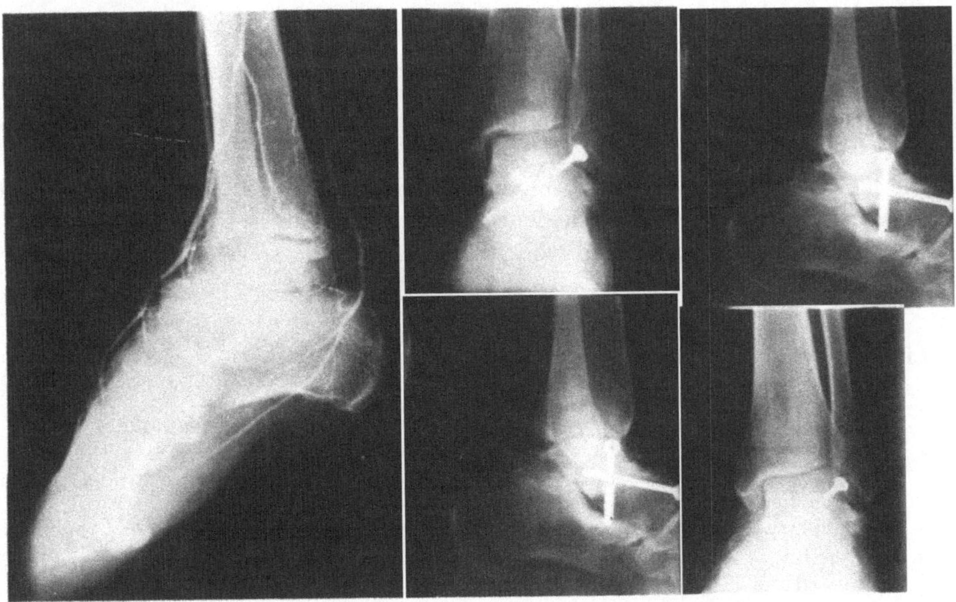

Abb. 2

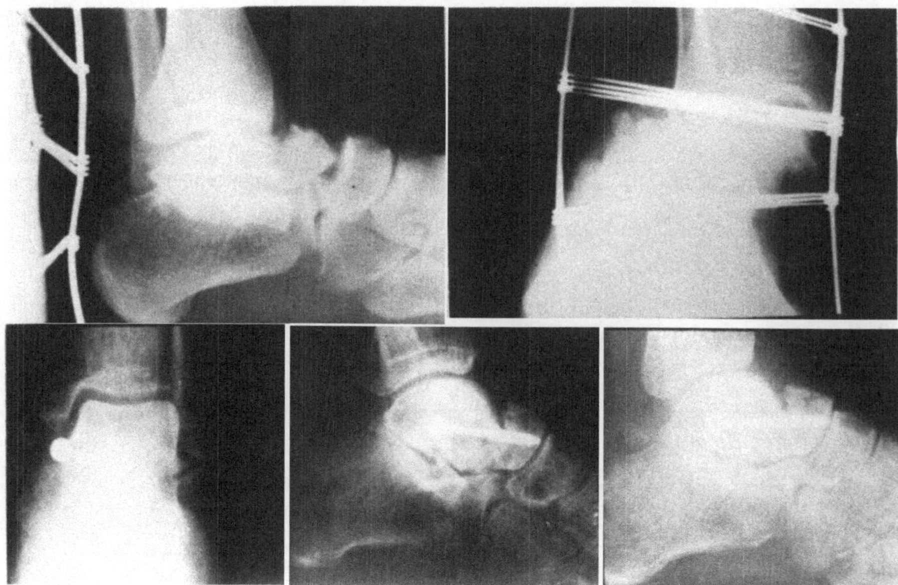

Abb. 3

Was die Gehstörung anbetrifft, haben wir bei 36 Patienten gar keine Gehstörungen bemerkt. Bei den weiteren 6 Patienten traten Störungen auf, die als Gehschmerzen bei größerer Entfernung gekennzeichnet waren.

Ferner merkte man Störungen sogar bei kleinerer Entfernung bei 4 Patienten. Schwierigkeiten im Sinne von Spätarthrosen des Talocruralgelenkes begegneten wir nur bei einem Patienten (Abb. 3). Im Subtalogelenk brachen Arthrosen in 5 Fällen aus und bei drei Patienten wurde Arthrose sowohl im oberen als auch im unteren Sprunggelenk gefunden.

Zusammenfassung

Die hier präsentierten Ergebnisse unserer Befunde zeigen, daß die operative Behandlung des Sprungbeinbruches eine Methode der Wahl ist, und falls sie sorgsam indiziert und technisch vorschriftsmäßig ausgeführt wird, verleiht sie zufriedenstellende Endergebnisse.

Literatur

1. Böhler, L.: Sprungbeinbrüche. Technik der Knochenbruchbehandlung. 12-13. Aufl. Band II/2. Wien: W. Maudrich 1954
2. Lange, M.: Talusfrakturen. Lehrbuch der Orthopädie und Traumatologie. Stuttgart: Ferdinand Enke 1967
3. Wildenauer, E.: Die Blutversorgung des Talus. Zeitschr. Anatom. *115*, 32–36 (1950)
4. Haliburton, A.R., Sullivan, R.C., et. al.: The Extra-osseous and Intra-osseous Blood Supply of the Talus. J. Bone Jt. Surg. *40*A, 1115–1120 (1958)
5. Böttger, G., Gerlach, H., u.A.: Talusfrakturen. Traumatologie in der chirurgischen Praxis. Berlin, Heidelberg, New York: Springer 1965

Die operierten Talusfrakturen

J. Buch, Wien

Von 1971 bis 1976 wurden im Arbeitsunfallkrankenhaus Wien XX, dem jetzigen Lorenz-Böhler-Krankenhaus, 24 frische und 2 veraltete Talusfrakturen operativ behandelt. Bei der jetzigen Nachuntersuchung, zu der 19 Patienten erschienen, wurde das Hauptaugenmerk auf das klinische Ergebnis gelegt. Dieses wurde mit sehr gut, gut, mäßig und schlecht beurteilt. Als Kriterien galten die Schmerzen, der Gang, die Beweglichkeit des oberen und des unteren Sprunggelenkes. Merle d'Aubigné hat dieses Schema für die Hüfte angegeben, es wurde entsprechend für das Sprunggelenk modifiziert. Die Fraktureinteilung habe ich auf Vorschlag der Kongreßleitung nach B.G. Weber getroffen.

Es ist bekannt, daß zentrale Frakturen mit großer Rollendislokation hinsichtlich ihrer Heilung etwas problematisch sind. Ein besonders schlechtes Resultat zeigten bei uns aber offene zentrale Brüche mit stärkerer Verschiebung des Rollenfragmentes. Die Wunden fanden wir über oder unter dem Außenknöchel, nur in Kombination mit einer gleichseitigen Unterschenkelfraktur im distalen Drittel waren die Wunden einmal medial, einmal dorsal.

So erlitt eine 55jährige Patientin als Mopedfahrerin einen offenen Unterschenkelbruch, einen Bruch des Innenknöchels sowie eine Talusfraktur. Mit Bohrdrähten wurde eine Adaptationsosteosynthese sämtlicher Frakturen durchgeführt. Wegen einer per secundam Heilung mußte das Dermatom nach drei Wochen erneuert werden. Das klinische Ergebnis ein Jahr später ist schlecht.

In acht Fällen von offenen zentralen Talusfrakturen erzielten wir zwei gute, ein mäßiges, aber fünf schlechte Ergebnisse. Hierbei spielten bei der Beurteilung natürlich auch Verletzungen der unmittelbaren Nachbarschaft, wie Knöchelbrüche und Brüche des Unterschenkels eine gewichtige Rolle. Andererseits wurde auch eine primäre Talusrollenexstirpation bei einer offenen Fraktur als schlecht beurteilt. Sie wird bei uns als primärer Eingriff nicht befürwortet.

Bei den fünf schlechten Ergebnissen, die sich ausschließlich aus offenen zentralen Frakturen zusammensetzen, mußten wir die einzigen drei schweren Infektionen und, zum Teil im Zusammenhang damit, drei Talusrollennekrosen hinnehmen. Letztere hatten wiederum einmal eine Arthrodese des oberen und unteren Sprunggelenkes, ein andermal eine tibiocalcaneare Arthrodese notwendig gemacht.

Eine 76jährige Frau stürzt im Stall und wird wegen eines offenen zentralen Sprungbeinbruches operativ mit Schrauben und Bohrdrähten versorgt. Nach drei Wochen kommt es zu einer schweren Infektion, die zu einer Talusnekrose führt. Sieben Monate nach dem Trauma wird eine tibiocalcaneare Arthrodese mit äußeren Spannern durchgeführt. Drei Jahre nach dem Unfall kann sich die betagte Frau nur mühsam einige Schritte mit Stützkrücken fortbewegen.

Die dritte Patientin mit einer Nekrose der Sprungbeinrolle nach offener Verletzung verloren wir nach einem Jahr aus unserer Behandlung. Bei ihr war die dislocierte Rolle zusätzlich in sich gebrochen. Es wurde wohl die Rolle mit Schrauben stabilisiert, nicht jedoch die Fraktur zum Sprungbeinhals.

Auch bei den drei mäßigen Ergebnissen sind nur zentrale Frakturen vertreten, zweimal mit stärkerer Rollendislokation, einmal mit offener Fraktur des Sprung- und Fersenbeines.

Bei einem 27jährigen Patienten ist die Sprungbeinrolle um 90° verdreht und aus dem unteren Sprunggelenk luxiert, der Innenknöchel ist ebenfalls gebrochen. Die Frakturen

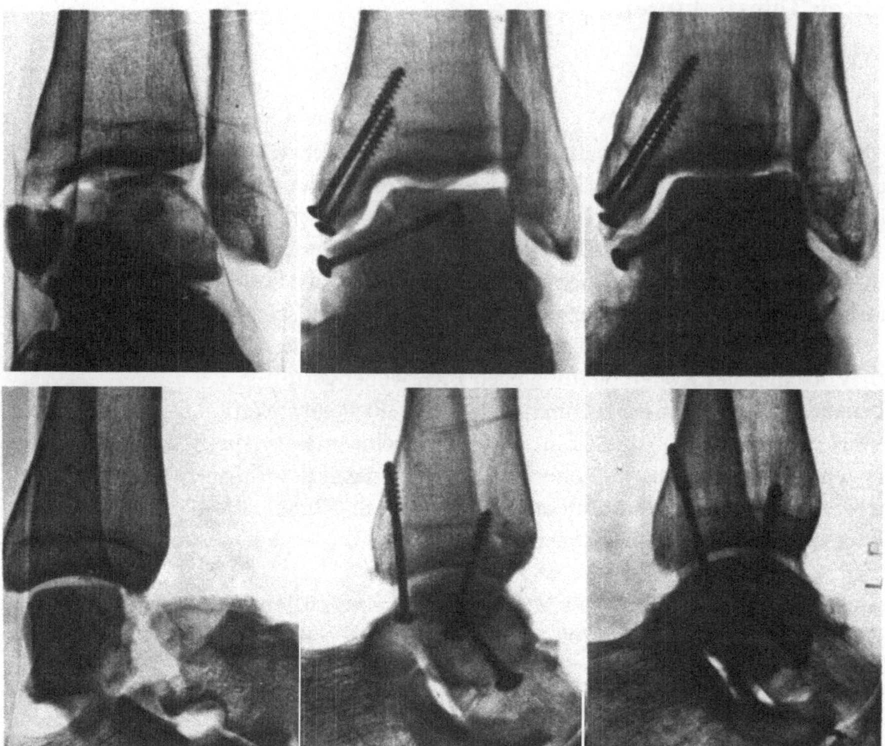

Abb. 1. s. Text

werden nach Reposition mit Schrauben versorgt. Der Patient belastet das Bein nach acht Monaten und klagt eineinhalb Jahre nach dem Unfall noch über starke Schmerzen, er kann ohne orthopädische Schuhe nicht über eine Stunde gehen. Das obere Sprunggelenk ist zu zwei Drittel eingeschränkt (Abb. 1).

Ein 54jähriger Mann erleidet nach einem Sturz von der Leiter einen offenen Sprung- und Fersenbeinbruch. Die Bandverbindungen zwischen Fibula, Talus und Calcaneus sind zerrissen. Die Frakturen werden mit Bohrdrähten stabilisiert. Nach zwei Jahren ist der Erfolg mäßig.

Immerhin erreichten wir aber bei sieben zentralen Brüchen mit dislocierter Rolle gute Ergebnisse. Zwei Patienten gaben starke aber erträgliche Schmerzen an, ansonsten wurden die Schmerzen als leicht und intermittierend bezeichnet. Der Gang war normal oder leicht hinkend ohne Gehhilfe. Das untere Sprunggelenk war etwas stärker eingeschränkt als das obere, letzteres jedoch nie mehr als um die Hälfte.

Eine 31jährige Landwirtin stürzt vom Anhänger. Eine zentrale Talusfraktur mit in sich gebrochener Rolle und subtalarer Subluxation wird mit Schrauben und Bohrdrähten versorgt. Das klinische Ergebnis ein Jahr nach dem Unfall ist gut (Abb. 2).

Von insgesamt 17 zentralen Sprungbeinbrüchen konnten wir nur in einem einzigen Fall ein sehr gutes klinisches Ergebnis erzielen. Hierbei handelte es sich um eine zentrale Fraktur im Rollenbereich mit nur geringer craniocaudaler Verschiebung. Die Fraktur wurde mit einer Schraube stabilisiert.

Bei frischen peripheren Frakturen waren die Ergebnisse gut oder sehr gut.

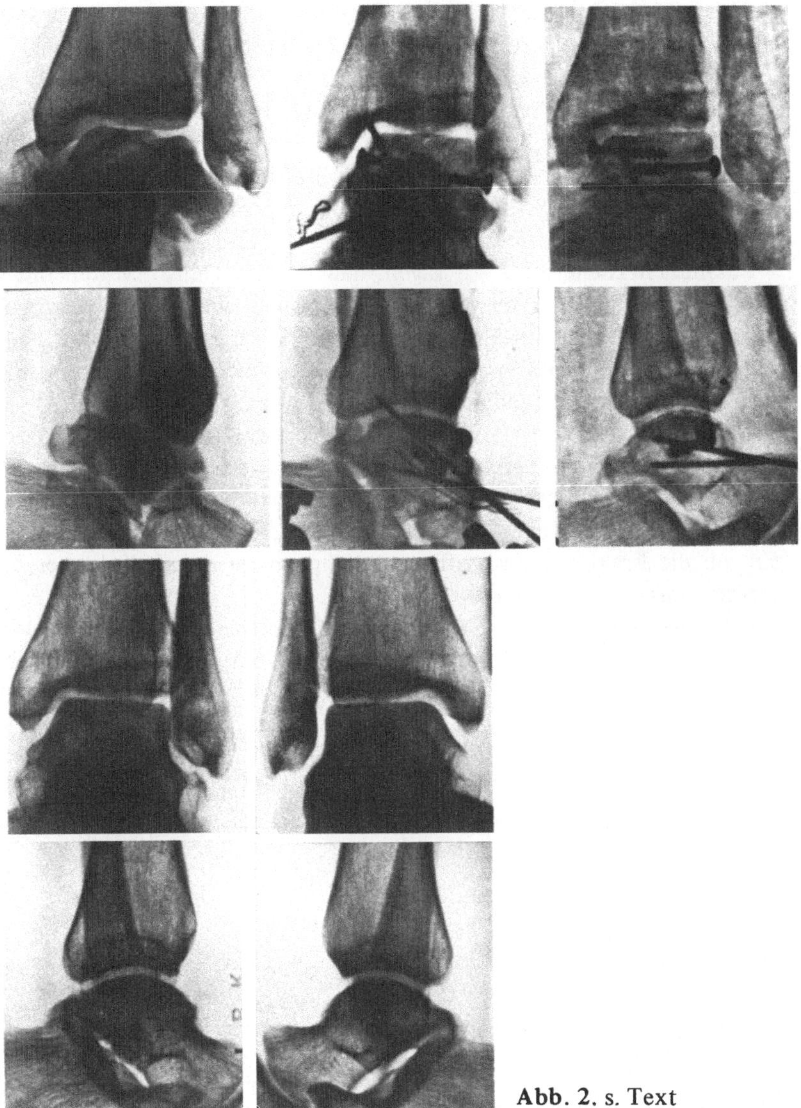

Abb. 2. s. Text

Drei laterale Kantenfrakturen wurden offen mit Bohrdrähten versorgt, zweimal wurde wegen einer Impression zusätzlich eine Spongiosaplastik durchgeführt. Eine Osteotomie des Außenknöchels zur Darstellung der Fraktur war nur einmal notwendig.

Ein 26jähriger Patient stürzt vom Dach. Die laterale Kantenfraktur wird nur mit Bohrdrähten versorgt. Er belastet nach acht Wochen. Vier Jahre nach dem Unfall gibt er leichte intermittierende Schmerzen an, er geht ohne Stock leicht hinkend.

Bei einem 24jährigen Mann mit lateraler Kantenfraktur wird zusätzlich eine Spongiosaplastik durchgeführt. Er belastete nach 5 Monaten.

Die einzige Abscherfraktur des Sprungbeinkopfes ließ sich ohne Schwierigkeiten mit zwei Schrauben versorgen. Das Resultat ist gut.

Die drei Frakturen des Processus posterior tali mit Gelenksbeteiligung hatten gleichzeitig eine Luxatio pedis sub talo. Zwei frische Frakturen wurden mit Schrauben versorgt und bieten ein sehr gutes klinisches Ergebnis. Bei einer drei Monate alten Fraktur konnten wir nur mehr eine Arthrodese des oberen Sprunggelenkes durchführen.

Als einen Sonderfall einer peripheren Fraktur möchte ich eine 44jährige Frau erwähnen, die bei einem Verkehrsunfall eine Supinationsverletzung des Sprunggelenkes erleidet. Die lateralen Bänder sind zerrissen, an der lateralen Sprungbeinkante besteht eine Knorpelläsion, medialseitig anstatt einer Abscherfraktur des Innenknöchels eine Impression der medialen Taluswand und sekundäre Verlagerung eines Fragmentes nach medial. Die Verletzung wird operativ versorgt, eineinhalb Jahre später geht es der Patientin sehr gut.

Zusammenfassend wäre zu sagen, daß wir die Talusfrakturen mit Gelenksbeteiligung und Verschiebung operativ versorgen, wobei wir der stabilen Versorgung mit Schrauben, eventuell kombiniert mit Bohrdrähten, den Vorzug geben. Bohrdrähte allein verwenden wir bei den Kantenfrakturen und bei schwer offenen Frakturen, im letzteren Fall um die Weichteilschädigung möglichst gering zu halten.

Obwohl unsere Patienten mit zentralen Talusfrakturen mit Dislokation der Rolle bereits zwischen zweitem und neuntem Monat voll belasteten, konnten wir keinen Zusammenhang zwischen früher Belastung und schlechterem klinischen Ergebnis oder häufigerer Talusrollennekrose feststellen. Ein wesentlich ursächlicher Faktor scheint die Tatsache zu sein, ob die Fraktur primär offen war und ob sie innerhalb kurzer Zeit möglichst stabil versorgt wurde.

Faßt man die Ergebnisse nach den Frakturarten zusammen, so erhält man folgendes Bild: Von acht peripheren Sprungbeinbrüchen sind die klinischen Ergebnisse in vier Fällen

Tabelle 1. Fract. Tali operat. (LBK 1971–76)

			sehr gut ++	gut +	mäßig + –	schlecht –	Pat.
Periphere Frakturen			4	4		1	9
Zentr. Frakt.:	–	Dislok.	1	1	1		3
	+ –	Dislok.		2		2	4
	+ +	Dislok.		4	2	3	9
Summe			5	11	3	6	25

Tabelle 2. Röntgenologische Ergebnisse

Röntgen		nach Ergebnissen ++	+	+ –	–	S	periph.	zentr. Frakt.
unauffällig		1	1	0	0	2	0	2
kleine Randosteophyten		1	3	0	0	4	2	2
Gelenksspaltverschmälerung	+	2	2	2	0	6	4	2
	1/2	0	2	1	1	4	0	4
	+++	0	0	0	0	0	0	0
Arthrodese		0	0	0	1	1	1	0
Astragalektomie		0	0	0	2	2	0	2

sehr gut, in vier Fällen gut. Bei den zentralen Brüchen ohne Dislokation der Sprungbeinrolle sahen wir ein sehr gutes, ein gutes und ein mäßiges Resultat. Bei den zentralen Sprungbeinbrüchen mit mäßiger Dislokation gab es zwei gute und zwei schlechte Ergebnisse, bei den Brüchen mit starker Rollendislokation war der klinische Befund in vier Fällen gut, zweimal mäßig und dreimal schlecht (Tabelle 1 und 2).

Die Patienten, die nicht zur Nachuntersuchung erschienen, wurden entsprechend den vorhandenen Unterlagen in die obige Beurteilung eingereiht, wobei drei als gut und drei als schlecht beurteilt wurden. Ein Patient verstarb während der ambulanten Nachbehandlung. Die Todesursache konnten wir nicht eruieren.

Literatur

1. Weber, B.G.: Knöchel, Fußwurzel, Mittelfuß. Chirurgie der Gegenwart, Bd. 4. Urban und Schwarzenberg
2. Butel, J., Witvoët, J.: Les fractures et les luxations de l'astragale. Revue de chirurgie orthopédique, T. 53, No. 6, Septembre 1967
3. Ender, H.G.: Formen der Hüftpfannenbrüche. 10. Tagung der Österr. Gesellschaft f. Unfallchirurgie, Hefte zur Unfallheilkunde *124*, 9-33 (1975)

Die offene Reposition und Verschraubung der Talusfrakturen

R. Szyszkowitz, R. Marti, Ch.D. Wilde, R. Reschauer und W. Schöffmann, Graz

Schon L. Böhler [1] stellte bei den Sprungbeinhals- und -körperbrüchen mit Verrenkung des entsprechenden Sprungbeinteiles die Indikation zur offenen Reposition, wenn der konservative Behandlungsversuch scheiterte. Gelang die geschlossene Reposition weitgehend, so sah er keine Operationsindikation, auch wenn die Stellung nicht anatomisch war. Entsprechend fand er bei allen Verrenkungsbrüchen des Sprungbeinkörpers eine mehr oder weniger ausgeprägte posttraumatische Arthrose.

Dank der Fortschritte in der Asepsis und Operationstechnik gilt für uns der Grundsatz, eine anatomische Reposition zumindest der Gelenkflächen stets anzustreben [16], auch bei den dislocierten Talusfrakturen [22]. Das Zugschraubenprinzip bewirkt einen optimalen Kontakt der Frakturflächen, so daß die frühest mögliche Gefäßeinsprossung [20] in vorübergehend nekrotische Talusbezirke gewährleistet ist. Die stabile Fixation mittels Zugschrauben stellt gegenüber der Spickdrahtosteosynthese auch deswegen einen entscheidenden Vorteil dar, weil die Ruhigstellung, die von L. Böhler [1] noch bis zu 8 Monaten angegeben wurde, auf wenige Tage, maximal auf 6 Wochen reduzierbar ist.

Allerdings darf die volle Belastung erst erlaubt werden, wenn die röntgenologisch verifizierbare Revascularisierung des Talus eingetreten ist. Bei Talusträmmerbrüchen, besonders auch der angrenzenden Fußwurzelknochen muß zur Verspickung bzw. zur primären Arthrodese Zuflucht genommen werden.

Tabelle 1. Dislocierte Talusfrakturen (44)

Klinik Graz	13
St. Gallen/Amsterdam	17
Essen	6
UKH Salzburg	3
Graz	2
Klagenfurt	2
Linz	1

Tabelle 2. Zentrale Frakturen (39)

Disloc.	Hals	20
	Körper	8
n. Disloc.		11
Lux.	USG	9
	OSG, USG, CH.	3
	Chopart	1
n. Lux.		26
Trümmerbruch		6
angrenzende Frakt.		16
Knochendefekt		17
Solitäre periph. Frakt.		5

Tabelle 3. Therapie

Verschraubung	32 (33)
Verspickung	8
Spong. Plastik	2
Prim. Arthrodese USG	2
Prim. Tripelarthrodese	2
Stationär	2–15 Wo
Gips	4–16 Wo
Ambulant	3–27 Mo

Tabelle 4. Komplikationen

Stufe > 1 mm	6
Infekt	2
sec. Verschraubung	1
sec. Arthrodese	1
Amputation	0
Berufswechsel	2
Rente > 30%	3

Tabelle 5. Ergebnisse: 37 Patienten (3,28 J.)

Subjektiv:				
	sehr gut :	19		
			21	n. wetterf.
	zufrieden:	11		
			16	wetterf.
	nicht zufrieden:	7		
Beweglichkeit				
	steif	3–17	nicht	
	OSG > 30°	31– 6		
	USG > 20°	22–15		

Tabelle 6. Röntgen

Arthrodese USG	2
Tripelarthrodese	3
ausg. Arthrose	5
geringe Arthrose	11
keine Arthrose	16
hinken nicht	30
I – Beinstand ja	34
Fersengang ja	33
Zehengang ja	32

In den unfallchirurgischen Lehrbüchern werden die manchmal auch unüberwindlichen Schwierigkeiten bei der geschlossenen Reposition der Talusverrenkungsbrüche beschrieben [18] und vor den Gefahren, zusätzliche Haut-, Weichteil- und Knorpelschäden durch die dabei angewendete erhebliche Gewalt zu provozieren, gewarnt [13].

All die aufgezählten Gründe führten im Schrifttum der letzten 10 Jahre zur überwiegenden Meinung, daß die möglichst primäre offene Reposition und innere Fixierung durchzuführen ist, falls die geschlossene Reposition nicht schonend und *vollständig* gelingt [4, 5, 7, 8, 9, 10, 12, 17].

Darüber hinaus finden sich immer mehr Autoren, die nicht nur bei offenen, sondern auch bei geschlossenen, dislocierten Talusfrakturen oder Talusluxationsfrakturen die primäre offene, schonendere Reposition und Osteosynthese empfehlen [3, 6, 11, 15, 19, 21]. Sogar im Lorenz-Böhler-Krankenhaus hat sich die offene Reposition und Verschraubung [2] gegenüber der geschlossenen Reposition bzw. Verspickung durchgesetzt.

Das Krankengut dieser Sammelarbeit aus 23 anderen Arbeiten von 4 Kliniken und 4 Unfallkrankenhäusern besteht aus 44 dislocierten Talusfrakturen und Talusluxationsfrakturen bei 42 Patienten (Tabelle 1). Die Frakturformen sind aus Tabelle 2, die Behandlungsart aus der Tabelle 3 ersichtlich. Die Komplikationen sind in Tabelle 4 aufgeschlüsselt. Die Ergebnisse der Überprüfung des Heilungsverlaufes und der Röntgenbilder sowie der Nachuntersuchungen, die nach einheitlichen Richtlinien bei 37 operierten Frakturen und Luxationsfrakturen des Talus durchschnittlich nach 3,28 Jahren durchgeführt werden konnten, wurden in Tabelle 5 und 6 dargestellt.[1]

Bei den peripheren Frakturen (Abbrüche des Processus lateralis oder Processus posterior tali) haben wir dann schlechte Ergebnisse nach konservativer Behandlung gesehen, wenn die Reposition nicht anatomisch gelungen war. Nach exakter offener Reposition und Verschraubung waren die Ergebnisse ausgezeichnet.

Bei den zentralen dislocierten Frakturen und Luxationsfrakturen fordern wir ebenfalls die anatomische Reposition, um die Inkongruenzarthrose zu vermeiden. Wie bei allen Gelenkfrakturen spielt der primäre Knorpelschaden auch hier eine große Rolle. Die Spickdrahtosteosynthese kann zur verzögerten Frakturheilung und zur verzögerten Revascularisierung der Talusrolle führen (Abb. 1 a-d). Statt der großen Spongiosazugschraube (Abb. 2) ziehen wir heute 2 kleine Spongiosazugschrauben, in verschiedener Richtung laufend, vor. Wenn der Kopf einer kleinen Spongiosaschraube im Knorpel liegt, kann er mit Hilfe der Kopfraumfräse leicht versenkt werden (Abb. 3).

Das Auftreten der aseptischen Nekrose von Talusfragmenten hängt mit der Frakturform eng zusammen [22], und kann durch die Verschraubung zwar nicht verhindert (Abb. 3), jedoch vermindert werden, weil die Revascularisierung begünstigt wurde (Abb. 1 d-g).

Durch die frühzeitige Bewegung bleibt das maximale Ausmaß der Beweglichkeit erhalten. Durch die Entlastung, auch länger als 1 Jahr (Abb. 3), hoffen wir die Kompression der nekrotischen Talusrolle vermindern zu können und dadurch auch das Ausmaß der Inkongruenzarthrose herabsetzen zu können. Erst wenn die Talusrolle revascularisiert und in Röntgenvergleichsaufnahmen umgebaut erscheint, ist sie wieder so widerstandsfähig, daß eine Vollbelastung erlaubt werden kann (Abb. 2).

---

[1] Herrn Direktor Medizinalrat Dr. W. Krösl und den Herren Kollegen aus den Unfallkrankenhäusern und Kliniken möchten wir für ihre vorbildliche Zusammenarbeit sehr herzlich danken.

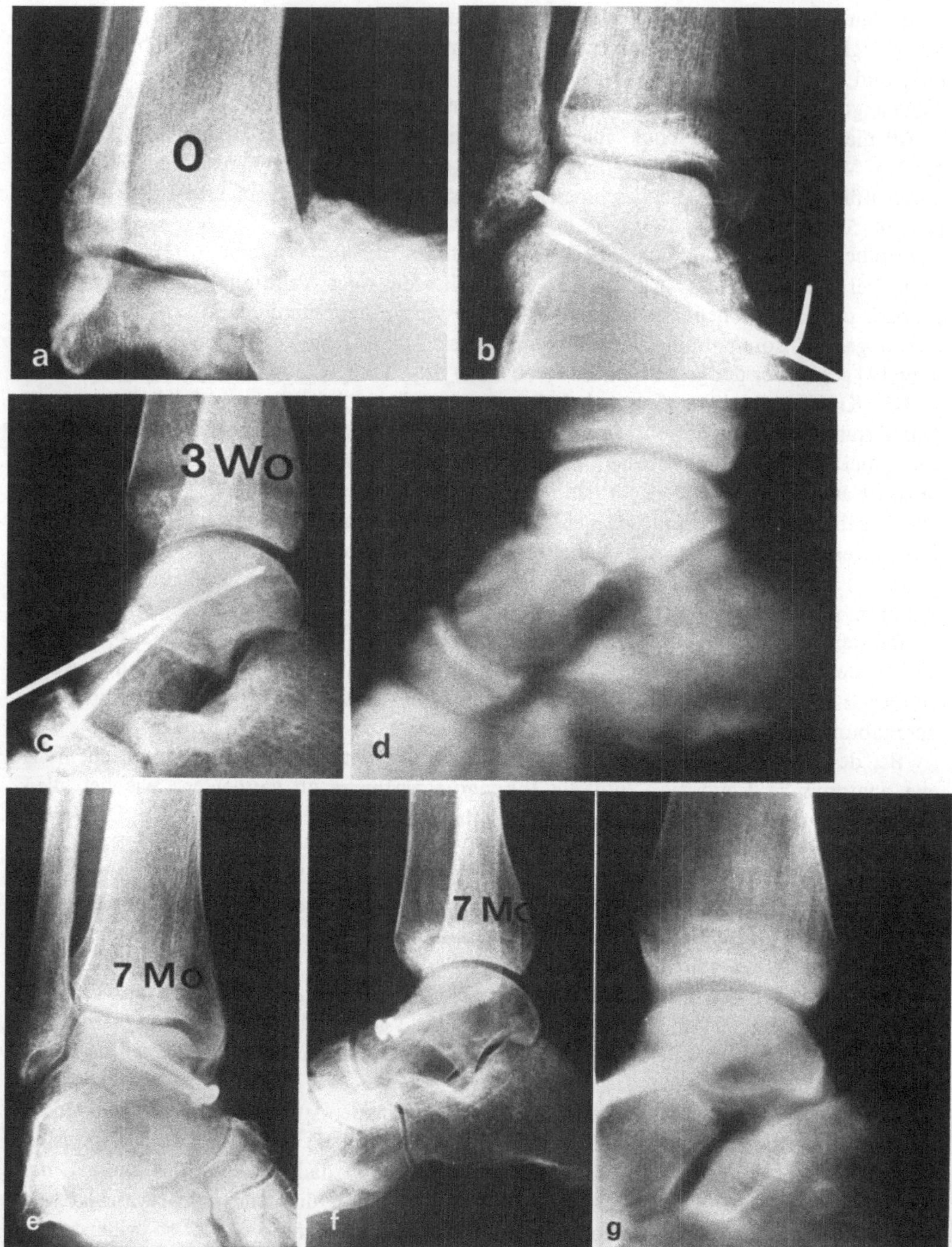

Abb. 1. a Offene Talushalsluxationsfraktur, **b, c** 3 Wochen nach primärer offener Reposition und Verspickung, **d** Taluskörpernekrose und verzögerte Frakturheilung im Tomogramm, 3 Monate nach dem Unfall, **e, f, g** Weitgehende Revascularisierung des Taluskörpers mit sicherer Konsolidierung nahe der Schrauben im Tomogramm, 7 Monate nach dem Unfall: Entlastung noch für 3 Monate

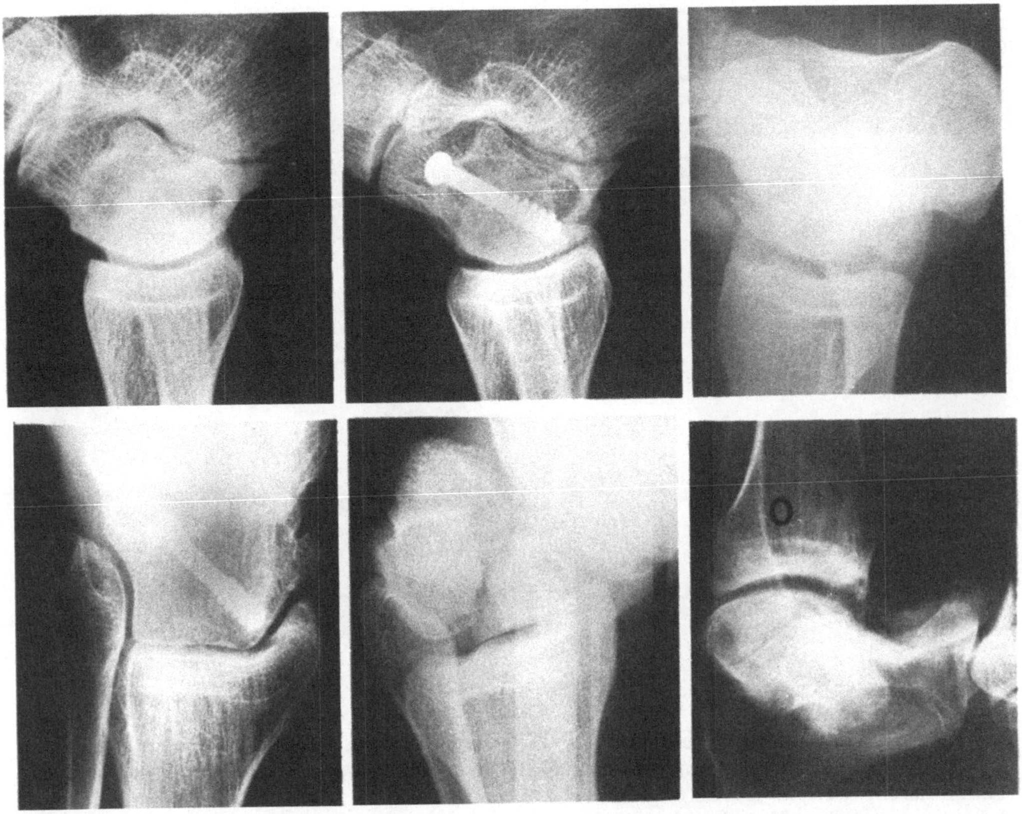

Abb. 2. Taluskörpermehrfragmentbruch mit Luxation im unteren Sprunggelenk und im Talonaviculargelenk. 2 Jahre nach primärer offener Verschraubung: Talus revascularisiert, Cyste unter dem Schraubengewinde. Kontrolle 4 Jahre nach Unfall: Geringe Sklerose und Arthrose

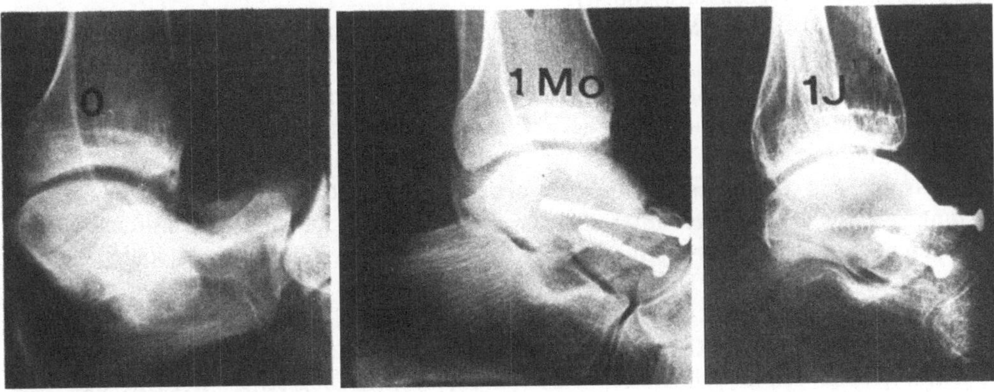

Abb. 3. Talushalsbruch mit Dislokation des Taluskopfes und Luxation im unteren Sprunggelenk und Chopartschen Gelenk. 1 Monat und 1 Jahr nach primärer Verschraubung: Ausgeprägte Nekrose des Taluskörpers, fortschreitende Revascularisierung, weitere Entlastung

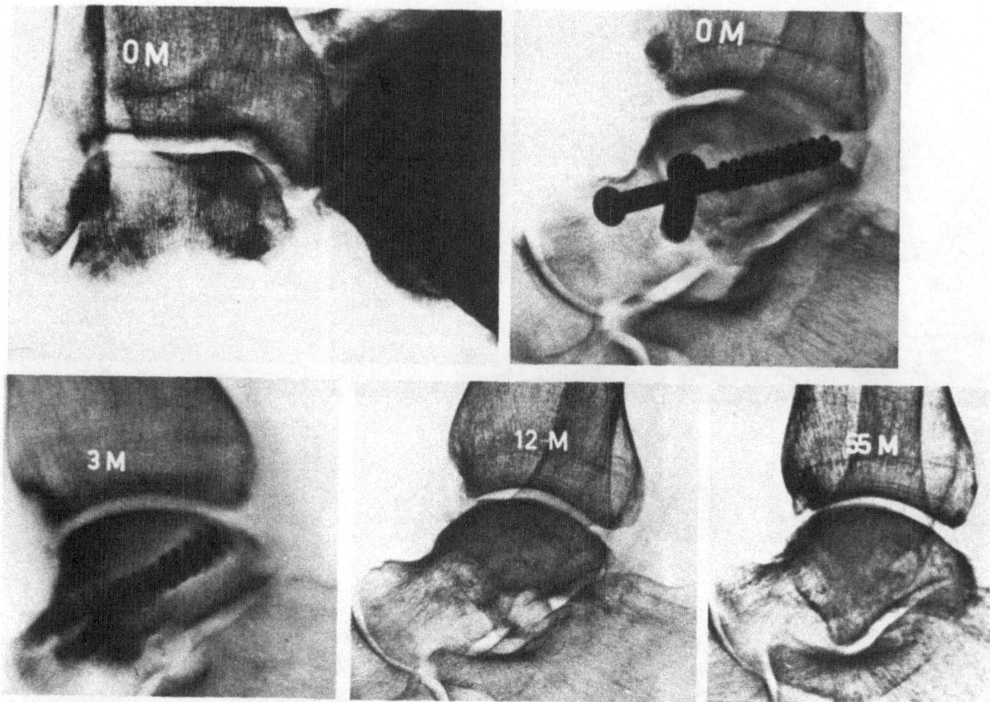

Abb. 4. Offene Talushalsluxationsfraktur. Deutliche Nekrose des Taluskörpers im Tomogramm, 3 Monate nach primärer Verschraubung. Zunehmende Revascularisierung nach 12 Monaten, weitere Entlastung bis zu 2 Jahren. Geringe Arthrose und Sklerose 4 1/2 Jahre nach primärer Verschraubungsosteosynthese

Die Entlastungszeit im Gehapparat belief sich bei einem Patienten auf 2 Jahre. Er war auch bei der Nachkontrolle, 4 1/2 Jahre postoperativ, noch immer 100%ig arbeitsfähig, zeigte einen revitalisierten Taluskörper, nur eine leichte Arthrose und eine gering eingeschränkte Beweglichkeit (Abb. 4).

Bei einem 23jährigen Mann mit einer drittgradig offenen Talusluxationsfraktur im unteren Sprunggelenk war nach 8 Monaten eine partielle Arbeitsfähigkeit wieder gegeben, er mußte jedoch 3 Jahre entlasten, bis die Nekrose revascularisiert war. 9 Jahre postoperativ zeigte er zwar eine deutliche Arthrose, ist aber subjektiv zufrieden. Willenegger [23] berichtete über einen Patienten, der sogar 4 Jahre mit einem Gehapparat ging, um ein entsprechend optimales Ergebnis zu erzielen. Voraussetzung für eine so lange Entlastungszeit ist die positive Mitarbeit des Patienten und ein guter Entlastungsapparat, der durch eine Feder sowohl die Plantarflexion des Fußes hemmt, als auch im Belastungsdruck variierbar ist. Uns fehlt noch die ausreichende Erfahrung, in welchen Fällen eine so lange Entlastung sinnvoll erscheint, doch sind die bisherigen Ergebnisse, eine möglichst weitgehende Restitutio zu erreichen, ermutigend.

Kann jedoch schon primär bei Talustrümmerbrüchen abgesehen werden, daß eine anatomische Rekonstruktion unmöglich und das primäre Knorpeltrauma erheblich ist, so bewährte sich die primäre Versteifung des entsprechend zerstörten Gelenkes.

Zweimal wurde eine primäre Arthrodese im unteren Sprunggelenk durchgeführt. Diese verbessert die Prognose der Talusnekrose nicht, hingegen kann in Einzelfällen die Indikation zur primären Arthrodese des oberen Sprunggelenkes gegeben sein [14].

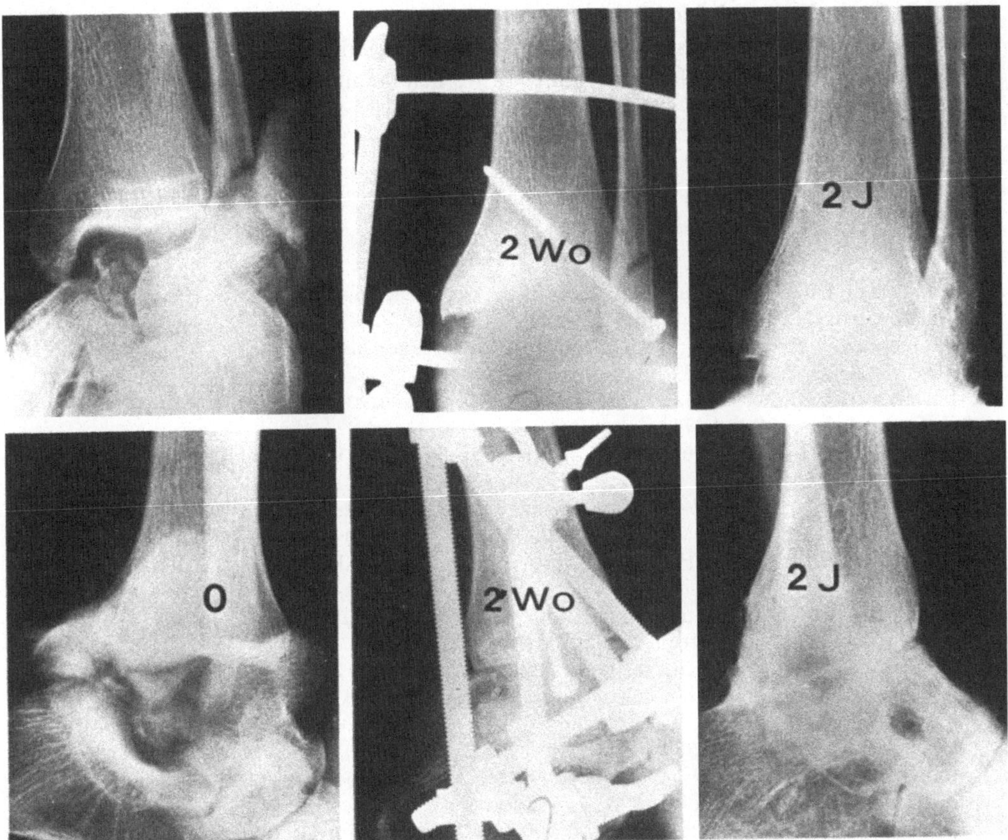

Abb. 5. Offene Talusluxationstrümmerfraktur mit Außenknöchelfraktur. 2 Wochen und 2 Jahre nach primärer Arthrodese im oberen und unteren Sprunggelenk mittels äußerem Spanner und Verschraubung

Dreimal erschien eine Double- bzw. Tripelarthrodese bei Sturz aus großer Höhe angezeigt (Abb. 5). Diese Osteosynthese stellt bei einem Minimum an Behandlungszeit ein maximales Behandlungsergebnis, bezogen auf den Ausgangsbefund, dar. Bei schlechten Weichteilverhältnissen erscheint es sicherer, zuerst eine anatomieähnliche Rekonstruktion zu versuchen und mit Kirschner-Drähten und Gipsverband die Retention zu gewährleisten, um frühsekundär die definitive Arthrodese anzuschließen.

Zusammenfassung

Von 44 dislocierten und operativ versorgten Talusfrakturen und Talusluxationsfrakturen wurden 32 verschraubt. Die Vorteile der Zugschraubenosteosynthese sind:

1. Schonende und anatomische Reposition, besonders der gelenktragenden Fragmente.
2. Optimale Voraussetzung einer Gefäßeinsprossung in vorübergehend nekrotische Bezirke.

3. Frühfunktionelle Nachbehandlung aller Fußgelenke.
Die damit erzielten Ergebnisse, besonders bezüglich der geringen Arthroserate und bezüglich des guten funktionellen Gesamtergebnisses, werden detailliert dargestellt.

Literatur

1. Böhler, L.: Die Technik der Knochenbruchbehandlung. Bd. II/2. Wien: W. Maudrich 1957
2. Buch, J.: Die operierten Talusfrakturen. 13. Tagung der Österr. Gesellschaft für Unfallchirurgie, Hefte Unfallheilk. *134*, 37 (1979)
3. Erlacher, G., Kroath, F.: Frakturen und Luxationen des Talus. Z. Orthop. *113*, 691 (1975)
4. Frischmuth, R., Wesselmann, D.: Kasuistik über Talusfrakturen und Talusluxationen. Z. Orthop. *113*, 693 (1975)
5. Gronert, H.J.: Talusverletzungen, Frühversorgung und Wiederherstellung. Z. Orthop. *113*, 689 (1975)
6. Havemann, D., Raig, H.: Verletzungen des Sprungbeines – ihre Klassifikation, Behandlung und Prognose. Mschr. Unfallheilk. *77*, 1 (1974)
7. Herwig, K., Huggler, A.H.: Spätresultate nach Talusfrakturen. Z. Orthop. *113*, 704 (1975)
8. Jekic, M.: Luxationen und Luxationsfrakturen im Fußwurzelbereich und ihre Behandlungsergebnisse. Hefte Unfallheilk. *126*, 420 (1976)
9. Kaulfuß, B., Wahl, D.: Talusverletzungen. Beitr. Orthop. *21*, 204 (1974)
10. Kleiger, B.: Injuries of the Talus and its Joints. Clinical Orthopaedics *121*, 245 (1976)
11. Kovalkovits, I., Molnar, I.: Probleme der Behandlung der Luxationsfraktur. Mschr. Unfallheilk. *71*, 352 (1968)
12. Kurock, W., Thümler, P.: Die operative Versorgung von Frakturen und Luxationen des Talus. Hefte Unfallheilk. *126*, 415 (1976)
13. London, P.S.: A Practical Guide to the Care of the Injured. Livingstone, Edinburgh, London, 1967
14. Marti, R.: Talusfrakturen. Z. Unfallmed. *64*, 108 (1971)
15. Meyer, H.: Seltene Form einer Luxationsfraktur des Talus. Beitr. Orthop. *21*, 477 (1974)
16. Müller, M.E., Allgöwer, M., Willenegger, H.: Manual der Osteosynthese. Berlin, Heidelberg, New York: Springer 1969
17. Nyga, W.: Ergebnisse der Behandlung von Talusluxationsfrakturen. Mschr. Unfallheilk. *71*, 341 (1968)
18. Rehn, J.: Unfallschäden an Unterschenkel und Fuß. In: Handbuch der gesamten Unfallheilkunde, Bd. III. Bürkle de la Camp, H., Schwaiger, M. (Hrsg.). Stuttgart: Enke 1965
19. Riedl, K., Reichelt, A.: Komplikationen der Talusfrakturen. Z. Orthop. *113*, 696 (1975)
20. Schenk, R.K., Müller, J., Willenegger, H.: Experimentell-histologischer Beitrag zur Entstehung und Behandlung von Pseudarthrosen. Hefte Unfallheilk. *94*, 15 (1968)
21. Seitz, H.D., Springorum, H.W., Kuner, E.H.: Zur operativen Behandlung von Talusfrakturen. Mschr. Unfallheilk. *76*, 326 (1973)
22. Weber, B.G.: Knöchel, Fußwurzel und Mittelfuß. In: Chirurgie der Gegenwart, Bd. IV. München, Berlin, Wien: Urban & Schwarzenberg 1976
23. Willenegger, H.: Persönliche Mitteilung

Die Behandlung von Talusverletzungen

G. Copin, A. Weigel, J.H. Jaeger und I. Kempf, Straßburg

Im Unfallkrankenhaus von Straßburg haben wir im Zeitraum von 1971–1976 30 Talusverletzungen gezählt, darunter Frakturen, Luxationen und Luxationsfrakturen.

Wir haben die von Butel und Witvoet vorgeschlagene Klassifikation übernommen.

Somit haben wir drei Fälle von partiellen Frakturen, alle drei konservativ behandelt, darunter
eine Sheperdfraktur (*Processus posterior*)
zwei partielle Frakturen der medialen Wand, wovon eine nach 3 1/2 Jahren eine Arthrose im unteren Sprunggelenk entwickelte.

Die Frakturen des Talushalses oder Körpers fallen unter den Begriff der Abscherfrakturen; ihre Therapie und ihre Ergebnisse sind abhängig vom Dislokationsgrad.

Wir verzeichnen 13 nicht oder wenig dislocierte Frakturen:
6 Halsfrakturen
7 Körperfrakturen.

Die Halsfrakturen wurden drei Mal konservativ behandelt, mit einem sehr guten und einem zufriedenstellenden Ergebnis trotz Arthrose im unteren Sprunggelenk.

Im dritten Fall handelt es sich um eine beidseitige Talusfraktur: die Halsfraktur rechts wies nach 10 Monaten eine Nekrose auf, war klinisch jedoch beschwerdefrei.

Zwei weitere durch Osteosynthese versorgte Frakturen ergaben zwei Mal ein gutes Ergebnis. Der letzte Fall ergab nach Arthrodese ein mangelhaftes Ergebnis in Folge unzureichender Reposition und Assoziation eines Fersenbeinbruches.

Unter den 7 Körperfrakturen befindet sich ein Polytrauma mit Exitus; 3 Fälle mit nicht dislocierten Frakturen wurden konservativ behandelt; davon 2 mit einem sehr guten und eine mit einem zufriedenstellenden Ergebnis, allerdings erst, nachdem eine zweifache Arthrodese des oberen und unteren Sprunggelenkes durchgeführt worden war.

Die 3 übrigen Fälle wurden operativ durch Zugschraubenosteosynthese versorgt.

Wir haben zwei Fälle von Frakturen mit subtalarer Luxation zu verzeichnen: beide Male wurde nach Reposition eine Zugschraubenosteosynthese durchgeführt. Der zweite Fall liegt jedoch erst 6 Monate zurück; es bestand außerdem eine Subluxation des Talo-Naviculargelenkes.

Von unseren 9 Halsfrakturen mit vollständiger Enucleation des Körpers ist nur eine konservativ behandelt worden. Nach 4 Monaten Ruhigstellung im Unterschenkelgips konnte eine Konsolidation ohne Nekrose festgestellt werden.

Die verbleibenden 8 Frakturen sind operativ versorgt worden:
Im ersten Fall handelt es sich um einen polytraumatisierten Patienten mit beidseitiger Talusfraktur: rechts, wenig dislocierte Halsfraktur, konservativ behandelt; links: offene Halsfraktur mit dorso-medialer Enucleation des Körpers. Blutige Reposition, Kirschner-Draht-Fixation und Gipsverband. Nach 3 Monaten Nekrose des Taluskörpers. Bei der letzten Nachuntersuchung, 10 Monate später, ist die röntgenologisch sichtbare Arthrose noch gut verträglich.

Der dritte Fall entwickelte nach offener Reposition und Kirschner-Draht-Fixation eine Nekrose nach 2 Monaten und erforderte nach weiteren 2 Monaten eine Arthrodese des oberen und unteren Sprunggelenkes. Bei der letzten Nachuntersuchung 3 Jahre später wurde die Indikation einer zweiten Arthrodese des oberen Sprunggelenkes gestellt. Der

Patient klagt zwar nur über gelegentliche Schmerzen, röntgenologisch fehlt jedoch ein vollständiger knöcherner Durchbau.

In diesem Fall bestand im Rahmen eines Polytraumas eine Luxationsfraktur. Nach einer doppelten Arthrodese, nach erneuter Luxation des oberen Sprunggelenkes, kam es unglücklicherweise zu einer schweren Sepsis, so daß eine Unterschenkelamputation durchgeführt werden mußte.

Im nächsten Fall bestand neben der Luxationsfraktur ein Abbruch der medialen Malleole: offene Reposition, Kirschner-Draht-Fixation, subtalare Arthrodese mittels Verschraubung, Osteosynthese der medialen Malleole ergeben nach 10 Monaten ein befriedigendes Ergebnis.

Bei einem 17 Jahre alten polytraumatisierten jungen Mann wurde in Folge einer offenen, sehr verschmutzten Fraktur mit Talus- Enucleation und Abbruch der medialen Malleole der Talus operativ entfernt. Der transplantare Nagel wurde zwei Monate belassen. Nach 3 Jahren kann der Patient weite Strecken laufen und ist vollkommen beschwerdefrei. Die Beinlängendifferenz von 1 1/2 cm wird durch eine orthopädische Sohle ausgeglichen.

Eine offene Luxationsfraktur in einem anderen Fall erforderte eine Astragalektomie und tibio-calcaneare Arthrodese. Ausgezeichnetes Ergebnis nach 3 Jahren.

Der letzte Fall berichtet über eine polytraumatisierte junge Frau mit offener Talushalsfraktur und Enucleation des Körpers. Eine partielle Astragalektomie blieb unzufriedenstellend. Starke arthrotische Schmerzen erforderten 2 Jahre später eine Arthrodese; die Patientin ist heute weitgehend beschwerdefrei.

Im einzigen Fall einer komminutiven Fraktur des Taluskörpers haben wir eine Arthrodese des oberen und unteren Sprunggelenkes durchgeführt. Das Auftreten einer Nekrose nach 2 Monaten und Ausbleiben des knöchernen Durchbaues im oberen Sprunggelenk motivieren die Wiederaufnahme der Arthrodese des oberen Sprunggelenkes mit Anlegen eines Tibiaspans. 2 Jahre später ist ein weiterer Eingriff notwendig, um die Fusion des unteren Sprunggelenkes zu vervollständigen. Nach 4 Jahren zeigt die Röntgenaufnahme im nekrotischen und eingebrochenen Talus eine erneute Fraktur. Schmerzen nach längerem Gehen und starkes Ödem weisen auf ein schlechtes Ergebnis hin.

Von 3 peritalaren Luxationen handelt es sich bei der ersten um eine Luxatio pedis subtalo, nach Reposition erfolgte Kirschner-Draht-Fixation und Gipsverband. Obwohl nach 5 Jahren röntgenologisch eine subtalare Arthrose feststellbar ist, bleibt der Patient beschwerdefrei. Die zwei restlichen Fälle stellten totale Enucleationen des Sprungbeines dar.

Einmal wurde der enucleierte Talus offen reponiert und mit Kirschner-Drähten fixiert. Nach einem Monat ließen Röntgenaufnahmen und Szintigramm bereits auf eine Nekrose schließen. Daraufhin wurde eine Arthrodese des oberen und unteren Sprunggelenkes zur Förderung der Revascularisation durchgeführt. Der histologische Befund des entnommenen Materials bestätigte die Nekrose. Nach 2 Jahren ist der Patient beschwerdefrei; der Talus ist revitalisiert.

Im letzten Fall erforderte eine offene vollständige Enucleation des Talus Reposition und sofortige zweifache Arthrodese. Gipsverband und Entlastung während eines Jahres führten zu einem knöchernen Durchbau trotz Entwicklung einer Nekrose. Wiederauftreten von Schmerzen veranlassen eine Röntgenkontrolle nach 3 Jahren: Inmitten der Nekrose ist eine Ne-Arthrose festzustellen. Ein erneuter Eingriff mit Spananlegung hat ein zufriedenstellendes Ergebnis gebracht.

Zusammenfassend möchten wir folgende Indikationen festhalten:

Konservative Behandlung bei nicht oder wenig dislocierten Hals- und Körperfrakturen und bei mit subtalarer Luxation einhergehenden Hals- und Körperfrakturen.

Osteosynthese bei Frakturen der gleichen Gruppe, wenn die unblutige Reposition unmöglich ist.

Arthrodese des oberen und unteren Sprunggelenkes bei mit Enucleation einhergehenden Luxationsfrakturen und Trümmerfrakturen.

Astragalektomie mit tibio-calcanearer Arthrodese bei offener Luxationsfraktur und Enucleation.

Ergebnisse nach konservativer und nach operativer Behandlung von Sprungbeinbrüchen

J. Mockwitz, Frankfurt

Trotz allgemein steigender Unfallzahlen sind Sprungbeinverletzungen auch heute noch relativ seltene Verletzungen geblieben. Am unfallchirurgischen Krankengut der Berufsgenossenschaftlichen Unfallklinik Frankfurt/Main beträgt ihr Anteil (bezogen auf den Zeitpunkt der Einführung der EDV) 0,14%.

Um in der aktuellen Diskussion über die operative und konservative Behandlung der Talusverletzungen eine begründete Aussage machen zu können, haben wir 65 Patienten mit insgesamt 66 Sprungbeinverletzungen nachuntersucht, die im Zeitraum von 1960 bis 1976 zur stationären Aufnahme kamen. Während bei 24 derartigen Verletzungen der operativen Behandlung der Vorzug gegeben wurde, entschlossen wir uns bei den restlichen 42 Talusverletzungen zum konservativen Vorgehen.

Damit die Behandlungsergebnisse einheitlich verglichen werden können, sind wir der Anregung des Herrn Präsidenten gefolgt und haben eine Einteilung nach Weber in

1. Luxationen
2. zentrale Frakturen
3. periphere Frakturen

vorgenommen.

In unserem Krankengut befanden sich insgesamt 66 Sprungbeinverletzungen bei 65 Patienten. Überwiegend waren dabei zentrale Brüche (51 = 77%) vertreten, gefolgt von Luxationen (8 = 12%) und peripheren Brüchen (7 = 11%).

Wahrscheinlich ist es mit der Struktur unserer Unfallklinik erklärbar, daß es sich dabei überwiegend – nämlich bei 51 Verletzten (= 77,3%) – um Arbeitsunfälle und zu 95% nahezu ausnahmslos um Verletzte männlichen Geschlechtes handelte. Das Durchschnittsalter unserer Verletzten betrug 32,9 Jahre, der jüngste war 16 Jahre, der älteste 67 Jahre alt. 16 mal lag ein sogenanntes Polytrauma vor.

Interessant erschien uns die Analyse der Sprungbeinverletzungen bezüglich ihrer Entstehung. Vorwiegend (29 Fälle = rund 44%) entstanden diese Verletzungen als Folge eines Absturzes aus größerer Höhe. Die durchschnittliche Absturzhöhe lag zwischen 1,2 bis 6 m. 19 mal (= 29%) entstanden diese Verletzungen durch Verkehrsunfälle, wobei Pkw-Unfälle überwogen. Weiterhin wurden Quetschungen (10 = 15%) und direkter Anprall (5 = 7,5%) eruiert, in 3 Fällen blieb der Entstehungsmechanismus unklar. In 14 Fällen zeigte sich das gleichseitige obere Sprunggelenk, je 3 mal das Fersenbein bzw. der Unterschenkel der gleichen Seite betroffen. 10 mal handelte es sich um offene Verletzungen 2. bzw. 3. Grades.

Gelang die geschlossene Reposition des Talus in Narkose bei frischer Verletzung röntgenoptisch befriedigend, wurde weiter konservativ, in der einen Hälfte dieser Fälle mit anschließender Gipsruhigstellung, in der anderen Hälfte frühfunktionell – jedoch in jedem Falle ohne Belastung – behandelt. Sprungbeinbrüche mit beträchtlicher, nicht reponierbarer Dislokation bzw. Verrenkungsstellung eines Fragmentes wurden operiert. Dabei macht die temporäre Innenknöchelosteotomie gelegentlich erst die Versorgung des Sprungbeines infolge besserer Übersicht möglich. Als Osteosyntheseart kam 16 mal eine Kirschner-Draht-Spickung, 8 mal eine Verschraubung zur Anwendung. Die relativ häufige Anwendung der Spickdrahtosteosynthese erklärt sich mit aus der Tatsache, daß sich in unserem Krankengut insgesamt 8 Mehrfragmenten- (-trümmer) brüche der Sprungbeinkörper sowie 10 offene Verletzungen befanden.

Eine offene Fraktur stellte nicht prinzipiell die Indikation zur Osteosynthese dar.

Nach einer postoperativen Ruhigstellung in einer Unterschenkelgipslonguette (U-Longuette) erfolgte frühfunktionelle Nachbehandlung. Die Belastung wurde frühestens – ob operativ oder konservativ behandelt – nach 4 Monaten, durchschnittlich jedoch nach 6 Monaten, erlaubt. 8 mal kam ein entlastender Gehapparat für diesen Zeitraum zur Anwendung.

Wir möchten jetzt bewußt nicht mit prae- und postoperativen Röntgenbefunden langweilen, sondern haben uns bemüht, die Ergebnisse aller 3 Verletzungsarten in Abhängigkeit vom konservativen oder operativen Vorgehen möglichst anschaulich darzustellen.

Von der Gruppe der reinen *Luxationen* wurden 4 konservativ und 4 operativ behandelt. Die konservativ behandelte Gruppe zeigte eine dreimal so hohe Arthroserate, eine orthopädische Schuhversorgung erfolgte in beiden Fällen aus dieser Indikation heraus. Da es sich bei den operativ versorgten Verrenkungen ausschließlich um offene Verletzungen handelte, wundert es nicht, daß die Hälfte über eine Infektion zur Ausheilung kam; in einem Fall war eine Arthrodese indiziert.

Die *zentralen Brüche* sind überwiegend konservativ behandelt worden, nur 19 wurden operiert. Nicht gerade überraschend lag die Infektionsquote bei der operativen Gruppe deutlich höher (15% : 3%), die Arthroserate der angrenzenden Gelenke war dagegen bei beiden Gruppen nahezu gleich hoch (operativ 47%, konservativ 38%), die Häufigkeit des Auftretens einer Sudeckschen Dystrophie überwog jedoch bei der konservativen Behandlung (13%). 2 Amputationen sind selbstverständlich weder Folge des Frakturtypus noch der konservativen Behandlung, sondern das Resultat schwerer arterieller Durchblutungsstörungen mit Fußgangraen bei Diabetes mellitus.

Bei der operativ behandelten Gruppe war in einem prozentual höher gelegenen Anteil (nämlich 47%) eine Arthrodese beider angrenzender Gelenke erforderlich als nach konservativer Behandlung (nur 34%). Bei letzteren überwog allerdings die Notwendigkeit der orthopädischen Schuhversorgung mit 43% der behandelten Fälle (bei operativ versorgten nur zu 26%).

Von 7 *peripheren Talusfrakturen* mußte nur einer operativ behandelt werden. Das Ausheilungsergebnis mit Arthrose im unteren Sprunggelenk erscheint uns aber nicht aussagekräftig, um Rückschlüsse auf Vor- oder Nachteile der operativen Therapie ziehen zu können. Die konservativ behandelte Gruppe hat mit einer höheren Arthroserate (66,6%) aufzuwarten. Einmal trat eine Sudecksche Dystrophie auf, zweimal war eine orthopädische Schuhversorgung notwendig.

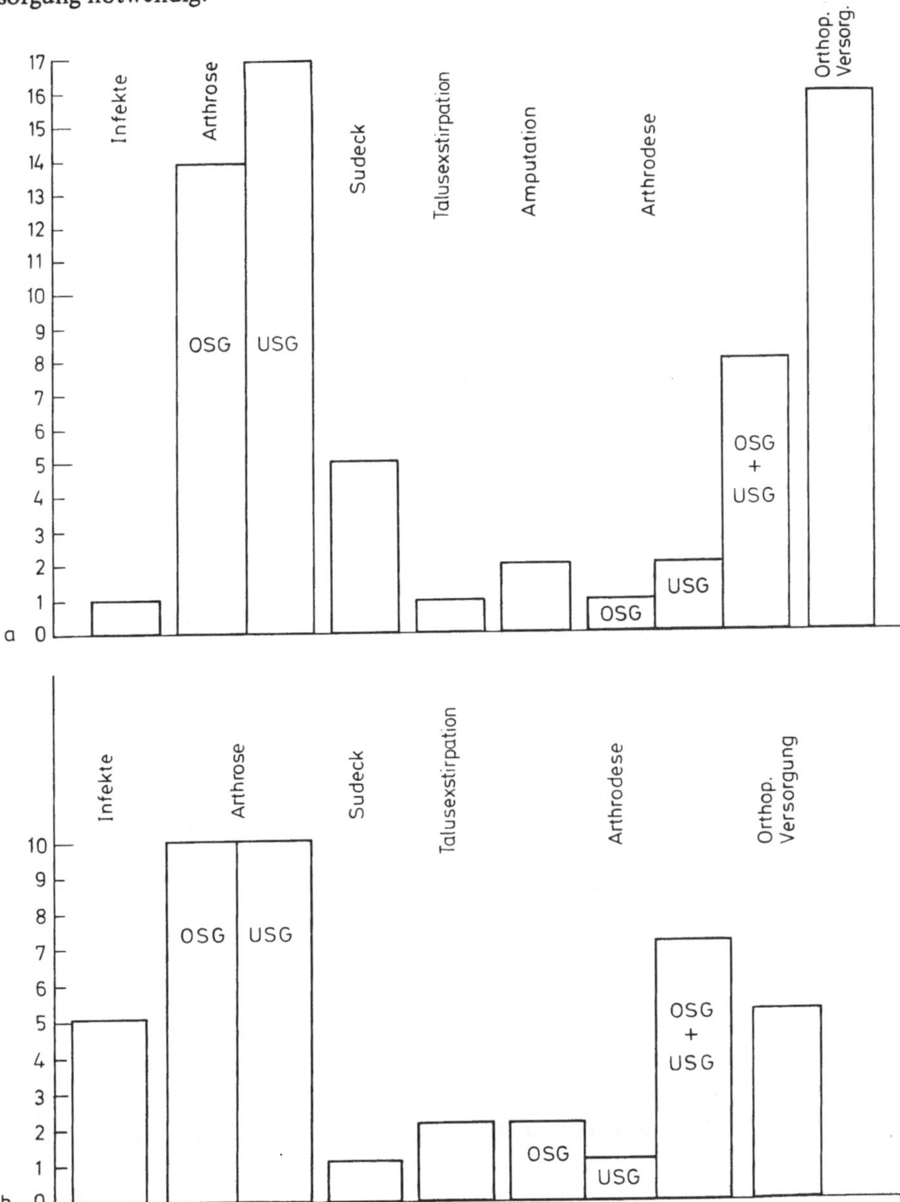

Abb. 1. a Ergebnisse von *insgesamt* 42 konservativ behandelten Talusverletzungen (1960–1976), **b** Ergebnisse von *insgesamt* 24 operativ behandelten Talusverletzungen (1960–1976)

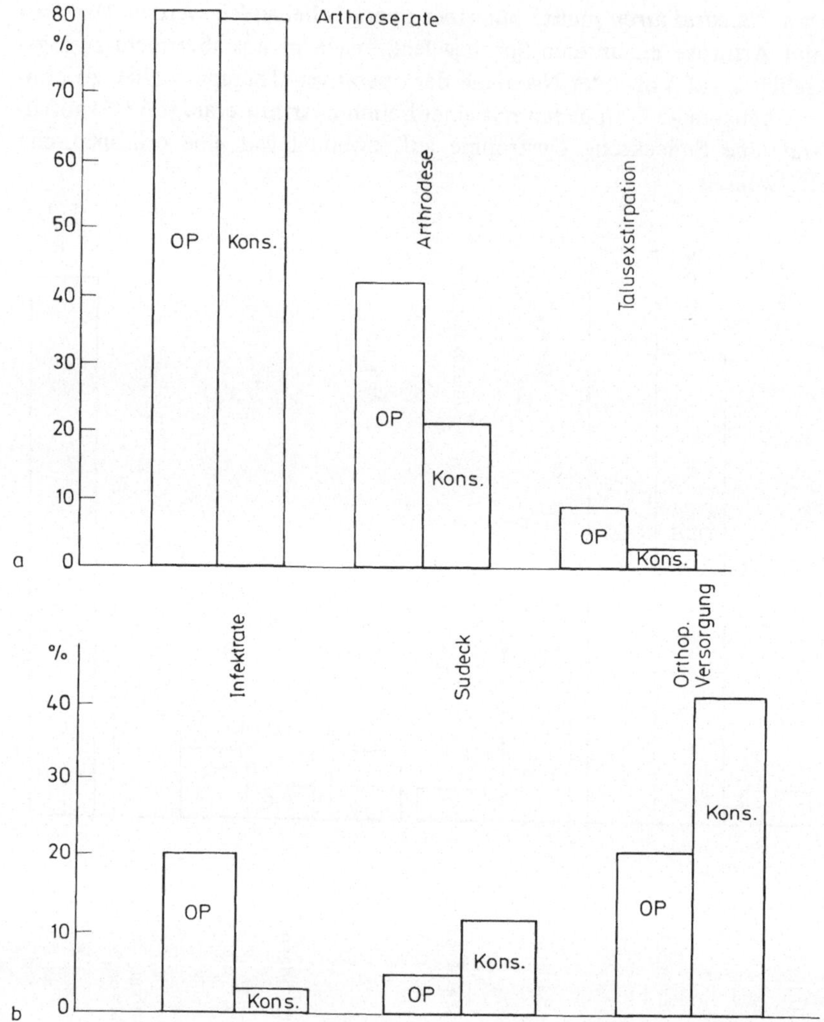

Abb. 2. a Unterschiede im Ergebnis nach operativer und konservativer Behandlung bezüglich Arthrose und Arthrodese, **b** Unterschiede im Ergebnis nach operativer und konservativer Behandlung bezüglich Infektion, Sudeck, orthopädischer Versorgung

Zusammenfassend soll jetzt noch einmal die *Gesamtheit* der konservativ und operativ behandelten Talusverletzungen gegenüber gestellt werden (Abb. 1 und 2). Es ist dabei jedoch die Anzahl der konservativ (42 mal) und operativ (24 mal) Behandelten zu berücksichtigen. Auch sollte unseres Erachtens nicht außer Acht gelassen werden, daß sich bei den Operierten zahlreiche konservativ nicht reponierbare Mehrfragmentenstückbrüche (8) sowie offene Verletzungen II. und III. Grades (10) mit starker Verschmutzung befanden. Somit ist es erklärbar, daß die Infektionsrate bei den operativ Behandelten prozentual gesehen 10 mal höher war. Die Arthroserate liegt mit 81% bzw. 83% (bei den operativ Behandelten) nahezu gleich hoch. Nach konservativer Behandlung trat 5 mal (also in 12%) eine Sudecksche Dystrophie auf, nach Operation nur 1 mal (entspricht 4%). Eine

Exstirpation des gesamten Sprungbeines war in der einen Gruppe (operativ) 2 mal (= 8%), in der anderen Gruppe nur 1 mal (= 2%) notwendig. Eine Versteifungsoperation mußte nach operativer Behandlung nahezu in doppelt so hohem Prozentsatz durchgeführt werden (42% : 26%), dagegen war in dieser Gruppe eine orthopädische Versorgung nur halb so häufig notwendig wie nach konservativer Therapie (operativ 21%, konservativ 41%).

Erstaunlich ist auch die Dauer der Arbeitsunfähigkeit, die bei konservativer Behandlung durchschnittlich 17,8 Monate und bei operativer Behandlung durchschnittlich 7,1 Monate betrug. Polytraumatisierungen können hier zu keiner richtungsweisenden Beeinflussung geführt haben, da sie bei beiden Kollektiven nahezu gleich verteilt waren (Verhältnis 9 : 7). Dies kommt auch in der durchschnittlichen Höhe der Minderung der Erwerbsfähigkeit (MdE) zum Ausdruck, die sich bei beiden Gruppen kaum unterscheidet (konservativ behandelt durchschnittlich 30%, operativ bei durchschnittlich 25%).

Aufgrund der Ergebnisse nach 42 konservativen und 24 operativen Behandlungen der Sprungbeinverletzungen glauben wir zusammenfassend folgende Feststellungen treffen zu können:

1. Zunächst sollte prinzipiell primär versucht werden, eine Talusfraktur geschlossen zu reponieren. Dies gelingt um so leichter, je frischer die Verletzung ist.
2. Bei offenen Verletzungen wird notgedrungen meist der operativen Frakturbehandlung der Vorzug zu geben sein, jedoch muß unseres Erachtens eine offene Talusfraktur nicht unbedingt eine Indikation zur Osteosynthese darstellen.
3. Läßt sich die Reposition nicht stufenlos durchführen bzw. die Luxation oder Subluxation eines Fragmentes nicht konservativ beseitigen, sollte umgehend operiert werden.
4. Mitentscheidend für den Funktionswert des Fußes, damit auch für die Dauer der Arbeitsunfähigkeit und – wenn auch gering – für die Höhe der MdE scheint die konsequente frühfunktionelle Behandlung zu sein, die naturgemäß nach einer Osteosynthese eher möglich ist und gefahrlos durchgeführt werden kann.

Diese aus unseren Nachuntersuchungen speziell resultierenden Vorteile der operativen Behandlung sollten die Entscheidung zur Operation jedoch nicht richtungsgebend beeinflussen. Die Talusfraktur ist und bleibt eine relativ schwere Verletzung, die sowohl nach operativer als auch nach konservativer Behandlung in einem höheren Prozentsatz die Gebrauchs- und Funktionsfähigkeit des Fußes negativ beeinflussen kann.

Die Indikation zum operativen Vorgehen sollte unseres Erachtens besonders strengen Kautelen unterworfen sein.

Brüche und Verrenkungsbrüche des Sprungbeines

K.-H. Müller, Bochum

1. Patientengut

Zum Bergmannsheil kamen zwischen Januar 1970 und Oktober 1976 43 Patienten mit 44 Sprungbeinbrüchen oder deren Folgen in Behandlung. Die Verletzten waren im Mittel

36 Jahre alt; der jüngste 16, der älteste 68 Jahre alt. Bei 4/5 des Kollektivs geht die Verletzung auf Arbeits- und Verkehrsunfälle zurück. Die Fraktur des Talus erfordert bei seiner geschützten Einbettung im Sprunggelenk eine gleichermaßen starke wie zielgerichtete Traumatisierung. Wir fanden 3 Formen der Unfallmechanik:

1. Axiale Stauchung des Beines in der Längsachse bei Absturzunfällen. Der Taluskörper wird indirekt durch die Zange des distalen Schienbeins und des Fersenbeins gespalten oder Fragmente aus einer Subluxationsstellung im Moment des Aufpralls abgeschert.
2. Direkte, komplexe Mechanismen mit Einklemmen, Quetschen, Stauchen und Verrenken (z.B. im Pedalbereich des Pkw bei Verkehrsunfällen).
3. Forcierter Verrenkungsmechanismus im OSG vielfach beim Sport oder bei Unfällen im häuslichen Bereich. Die luxierende oder torquierende Gewalteinwirkung hält auch nach Abbruch von Innen- und Außenknöchel an, so daß der Taluskörper gegen das tibiale Hauptfragment abgeschert wird.

Die Hälfte der Talusfrakturen war von zusätzlichen knöchernen Verletzungen oder Bandzerreissungen des Sprunggelenkes begleitet. Es überwogen Verrenkungsfrakturen der Knöchelgabel. Die erforderliche Gewalteinwirkung erklärt auch die Vielzahl schwerer Weichteilschäden und Mehrfachverletzungen. Trotz primär noch geschlossener Hautdecke entstehen durch äußere Quetschung oder Drucknekrose dislocierter Fragmente erhebliche Weichteilschäden (Abb. 4). Zählt man diese zu den 14 offenen Brüchen, so waren die Weichteile jeder zweiten Talusfraktur nachhaltig traumatisiert. Außerhalb der Region des Sprunggelenkes kam es bei 27 Verletzten zu weiteren Frakturen. Bei Mehrfachverletzungen besteht die Gefahr, die Talusfraktur gegenüber augenfälligeren Unfallfolgen zu vernachlässigen. Entsprechend der von Weber angegebenen Klassifizierung unterteilten wir 5 periphere Brüche, 39 zentrale Brüche und 1 vollständige Verrenkung mit Kantenabsprengung. Bei den zentralen Frakturen standen 19 Hals- 24 Körperfrakturen gegenüber. Bei 2/3 dieser Brüche waren die Fragmente entweder erheblich disloclert oder luxiert. Die Mehrfragmentbrüche unter Einschluß der selteneren Trümmerbrüche bilden eine etwa gleichstarke Gruppe wie die Quer- und Schrägbrüche mit 2 Hauptfragmenten.

2. Behandlung

Das unausgewogene Krankengut einer berufsgenossenschaftlichen Klinik läßt es zweckmäßig erscheinen, die 25 am Bergmannsheil erstbehandelten Verletzten von den 19 auswärtig versorgten Patienten getrennt zu analysieren. Die zweite Serie stellt eine negative Auslese dar, denn zumeist erforderten eintretende Komplikationen die Zuweisung in ein unfallchirurgisches Zentrum (Tabelle 1).

Von den zentralen Frakturen wurden 16 operativ behandelt. Am Bergmannsheil wurden alle 9 Frakturen mit erheblich dislocierten und luxierten Fragmenten operiert (Abb. 1),

Tabelle 1. Krankengut Talusfrakturen (N = 44)

	total	operativ	konservativ
Primärbehandlung BH (Serie 1)	25	9	16
Primärbehandlung auswärts (Serie 2)	19	7	12
Gesamtkollektiv	44	16	28

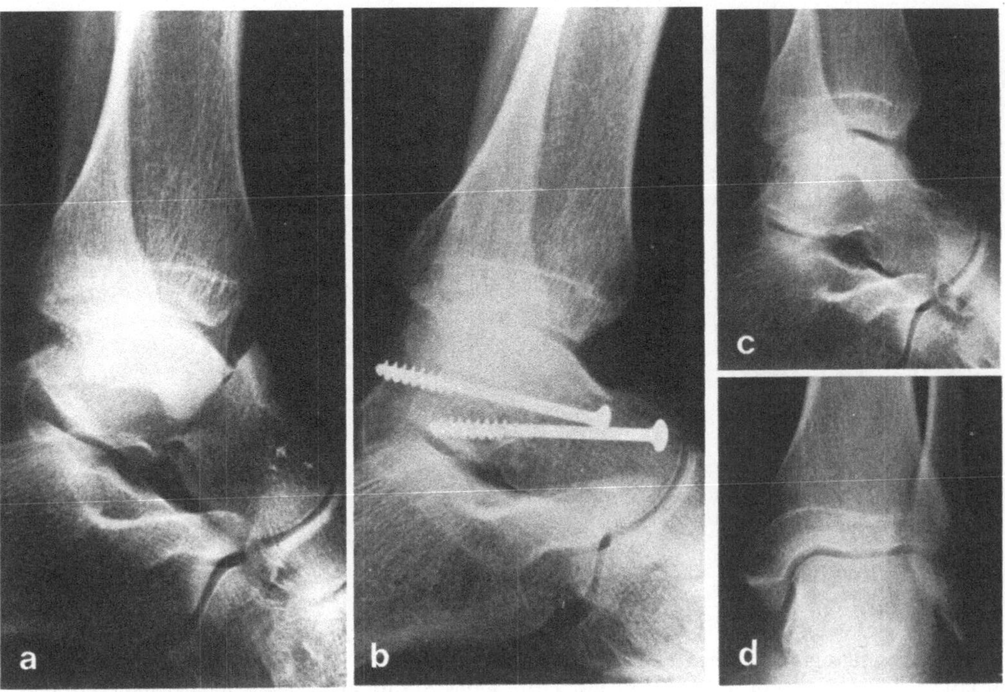

Abb. 1 a-d. Operative Behandlung einer dislocierten Talusfraktur, 30jähriger Maler, von der Leiter gestürzt. **a** Unfallbild, **b** Primäre anatomische Osteosynthese mit 2 Kleinfragmentspongiosaschrauben, **c** und **d** 12 Monate nach Unfall, folgenlose Ausheilung

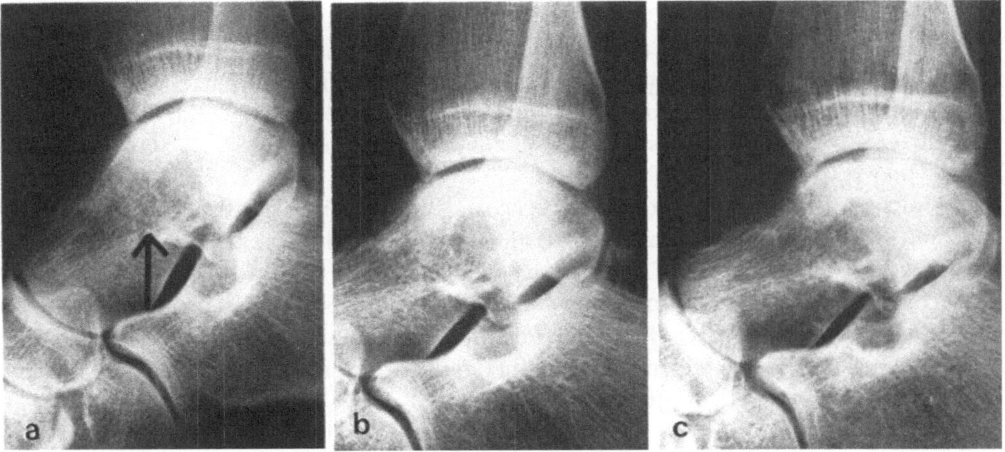

Abb. 2 a-c. Konservative Behandlung einer Talusfraktur. **a** Unfallbild, feine Bruchlinie durch den Talushals (*Pfeil*), **b** 1 Monat nach Unfall, feine Resorption im Bruchspalt und Verdichtung des Sprungbeinkörpers als Ausdruck der reversiblen Ernährungsstörung, **c** 9 Monate nach Unfall, Ausheilung

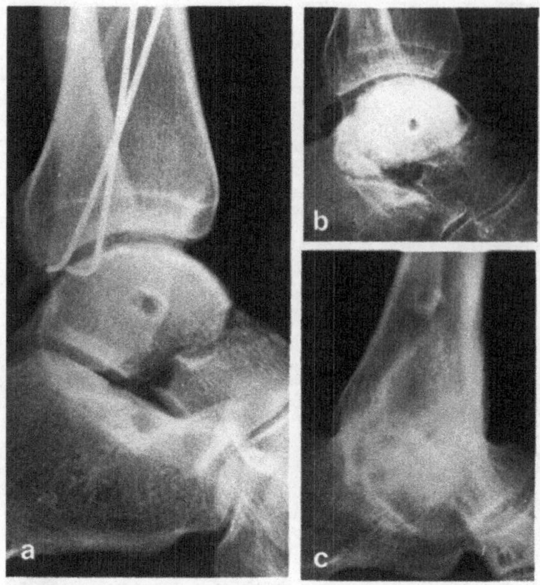

Abb. 3 a-c. Avasculäre Talusnekrose mit Verlust des Sprunggelenkes. Verlaufsserie einer weichteilgeschädigten, „geschlossenen" Talushalsfraktur, 39jähriger Bergmann, Untertageunfall. **a** Primäre offene Reposition mit Hilfe eines Steinmann-Nagels nach Innenknöchelosteotomie, Weiterbehandlung ohne Talusosteosynthese, **b** 12 Monate nach Unfall Nekrose des Taluskörpers mit extremer Verdichtung der Knochenstruktur im Röntgenbild, reaktionsloser Bruchspalt, **c** 5 Jahre nach Unfall, Arthrodese zwischen Schien- und Fersenbein, geringer Spitzfuß, mit orthopädischem Schuhwerk nur leichte Gebrauchsbehinderung

wobei 2 Trümmerbrüche eine primäre Arthrodese erforderten. Bei der auswärtigen Serie blieben von 17 zentralen Frakturen mit Operationsindikation 10 konservativ behandelt. Zur Osteosynthese wurden bei uns Kleinfragmentschrauben bevorzugt, auswärts wurden meist Bohrdrähte benutzt. Bei unübersichtlichem Operationssitus empfiehlt sich die temporäre Osteotomie des Innenknöchels. Im Gegensatz zum eigenen Krankengut führte die auswärtige Operation in 2/3 der Fälle nicht zur Wiederherstellung und Stabilität des Sprungbeins. Die indizierte Osteosynthese zusätzlicher Frakturen des OSG unterblieb mehrfach.

Bei nicht oder nur ganz gering verschobenen Talusfrakturen ist die konservative Behandlung keine Alternative, sondern die Behandlung der Wahl weil die Operation ein zusätzliches Nekroserisiko darstellt (Abb. 2). Am Bergmannsheil wurden 13 Frakturen konservativ behandelt. Das konservative Behandlungsergebnis wird dadurch belastet, daß auswärts bei dislocierten Frakturen die Indikation zur konservativen Therapie zu weit gestellt wurde. In 7 Fällen, davon 5 mal auswärts, wurde nach offener Reposition die Behandlung konservativ weitergeführt (Abb. 3).

3. Komplikationen

Nekrosen nach Talusfrakturen durch traumatische Schädigung der Blutversorgung sind eine bekannte unfallchirurgische Tatsache (Abb. 3). Vor dem Hintergrund der empfind-

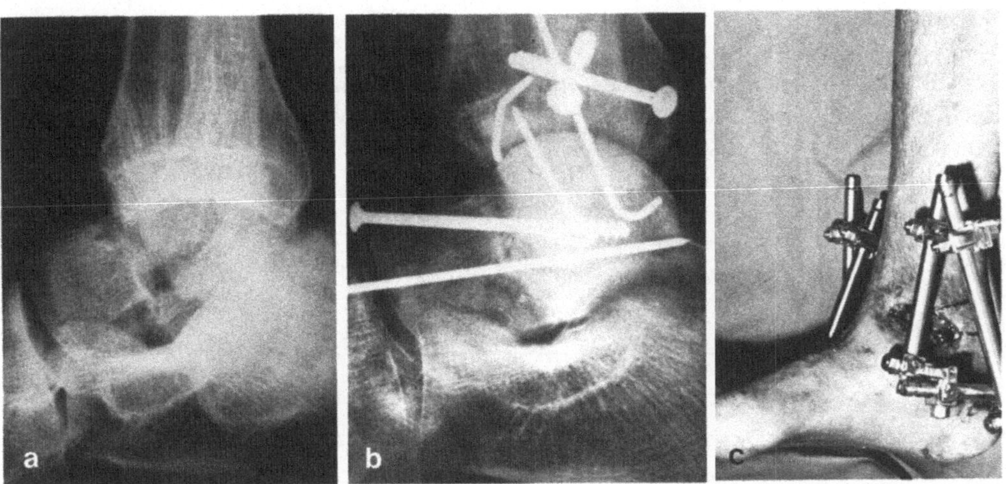

Abb. 4 a-c. Septische Talusnekrose nach operativer Behandlung einer Taluskörperstückfraktur. 36jähriger Maurer, aus 2 m Höhe abgestürzt, luxierte Fragmente blieben bis zur Einweisung 6 Std. unreponiert. **a** Unfallbild, **b** 2 Monate nach primärer Osteosynthese des Talus und des Innenknöchels, septische Nekrose mit beginnendem Sprunggelenkempyem, **c** 3 Monate nach Unfall, Arthrodese des Sprunggelenkes mit Fixateur externe, medialer, infizierter Weichteildefekt durch Drucknekrose luxierter Fragmente

Tabelle 2. Talusnekrosen

	total	Serie 1 (BH)	Serie 2 (auswärts)
Talusnekrosen	19	5	14
(partiell/total)	(7/12)		
Talusosteomyelitis	12	5	7

lichen Ernährungslage des Knochens und der traumatisierten Weichteile besteht gleichzeitig die Gefahr der Osteomyelitis (Abb. 4). Septische und avasculäre Nekrosen begünstigen sich gegenseitig und enden nicht selten im Verlust des Sprunggelenkes. Nur 25 von 44 Talusfrakturen heilten ohne nekrotische Komplikationen. Schwerbeschädigte Weichteile und zentrale Luxationsfrakturen bildeten die Voraussetzung für insgesamt 19 Talusnekrosen (Tabelle 2). Aus der auswärtig erstbehandelten Serie endeten alle operierten und ein Großteil der konservativ behandelten Fälle mit Komplikationen.

Das Ausmaß der Taluszerstörung bestimmt die Weiterbehandlung. Bei Teilnekrosen ist noch ein beschwerdearmes Spätergebnis zu erwarten, wenn ein genügend großer, vitaler Sprungbeinanteil in die Arthrodese einbezogen wird und die Formgebung der Fußwurzel erhalten bleibt. Im kontrollierten Krankengut erforderten Nekrose und Infektion in 17 Fällen eine Arthrodese. In 8 Fällen wurde nach vollständiger Exstirpation des Talus eine Versteifung zwischen Schien- und Fersenbein notwendig (Abb. 3).

4. Nachkontrolle

Im Mittel 1 1/2 Jahre nach Abschluß der Behandlung wurden alle 43 Patienten kontrolliert. Die Ergebnisse schwankten entsprechend der Schwere der Verletzung, der Vorbehandlung und der durchgemachten Komplikationen.

Tabelle 3. Resultat der kontrollierten Talusfrakturen (N = 44)

Ergebnis	total	Serie 1 (BH)	Serie 2 (auswärts)
gut	27	19	8
schlecht	17	6	11

Bei 3/4 der 25 hier primär Behandelten ist ein zufriedenstellendes Ergebnis festzustellen. Diese Patienten beklagen keine oder nur geringe belastungsabhängige Schmerzen und sind durch die Verletzungsfolgen nicht oder kaum behindert. Die objektiven klinischen Parameter wie Schwellung, Muskelminderung und Gelenkbeweglichkeit entsprechen den Kriterien, die man einer Erwerbseinbuße zwischen 10% und 20% unterstellt. In 6 Fällen der Gruppe Bergmannsheil ist das Ergebnis nicht befriedigend. Es betrifft die Patienten mit Sprungbeinnekrosen und Infektionen, die zur Arthrodese führten (Abb. 4). Entsprechend den durchgemachten Komplikationen ist das Resultat von 19 Patienten der auswärtigen Serie in 11 Fällen unbefriedigend.

Die Röntgenkontrolle weist bei den 17 zur Versteifung eingestellten Gelenken durch eine persistierende Nekrose in 2 Fällen eine Pseudarthrose auf. Bei den 27 erhaltenen Gelenken ist die Sprungbeinfraktur immer knöchern verheilt. Ohne jegliche Arthrosezeichen stellen sich 8 Gelenke dar (Abb. 1, 2). Bei den übrigen entspricht der Schweregrad der Arthrose dem Grad der ursprünglichen Fragmentdislokation.

Die Prognose der Talusverletzung korreliert mit der Lokalisation des Bruches, dem Ausmaß der Fragmentverschiebung und der Anzahl der Fragmente. Für das Gesamtkollektiv und 44 Talusfrakturen endete die Verletzung für 1/3 in der Arthrodese, bei 1/4 in starker Gebrauchsminderung des Beines und für 1/5 im Verlust des Sprungbeins. Die Ergebnisse sind dann am besten, wenn die Bruchform konservative Behandlung erlaubte oder nach operativer Behandlung Nekrosen und Infektion ausblieben.

Literatur

1. Ecke, H.: Zur Behandlung von Talusfrakturen. Bruns. Beitr. klin. Chir. *217*, 427 (1969)
2. Kehr, H., Dau, U.: Zur Behandlung von Talusverletzungen. Unfallchir. *1*, 99–104 (1975)
3. Ledermann, M., Guala, F.: Zur Indikation von Osteosynthese am Talus. Helv. chir. Acta *42*, 437–441 (1975)
4. Weber, B.G.: Knöchel, Fußwurzel, Mittelfuß. Chirurgie der Gegenwart, Bd. IV/20. München, Berlin, Wien: Urban & Schwarzenberg 1974

Talusfrakturen und Luxationen – Therapie und Ergebnisse

V. Goymann, L. Winter, Essen und E. Zühlke, Gelsenkirchen

Gemeinsam mit dem BG-Krankenhaus Bergmannsheil Gelsenkirchen wurden an der Orthopädischen Universitätsklinik Essen 49 Talusfrakturen aus einem Zeitraum von knapp 10 Jahren zusammengestellt.

Wie die Durchsicht der Krankenunterlagen ergab, ist auf Grund der Gesamtzahl von 49 Fällen nach unserer Auffassung eine exakte zahlenmäßige Analyse nicht sinnvoll, insbesondere, wenn eine weitergehende Aufschlüsselung nach Frakturtypen, egal welcher Einteilung, erfolgen soll.

Wir sind hierbei grundsätzlich der Auffassung, daß solche Zahlen und Prozentangaben eher irritieren als aussagen können; so hat z.B. die Literaturangabe, daß bei 3 Fällen vom Talusfrakturtyp III in 3 Fällen auch eine Nekrose eintrat und daß deswegen die Nekrosehäufigkeit 100% beträgt, natürlich keinerlei Aussagekraft.

Auch aus den bisherigen Vorträgen ist resümierend erkennbar, daß sehr kleine Fallzahlen bis ins kleinste aufgeschlüsselt sind, ohne daß dabei alle Umstände des Unfalles selbst und seine Behandlung differenziert betrachtet werden können.

Wirklich große Statistiken fehlen (und es ist die Anregung zu geben, nach festzulegenden Kriterien die bereits vorliegenden größeren Kollektive nochmals zu ordnen und auszuwerten).

Wir haben bei der Auswertung und im Vergleich mit Literaturangaben folgende Punkte feststellen können:

Es gibt ganz offenbar „endemisch" unterschiedliche Entstehungsmechanismen. So hat Huggler in Chur bei 22 Talusbrüchen 16 mal einen Sturz nach vorn beim Skifahren als Unfallmechanismus erkannt. Das bedeutet, daß das Material von Huggler über 2/3 der bei ihm in Behandlung gekommenen Talusbrüche durch einen Sportunfall mit relativ einfachem Unfallmechanismus entstand. Sicher ergibt sich diese relativ hohe Zahl auf Grund der besonderen Lokalität. Wie aus anderen Vorträgen heute bereits erkennbar war, verschiebt sich die Zahl der Sportunfälle zugunsten der Zahl der Arbeitsunfälle, je mehr man Kollektive aus Industriegebieten untersucht.

In unserem Krankengut ist der weitaus größte Teil der Verletzungen vorwiegend als Arbeitsunfall unter Tage entstanden, sei es durch Sturz aus großer Höhe oder – was zu besonders schweren Verletzungen führt – durch direktes Trauma z.B. das Abspringen einer Panzerkette von Förderbändern, Walzenverletzungen sowie Steinschlag. Überhaupt ist die hohe Zahl der direkten Verletzungen bei dem relativ spezifischen Krankengut auffällig, was mit der besonderen Arbeitssituation unter Tage zusammenhängt.

Ein weiterer, wesentlicher Faktor ist die relativ hohe Zahl von Begleitverletzungen wie Knöchelbruch, Fersenbeinbruch, Unterschenkelbruch, Wirbel- oder Schädelbruch sowie Bänderausrisse, die insgesamt die Annahme eines komplexen Unfallmechanismus rechtfertigen und gleichzeitig die Kompliziertheit der aktuellen Traumafolgen erkennen lassen. Gerade beim direkten Trauma sind die zusätzlichen Verletzungen der Weichteile sowie des knöchernen Skeletes in unmittelbarer Nachbarschaft des Sprungbeines von mitentscheidender Bedeutung für den Therapieerfolg bzw. für die Verhinderung der gefürchteten Komplikationen einer Nekrose oder einer stärkeren Arthrose in den benachbarten Gelenken.

Wenn sich aus den bisherigen Vorträgen in Übereinstimmung mit den Aussagen der veröffentlichten Literatur feststellen läßt, daß die Behandlung der Talusbrüche insgesamt weitgehend konform durchgeführt wird, so ergeben sich doch im Hinblick auf den bereits genannten komplexen Unfallmechanismus bei zahlreichen Begleitverletzungen ganz andere Bedingungen für das therapeutische Vorgehen, als beim isolierten Talusbruch. Uns erscheint deshalb die Feststellung wichtig, daß in vielen Fällen ein individuelles, situatives Vorgehen notwendig ist, das nicht zuletzt über die aktuelle Problematik hinaus auch eine gewisse Ausrichtung in Bezug auf den ausgeübten Beruf und die Prognose bezüglich arbeitsmäßiger Belastung beinhaltet.

Auch die Bewertung des Durchschnittsalters mit unter 30 Jahren in unserem Krankengut und das fast ausschließliche Betroffensein von Männern im Verhältnis 10:1 muß aus der lokalen Situation des Ruhrgebietes und der Selektion eines vorwiegend berufsgenossenschaftlich versicherten Krankengutes betrachtet werden.

Was die operative Therapie anbelangt, so kann als Richtschnur auf Grund unserer Nachschau folgendes Schema zur Indikation einmal in der Einteilung nach Hawkins und zum anderen nach dem Einteilungsvorschlag von Weber herangezogen werden.

Als kritische Anmerkung hierzu vertreten wir die Meinung, daß operatives Vorgehen nicht so sehr vom Röntgenbild abhängig gemacht werden darf, d.h. vom Frakturtyp, egal welcher Einteilung – denn man kann dadurch sehr leicht in einen therapeutischen Schematismus verfallen. Das operative Vorgehen ist vielmehr von der klinischen Untersuchung, von den Begleitverletzungen und den sich daraus ergebenden prognostischen Aspekten zu leiten. Ecke hat darauf bezüglich der Bänderverletzungen besonders hingewiesen, wobei allerdings in Zweifel gezogen wird, daß durch die exakte Reposition z.B. eine unterbrochene Blutzirkulation wieder sichergestellt werden kann. Wichtig ist die exakte Reposition in erster Linie zur Verhinderung der posttraumatischen Arthrose, die Verhinderung einer Nekrose durch äußerlich anatomische Wiederherstellung der Knochenform bleibt unbewiesen.

Die Art des verwandten Implantatmaterials hängt auch wieder sehr von den Begleitverletzungen ab und von der angestrebten Nachbehandlung. In unserem Krankengut überwiegt die Verschraubung deutlich, weil durch sie eine sichere, bessere Fixation und Übungsstabilität gewährleistet ist und somit auf eine zusätzliche Gipsfixierung in den meisten Fällen verzichtet werden konnte.

Auch bezüglich der Behandlungsergebnisse konnten wir uns nicht entschließen, eine exakte Aufschlüsselung durchzuführen, da Behandlungsergebnisse – das ist bekannt – niemals völlig objektiv zu erfassen sind, zumal verwertbare Beurteilungskriterien fehlen.

Das Bewegungsausmaß in den Sprunggelenken scheint uns ein ausgesprochen ungeeigneter Parameter zu sein; denn gute Beweglichkeit bedeutet noch lange nicht gute Funktionsfähigkeit. So kann z.B. ein durch orthopädische Zurichtung am Schuh in seiner Beweglichkeit bewußt eingeschränktes Fußgelenk durch eben diese Maßnahme funktionsfähig werden.

Die Geh- und Stehleistung ist ein Parameter, der wiederum sehr vom Schmerz bestimmt wird und hier betritt man natürlich ein Terrain voller Subjektivität und beim rentenberechtigten Versicherten auch voller Absichten. Darüber hinaus ist es allgemeine Erfahrung, daß die Beurteilung aus der Sicht des Patienten, aus der Sicht des behandelnden Arztes und aus der Sicht eines begutachtenden Arztes durchaus divergent ist.

Wir können auf Grund der Durchsicht unserer Krankenunterlagen allerdings feststellen, daß die Behandlungsendergebnisse im allgemeinen von der Schwere des Traumas abhängen, d.h. je stärker die Zerstörung des Knochens, je mehr Gelenkflächen durch die Fraktur unterbrochen sind, je mehr zusätzliche Begleitverletzungen eingetreten waren, um so eher ist ein schlechtes Ergebnis zu erwarten, insbesondere im Hinblick auf die spätere Prognose bezüglich posttraumatischer Arthrose, Arbeitsfähigkeit usw.

Da allerdings nicht alle extremen Verletzungen zu extrem schlechten Ergebnissen führen, sondern im Einzelfall auch vergleichsweise gute Resultate aufweisen, sind wir der Auffassung, daß das Ausmaß der unter Umständen nur vorübergehenden, kurzzeitigen Dislokation und die dadurch hervorgerufenen Weichteilverletzungen während des Unfallherganges entscheidend für das Schicksal des Sprungbeines in Bezug auf die Nekrose und die Arthrose sind.

Bei der bewußt summarischen Betrachtung der erzielten Behandlungsergebnisse bei 49 Talusverletzungen konnten wir feststellen, daß bei rund der Hälfte der Fälle eine posttraumatische Schwellneigung bestand und daß bei über der Hälfte wechselnde Schmerzen und Gangbehinderungen nachweisbar waren. Lediglich bei rund 1/5 konnte aus ärztlicher Sicht das Behandlungsergebnis als gut bezeichnet werden, 1/10 dagegen muß als schlecht angesehen werden. Der Rest wurde als befriedigend oder mäßig angesehen.

Bei kritischer Betrachtung sollte man sich daher hüten – besonders, wenn man die häufig notwendigen Sekundäreingriffe bedenkt – nach der Behandlung von Talusbrüchen so häufig von guten bis sehr guten Resultaten zu sprechen, man muß vielmehr erkennen, daß die Verletzung des Talus neben dem lokalen Handikap auch von wesentlicher Konsequenz für die soziale Situation des Betroffenen sein kann.

Ergebnisse der Versorgungsverfahren bei Brüchen des Sprungbeines

J. Bauer, V. Blaške und J. Franclik, Košico

In der Zeit von 1956 bis 1976 wurden auf der Abteilung für Unfallchirurgie des Fakultätskrankenhauses in Košice 46 Sprungbeinbrüche versorgt. Dabei handelte es sich achtmal um Brüche im Kindesalter.

Konservativ wurde die Mehrzahl (37 der Verletzten) versorgt. Dort, wo wir operativ vorgingen, strebten wir immer eine ideale Reposition der Fragmente an. Dennoch waren nicht immer die Endresultate befriedigend. Die Hälfte der Behandelten klagt subjektiv über Beschwerden.

Zur Erläuterung des konkreten Vorgehens einige Demonstrationen: Sprungbeinbruch bei einem 4 Jahre alten Kinde; Gipsverband. Exakte Heilung.

Eine ähnliche Fraktur bei einem jungen Patienten (Blumentopfsturz auf den Fuß!). Nach zeitgerechtem Gipsverband entsteht eine ausgeprägte Arthrose.

Sprungbeinbruch bei einem 12 Jahre alten Jungen. Nach Gipsverband Konsolidierung. Später „Madelungsche" Überbrückung, jedoch ohne subjektive Beschwerden.

Mehrfachverletzung mit Sprungbeinbruch. Es ergab sich eine schwere talocrurale Arthrose. Arthrodese mit kurzem Smith-Petersenschen-Nagel.

Nach erfolgloser gedeckter Reposition des Sprungbeinbruches Osteosynthese mittels Schraube. Endresultat sehr gut.

Ähnlich, nach erfolgloser Reposition des Sprungbeinbruches Osteosynthese mittels Kirschner-Drähten. Zur Zeit ohne subjektive Beschwerden. Die Fixation wurde bis heute nicht beseitigt (die Operation erfolgte im Juli 1977).

Wie gestalten sich die Probleme der Therapie?
Bei konservativem Verfahren hängt die Zeitdauer der Immobilisation (Gipsverband) von der Gestaltung des Knochenumbaues ab. Wenn wir eine avasculäre Nekrose des Zentralfragmentes feststellen, fixieren wir im Gipsverband bis zu einem halben Jahr, manchmal sogar länger. Die Extremität wird dabei selbstverständlich belastet.

Nicht selten kann man hier eine posttraumatische tibiotalare oder talocalcaneare Arthrose mit typischen subjektiven Beschwerden feststellen. Sind sie unerträglich, indizieren wir eine Arthrodese.

Bei Kindern raten wir, die Folgen des Sprungbeinbruches erst nach Wachstumabschluß abzuwerten und sich erst dann für Korrekturoperationen zu entscheiden.

Verletzungen des Sprungbeines, Therapie und Ergebnisse

P.J. Meeder, H. Schmelzeisen und H. Keppler, Tübingen

In der Zeit vom 1.6.1971 bis zum 31.5.1977 sind in der Berufsgenossenschaftlichen Unfallklinik Tübingen 29 Patienten mit frischen Verletzungen des Sprungbeines stationär behandelt worden (Tabelle 1).

Hierbei handelte es sich um 4 periphere, 14 zentrale Frakturen, 9 Luxationsfrakturen und 2 Luxationen in der Einteilung nach Weber.

Bei den 4 peripheren Frakturen lagen 3 osteochondrale Kantenfrakturen der Sprungbeinrolle sowie 1 Abriß des Processus fibularis tali vor. 11 der zentralen Frakturen waren geschlossen, 3 offen, von den Luxationsfrakturen waren 5 offene und 4 geschlossene Verletzungen.

7 der 9 Luxationsfrakturen wiesen eine Luxation des frakturierten Sprungbeines nach dorsal auf, 2 x war eine subtalare Verrenkung festzustellen.

Bei den beiden Luxationen war einmal eine Luxatio pedis sub talo und im 2. Fall eine komplette offene Verrenkung eingetreten.

Tabelle 1. Einteilung der frischen Talusverletzungen nach Weber

1. 6. 1971–31. 5. 1977	
Periphere Frakturen	4
Zentrale Frakturen	14
Luxationsfrakturen	9
Luxationen	2
Patienten insgesamt	29

Osteochondrale Kantenfrakturen wurden nach operativer Versorgung der gleichzeitig vorliegenden Läsion des Außenbandapparates des oberen Sprunggelenkes 6 bis 7 Wochen in einem Gipsverband ruhiggestellt, ebenso wurde der Abriß des Processus fibularis tali behandelt wegen einer septischen Komplikation der anderen Extremität dieser zunächst auswärts therapierten Patientin.

Tabelle 2. Therapie der frischen zentralen Talusfrakturen und Luxationsfrakturen

Therapie			
Konservativ	Gipsverband ohne Reposition	2	5
	Geschlossene Reposition	3	
Operativ	Reposition ohne Osteosynthese	1	18
	Reposition und Kirschner-Drahtosteosynthese	3	
	Reposition und Schraubenosteosynthese	11	
	Arthrodese als Primär- bzw. Früharthrodese	3	
Patienten insgesamt		23	

Von den 23 Patienten mit zentralen Frakturen wurden 2 unverschobene Talushalsfrakturen konservativ behandelt, 3 x erfolgte eine geschlossene Reposition, 1 x eine offene Reposition ohne Osteosynthese, 3 x eine offene Reposition und eine Kirschner-Drahtosteosynthese, 11 x eine offene Reposition und Schraubenosteosynthese, 3 x eine Arthrodese als Primär- oder Früharthrodese (Tabelle 2).

Die Luxatio pedis sub talo wurde unblutig reponiert, im Gipsverband für 8 Wochen retiniert, bei der offenen kompletten Talusluxation wurde der Talus reimplantiert und mit Kirschner-Drähten fixiert.

Nach Möglichkeit erfolgte bei anfänglicher Ruhigstellung in einem geschlossenen Gipsverband und konsequenter Hochlagerung eine frühfunktionelle Behandlung. Das weitere Vorgehen wurde bei den Patienten mit dislocierten zentralen knöchernen Verletzungen von den Röntgenverlaufskontrollen abhängig gemacht, erst nach eingetretener Revitalisierung – im allgemeinen nach 112 Tagen – wurde eine Teilbelastung gestattet und eine volle Belastung nach Ablauf weiterer 44 Tage.

Die Auswertung der Behandlungsergebnisse ließ erkennen, daß periphere Talusfrakturen folgenlos ausheilten, sofern die bei unseren Patienten gleichzeitig vorhandenen Außenbandverletzungen des oberen Sprunggelenkes operativ versorgt werden konnten. Unterschiedliche Resultate fanden wir bei den zentralen Frakturen und Verrenkungsbrüchen. Hierbei handelt es sich um das Frühergebnis einer Nachuntersuchung von 22 der 23 Patienten, 5 bis 52 Monate nach Unfallereignis, im Mittel von 23 Monaten.

Waren die beiden unverschobenen Sprungbeinhalsbrüche ohne Arthrose fest knöchern verheilt, wiesen 6 der 12 zentralen dislocierten Talusfrakturen gute bis befriedigende Ergebnisse auf, 6 waren als unbefriedigend bzw. schlecht zu bezeichnen (Tabelle 3).

3 der 8 nachuntersuchten Luxationsfrakturen des Sprungbeines zeigten gute bzw. befriedigende, 3 unbefriedigende und 2 schlechte Ergebnisse (Tabelle 4).

Die Luxatio pedis sub talo verheilte folgenlos nach unblutiger Reposition und Ruhigstellung im Gipsverband, bei der offenen kompletten Talusluxation kam es zu einer Talusnekrose bei Infekt, so daß 6 Monate nach Unfallereignis eine Astragalektomie vorgenommen werden mußte.

Trotz ähnlicher Ausgangssituation und Therapie wurde bei keinem Patienten mit einer dislocierten Talusfraktur eine Restitutio ad integrum erreicht. Eine Arthrose des oberen oder unteren Sprunggelenkes bzw. beider Gelenke ließ sich bei allen feststellen. Ursache könnte neben der arteriellen Durchblutungsstörung ein beeinträchtigter venöser Rückfluß

Tabelle 3. Ergebnis der Therapie frischer zentraler Talusfrakturen (14 Patienten) 1. 6. 1971–31.5.1977

---

7 gute Ergebnisse

Revitalisierung Talus
Bewegungseinschränkung des OSG und/oder des USG . . . . < 1/4
Keine oder nur geringe Arthrose des OSG und/oder des USG

1 befriedigendes Ergebnis

Weitgehend Revitalisierter Talus
Bewegungseinschränkung des OSG und USG . . . . < 1/2
Mäßige Arthrose des OSG und des USG

5 unbefriedigende Ergebnisse

5 x Bewegungseinschränkung des OSG und/oder des USG . . . . > 1/2
1 x Spätarthrodese des OSG und USG
2 x partielle Talusnekrose
1 x Fehlstellung nach Arthrodese des OSG
2 x Pseudarthrose nach Arthrodese des OSG

1 schlechtes Ergebnis

Unterschenkelamputation wegen Infektion am 6. postop. Tag

Tabelle 4. Ergebnis der Therapie frischer Talusluxationsfrakturen (9 Patienten) 1.6.1971–31.5.1977 (nachuntersucht 8 Patienten)

---

2 gute Ergebnisse

Revitalisierter Talus
Bewegungseinschränkung des OSG und USG . . . . 1/4 <
Keine oder nur geringfügige Arthrose des OSG und/oder des USG

1 befriedigendes Ergebnis

Revitalisierter Talus
Bewegungseinschränkung des OSG und USG . . . . 1/2 <

3 unbefriedigende Ergebnisse

2 x Teilnekrose des Talus
3 x Bewegungseinschränkung des OSG und USG . . . . > 1/2
bei erheblicher Arthrose
1 x Pseudarthrose einer Arthrodese des USG

2 schlechte Ergebnisse

1 x Unterschenkelamputation wegen Mischinfektion bei
Talusnekrose nach Arthrodese des OSG
1 x Oberschenkelamputation wegen Gasbrand

---

durch Stau und Thrombosierung venöser Gefäße und eine Knorpeldestruktion im Sinne einer Chondromalacie durch das Trauma oder durch einen die Ernährung störenden Hämarthros sein.

Insgesamt erlaubt unseres Erachtens die Analyse der Behandlungsergebnisse den Schluß, daß periphere Frakturen exakt reponiert und retiniert werden sollten, auf die Erkennung und Behandlung begleitender Bandverletzungen ist größter Wert zu legen. Nur bei unverschobenen Frakturen des Talus ist eine konservative Therapie angezeigt. Zentrale Brüche mit Dislokation der Fragmente sollten, sofern der Allgemeinzustand es ermöglicht, notfallmäßig durch eine stabile, biomechanisch betrachtet, dynamische Schraubenosteosynthese versorgt werden. Hierbei haben sich uns der mediale Zugang mit temporärer Innenknöchelosteotomie und das Einbringen des Osteosynthesemateriales von dorsal bei körpernahen Frakturen bewährt. Bei ausgedehnten Trümmerbrüchen mit erheblicher Knorpelschädigung kann gelegentlich eine Frühartbrodese erwogen werden. Eine Belastung der unteren Extremität ist erst nach röntgenologisch faßbarer Revitalisierung des Talus zu erlauben. Luxationen des Talus, sei es nun eine Luxatio pedis cum oder sub talo, werden notfallmäßig reponiert und im Gipsverband retiniert. Die Behandlung der offenen totalen Talusluxation ist in jedem Fall problematisch, einen allgemein verbindlichen Therapievorschlag gibt es nicht. Reimplantation mit oder ohne Frühartbrodese sind jedoch sicher empfehlenswertere Wege als die der primären Astragalektomie.

Literatur

1. Allgöwer, M.: Luxationen und Luxationsfrakturen des Talus. Z. Unfallmed. Berufskr. *52*, 56–64 (1959)
2. Bircher, J.: Frakturen und Luxationen des Talus. Helvet. chir. acta *32*, 289–298 (1965)
3. Fabricius, Hildanus, G.: Observatio LXVII (Brief an Dr. Philibertus) Observationum et curationum chirurgicarum centuriae, S. 140 (1608)
4. König, F.: Operative Chirurgie der Knochenbrüche. Berlin: Springer 1931
5. Mindell, E.R., Cisek, E.E., Kartalin, G., Dziob, J.M.: Late Results of Injuries to the Talus. J. Bone Jt. Surg. *45*, 221–245 (1963)
6. Mockwitz, J.: Konservative und operative Behandlung der Sprungbeinbrüche und deren Ergebnisse. Tag. d. Vereinigung Mittelrhein. Chirurgen in Marburg/Lahn 1976
7. Weber, B.G.: Knöchel, Fußwurzel und Mittelfuß in Chirurgie der Gegenwart, Bd. 4. Unfallchirurgie. München, Berlin, Wien; Urban & Schwarzenberg 1974

Konservative und operative Behandlung von Talusfrakturen – Indikation, Technik, Behandlungsergebnisse

J. Heiss, G.W. Prokscha und Th. Wagner, München

Im Zeitraum von 1972–1976 haben wir 23 Talusfrakturen stationär behandelt. Ausgenommen von diesen Verletzungen waren knöcherne Bandausrisse vom Talus und Flakefractures. Bei der Einteilung der Brüche sind wir nach der bewährten Klassifizierung nach Böhler vorgegangen (Caput-, Collum-, Corpusfrakturen, Frakturen des Proc. post. und lat.). Die Talusfrakturen im eigenen Krankengut verteilten sich auf 19 Männer und 4 Frauen. Bei den Männern war die rechte Seite 12-mal, die linke 7-mal betroffen. In 2 Fällen trat die Talusfraktur beidseits auf, in 6 Fällen handelte es sich um offene Frakturen. Bei den Frauen verteilten sich die Talusfrakturen je 2-mal auf die rechte und linke Seite. Das Überwiegen von Sprungbeinbrüchen bei männlichen Patienten wird durch unsere Statistik bestätigt. Bei den 21 Patienten mit Talusfrakturen lag in 8 Fällen ein Arbeitsunfall zugrunde, 10 Patienten erlitten einen Verkehrsunfall, 4 einen Sportunfall, die übrigen Fälle verteilen sich auf verschiedene Unfallarten. Die Talusfraktur entstand 14-mal durch ein direktes Trauma, 9-mal durch ein indirektes. Die 23 Frakturen lokalisierten sich am Sprungbein wie folgt:

Caput	0
Collum	16
Corpus	3
Abrißfrakturen	4 (Proc. post., lat., Facies med.)

Wenn wir die Bruchlokalisation betrachten, so erkennen wir ein deutliches Überwiegen der Collumfrakturen. Die häufigsten Brüche treten somit am schwächsten Punkt zwischen Taluskopf und Taluskörper auf. Brüche des Caput tali konnten wir an unserem Patientengut nicht nachweisen.

Bei dem Vergleich des vorliegenden Krankengutes mit einer Analyse von 79 Talusfrakturen der Jahre 1954–1968 läßt sich am deutlichsten der Wandel in der Behandlungsart erkennen. Von den 79 Sprungbeinbrüchen wurden lediglich 3 operativ versorgt. Beim jetzt erfaßten Krankengut wurde dagegen in 14 Fällen, das entspricht etwa 61%, die Indikation zur Operation gestellt.

In den letzten Jahren haben wir nur die unverschobenen Brüche des Sprungbeines und die Fortsatzbrüche konservativ behandelt. Die Ruhigstellung erfolgte im Unterschenkelgips in leichter Plantarflexion des Fußes für 12–20 Wochen.

Bei Einschätzung der Talusnekrose und der Sekundärarthrose als wichtigste Spätfolgen nach Talusfrakturen haben wir somit bei allen dislocierten Frakturen, bei allen Brüchen des Talus mit Trümmerzonen, offenen Brüchen und bei allen Luxationen die Indikation zur operativen Versorgung gestellt. Die Behandlung wurde im einzelnen wie folgt durchgeführt:

Operativ 14:

Verschraubung	7
Bohrdrahtfixation	4
Arthrodese	3
zusätzliche Spongiosaplastik	4

Konservativ 9

Die Nekrosegefährdung steht in deutlicher Abhängigkeit vom Ausmaß der Dislokation und der Luxation.

In 2 Fällen von Trümmerfrakturen war eine Sofort- oder Früharthrodese erforderlich, in einem weiteren Fall haben wir eine Spätarthrodese durchgeführt. Die Versteifung im oberen und hinteren unteren Sprunggelenk erfolgte nach Entknorpelung der Gelenkflächen mittels Bohrdrahtfixation, Spongiosaeinlagerung und Ruhigstellung oder durch Kompression mit äußeren Spannern. Die Osteosynthese von Talusfrakturen sollte so frühzeitig wie möglich erfolgen. Dislokation und Luxation der Fragmente müssen genau ausgeglichen werden. Der mediale Zugang eignet sich am besten zur Darstellung der Fraktur. Die Kompressionsosteosynthese mit einer Spongiosaschraube halten wir für das beste

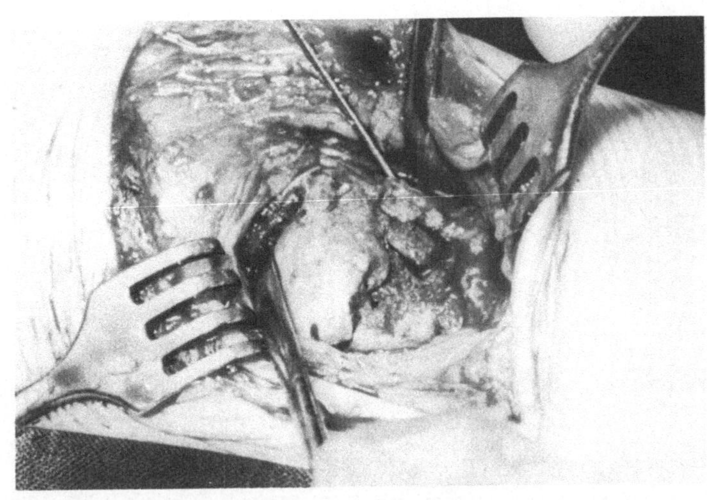

Abb. 1. Operationssitus: Trümmerfraktur im Talusbereich, offene Reposition mit Spongiosaplastik und Bohrdrahtfixation

operative Verfahren. Ersatzweise müssen bei Trümmerfrakturen Bohrdrähte verwendet werden. Defektzonen im Sprungbein müssen mit autologer Spongiosa aufgefüllt werden (Abb. 1). Nach Osteosynthesen muß das Sprunggelenk für 4–6 Wochen ruhiggestellt werden. Je nach Bruchverhältnissen kann danach funktionell behandelt werden. Gehfähigkeit läßt sich bereits vor Belastung mit dem Geh-Entlastungsapparat erzielen.

Die Abbildungen 2–5 zeigen Röntgenaufnahmen einer dislocierten Talusluxationsfraktur mit Operations- und Spätergebnis.

Zur Bewertung der Behandlungsergebnisse bei der Nachuntersuchung haben wir nachfolgende Bewertungskriterien zugrunde gelegt (Tabelle 1):

Sehr gut	Freie Beweglichkeit, normale Gehfähigkeit, evtl. Schmerzen bei Witterungswechsel.
Gut	Schmerzen nur nach langem Gehen, evtl. kombiniert mit Schwellneigung.
Befriedigend	Geringe Schmerzen beim Gehen, besonders unter Belastung, Schwellneigung.
Unbefriedigend	Häufig Beschwerden, Gehfunktion ständig behindert, stehender Beruf nur bedingt möglich.
Schlecht	Deutliche Gehstörung, kein stehender Beruf möglich.

Tabelle 1. Behandlungsergebnisse bei 23 Talusfrakturen von 21 Patienten

	Sehr gut	gut	befriedigend	unbefriedigend	schlecht
operativ n = 11	5	3	1	2	–
Arthrodesen n = 3	–	2	1	–	–
konservativ n = 9	3	3	2	1	–

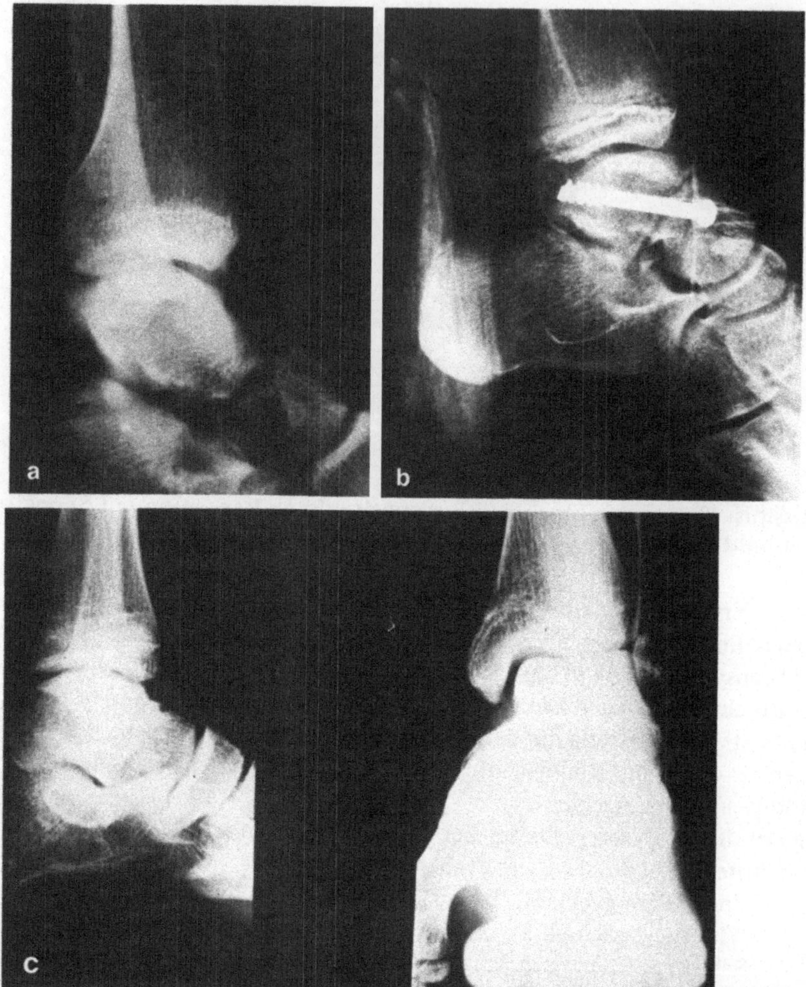

Abb. 2. a Verschobene Talusluxationsfraktur, **b** Ergebnis nach offener Reposition und Kompressionsverschraubung, **c** und **d** Nachuntersuchungsergebnis 2 Jahre postop. im seitlichen und a.p. Strahlengang. Völlige knöcherne Konsolidierung, keine Sekundärpseudarthrose

Danach lassen sich mit der operativen Behandlung etwa die gleichen Ergebnisse erzielen wie mit der konservativen, obwohl bei den operierten Talusfrakturen die weitaus ungünstigeren Bruchverhältnisse vorlagen. Eine Sudecksche Dystrophie ließ sich in unserem Patientengut nicht nachweisen. Dagegen kam es in mehreren Fällen vorübergehend zur Kalksalzverarmung des Fußskelets. In der Folge von unverschobenen Talusfrakturen traten kaum sekundär-arthrotische Veränderungen auf; dagegen ließen sich solche in etwa der Hälfte der Fälle bei stark dislocierten und luxierten Talusfrakturen nachweisen. Unbefriedigende Ergebnisse sind auf 2 Talusnekrosen zurückzuführen. Röntgenvergrößerungsaufnahmen des Talus und Knochenszintigramme können zur Erhärtung der Diagnose Talusnekrose beitragen.

Die besseren Behandlungsergebnisse bei Talusfrakturen in den letzten Jahren schreiben wir dem häufigeren operativen Vorgehen bei richtiger Indikationsstellung zu.

Literatur

1. Bernett, P.: Talusfrakturen. Fortschr. d. Unfallchir. In: Fortschr. d. Med., Dr. Schwappach u. Co., Gauting vor München, 103–107 (1969)
2. Böhler, L.: Die Technik der Knochenbruchbehandlung, 12. u. 13. Aufl. Bd II/2. Wien: Maudrich 1957
3. Kurock, W., Thümler, P.: Die operative Versorgung von Frakturen und Luxationen des Talus. Hefte Unfallheilk. *126*, 415–416 (1975)
4. Lehner-Geisser, M.: Talusfrakturen und Talusnekrosen. Dissertation Bern 1967

Behandlung der Sprungbeinverletzungen und ihre Ergebnisse

H. Zilch und G. Friedebold, Berlin

Um unsere Richtlinien in der Behandlung der Talusverletzungen zu überprüfen, haben wir die 76 von 1967–1976 behandelten Talusverletzungen zur Nachuntersuchung aufgefordert. 80% konnten im Durchschnitt 4,6 Jahre nach dem Unfall kontrolliert werden. Das Krankengut und die Ergebnisse sind aus Tabelle 1 und 2 zu ersehen.

Die Behandlungsergebnisse wurden von der Lokalisation und dem Dislokationsgrad stark beeinflußt.

Die Ergebnisse nach *Fortsatzfrakturen* sind nach gelungener, exakter Reposition gut, da keine Nekrosegefahr besteht. Bei Gelenkinkongruenzen oder Sehneninterposition ist auch hier eine operative Reposition und Fixation, möglichst mit dem AO-Kleinfragmenteninstrumentarium, erforderlich.

Tabelle 1. Talusverletzungen von 1967–1976 an der Orthopädischen Klinik und Poliklinik der FU-Berlin im Oskar-Helene-Heim

1. Periphere Brüche:		34
Proc. posterior	23	
Proc. lateralis	3	
Abscherfrakturen des Taluskopfes	2	
Dome fractures	6	
2. Zentrale Brüche:		29
Dislokationsstufe I	12	
Dislokationsstufe II	8	
Dislokationsstufe III	9	
3. Luxationen (ohne OSG):		13
Luxatio totalis (dreigelenkig)	3	
L. pedis sub talo (zweigelenkig)	4	
L. talo-naviculare (eingelenkig)	6	

Tabelle 2. Ergebnisse der Talusverletzungen (Bewertung in Anlehnung an das von Weber für das OSG angegebene Schema)

	sehr gut	gut	schlecht
Fortsatzfrakturen	10	8	2
Abscherungen einer Kopf-kalotte			2
Flake Fractures	4		
Zentrale Brüche			
Diskolationsstufe I	2	5	3
Dislokationsstufe II	1	4	3
Dislokationsstufe III		2	6

Taluskopffrakturen mit Beteiligung des Talonaviculargelenkes, meist Abscherfrakturen einer Kopfkalotte, enden häufig mit einer Arthrose in diesem Gelenk, die jedoch nicht immer behindernde Beschwerden verursachen muß. Ist die Kopfkalotte mehrfach gebrochen, muß auch eine Früh- oder Sofortarthrodese im Talonaviculargelenk in Erwägung gezogen werden.

Die 4 nachuntersuchten *Flake Fractures* heilten konservativ mit Ruhigstellung im Unterschenkelgips ohne Restbeschwerden aus. Eine Osteochondritis dissecans wurde nicht beobachtet. Erste operative Erfahrungen mit Entfernung der kleineren Knorpelknochenfragmente mit zusätzlicher Glättung der Knorpelgrenze oder mit Anpinnung eines größeren Dissecats werden andernorts gewonnen. Wir haben hierzu bis jetzt noch keine Indikation gesehen.

Alle 10 nachuntersuchten ein- bis dreigelenkigen *Verrenkungen* blieben ohne Nekrose, insbesondere auch die totalen, obwohl ein Patient nur 3 Monate entlastete. Die Ergebnisse nach Luxationen sind in Tabelle 3 zusammengefaßt. Die Verrenkungen stellen demnach keine größeren Probleme, wenn man gleichzeitige Fortsatzfrakturen exakt reponiert und operativ fixiert und den zerrissenen Bandapparat operativ gut adaptiert.

Vor Probleme stellen uns immer noch *zentrale Brüche* mit Dislokation im oberen und unteren Sprunggelenk, während unverschobene Brüche und die der Dislokationsstufe II nach Reposition und Retention – im Gipsverband oder mit Spongiosa-Zugschrauben – gute Ergebnisse bringen (s. Tabelle 2). Eine Ruhigstellung hielten wir bei diesen Brüchen für 8–10 Wochen, maximal 12 Wochen bei konservativer Behandlung, für erforderlich, bei operativer 6–8 Wochen. Die Entlastung erfolgte unabhängig von der Behandlung für 4–8 Monate mit einem Allgöwer-Apparat. Lediglich 1 Teilnekrose bei Dislokationsstufe II wurde beobachtet, die sich jedoch wieder aufbaute. Schlagartig ändert sich jedoch die Nekroserate bei der Dislokationsstufe III. Hier endeten 6 von 8 nachuntersuchten Fälle

Tabelle 3. Ergebnisse der nachuntersuchten Talusluxationen

Anzahl der betroffenen Gelenke	1	2	3
Anzahl der Fälle	6	4	3
Nachuntersuchungen	5	4	2
Restitutio ad integrum	3	2	1
Arthrose	2	2	1
Belastungsbeschwerden	2	2	1
Bewegungseinschränkung	0	2	1
Nekrose oder Teilnekrose	0	0	0

wegen Avascularität mit einer Arthrodese. Nur beide Körperfragmente im hinteren Drittel mit Dislokation im oberen und unteren Sprunggelenk ergaben nach operativer Fixierung gute Ergebnisse.

Warum ist die Prognose der zentralen Brüche der Dislokationsstufe III trotz operativer Rekonstruktion und Fixation so ungünstig? Wir fanden in unserem Krankengut, daß weder der Zeitpunkt der Reposition noch deren Genauigkeit einen Einfluß auf die Nekroserate hatte. Auch scheint das Alter keine entscheidende Rolle zu spielen, denn der Altersgipfel der Nekrosen stimmt mit dem der Talusfrakturen weitgehend überein. Auch konnte die Entlastung bis zu einem Jahr die Nekrose weder verhindern noch rückgängig machen. Die Frakturen zeigten intraoperativ immer größere Spongiosa-Einbrüche und Knorpeldefekte als zunächst auf dem Röntgenbild vermutet wurde. Meist waren deshalb nur K.-Draht-Osteosynthesen technisch durchführbar. Entscheidend scheint demnach für das weitere Schicksal nur der Grad der primären Dislokation und damit der Gefäßversorgung zum Zeitpunkt des Unfalles zu sein. Ob sich durch Zugschraubenosteosynthesen die Nekroserate senken läßt, ist unseres Erachtens noch nicht zu beantworten. Hier stellen sich die gleichen Probleme wie beim Schenkelhalsbruch. Durch Kompressionsosteosynthesen läßt sich zwar die Pseudarthrose weitgehend verhindern, die Kopfnekrose konnte hierdurch nicht entscheidend beeinflußt werden. Gegen eine Abnahme der Nekroserate durch Kompressionsosteosynthese spricht auch die Erfahrung, daß eine Arthrodese bei eingetretener Nekrose keine schnellere Revascularisierung erbringt.

Welche Konsequenzen haben sich für uns aus den Nachuntersuchungen ergeben? Soll bei einem unzureichenden Rekonstruktionsversuch das Spätergebnis erst abgewartet werden, oder ist auch eine Frühartrhodese oder sogar Sofortarthrodese bei zentralen Brüchen Dislokationsstufe III erlaubt? Die schlechten Erfahrungen zwingen uns zum Abkürzen des langen Leidensweges durch eine Frühartrhodese, die sich gegenüber der Sofortarthrodese technisch besser ausführen läßt. Der Operateur sollte sich bei Trümmerbrüchen, die trotz guter operativer Technik und Erfahrung des Operateurs nicht exakt rekonstruieren lassen, die Möglichkeit einer Arthrodese, evtl. sogar im Rahmen der Erstversorgung, offenhalten.

Literatur

1. Hawkins, L.G.: Fractures of the Neck of the Talus. J. Bone Jt Surg. *52A*, 991–1002 (1970)
2. Kaulfuss, B., Wahl, D.: Talusverletzungen. Beitr. Orthop. *21*, 204–210 (1974)
3. Kölbel, R., Klems, H.: Seltene Verletzungen der Fußwurzelknochen: Talus. Arch. orthop. Unfall-Chir. *72*, 168–173 (1972)
4. Mukherjee, S.K., Joung, A.B.: Dome Fracture of the Talus. J. Bone Jt Surg. *55B*, 319–326 (1973)
5. Schulitz, K.P.: Die Bedeutung der Vaskularisation für die Talusnekrosen nach Frakturen. Z. Orthop. *113*, 699–701 (1975)
6. Segmüller, G.: Zur subtalaren Luxation des Talus. Zeitschr. Unfall- u. Berufskrh. *64*, 103–107 (1971)
7. Seitz, H.D., Springorum, H.W., Kuner, E.H.: Frühartrhodese oder Osteosynthese bei Talusfrakturen? Z. Orthop. *111*, 466–468 (1973)
8. Spängler, H.P., Galle, P.: Zur Problematik der isolierten Sprungbeinverrenkung. Mschr. Unfallheilk. 77, 9–13 (1974)
9. Zilch, H.: Verbessert die Kompressionsosteosynthese die Prognose des medialen Schenkelhalsbruches? Mschr. Unfallheilk. *79*, 263–269 (1976)

Zentrale Frakturen des Sprungbeines

V. Vécsei, Wien

Unter zentraler Talusfraktur verstehen wir jene Frakturformen des Sprungbeines, die im Bereich des Halses oder zentral des Talushalses durch den Körper ziehen.

Die Gefahr für Spätfolgen ist neben dem Ausmaß der Frakturierung vom Grad der Dislokation abhängig. Um die Inkongruenz des Gelenkes zu beheben und die Nekrose und Arthrose verhüten zu können, muß:

1. anatomisch reponiert,
2. dauerhaft retiniert, und
3. bis zur sicheren Revitalisierung entlastet werden.

Tabelle 1. Einteilung der Talusfrakturen

1. Periphere Brüche
   a) Bruch des Taluskopfes
   b) Bruch der Talusfortsätze
   c) knöchern ligamentäre Ausrisse
2. Zentrale Brüche
   a) Bruch des Talushalses
   b) Bruch des Taluskörpers
3. Zentrale Brüche mit Dislokation oder Luxation
   a) Bruch des Talushalses
   b) Bruch des Taluskörpers
   c) Talusfraktur kombiniert mit Malleolarfraktur

Einige Beispiele:

Fall 1: K.S. 18 Jahre, männlich, Prot. Nr.: 15,390/74.
Diagnose: Fractura tali sin. compressa cum fractura malleoli medialis et margo anterioris tibiae sin. Sofortoperation (28. 10. 1974): Darstellung des oberen Sprunggelenkes von vorne medial. In der Wunde erkennt man eine im Röntgenbild nicht sichtbare Verdrehung der Talusrollenfragmente gegeneinander. Rekonstruktion der Talusrolle und Fixation mit 2 Bohrdrähten. Der mehrfach frakturierte Innenknöchel und die vorderen Fragmente des Schienbeines, die bis in die distale Tibiagelenksfläche reichen, können durch Schraubenosteosynthese anatomisch rekonstruiert werden. Zur Druckverminderung im oberen Sprunggelenk wird ein äußerer Spanner zur Distraktionsbehandlung für 6 Wochen angelegt. Entlastung für 1 Jahr. Die Metallentfernung erfolgt 7 Monate postoperativ. Sowohl das röntgenologische wie das klinische Spätergebnis ist nach 3 Jahren zufriedenstellend.

Fall 2: R.A. 18 Jahre, männlich, Prot. Nr. 13,871/74.
Diagnose: Mehrfragmentbruch des Taluskörpers mit Fraktur des Innenknöchels. Blutige Reposition, Schrauben und Bohrdrahtosteosynthese (28. 9. 1974). Gipsfixation durch 16 Wochen. Partielle Talusnekrose. Entlastung mit Gehapparat für insgesamt 14 Monate. 3 Jahre nach dem Unfall ist der Patient schmerzfrei. Das Gangbild ist normal. Im Röntgenbild ist eine Abflachung des Talus zu sehen und eine mäßige Arthrose im oberen Sprunggelenk. Die Beweglichkeit ist insbesondere beim Strecken eingeschränkt (Abb. 1).

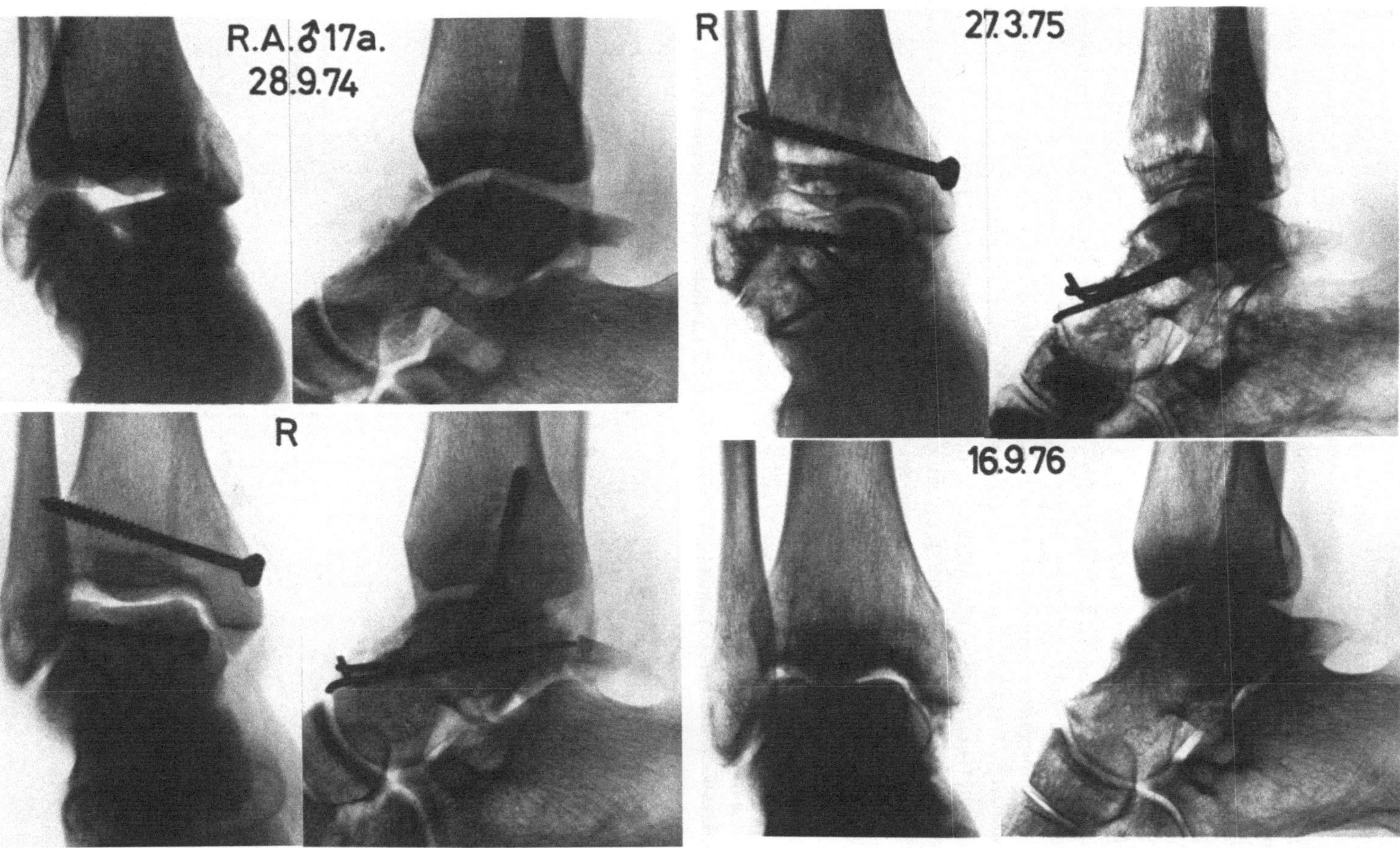
R.A. ♂ 17a.
28.9.74
R
27.3.75
R
16.9.76

Fall 3: St.A. 23 Jahre, männlich, Prot. Nr.: 5082/74.
Diagnose: Luxationsfraktur des Taluskörpers, Fraktur des Innenknöchels rechts. Zuweisung 48 Std. nach dem Unfall. Primäre Arthrodese (7. 4. 1974). Im 3. Behandlungsmonat Infektion im Bereiche der äußeren Spanner ohne Infektion des Operationsgebietes. Prolongierter Heilungsverlauf. Bei der Kontrolle 3 1/2 Jahre später ist das röntgenologische Ergebnis gut, der Patient ist zufrieden und arbeitsfähig. Die Beweglichkeit im oberen Sprunggelenk ist der Arthrodese entsprechend erloschen, im unteren Sprunggelenk auf die Hälfte des gesunden Ausmaßes eingeschränkt.

Fall 4: W.J. 23 Jahre, männlich, Prot. Nr.: 1559/74.
Diagnose: Polytrauma; Luxationsfraktur des Talus und Unterschenkelfraktur rechts. Therapie: Extensionsbehandlung in einem auswärtigen Krankenhaus durch 4 Wochen. Anschließend Unterschenkelgipsverband für 14 Wochen. Zuweisung an die Klinik nach 6,5 Monaten. Wegen Talusnekrose und schmerzhafter Einengung der Sprunggelenksbeweglichkeit sekundäre Arthrodese des oberen Sprunggelenkes. Primäre Wundheilung. Belassung der äußeren Spanner für 2 Monate. Bei der Kontrolle nach 3 1/2 Jahren ist das klinische und röntgenologische Ergebnis befriedigend.

Krankengut

Im Zeitraum von 1968 bis 1975 wurden an der I. Univ.-Klinik für Unfallchirurgie Wien 14 zentrale Talus- und Talusluxationsfrakturen behandelt. Von diesen konnten 1977 10 klinisch und röntgenologisch und 3 nur röntgenologisch nachuntersucht werden (ein polytraumatisierter Patient, er erlitt unter anderem eine Talustrümmerfraktur, verstarb nach einwöchiger stationärer Pflege).

Tabelle 2. Alters- und Geschlechtsverteilung

N = 14 Ø Alter 28 Jahre (8–59 J.)
♂ : ♀ 10 : 3

Ergebnis der Nachuntersuchung	
gut	8
befriedigend	4
schlecht	1
†	1
	14

Mit gut bewertet wurden: Einschränkung der Bewegung im oberen Sprunggelenk und unteren Sprunggelenk bis zu 1/3 – keine subjektiven Beschwerden.

Befriedigend: Einschränkung der Beweglichkeit in den Sprunggelenken bis zu 2/3; gelegentliche Schmerzen, insbesondere Wetterfühligkeit. Normales Gangbild, keine Arbeitsbehinderung im Berufsleben.

Schlechtes Ergebnis: stark gestörtes Gangbild mit entsprechender Bewegungseinschränkung. Dauerschmerzen beim Gehen.

Tabelle 3. Lokalisation der zentralen Talusfrakturen

	Fallzahl
1. *Periphere Brüche*	
a) Bruch des Taluskopfes	
b) Bruch der Talusfortsätze	
c) Knöchern ligamentäre Ausrisse	
2. *Zentrale Brüche*	
a) Bruch des Talushalses	1
b) Bruch des Taluskörpers	1
3. *Zentrale Brüche mit Dislokation od. Luxation*	
a) Bruch des Talushalses	4
b) Bruch des Taluskörpers	2
c) Talusfraktur kombiniert mit Malleolarfraktur	6
	14

Tabelle 4. Art und Ergebnis der Therapie nach zentraler Talusfraktur

N	Diagnose	Therapie	Ergebnis
1	II/1	18 Wochen Gips	gut
1	II/2	6 Wochen Gips, 4 Wochen Entlastung	gut
3	III/1	Offene Reposition, Verschraubung Entlastung 6 Monate	gut
1	III/1 Aperta	Offene Reposition, Verschraubung Entlastung 6 Monate	befriedigend
1	III/1	Offene Reposition, Verschraubung Entlastung 1 Jahr	gut
1	III/3	Offene Reposition, Bohrdraht Entlastung 3 Monate	gut (trotz partieller Talusnekrose)
1	III/2	Geschlossene Reposition, Bohrdraht Extension	gut
2	III/3	Offene Reposition, Verschraubung Entlastung 14 Monate	befriedigend
2	III/3	Arthrodese	schlecht
13			

Tabelle 5. Nekrosehäufigkeit nach zentralen Talusfrakturen

Diagnose	N	Nekrose
II/1	1	0
II/2	1	0
III/1	4	0
III/2	1	0
III/3	4	1
III/3	2	2
	13	3 = 23%

Folgerungen

1. Zentrale Talusfrakturen insbesondere mit Dislokation stellen in der Regel eine Operationsindikation dar.

2. Die Operation ist eine Notfalloperation. Ziel des Eingriffes ist die Erhaltung und Rekonstruktion des Talus. Nach exakter anatomischer Reposition sollte eine stabile Osteosynthese mit Schraube oder Bohrdraht durchgeführt werden. Durch Kompression der Bruchfragmente kann eine Talusnekrose zwar nicht unbedingt verhindert, die Revitalisierung jedoch begünstigt werden. Die Exstirpation des Sprungbeines ist abzulehnen, die primäre Arthrodese ist Fällen vorzubehalten, bei denen eine Rekonstruktion unmöglich ist.

3. Besonderes Augenmerk ist auf die Kompressionsfrakturen des Talus zu richten, die infolge axialer Krafteinwirkung den Körper abflachen. Ähnlich wie bei den Hüftverrenkungsbrüchen erscheint die Herabsetzung des Gelenkbinnendruckes hier am zweckmäßigsten; dies ermöglicht, wenn auch im bescheidenen Rahmen, eine Selbstaufrichtung der Spongiosa. Dabei leistet die Extensionsbehandlung vorzügliches. Gut bewährt hat sich das Anlegen eines Fixateur externe im Sinne eines Distraktors, weil hierdurch eine langdauernde Fesselung an das Krankenbett vermieden werden kann.

4. Talusnekrosen treten je nach Frakturform schicksalsmäßig auf. Der beste Garant für die anatomische Formerhaltung ist die konsequente Entlastung bis zum Auftreten von röntgenologischen Revitalisierungszeichen. Die Zeitdauer der Entlastung kann länger als 1 Jahr sein. Bei Manifestierung einer Nekrose (nach 1 1/2–2 Jahren) muß die Arthrodese erwogen werden. Eine partielle Nekrose führt nicht zwangsläufig zu einem schlechten Ergebnis.

Literatur

1. Allgöwer, M.: Luxationen und Luxationsfrakturen des Talus. Zeitschr. Unfallmed. Berufskr. *52*, 56–64 (1959)
2. Allgöwer, M.: Luxationen und Luxationsfrakturen des Talus. Referat 44. Jahresversammlung d. Schweizer Gesellschaft für Unfallmedizin und Berufskrankheiten am 8./9. November 1958 in Biel
3. Antoni, Chr., Paul, D., Schumann, H.: Luxationen und Luxationsfrakturen im Fußwurzelbereich und ihre Behandlungsergebnisse. Zentralblatt für Chir. *5*, 1622–1627 (1974)

4. Bernett, P.: Talusfrakturen. Fortschr. Med. *87*, Nr. 15, 647–652 (1969)
5. Böhler, L.: Die Technik der Knochenbruchbehandlung, 12. u. 13. Aufl. Wien: Maudrich 1957
6. Bonnin, J.: Dislocation of the Talus. Brit. J. Surg. *28*, 88–100 (1940)
7. Cueni, Th., Allgöwer, M.: Knochenszintigraphische und röntgenologische Untersuchungen während der Heilung der Talusfraktur. Hel. chir. Acta *41*, 459–468 (1974)
8. Dreyer, J.: Ein Beitrag zur Indikation und Behandlung von Talusfrakturen. Arch. orthop. Unfall-Chir. *60*, 1949 (1966)
9. Ehalt, W.: Frakturen und Luxationen der Fußwurzelknochen. Hefte Unfallheilk. *81*, 152–155 (1965)
10. Giliquist, J.: Late results after vertical fracture of the talus. Injury *6*, 173–179 (1974/75)
11. Hawkins, L.: Fractures of the neck of the talus. J. Bone Jt Surg. *51* A, 991 (1971)
12. Hipp, E.: Talusnekrosen. Hefte Unfallheilkunde *81*, 182 (1965)
13. Nyga, W.: Ergebnisse der Behandlung von Talusluxationsfrakturen. Mschr. Unfallheilkunde *71*, 341–347 (1968)
14. Teubner, E., Zimmermann, B.: Spätergebnisse nach Talusverletzungen. Zentralblatt für Chir. *74*, 1621–1636 (1971)
15. Vick, J., Bär, W.: Frakturen und Luxationen des Talus. Zentralblatt Chir. *91*, 1577–1582 (1966)
16. Weber, B.G.: Knöchel, Fußwurzel und Mittelfuß. Chirurgie der Gegenwart, Bd. 4. S. 16–29. München, Berlin, Wien: Urban & Schwarzenberg
17. Zifko, B., Wittich, H.: Behandlung und Behandlungsergebnisse von Talusbrüchen und Talusverrenkungsbrüchen. Arch. orthop. Unfall-Chir. *65*, 65–78 (1968)

Beitrag zur Replantation des Talus

G. Forster und G. Scheuba, Wetzlar

Folgender Fall soll das bisher Gesagte bestätigen und ergänzen. Es handelt sich um eine 18jährige, polytraumatisierte Patientin (D.H. Nr. 110558001), aus dem Rettungsauto kollerte der Taluskörper mit einem taubeneigroßem Knorpelknochendefekt auf den Fußboden, der Taluskopf war im Gelenk geblieben. Wir legten die Talusrolle in eine antibiotische Lösung und replantierten sie nach Entfernung aller verbliebenen Bandreste und Weichteilanteile mit dem scharfen Löffel. Die große, stark gequetschte Wunde über der Außenseite des re. Sprunggelenkes heilte p.p. und wir konnten das Sprunggelenk 7 Monate später, versorgt mit einem Gummistrumpf, zur vollen Belastung freigeben. Zu diesem Zeitpunkt war die Talushalsfraktur tomographisch nicht mehr nachweisbar und die Röntgenaufnahmen ließen eine deutliche Kalkdichte der Talusrolle erkennen. Der Knorpelknochendefekt auf der Talusrolle ist jetzt deutlich zu erkennen. 10 Monate nach dem Unfall war die Patientin als Kindergärtnerin wieder voll berufstätig und verspürte kaum mehr Schmerzen im Sprunggelenk. 16 Monate nach dem Unfall war die Kalkdichte in der Talusrolle deutlich im Abnehmen begriffen. Die gehaltenen Aufnahmen in beiden Ebenen lassen eine sehr gute Bandfestigkeit des oberen Sprunggelenkes erkennen, obwohl die Bandreste operativ entfernt wurden. Von Seiten der zu erwartenden Arthrose wegen des verbliebenen Knorpelknochendefektes hat die Patientin derzeit kaum Beschwerden. Die Beweglichkeit des oberen Sprunggelenkes ist gegenüber der gesunden Seite nur

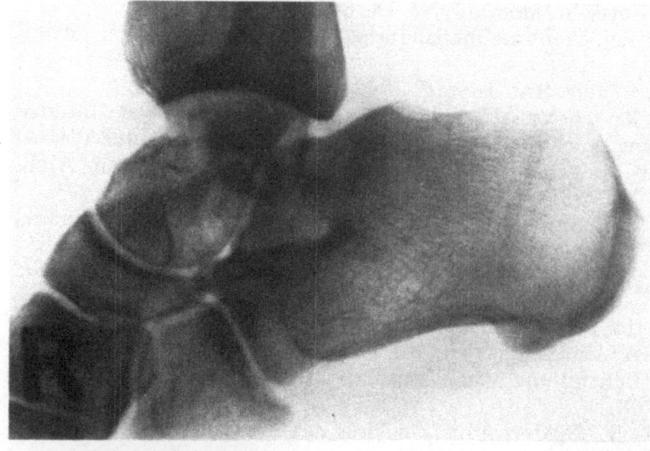

Abb. 1. Nach dem Unfall; Talusrolle fehlt

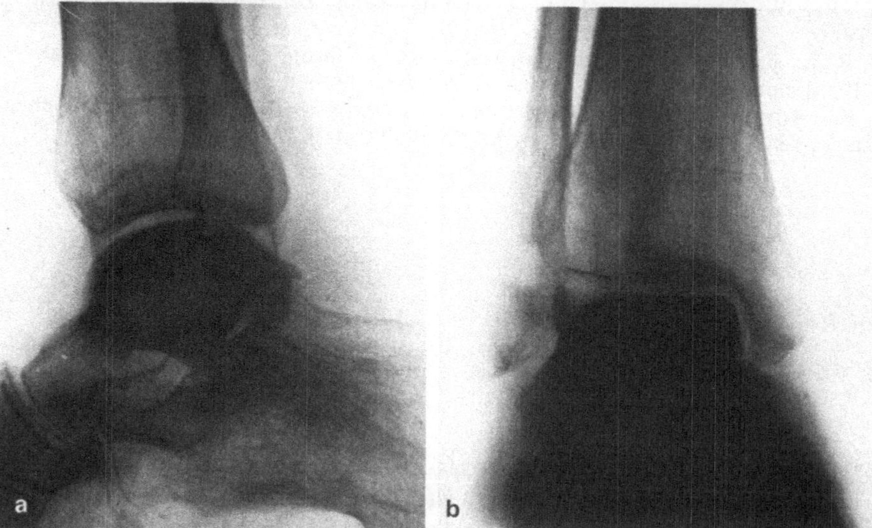

Abb. 2 a und b. 16 Monate nach der Replantation

gering eingeschränkt, die Patientin kann tanzen, wandern und ist voll berufsfähig. Szintigraphisch war schon nach 5 Monaten eine deutlich vermehrte Durchblutung, wie auch 16 Monate nach dem Unfall nachweisbar. Mit zunehmender Normalisierung der Talusdurchblutung wird sie wohl in absehbarer Zeit auf den Gummistrumpf verzichten können.

Zusammenfassend kann man festhalten, daß ein komplett luxierter Talus, auch unsteril geworden, replantiert werden soll. Die Zunahme der Kalkdichte beweist die wiederhergestellte Durchblutung, was szintigraphisch und durch die geheilte Fraktur dokumentiert werden konnte. Daß die Umbauvorgänge nach 16 Monaten noch nicht beendet sind, geht aus der nur langsam sich aufhellenden Kalkdichte des Taluskörpers und der szintigraphisch noch immer vermehrten Durchblutung hervor. Die funktionelle Wiederherstellung der Seitenbänder des oberen Sprunggelenkes, des Lig. fibulo-talare anterius und posterius und des Deltabandes kann erfreulicherweise zur Kenntnis genommen werden.

Replantation und Fixation des Talus durch subtalare Arthrodese

S. Pellet, Debrecen

Die Bedeutung der Behandlung offener und totaler Talus-Verrenkungen ist wesentlich kleiner, als ihre Merkwürdigkeit, weil dieselben seltene Verletzungen sind, andererseits ist es nicht fragwürdig, daß die erfolgreiche Lösung solcher Fälle gründliche klinische Kenntnisse, eine vielseitige biologische Anschauung, sowie eine korrekte chirurgische Tätigkeit und sorgfältige Nachbehandlung erfordert.

Ich muß offen sagen, daß der mittels der Replantations-Methode gelöste Fall von offener und totaler Talusluxation im Juni 1952 ganz spontan und instinktiv von uns gewählt wurde.

B.A.: Waldarbeiter im 56. Lebensjahr wurde durch scheugewordene Pferde in einer scharfen Kurve des Fahrweges vom Wagen ins Kornfeld geschleudert. Der Patient sah, als er das Bewußtsein wieder erlangte, daß der Jagdhund in der Nähe seines blutenden rechten Fußes, an einem Stück Knochen leckte und schnüffelte.

Wie der Patient später angab: „Damit der Hund meinen Knochen nicht verschleppte, habe ich denselben schnell in die klaffende Wunde meines Beines zurückgesteckt".

Klinischer Befund: der rechte Fuß ist vom Knöchel abwärts, in der Vorderfläche einwärts gedreht – am Fußhals vorne bis hinter dem äußeren Malleolus und auch darunter, klafft eine mächtige Wunde.

Auf der ap. Rtg.-Aufnahme nimmt der Talus parallel zur physiologischen Längsachse, außerhalb des Innenknöchels - mit einer Torsion von 180° Platz. Der Kopf steht von der Seitenrichtung nach hinten.

Operation. Der Talus wurde von uns aus der Wunde gehoben, sofort sorgfältig gebadet und von der pflanzlichen Beschmutzung und Bodenbeschmutzung gereinigt. Dasselbe taten wir auch mit der Wundhöhle, machten eine sorgfältige Wundexcision und replatierten darauffolgend den Talus. Danach schlossen wir die Wunde über einen Drain in zwei Schichten (dorsale Gipsschiene).

Unauffälliger postoperativer Krankheitsverlauf. Nach 3 Monaten auf der Rtg.-Kontrolle ist die Trochlea tali in Keilform und auch die Halspartie kondensiert. Darauffolgend erhielt der Patient einen stützenden-entlastenden Gehapparat.

Bei der Kontrolle nach 9 Monaten, erschien die Knochenstruktur wieder an der Halsgegend. Die Flexion-Extension des Knöchels ist nahezu vollständig, dagegen besteht subtalarisch eine bedeutende Bewegungsbehinderung.

Bei der Kontrolle nach 12 Jahren, befand sich der Patient physikalisch und funktionell in gutem Zustand. Die Rtg.-Kontrolle zeigt bedeutende Arthrose, der Trochlea tali ist bescheiden verflacht, sterile Nekrose und in den Subtalargelenken Ankylose mit Umbau der Knochenbalken.

Die offensichtliche Lehre unseres Falles ist, daß die Revitalisation des Talus in hohem Maße infolge von Hereinwachsen von Gefäßen aus der Richtung des Calcaneus, sowie durch Verknöcherung zustande kam.

Unseren Fall analysierend haben wir festgestellt, daß die Gründe der Sterilnekrose des Talus und seiner torpiden Revitalisation folgende sind:
die Größe des replantierten Talus,
die 2 Drittel seiner Oberfläche bedeckende Knorpelschicht und
seine statico-funktionell exponierte Lage im Aufbau des Tarsus.

Man muß folglich die biologischen Bedingungen des Einbauens erarbeiten und aufrechterhalten.

Der Weg dazu ist die Entknorpelung und subtalare Arthrodese mit Kompressions-Schraubenosteosynthese.

Damals habe ich, zwecks Erweiterung der regenerativen Gelenkoberflächen, die Verminderung der Knorpeloberflächen empfohlen.

So kamen wir zur Idee der künstlichen Verknöcherung der subtalaren Gelenkoberflächen.

Zu unserem *Operationsmodell* haben wir den aus einem Kadaver entnommenen Talus und Calcaneus subtalarisch entknorpelt und darauffolgend machten wir - auf diesen Oberflächen nahezu senkrecht aufliegend - eine Kompressions-Schraubenosteosynthese.

Dies war die Röntgenaufnahme unseres alten Modells. Dies hingegen des neuen - jetzt schon mit zeitgemäßen Spongiosa-Kompressions-Schrauben.

So kann man die subtalare Zone - zum Zweck der Bindegewebsregeneration - zum Invasionsgebiet umgestalten.

Wir mußten 5 Jahre darauf warten, bis wir diese, unsere Operations-Methode, an einer 48jährigen Patientin *K.I.* verwirklichen konnten. Die Patientin wurde am 23.1.1969 in unsere Abteilung eingeliefert.

Ihr klinischer Status zeigt das typische Bild. Auf dem anterolateralen Abschnitt des rechten Fußhalses klafft eine mächtige Wunde, woraus der Taluskopf und die Hälfte der Trochlea herausragen, der Fuß ist einwärts gedreht.

Die Operation bestand aus gründlicher Wundexcision, Wundreinigung und nachhher aus Schrauben-Osteosynthese (dorsale Gipsschiene).

Entlassung nach 2 Wochen mit Krücken und Belastungsverbot. Zu unserer größten Konsternation erschien die Patientin nach 6 Wochen ohne Krücken, mit völlig abgeschundenem Gipsverband.

Die Röntgen-Kontrolle zeigt Zeichen der Kopfnekrose, aber die Patientin war zu diesem Zeitpunkt derart beschwerdefrei, daß sie mit Vollbelastung einherging und arbeitete und wir konnten es ihr nicht beibringen und verständlich machen, daß die Entlastung notwendig sei. Auf unseren Anruf meldete sie sich überhaupt nicht mehr und nur auf Umwegen haben wir erfahren, daß sie zwar mit steifem Knöchel und hinkend, aber vollwertige Arbeit in der Landwirtschaft leistet.

Unser dritter Fall wurde am 11. März 1973 zu uns eingeliefert.

B.E.: Chefapotheker im Alter von 37 Jahren flog bei einem Verkehrsunfall am Hortobagy durch das Windschutzglas aus dem Wagen und mit dem in einem Acker festgerammten linken Fuß, eine Pirouettenbewegung machend, stürzte er zu Boden.

Durch die klaffende Wunde des linken Fußhalses und der äußeren Knöchelgegend, liegt der in der Vorderfläche verdrehte hintere Teil des Talus und die Trochlea frei. Die Wunde ist äußerst zerquetscht, mit Erde, Kieselsteinchen und Pflanzenresten beschmutzt. Der abgerissene Proc. post. tali rutschte unter die äußere Knöchelspitze.

Die Röntgenaufnahme zeigt den aus allen seinen Gelenken herausgerissenen, um 90° verdrehten Talus. Nach gründlicher Wundtoilette, Durchspülung und Wundexcision entknorpeln wir die subtalaren Gelenkoberflächen. Für die einzuführenden Schrauben machen wir, von der Richtung der unteren Gelenkoberflächen ausgehend, eine Vorbohrung für den Kanal.

Während diesem Arbeitsgang kam meinem Assistenten ACS die Idee, die entknorpelten Knochenoberflächen mehrfach anzubohren.

Den Talus reponierend haben wir durch die Bohrungen - jetzt aber schon von vorne, je einen Kirschner-Draht zurückbohrend, die Situation vorübergehend fixiert.

Die Drähte liegen gut und zeigen uns die gewünschte Schraubenlänge.

Jetzt ziehen wir den einen Draht heraus (Gewindeschneiden und Verschraubung) mit dem anderen ist das Verfahren dasselbe. Die verfertigte Osteosynthese.

Die Fußwurzel ist nur elastisch, mit einer Bandage befestigt, zur adäquaten, funktionellen Nachbehandlung vorbereitet.

Bei der Kontrolle nach zwei Jahren sind die Schrauben schon entfernt, die Architektur des Talus ist physiologisch. Die Knochenbalken bauten den subtalaren Gelenkspalt kräftig durch - die Ankylose ist gut sichtbar - und vollständiger Wert in der funktionellen Amplitude, sowie in der Belastung feststellbar.

Zusammenfassung

Die Analyse von drei Fällen der offenen und totalen Talusluxation hat uns zur Erkennung der Bedeutung der subtalaren Arthrodese geführt.

Aus dem gut vorbereiteten Gebiet der Replantation kann auch der enukleierte Talus revaskularisiert werden.-

Literatur

1. Böhler, J.: Arch.Orthop.Unfall-Chir. *48*, 507–511 (1956)
2. Böhler, L.: A csonttöresek kezelese. Budapest: Medicina 1966
3. Butel, J., Wirvoet, J.: Rev.Chir.Orthop. *53*, 493–624 (1967)
4. Leitner, B.: Ergebn. Chir.Orthop. *37*, 507 (1952)
5. Leitner, B.: Ergebn. Chir.Orthop. *38*, 501 (1953)
6. Szabolcsi, T., Biró, V. und Tódor, G. - Magyar Traumatológia. *17*, 61–66 (1974)
7. Weber: Chirurgie der Gegenwart. Bd.IV. S.16–18
8. Zich, E.: Mschr. für Unfallh. *69*, 583 (1966)

Funktionelle Ergebnisse nach primärer Talektomie

A. Rüter und C. Burri, Ulm

Ein großer Anteil der zentralen Frakturen des Talus führt zu Komplikationen, die bleibende Behinderungen der Sprunggelenke und des gesamten Fußes verursachen und nicht selten spätere Wiedereingriffe notwendig machen.

In der Literatur wird der Prozentsatz der Talusnekrosen nach zentralen Frakturen mit 2 Bruchstücken mit durchschnittlich 50% angegeben. Nach Luxationsfrakturen wird in 50 - 60% eine Arthrodese zumindest eines der benachbarten Gelenke notwendig. Nach Trümmerfrakturen erhöht sich die Rate notwendiger Wiedereingriffe auf 70 - 80%.

Die letztlich erreichbaren funktionellen Ergebnisse werden im Generellen als schlecht beschrieben.

Wesentlichen Anteil an dieser unbefriedigenden Situation hat die Tatsache, daß Sekundäreingriffe, insbesondere versteifende Operationen der Nachbargelenke des Talus, an einem Fuß durchgeführt werden, der nach monatelanger Ruhigstellung und Entlastung eine weitgehende Einsteifung aller Gelenke aufweist, dessen Muskulatur atrophiert und dessen Kalksalzgehalt und Durchblutung aus denselben Gründen reduziert ist.

Entsprechend gestaltet sich der gesamte Krankheitsverlauf langwierig, für den Patient belastend und vom Endergebnis her gesehen nicht zufriedenstellend.

Ein Teil dieser das Endresultat beeinträchtigenden Faktoren ließe sich durch eine primäre Talektomie mit folgender tibio-calcanearer Arthrodese eliminieren. Nun werden aber gerade die funktionellen Endergebnisse dieses Eingriffs in der Literatur als besonders schlecht geschildert. Im uns zugänglichen Schrifttum fanden sich allerdings keine Arbeiten, die sich detailliert mit den verbleibenden Funktionsbehinderung nach Talektomien beschäftigen.

Es erschien daher von Interesse die Patienten, bei denen wir uns zu diesem Eingriff gezwungen sahen, nachzuuntersuchen.

Es handelt sich hierbei um fünf Verletzte, vier Männer und eine Frau mit einem Durchschnittsalter von 40 Jahren, Minimum 31 Jahre, Maximum 62 Jahre.

Die fibulo-calcaneare Arthrodese lag zum Zeitpunkt der Nachuntersuchung im Mittel 45,9 Monate zurück, wobei die Zeiten im einzelnen zwischen 77 und 24 Monaten betrugen. Die Entfernung des Talus war in 4 Fällen am Unfalltage wegen offenen Defektzertrümmerungen des Sprungbeins vorgenommen worden. Beim fünften Patient wurde sie 6 Wochen nach primärer Osteosynthese wegen Infekt bei Talusnekrose durchgeführt.

Ergebnisse

Das funktionelle Ergebnis wurde nach folgenden Parametern untersucht:
- Beschwerden
- Schuhhilfe
- Beinlänge
- Beweglichkeit des Vorfußes
- Gesamtbeurteilung durch den Patienten

Hierbei fanden sich folgende Verhältnisse:

Subjektive Beschwerden

Kein Patient klagte über heftigere oder ständige Schmerzen. Drei Patienten gaben gelegentlich belastungsabhängige Beschwerden an, die jeweils in einem Fall in den Vorfuß, den Rückfuß bzw. die Wade lokalisiert wurden. Ein Verletzter spürte wetterabhängige Schmerzen im Bereich der Arthrodese. In einem Fall wurden nur minimale Beschwerden nach einer Gehdauer von über 3 Std geklagt.

Schuhhilfe

Ein Patient ging mit normalem Schuhwerk ohne jede Veränderungen. Die Patientin trug unter Konfektionsschuhen eine Sohlenerhöhung von 1 cm. Ein Verletzter benützte zur

Arbeit orthopädische Schuhe, im Privatleben normale Schuhe mit Abrollhilfe. Zwei der Talektomierten gingen immer mit orthopädischem Schuh.

Beinlänge

Die durchschnittliche Verringerung der Beinlänge betrug 2,7 cm, die Werte schwankten zwischen 2,0 und 3,0 cm.

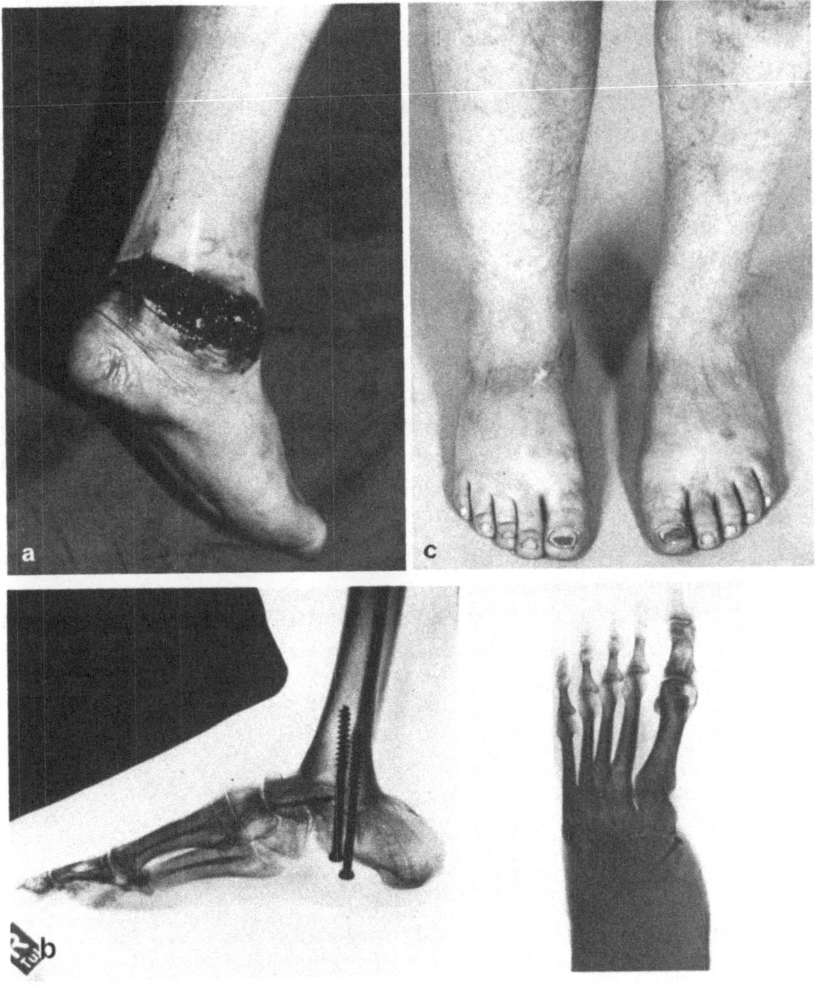

Abb. 1 a-c. Ausgangssituation und Ergebnis nach primärer Talektomie. **a** Offene zentrale Talusträmmerfraktur bei einer 36jährigen Patientin, **b** Röntgenkontrolle zum Zeitpunkt der Nachuntersuchung, 51 Monate nach Unfall und Operation, **c** Weitgehend normaler Aspekt des Fußes

Beweglichkeit des Vorfußes

Bei allen Patienten fand sich der Vorfuß nicht kontrakt. Die Dorsal/Plantarflexion erreichte im Durchschnitt 14°, die Extremwerte betrugen 20 bzw. 10°. Die Pro-/Supinationsbewegung fand sich im Mittel bei 22° mit einer Variation von $10\text{-}40^{o}$.

Gesamtbeurteilung durch den Patienten

Alle Patienten gaben an, mit dem Zustand ausgesprochen zufrieden zu sein. Ein Patient klagte jedoch, daß rezidivierend ein Clavus unter dem Köpfchen des 5. Mittelfußknochens aufträte, der dann jeweils durch die Fußpflege entfernt würde. Dieser Verletzte zeigte einen vermehrten Varus des Rückfußes von 10°, der für die Überbelastung des 5. Strahles verantwortlich war, im Trittbild jedoch durch die Beweglichkeit des Vorfußes weitgehend kompensiert wurde.

Abbildung 1 zeigt Ausgangssituation und Kontrollbefund eines typischen Falles.

Die gefundenen Ergebnisse zeigen, daß die funktionelle Situation nach primärer oder frühsekundärer Talektomie mit nachfolgender tibio-calcanearer Arthrodese in dieser Patientengruppe zumindest als zufriedenstellend bezeichnet werden kann. Wesentliche Bedeutung für dieses positive Ergebnis hat u.E. die Restbeweglichkeit des Vorfußes in Verbindung mit möglichst geringer Reduzierung der Mineralisation des Knochens, der Durchblutung und der Muskulatur. Sekundärschäden an diesen Strukturen lassen sich vermeiden, wenn die tibio-calcaneare Arthrodese durch eine interne Fixation übungsstabil durchgeführt wird und eine Ruhigstellung des gesamten Fußes im Gipsverband unterbleibt oder spätestens nach Abklingen des Wundschmerzes aufgegeben wird. Zur Stabilisierung der Versteifung eignen sich 2-3 von plantar eingebrachte Spongiosaschrauben, deren Spitze jeweils eine Corticalis der Tibia perforieren sollte. Das entknorpelte Naviculare wird zusätzlich durch ein Kleinfragmentschraube gegen die decorticierte ventrale Fläche der distalen Tibia verschraubt. Zusätzliche Spongiosaplastiken sind primär nicht notwendig. sollten jedoch durchgeführt werden, wenn nach 8 Wochen keine beginnende Überbrückung nachgewiesen werden kann.

Aufgrund der erreichbaren funktionellen Resultate halten wir die primäre oder frühsekundäre Talektomie bei offenen Luxationsfrakturen und zentralen Trümmerfrakturen des Talus für gerechtfertigt.

Arthrodese nach Totalverlust des Sprungbeines

D. Fink und F. Gasperschitz, Salzburg

Der Verlust des Sprungbeines als Unfallfolge ist selten. In den 6 Unfallkrankenhäusern der Allgemeinen Unfallversicherungsanstalt kamen in den Jahren 1966 bis 1975 zwölf Fälle zur Beobachtung, von denen wir sechs nachuntersuchen konnten. Zusätzlich standen uns die Unterlagen der 1970 von Eigenthaler nachuntersuchten 4 Fälle aus früheren Jahren zur Verfügung.

Die Ursachen, die zum Verlust des Sprungbeines führten, waren in 6 Fällen offene Talusträmmerbrüche, bei denen 4 x das Sprungbein primär exstirpiert wurde, während 2 x die Entfernung desselben sekundär wegen Infektes notwendig war. In den 3 Fällen geschlossener Luxationsfrakturen wurde das Sprungbein 2 x primär wegen mißlungener Reposition entfernt, 1 x sekundär wegen Nekrose der Hauptfragmente. Bei einem Patienten mit einer vollkommenen, breit offenen Verrenkung des Sprungbeines wurde dieses wegen starker Verschmutzung primär entfernt.

In den 7 Fällen primärer Talusexstirpation wurde 3 x sofort die Arthrodese angeschlossen, 4 x durchschnittlich 9 Monate nach dem Unfall. In den 3 Fällen sekundärer Talusexstirpation wurde einmal sofort die Arthrodese angeschlossen, 2 x etwa 24 Monate nach dem Unfall. Es wurden verschiedene Methoden der Arthrodese durchgeführt. Nach Ausräumung der Gelenksanteile wurden die Fragmente entweder mit Verschiebespan, Schrauben oder äußeren Spannern fixiert. 3 x wurde die Arthrodese zwischen Schienbein-Fersenbein und Kahnbein entsprechend der Triplearthrodese durchgeführt, in den restlichen Fällen nur zwischen Schien- und Fersenbein. Korrektureingriffe waren 3 x notwendig. 2 x mußte eine stärkere Fehlstellung durch supramalleoläre V-Osteotomie ausgeglichen werden, 1 x die Arthrodese wegen mangelhafter Durchbauung revidiert werden.

6 Patienten konnten durchschnittlich 8 Jahre und 2 Monate nach ihrer Veletzung (längstens 17 Jahre, mindestens 2 Jahre und 10 Monate) nachuntersucht werden.

Ergebnisse (Tabelle 1)

Über stärkere Beschwerden klagten 2 Patienten, die restlichen 4 hatten nur gelegentlich nach stärkeren Belastungen geringfügige und nicht weiter störende Schmerzen. Der Gang war in 5 Fällen nur leicht, in einem Fall stärker behindert. Ebenso klagte nur 1 Patient über stärkeren Abfall der Leistungsfähigkeit. Schwellbereitschaft geringen Grades konnte bei 5 Patienten festgestellt werden.

Objektiv war in allen Fällen eine Verkürzung vorhanden, wobei sie bei 5 Patienten mit 2 cm jedoch gering blieb und nur in einem Fall 5 cm erreichte. Auch diese stärkere Verkürzung konnte gut mit orthopädischem Schuh ausgeglichen werden. Eine Einwärtsrotation geringen Ausmaßes wurde 1 x festgestellt, ebenso war 1 x der Fuß gegenüber

Tabelle 1. Ergebnisse nach Totalverlust des Sprungbeines und tibio-calcanearer (navicularer) Arthrodese, anläßlich der Nachuntersuchung durchschnittlich 8 Jahre und 2 Monate nach Verletzung

Beschwerden	Gangstörung	Schwellung
2	gering: 5 stark: 1	5
Verkürzung	**Rot. Fehler**	**Achsenfehler $> 5^{o}$**
2–5 cm	2	3

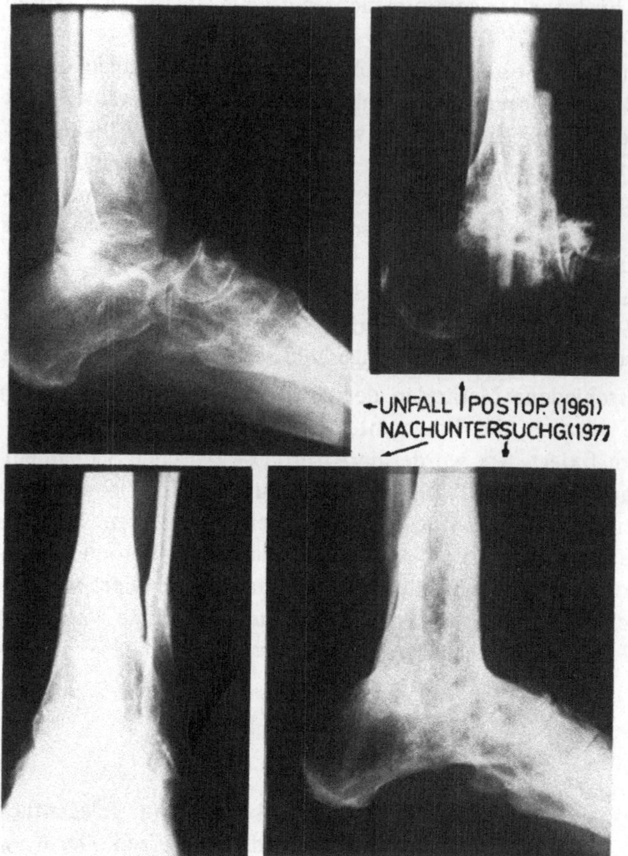

Abb. 1. Zustand nach vollkommener Exstirpation des Talus wegen offenem Trümmerbruch. Versorgung durch Arthrodese mit Schiebespan aus dem Schienbein und zusätzlich Bankspan 8 Monate nach dem Unfall. Endergebnis mit vollkommener Durchbauung der Arthrodese

dem Unterschenkel gering nach außen rotiert. Eine Achsenfehlstellung wurde 3 x gesehen, wobei sie in 2 Fällen jedoch unter 10 Grad blieb. Die Durchblutung war bei allen Patienten in Ordnung, die Beweglichkeit der Zehen 2 x eingeschränkt.

Dürfen wir Ihnen abschließend einen Fall demonstrieren (Abb.1). Das Bild zeigt den Zustand nach vollkommener Exstirpation des Talus wegen offenem Trümmerbruch nach Verkehrsunfall bei einem 27jährigen Mann. Nach Sanierung der primär fistelnden Wunde Versorgung mit Arthrodese zwischen Schienbein, Fersenbein und Kahnbein durch Schiebespan aus dem Schienbein und zusätzlich Bankspan 8 Monate nach dem Unfall.

Anläßlich der Nachuntersuchung 17 Jahre nach dem Unfall zeigt sich die Arthrodese vollkommen durchbaut, wobei keine wesentlichen Beschwerden bestehen.

Das letzte Bild zeigt das klinische Endergebnis mit ansprechender Fußform

Zusammenfassend kann gesagt werden, daß bei schweren Talusverletzungen, insbesondere bei offenen Trümmerfrakturen durch primäre Exstirpation und Früharthodese zwischen Tibia, Calcaneus und eventuell Naviculare die Prognose dieser schweren Verletzung gebessert werden kann, da durch Schaffung eines stabilen Rückfußblockes nur eine geringe Minderung der Leistungsfähigkeit resultiert.

Spätergebnisse nach Verrenkungen und Brüchen des Sprungbeines

Gy. Kazár, T.Nyár, S. Balázsy, B. Egyed und I. Balla, Budapest

Im Zentralinstitut für Traumatologie, Budapest wurden während 10 Jahre (1965-1974) – abgesehen von peripheren Brüchen – 82 Fälle mit 83 Verrenkungen und Brüchen des Sprungbeines behandelt. In jedem 6. Fall war die Verletzung offen.

Ein Teil der Frakturen ist aber nur schwer in die Einteilung einzureihen. So scheint dieser sagittale bzw. T Bruch auf der Seitenaufnahme kaum dislociert zu sein, obzwar es sich um einen schweren Luxationsbruch handelt. An dieser Aufnahme besteht ein Luxationsbruch des Kopfteils, wo später dementsprechend eine Nekrose des distalen Bruchstückes zustande kam.

Das Spätergebnis konnten wir bei 22 Verrenkungen und 31 Frakturen 3-12 Jahre nach der Verletzung feststellen. Die Auswertung geben wir im Folgenden nach der von uns in vorigem Jahr hier vorgetragenen Methode: in 4 Stufen und nach 3 Indexen: subjektiver (Bewertung des Patienten), objektiver (klinische Untersuchung) und röntgenologischer Index.

Bei Verrenkungen (Abb.1) ist das Ergebnis in 2/3-3/4 der Fälle als ausgezeichnet bzw. gut zu bewerten. Im Röntgenbild ist eine mäßige Arthrose im hinteren talo-calcanealen Gelenk typisch. Schlechtes Ergebnis sahen wir nur bei Komplikationen bzw. bei Luxatio pedis cum talo.

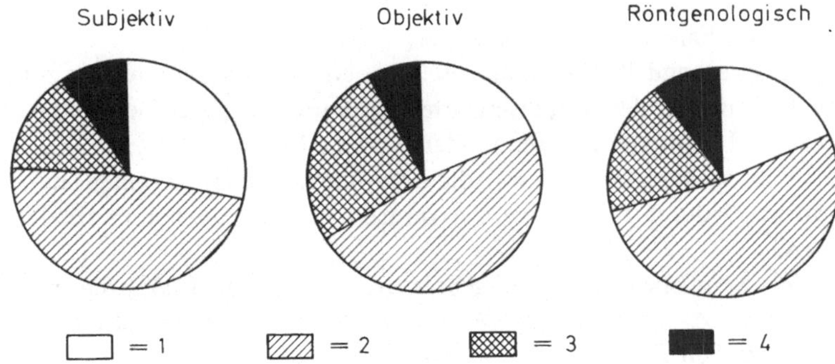

Abb. 1. Spätergebnisse nach 21 Verrenkungen des Sprungbeines

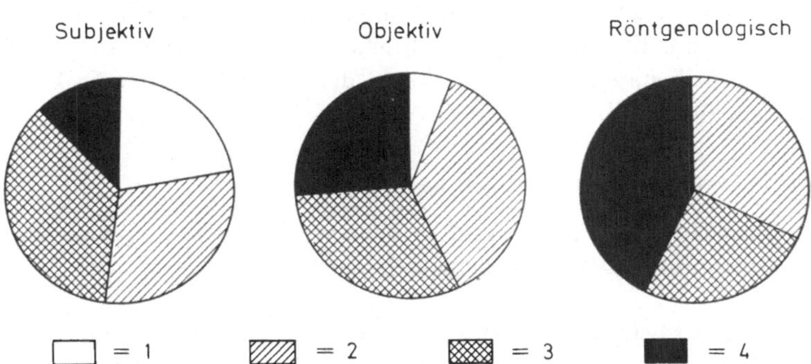

Abb. 2. Spätergebnisse nach 31 zentralen Brüchen des Sprungbeins

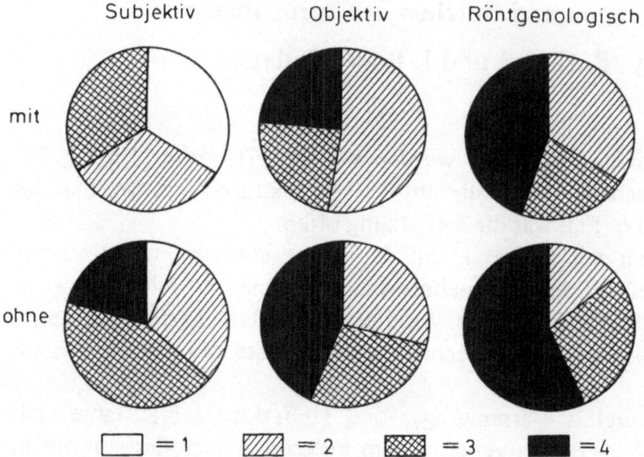

Abb. 3. Spätergebnisse nach dislocierten Talusfrakturen mit und ohne Osteosynthese

Bedeutend schlechter ist das Ergebnis bei Frakturen (Abb.2), wo die subjektive und objektive Beurteilung kaum mehr als in der Hälfte der Fälle noch gut war und das Röntgenbild in 2/3 der Fälle eine mittelschwere bzw. schwere Arthrose zeigte. Eine Ursache des schlechten Ergebnisses ist die schwere Kreislaufstörung mit Nekrose, die wir in mindestens 8 unserer Fälle feststellen konnten.

Ensprechend *Weber* fanden auch wir eine Korrelation mit der zunehmenden Dislokation in keinem Fall der 8 undislocierten Frakturen, dagegen bei 2 von 14 dislocierten und bei 6 von 9 Luxationsfrakturen fanden wir eine Nekrose.

Eine weitere Ursache war die unterbliebene oder ungenügende Einrichtung mit Inkongruenz, dadurch eine schwere Arthrose bzw. ein knöchernes Hindernis der Bewegung entstand.

Wir verglichen das Spätergebnis der dislocierten Frakturen auch demnach (Abb.3) ob eine Osteosynthese durchgeführt, oder der Bruch konservativ behandelt wurde. Trotz der nicht großen Zahlen (9 bzw. 14) zeigten die Osteosynthese-Fälle bei allen Indexen ein besseres Ergebnis.

Anhand unserer Nachuntersuchungen mußten wir feststellen, daß wir bei der Behandlung dieser relativ seltenen Verletzungen nicht genug Aufmerksamkeit der genauen Einrichtung und Ruhigstellung des Bruches bzw. der Entlastung der Gliedmaßen schenkten und deshalb unsere Ergebnisse – bei der Behandlung der Fraktur - nicht als zufriedenstellend zu betrachten sind.

Daraus ergeben sich die Folgerungen:

1. Die dislocierte Fraktur muß – gedeckt oder offen– genau eingerichtet, danach möglichst mit Osteosynthese behandelt werden.

2. Zum Vorbeugen einer durch Nekrose sich entwickelnder schwerer Arthrose soll die Gliedmaße – bei Verdacht bzw. Feststellung durch Phlebographie einer schweren Kreislaufstörung – 1 bis 1 1/2 Jahre in einem Gehapparat entlastet werden.

Spätergebnisse von Talusbrüchen und Talusverrenkungen

E. Sander, Halle und H. Arzinger-Jonasch, Leipzig

Talusbrüche mit und ohne Verrenkungen kommen auch bei uns nur selten zur Behandlung. In den letzten 10 Jahren hatten wir in den Chirurgischen Universitätskliniken Halle und Leipzig zusammengenommen nur 26 Fälle, von denen 21 nachkontrolliert werden konnten. Bei diesen 21 Talusfrakturen handelte es sich um 6 periphere und 15 zentrale Brüche – bei letzteren um gleich viele Hals- und Corpusfrakturen.

Die *peripheren* Brüche wurden ausschließlich konservativ versorgt und heilten folgenlos aus – abgesehen von einem Fall, bei dem eine Kombinationsverletzung, eine Malleolarfraktur, vorlag, die eine Arthrodese nach sich zog.

Von den *zentralen* Frakturen kamen 3 *Halsfrakturen* auf konservativem Wege ebenfalls zur komplikationsfreien Ausheilung; 4 weitere mußten operativ reponiert und fixiert werden; 3 durch Verschraubung mit sehr gutem funktionellem Endergebnis; 1 durch Drahtspickung, wonach sich eine Pseudarthrose ausbildete, die eine leichte Arthrose im unteren Sprungelenk zur Folge hatte.

Bei den *einfachen Spaltbrüchen* des Corpus tali gingen wir generell konservativ vor. Hier waren die funktionellen Erfolge nach einer 3-4monatigen Entlastung im Gipsverband gut. Keine Nekrosen!

Die Behandlung der *ausgesprochenen Stauchungsbrüche* ist etwas problematischer, weil man sich nicht immer im Klaren ist, ob man blutig oder geschlossen reponieren soll. Mit der blutigen Reposition waren wir bis jetzt zurückhaltend, obgleich die konservative Aufrichtung in den meisten Fällen auch keine ideale Lösung darstellt. Wir haben die Erfahrung gemacht, daß der Aufrichtungserfolg auf Grund der morphologischen Struktur des Talus eindeutig von der Stärke des Traumas, d.h. von der Ausdehnung des komprimierten Spongiosabezirkes abhängt. Liegt eine stärkere Gewalteinwirkung vor, kann man nicht sicher verhindern, daß der Talus nach der Aufrichtung trotz längerer Entlastung wieder zusammensinkt. Hier ändert auch eine gute Vaskularisation wenig. Der mehr oder weniger große Hohlraum, der nach der Aufrichtung im Spongiosabereich zustande kommt, bleibt bestehen und ist nicht ausreichend tragfähig. Hier sollte man von Fall zu Fall doch besser operativ vorgehen und den Defekt mit einer Spongiosaplombe ausfüllen!

Die *Trümmerbrüche* hatten erwartungsgemäß die meisten Restbeschwerden. Bei starker Zertrümmerung des Corpus sind stets mehrere Gelenksflächen des Talus in Mitleidenschaft gezogen, weswegen eine ideale Reposition und Retention mit Wiederherstellung der Kongruenz aller Gelenksflächen sowohl auf operativem wie auf konservativem Weg kaum darstellbar ist. Die Patienten sind gehbehindert. Der verbliebene Körperschaden bei unseren Patienten beträgt im allgemeinen 10-25%.

Wir ziehen das konservative Vorgehen vor, da bei dem technisch komplizierteren operativen Eingriff eine zusätzliche Schädigung der Gefäßversorgung nicht auszuklammern ist.

In 2 Fällen, bei gleichzeitig vorliegender Calcaneusfraktur, nahmen wir eine subtalare *Frühartrodese* vor. In den übrigen Fällen, bei denen eine Spätarthrodese angezeigt war, beharrten die Patienten auf dem Wunsch, beim orthopädischen Schuh zu bleiben. Ein einziger Fall von Talusfraktur mit Bimalleolarfraktur führte zur Ankylose des oberen Sprunggelenkes.

Was die Corpusfrakturen mit einer *Luxatio sub talo* anbetrifft, konnten wir in keinem Fall eine Knochennekrose beobachten, obwohl wir im allgemeinen schon nach 5 Monaten voll belasten ließen. Zweifelsohne ist eine Luxatio sub talo mit starker Fragmentation in prognostischer Sicht kritischer zu beurteilen. Bei den langdauernden Revitalisierungsvorgängen ist eine längere Ruhigstellung sicher angebrachter. Trotzdem sollte man gewissenhaft überlegen, ob eine Entlastung über 6 Monate hinaus gerechtfertigt ist, d.h. ob günstigere Fernergebnisse wirklich erwartet werden können. Man darf nicht vergessen, daß eine so lange Ruhigstellung auch einen schädigenden Einfluß auf Weichteile und Knorpel haben kann.

Ingesamt können wir sagen, daß die konservative Behandlung bei Talusbrüchen und Talusverrenkungen durchschnittlich keine so schlechten Erfolge aufweist. Denkt man an die schweren Corpusbrüche insbesondere mit Kombinationsverletzungen, so sollte man mit der Osteosynthese schon deshalb zurückhaltender sein, weil man nie sicher ist, ob eine Arthrodese letzten Endes nicht doch noch notwendig wird, so daß der größere Aufwand und das damit verbundene Risiko einer Operation in keinem Verhältnis zum zu erwartenden Erfolg steht.

Häufigkeit der Sprungbeinnekrosen in Abhängigkeit von Bruchformen und deren Behandlung

M. Börner und J. Mockwitz, Frankfurt

Durch seine Topographie stellt der Talus ein wichtiges Verbindungsglied des Beines mit dem Fuß dar und tritt wegen dieser geschützten Lage traumatologisch nur selten in Erscheinung. Am unfallchirurgischen Krankengut der Berufsgenossenschaftlichen Unfallklinik Frankfurt am Main beträgt der Anteil der Sprungbeinverletzungen 0,14%.

Bei der Durchsicht unseres Krankengutes stellten wir fest, daß in den Jahren 1960 bis 1976 65 Patienten mit 66 Sprungbeinverletzungen behandelt wurden. Entsprechend dem Charakter unseres Hauses handelte es sich in 84% der Fälle um die Folgen eines Arbeitsunfalles.

Die Einteilung der Talusverletzungen erfolgte entsprechend der Klassifizierung nach Weber. Danach fanden sich 51 zentrale Frakturen, 7 periphere Frakturen und 8 reine Luxationen des Sprungbeines. Beim Vorliegen von mehr als 2 Fragmenten sprachen wir von einer Talustrümmerfraktur. (Tabelle 1)

Tabelle 1. Einteilung der Talus-Verletzungen nach Weber von den Jahren 1960 bis 1976 in der Berufsgenossenschaftlichen Unfallklinik Frankfurt a.M.

Zentrale Frakturen	51
Periphere Frakturen	7
Luxationen	8
	66

Tabelle 2. Abhängigkeit der Talusnekrose von der Lokalisation der Verletzung (BG-Unfallklinik Frankfurt a.M., 1960–1976)

Zentrale Frakturen	8
Periphere Frakturen	–
Luxationen	1
Distorsion	1
	10

Tabelle 3. Einteilung der Talusfrakturen und Nekrosen nach anatomischen Gesichtspunkten (BG-Unfallklinik Frankfurt a.M., 1960–1976)

	Fraktur	Nekrose
Corpus tali	31	8
Collum tali	20	–
Caput tali	7	–
Luxation	8	1
Distorsion	–	1
	66	10

Komplikationen, besonders nach Talusluxationsfrakturen, sind neben der posttraumatischen Arthrose der Sprunggelenke in der avasculären Talusnekrose zu sehen.

Bei unseren 66 Sprungbeinverletzungen beobachteten wir insgesamt 9 mal eine Talusnekrose, das entspricht 15,1% des Gesamtanteiles. Entsprechend der Einteilung nach Weber traten nach 8 Luxationen 1, nach 51 zentralen Brüchen 8 Nekrosen auf. Nach den 7 peripheren Brüchen konnte eine Talusnekrose nicht nachgewiesen werden. Das Durchschnittsalter der Verunfallten mit einer Sprungbeinnekrose lag bei 36,7 Jahren. Der Jüngste war 19, der Älteste 51 Jahre alt (Tabelle 2).

Nachdem bei der Durchsicht der einschlägigen Literatur die Nekrosehäufigkeit besonders bei Lokalisation des Bruches im Halsbereich beschrieben wurde, haben wir die zentralen Frakturen nochmals nach rein anatomischen Gesichtspunkten unterteilt. Entsprechend dieser Aufteilung handelte es sich 20 mal um Frakturen im Hals- und 31 mal im Körperbereich. Bemerkenswert ist somit, daß wir in unserem Krankengut nach Sprungbeinhalsbrüchen keine einzige Nekrose beobachten konnten, wohl aber 8 Nekrosen nach Taluskörperfrakturen (Tabelle 3).

Die Ursache hierfür sehen wir in den Mehrfragmentbrüchen des Sprungbeinkörpers sowie in der Distraktion der zahlreichen Fragmente. Während 50 Talusfrakturen aus 2 Fragmenten bestanden, zeigte sich bei 8 Talusfrakturen das Sprungbein in mehrere Fragmente zerborsten. Setzt man nun die Nekrosehäufigkeit in Abhängigkeit zur Anzahl der Bruchfragmente, so tritt diese gefürchtete Komplikation 7 mal nach Mehrfragmentbrüchen (= 70%) und nur 1 mal nach Zweifragmentbrüchen (= 2,1%) auf (Tabelle 4).

Wenn für die späteren Arthrosen die unmittelbaren Knorpel- und Knochenschäden sowie die verbliebene Inkongruenz ursächlich eine Rolle spielen, so liegen unseres Er-

Tabelle 4. Auftreten der Nekrose-Häufigkeit in Abhängigkeit zur Fragmentzahl (BG-Unfallklinik Frankfurt a.M., 1960–1976)

	Fraktur	Nekrose
2 Fragmente	50	–
Trümmerbrüche	8	8
Luxationen	8	1
Distorsion	–	1
	66	10

achtens bei den Nekrosen in erster Linie Durchblutungsstörungen entsprechend einer Schädigung der arteriellen Versorgung zugrunde. Die traumatische Unterbrechung der arteriellen Blutversorgung scheint jedoch nicht die einzige Ursache für die Entstehung einer Talusnekrose zu sein. Bei primär intakter arterieller Blutzufuhr kann es mehrere Faktoren geben, die den venösen Abfluß zu stören vermögen. Eine Störung des venösen Rückflusses könnte bei zunächst intaktem arteriellem System infolge Stase und Thrombosierung durchaus zu einer Talusnekrose führen.

Auch wissen wir, daß bei einem traumatisch entstandenen Hämarthros die Gefahr einer enzymatischen und dystrophischen Knorpelschädigung besteht. Somit wäre aber auch eine zusätzliche Ernährungsstörung des Sprungbeines durch komprimierenden Druck des zu- und abführenden Gefäßsystemes bei primär intaktem arteriellem System unseres Erachtens durchaus denkbar.

Nur so läßt sich ein in unserem Krankengut befindlicher Sprungbeintod nach Verdrehung des linken Sprunggelenkes erklären. Hierbei handelte es sich um einen heute 41jährigen Mann, der im Juli 1969 – damals 33 Jahre alt – eine Verdrehung des linken Sprunggelenkes mit erheblicher Blutergußbildung erlitt. Erst am 4. Tage nach dem Ereignis wurde wegen der Beschwerden sowie der bestehenden Schwellneigung ein Durchgangsarzt aufgesucht, der keine knöcherne Verletzung feststellen konnte. Insgesamt wurde eine Arbeitsunfähigkeitsdauer von 12 Tagen attestiert. Ende 1969/Anfang 1970 traten dann Belastungsbeschwerden im linken Sprunggelenk auf. Nur wegen einer vorliegenden Indolenz des Unfallverletzten ignorierte dieser die Beeinträchtigung von seiten seines linken Sprunggelenkes, so daß nach ambulanter Untersuchung erst im März 1972 stationäre Aufnahme erfolgen konnte. Hierbei wurde dann eine partielle Nekrose im zentralen Anteil mit entsprechender Arthrose festgestellt. Bei vorliegenden Brückensymptomen ist es zu diesem verhängnisvollen Verlauf gekommen, der schließlich die Versorgung mit einem Arthrodesenschuh erforderlich machte. Eine operative Versteifung wurde abgelehnt (Abb. 1).

Die vorliegenden 9 Nekrosen nach Sprungbeinverletzungen traten 2 mal nach einer geschlossenen und 7 mal nach einer zweit- bis drittgradigen offenen Fraktur auf. Als Unfallursache konnte in der überwiegenden Anzahl der Fälle ein Sturz aus größerer Höhe – zwischen 1,20 m und 5 m – eruiert werden. Die Reposition erfolgte überwiegend innerhalb der ersten 6-Stunden-Grenze. Eine Osteosynthese wurde nicht immer durchgeführt (Abb. 2).

Bei den insgesamt 41 konservativ behandelten Sprungbeinbrüchen trat 8 mal ein Sprungbeintod ein (= 14,5%), bei den 25 operativ Versorgten kam es 2 mal zur Nekrose (= 8,7%).

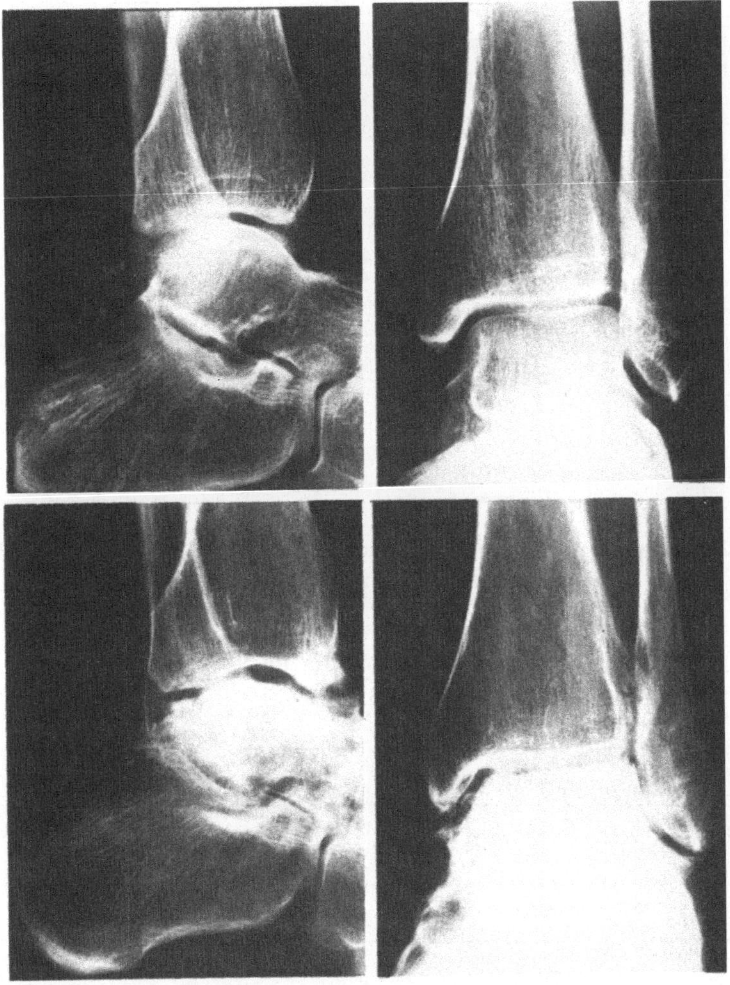

Abb. 1. Auftreten einer partiellen Nekrose im zentralen Anteil des Talus nach einer Verdrehung des Sprunggelenkes bei einem 33jährigen Mann

Bei einem Unfallverletzten mußte am Unfalltag wegen einer völligen offenen Zertrümmerung des Sprungbeines dieses entfernt und eine primäre Arthrodese durchgeführt werden (Tabelle 5).

Alle 10 Talusnekrosen mußten orthopädisch versorgt werden. Bei 8 Patienten wurde eine Arthrodese durchschnittlich 10,8 Monate (Minimum 4 Monate, Maximum 22 Monate) nach Unfalltermin erforderlich, wobei 3 mal eine Totalexstirpation des avasculären Sprungbeines und 2 mal eine Teilresektion des Sprungbeines vorgenommen werden mußte (Abb. 3).

Da alle aufgetretenen Talusnekrosen berufsgenossenschaftlich versichert waren, konnten für diese Untersuchung die Rentenakten beigezogen werden. Aus Zeitgründen beschränken wir uns auf eine globale Vorstellung der Behandlungsergebnisse in Form der verbliebenen MdE nach Einschätzung der Dauerrente. Die durchschnittliche Höhe der MdE betrug 30 von Hundert (Tabelle 6).

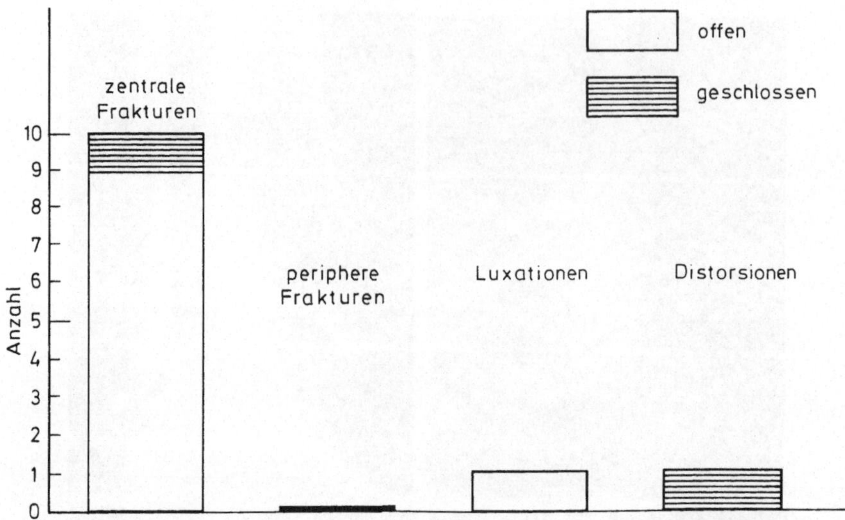

Abb. 2. Häufigkeit der Talusnekrose nach offenen und geschlossenen Verletzungen (1960–1976)

Tabelle 5. Behandlung der 66 Talus-Verletzungen mit anschließendem Auftreten einer Talus-Nekrose. Von 41 konservativen traten 8 Nekrosen, bei 25 operativ versorgten 2 Nekrosen auf (BG-Unfallklinik Frankfurt a.M., 1960–1976)

	Verletzung		Nekrose
Konservativ	41	Davon	8
Operativ	25	Davon	2
	66		10

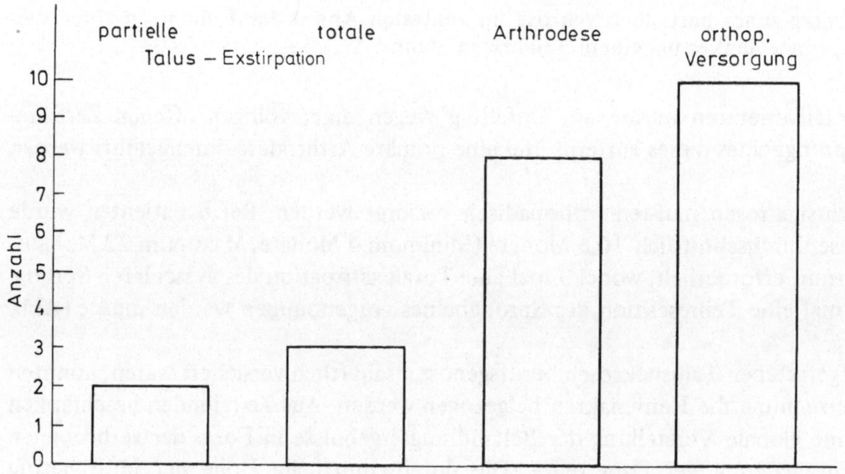

Abb. 3. Ausheilungsergebnisse nach Talus-Nekrosen (1960–1976)

Tabelle 6. Minderung der Erwerbsfähigkeit aller 10 berufsgenossenschaftlich-Versicherten nach Talus-Nekrosen (BG-Unfallklinik Frankfurt a.M., 1960–1976)

	Nach 12 Mo.	Nach 24 Mo.
10%	–	–
20%	1	1
30%	9	9
40%	–	–

Zusammenfassend kann gesagt werden, daß nach Auswertung unseres Krankengutes Talusnekrosen überwiegend nach offenen Mehrfragmentbrüchen mit Fragmentdistraktion entstehen, die sich ausnahmslos im Sprungbeinkörper lokalisiert zeigten. Brüche des Sprungbeinhalsbereiches hatten keine Nekrose zur Folge. Eine sichtbare Abhängigkeit der Sprungbeinnekrose von der Art der Behandlung – operativ oder konservativ – ergab sich nicht.

Voraussetzung für eine günstige Prognose ist die frühzeitige exakte Reposition der Talusverletzung sowie eine ausreichend lange Entlastung über mindestens 6 Monate, wobei sich die Verwendung eines entlastenden Gehapparates für diesen Zeitraum bewährt hat.

Andererseits sollte jedoch bedacht werden, daß das Schicksal des Sprungbeines bezüglich Nekrose bereits zum Zeitpunkt des Unfallgeschehens infolge Zertrümmerung und Distraktion der Fragmente sowie gesetzter Schädigung der zu- und abführenden Gefäße weitgehend entschieden ist.

Literatur

1. Allgöwer, M.: Luxationen und Luxationsfrakturen des Talus. Z. Unfallmed. Berufskrankh. *52*, 56 (1959)
2. Erlacher, G., Kroath, F.: Frakturen und Luxationen des Talus, Probleme der Therapie und Ergebnisse. Z. Orthop. *113*, 691–693 (1975)
3. Gronert, H.-J.: Talusverletzungen, Frühversorgung und Wiederherstellung. Z. Orthop. und Grenzgebiete *113*, 689–690 (1975)
4. Herwig, K., Huggler, A.H.: Spätresultate nach Talusfrakturen. Z. für Unfallmedizin und Berufskrankheiten *2*, 82–85 (1975)
5. Jenny, F.: Über aseptische Nekrosen im Sprungbein. Chirurg. *23*, 300 (1952)
6. Mindel, E.R.: Post-traumatic aseptic necrosis of talus. N.Y. St. J. Med. *5*, 1392 (1962)

„Flake fractures" der Taluskanten als Komplikation von Sprunggelenksverletzungen

E. May, St. Thaiß und H.Th. Richter, Detmold

Unter „flake fractures" des Taluskopfes sind traumatisch entstandene Knorpel- bzw. Knorpelknochenabsprengungen der fibularen und tibialen Taluskanten zu verstehen.

Auffallend ist ihre gesetzmäßige Lokalisation, deren Ursache in den gelenkmechanischen Gegebenheiten des oberen Sprunggelenkes zu suchen ist.

Im allgemeinen zeichnet sich das gesunde obere Sprunggelenk unter seinem physiologischen Bewegungsablauf der „Dorsal/Plantar-Flexion" durch besonders gute Kongruenz seiner Gelenkflächen aus. Unter zusätzlicher Einwirkung verwindender und – oder – kippender Kraftkomponenten kombiniert mit statischen Belastungen, wird der kantige Gelenkkopf des Talus an seinen seitlichen Rändern unphysiologischen umschriebenen Gewalten ausgesetzt.

Eigene Untersuchungen an Amputationspräparaten zeigen mit Hilfe der Spaltlinienmethode nach Hultkrantz die Lokalisation der degenerativen Knorpelveränderungen an Talusköpfen. Wie in der gezeigten Abbildung dargestellt, lokalisierten sich die entsprechenden Veränderungen wie Knorpelabrieb, Dissoziation und Aufsplitterung der Kollagenfasern insbesondere an den seitlichen Talusrandpartien. Die gezeigte Abbildung demonstriert normale Verhältnisse.

Eine andere Veränderung der Talusgelenkfläche – die Osteochondrosis dissecans tali – weist eine fast monotone Lokalisation auf, die sich ebenfalls im seitlichen Randabschnitt der cranialen Talusgelenkfläche findet.

50 O.d.-Fälle aus der Literatur, die sich hinsichtlich ihrer Lokalisation auswerten liessen, waren bestimmten Segmenten zugeordnet, wie sie die folgende schematische Darstellung schraffiert zeigt.

Innerhalb der letzten fünf Jahre haben wir bei operativen Versorgungen von oberen Sprunggelenksverletzungen 14 „flake fractures" der cranialen Talusgelenkfläche beobachtet.

Die gezeigte Abbildung stellt Ihnen wiederum den Sitz der Verletzungen im Schema dar, der sehr an den der arthrot. Knorpelveränderungen und der Osteochondrosis dissecans erinnert. Siebenmal lag die Verletzungsstelle auf der fibularen, siebenmal auf der tibialen cranialen Randpartie der Talusgelenkfläche. Nur in fünf Fällen war die Diagnose präoperat. im Röntgenbild zu stellen. In den übrigen neun Fällen wurde das abgesprengte Knorpel- bzw. Knorpelknochenstück unter der operativen Versorgung entdeckt.

Betrachten wir die Beziehungen zwischen Lokalisation der fl. fr. zur Verletzungsart, in der Tabelle dargestellt, so finden wir beim Frakturtyp A nach Weber 7 tibiale und 2 fibulare Verletzungsherde, beim Typ B zwei „flake fractures", die beide auf dem fibularen Rand sich lokalisierten. Unter unserem Material lag keine Fraktur vom Typ C vor. Dagegen fanden sich bei zwei fibularen Lokalisationen lediglich Außenbandläsionen. In einem Fall war weder eine zusätzliche Fraktur noch eine Bandverletzung nachzuweisen.

Die nächste Tabelle stellt die *röntgenologisch diagnostizierten* Taluskantenverletzungen heraus, die sich durchweg als Supinationstraumen entlarvten.

Demgegenüber finden sich in der einen Tabelle unter den *nicht präoperat. erkannten* 9 fl. fr. beide Sprunggelenksfrakturen vom Pronationstyp (Typ B nach Weber). Unter den sieben Supinationstraumen ordenten sich immerhin fünf Luxationsfrakturen ein.

Von den 14 „flake fractures" des Taluskopfes mußten wir in 13 Fällen das Fragment entfernen. Nur einmal haben wir es anschrauben können.

Zwei der operierten Patienten klagten später über stärkere Beschwerden, die unseres Erachtens der Talusverletzung zugeordnet werden mußten.

Lassen Sie mich abschließend feststellen:

1. Fibulare und tibiale Randpartien der cranialen Talusgelenkfläche unterliegen bei unphysiologischen Beanspruchungen besonderen mechanischen Belastungen.
2. Die zwangsmäßige Lokalisation arthrotischer Knorpelveränderungen, der Osteochondrosis dissecans tali und der in den gleichen Bereich sich lokalisierenden „flake fractures" ist Ausdruck gelenkmechanischer Gesetzmäßigkeiten.
3. „Flake fractures" lassen sich nur in einem Drittel der Fälle präoperativ diagnostizieren.
4. Bei Sprunggelenksluxationsfrakturen vom Typ A und B ist relativ bevorzugt mit fl. fr. des Taluskopfes zu rechnen.
5. Es überwiegen Supinationstraumen.
6. Nur in Ausnahmefällen dürfte das abgesprengte Fragment zu erhalten sein.

Zur Problematik der sogenannten „flake fractures" der medialen Talusrollenkante

R. Passl, H. Spängler und O. Wruhs, Wien

Verletzungen des oberen Sprunggelenkes können Taluskantenschäden verursachen. Knorpelknochenfragmente oder reine Knorpelschuppen werden beim Anstemmen des Talus an der Sprunggelenkgabel abgesprengt.

Die lateralen „flake fractures" enstehen nach Weber bei Supination, Bandruptur, aber unverletzter Syndesmose, die medialen bei einer Pronations-Eversionsbewegung mit oder ohne begleitende Syndesmosen-, Band- oder Knöchelverletzung. Während die lateral gelegenen Taluskantenbrüche meist durch ein adäquates Trauma bedingt und sehr häufig auch röntgenologisch darstellbar sind, können die medialen „flake fractures" leichter übersehen werden und später als freie Gelenkkörper erhebliche Beschwerden bereiten oder nach Jahren als Osteochondrosis dissecans der Talusrolle imponieren. Ursachen der Fehlbeurteilung: 1. Mediale Taluskantenschäden liegen öfters als reine Knorpeldissecate oder als Impressionsfrakturen vor und sind daher primär röntgenologisch nicht erfaßbar. 2. Knorpelverletzungen dieser Lokalisation können auch nach banalen Distorsionen auftreten und ein langdauerndes, schmerzfreies Intervall aufweisen.

Nun einige einschlägige Fälle zur Problematik:

Eine 56jährige Frau kommt nach Sturz im Keller mit einer Syndesmosenruptur und Abscherfraktur der medialen, hinteren Talusrolle zu uns. Das ca. 2 x 2 cm große Fragment kommt erst in den gehaltenen Aufnahmen eindeutig zur Darstellung. Bei der Operation kann das Fragment anatomisch reponiert und mit einer Schraube fixiert werden. Die Patientin ist heute 6 Monate nach der Operation völlig beschwerdefrei.

Eine 31jährige Frau verletzt sich bei einem Sturz beim Skifahren und wird mit einer Außenknöchelfraktur Typ C nach Weber an unsere Klinik gebracht. Der Verletzungsmechanismus ist klar. Intraoperativ findet sich eine vollständig von der medialen Talusrolle abgelöste Knorpelschuppe. Knorpel-Knochenfragmente können mit versenkten Schrauben oder Spickdrähten replantiert werden. Knorpeldissecate müssen entweder entfernt, oder mit einer biologischen Klebemethode refixiert werden. Eigene experimentelle und klinische Erfahrungen haben gezeigt, daß isolierte Knorpelstücke sehr wohl wieder einheilen können, dagegen die Entfernung größerer Anteile des Gelenkknorpels unweigerlich zur posttraumatischen Arthrose führt.

Das nächste Dia zeigt das Röntgenbild eines 18jährigen jungen Mannes, der seit einem Skisturz vor 3 Jahren an Beschwerden im oberen Sprunggelenk bei stärkerer Belastung litt. Es findet sich ein Rundherd im subchondralen Knochen der medialen Talusrolle, wie er einer Osteochondrosis dissecans entsprechen könnte. In der Literatur sind die Meinungen in bezug auf die Entstehung solcher Herde nicht einheitlich. Wahrscheinlich ist eine größere Anzahl der unter Osteochondrosis dissecans der medialen Talusrolle diagnostizierten Veränderungen primär traumatischen Ursprungs. Daß dies nicht nur eine bloße Vermutung ist, können wir an einem Fall einer lateralen „flake-fracture" des Talus demonstrieren. Bei einem 17jährigen Mädchen wird aus Versehen das Knorpeldissecat intraoperativ in physiologischer Kochsalzlösung aufbewahrt. Naturgemäß quillt es stark und muß bei der Replantation verkleinert werden. Im Laufe von 18 Monaten entsteht ein cystischer Herd der Talusrolle. Denselben Mechanismus – nämlich Einstrom von Synovialflüssigkeit durch Knorpelfissuren in den subchondralen Knochen – kann man daher bei Impressionsfrakturen der medialen Taluskante annehmen.

Die Therapie einer solchen Taluscyste richtet sich nach dem Zustand des Gelenkknorpels. Zeigt eine Arthrographie eine intakte Gelenkoberfläche, kann Beschwerdefreiheit – wie bei einer Osteochondrosis dissecans im Stadium 1 – durch längerdauernde Ruhigstellung erzielt werden. Eine Arthroskopie ermöglicht eine noch bessere Beurteilung der Knorpeloberfläche. Hier ist ein operatives Vorgehen mit Glättung der Knorpeloberfläche und bei subchondralem Herd die Ausräumung und autologe Knorpeltransplantation mit Knochenspanbolzung erforderlich.

Eine sichere Angabe über die Häufigkeit dieser Verletzung ist kaum zu geben, doch scheint uns die Verletzung der medialen Talusrollenkante häufiger zu sein, als bisher angenommen wurde.

Diskussion zum I. Hauptthema: Verletzungen des Talus

(Leitung J. Böhler, Wien)

J. Böhler, Wien: Im allgemeinen ist herausgekommen, daß eigentlich die Talusnekrose doch schon von der primären Schwere der Verletzung abhängig ist. Des weiteren hat sich die Mehrzahl der Vortragenden für die operative Behandlung ausgesprochen. Es ist sicher, daß bei der operativen Behandlung natürlich noch eine weitere Störung der Durchblutung da ist und dazu haben wir noch einen Diskussionsbeitrag von Herrn Erlacher über die konservativ reponierten und perkutan fixierten Talusfrakturen.

Erlacher, Linz: Ich habe in Linz die Fälle nachuntersucht. Es waren 52 ausgewertete Luxationsfrakturen, die sowohl konservativ wie operativ behandelt wurden, aber nicht rein percutan. Wir haben 8 Fälle mit percutaner Bohrdrahtung dabei, 15 Fälle wurden offen reponiert und verschraubt. Ich habe aus dieser Nachuntersuchung den Gesamteindruck gewonnen, daß sehr wohl die operativ Versorgten bessere Ergebnisse zeigen. Warum soll es nämlich gerade bei der Talusfraktur anders sein als bei den anderen Gelenksbrüchen, wo wir ja immer eine möglichst exakte Wiederherstellung der Gelenksfläche erreichen wollen. Ich glaube, gerade am Sprungbein, mit seinen kompliziert gebauten Gelenksflächen, ist jede geringe Abweichung unweigerlich dazu prädestiniert, eine posttraumatische Arthrose zu erzeugen.

J. Böhler, Wien: Eine percutane Fixation ist natürlich nur möglich, wenn exakt konservativ reponiert werden kann. Möchte jemand zur Diskussion sprechen?

Weller, Tübingen: Ich möchte vor allem zum letzten Vortrag an Herrn Passl eine Frage stellen. Habe ich Sie richtig verstanden, daß Sie der Meinung sind, daß ein reines abgerissenes Knorpelstück nach Replantation durch Ankleben mit einem Wundkleber wieder zur Einheilung kommt und auf welchen experimentellen Unterlagen oder klinischen Beweisen beruht diese Annahme? Dann hätte ich noch eine weitere Bemerkung zu machen; Ich fand sehr bemerkenswert den Vortrag von Herrn Pellet aus Debrecen, der vorschlägt, man solle die frühe subtalare Arthrodese bei Talusfrakturen durchführen. Es liegen ja keine großen Erfahrungen in dieser Richtung vor und ich meine, wir sollten in der Tat versuchen, ob nicht die frühe subtalare Arthrodese mit einer Revitalisierungsmöglichkeit über die Durchblutung des Calcaneus zum Talus nicht doch eine Verbesserung unserer Nekroserate bringt.

J. Böhler, Wien: Danke, Herr Weller, vorher Herr Passl. Ich glaube, die Antwort ist sehr einfach, es handelt sich um die Art des Klebers.

Passl, Wien: Ja, wir beschäftigen uns seit 1970 mit der Replantation reiner Knorpelfragmente, hauptsächlich tierexperimentell. Wir haben das auch veröffentlicht im Archiv für Orthopädie und Unfallchirurgie. Es sind diese reinen Knorpelfragmente immer problemlos eingeheilt, seitdem wir von der Histoacrylklebung also mit einem Zyanoacrylat abgegangen und auf die Fibrinklebung übergegangen sind. Das ist ein hochkonzentriertes Fibrinogenkonzentrat mit Faktor 13 und Thrombin. Seitdem haben wir also auch experimentell untermauern können, daß diese Knorpeldissekate einheilen können. Wir haben keine große klinische Erfahrung, wir haben 2 Fälle, die sehr gut sind und ein ausgezeichnetes klinisches Ergebnis gehabt haben.

J. Böhler, Wien: Der springende Punkt ist, daß mit Fibrin geklebt wird und nicht mit einem Kunststoff, das ist das Ausschlaggebende. Zur 2. Frage: das habe ich eigentlich bei den Vorträgen vermißt. Es wurde ja von Seiten der Vertreter der offenen Reposition die Primärarthrodese sehr empfohlen und zwar nicht Früh- sondern *primäre* Sofortarthrodese zur Revascularisierung des Talus. Hat jemand Erfahrung damit?

Kazár, Budapest: Zur Revitalisierung bzw. Replantation des Talus möchte ich einen Fall vorführen, es handelt sich um einen 48jährigen Drechsler, der eine Verrenkung des Talus erlitt, eine offene Verrenkung. Bei der Reinigung des Knochens wurden die zerfetzten Weichteile, an denen der Talus hing, entfernt, so daß es sich um eine freie Replantation handelte. Es wurde reponiert und 1–2 Jahre entlastet (Dia).

Eine Phlebographie zeigt schon nach einem halben Jahr eine schwache Entleerung, obzwar sich noch der größte Teil des Kontrastmittels im Knochen staut. 1 1/2 Jahre wurde entlastet (Dia).

Der Kranke erschien jetzt nach 2 1/2 Jahren zu Nachuntersuchung, hat mäßige Arthrose, gute Bewegung und arbeitet weiter als Drechsler. Wir meinen deshalb, wenn genug lang entlastet wird, muß man sich sogar nach Replantation nicht zur primären Arthrodese entscheiden (Dia).

J. Böhler, Wien: Wer hat noch eine Frage? Zur Frage der Dauer der Entlastung: Herr Buch hat gemeint, daß die Dauer der Entlastung auf die Nekroserate keinen Einfluß hatte und das ist eigentlich auch bei anderen Vorträgen zum Anklang gekommen. Herr Kazár, Sie haben gezeigt, daß Sie schon nach 3 Monaten Revascularisierung mit dem Phlebogramm nachweisen können. Glauben Sie, daß man noch weiter entlasten muß, wenn man eine Revascularisierung schon sieht und daß man 1 1/2 Jahre entlasten muß?

Kazár, Budapest: Ja, bitte, der Talus ist ein viel kleinerer Knochen als der Schenkelhals, der Umbau geht viel schneller. Es können von verschiedenen Seiten die Gefäße einwachsen, also deshalb meinen wir, daß 1 1/2 Jahre im allgemeinen zur Revascularisation genügen, aber es muß diese Zeit unbedingt entlastet werden. Nach 6 Monaten war hier noch ein schwacher Abfluß. Man muß die Röntgenbilder weiter verfolgen.

J. Böhler, Wien: Gut, das war jetzt ein Fall von Revascularisierung ohne untere Sprunggelenksarthrodese, aber die Fragestellung war eigentlich, ob jemand Erfahrung mit Revascularisation nach Sofortarthrodese des unteren Sprunggelenkes hat.

K.H. Müller, Bochum: Ich hatte ja in meinem Vortrag einen solchen Fall gezeigt, wo wir eine relativ frühzeitige subtalare Arthrodese gemacht haben und auch hier kam es zur Sprungbeinnekrose. Ich glaube, nach neueren Erfahrungen bei uns erscheint es besser, wenn man insbesondere bei gleichzeitigen Weichteiltraumatisierungen vorübergehend einen Fixateur externe anlegt und die weitere Entwicklung abwartet und dann eine Arthrodese zum günstigeren Zeitpunkt vornimmt.

J. Böhler, Wien: Will noch jemand sprechen?

Kehr, Duisburg: Bisher ist die subtalare Arthrodese vorwiegend herausgestellt worden als Möglichkeit, die Nekrose zu verhindern. Aber wir sehen doch im Röntgenbild, daß sich die Nekrose vorwiegend im Bereich des Doms abspielt, also oben, ganz entfernt vom Calcaneus und ich glaube vielmehr, daß wir durch die Primärarthrodese des oberen Sprunggelenks und die Revascularisierung von der distalen Tibia her, den entscheidenden Bereich des Talus revascularisieren können, nämlich den Bereich der Kuppel. Unsere 4 Fälle von primärer Arthrodese haben in der Tat gezeigt, daß eine Ernährungsstörung auch nur vorübergehender Art des Talus nicht eingetreten ist, obwohl es sich um schwere Luxationstrümmerfrakturen handelt, bei denen in einem hohen Prozentsatz eine Nekrose zu erwarten gewesen wäre.

J. Böhler, Wien: Ja, nur werfen wir dann gleich die Flinte ins Korn, wenn wir die wesentliche Funktion des Sprunggelenkes von vornherein aufgeben. Sehr schön waren die tibiocalcanearen Arthrodesen. Herr Eigenthaler, wollen Sie noch etwas dazu sagen? Sie haben ja schon vor langer Zeit über die sehr guten Ergebnisse berichtet. Sonst noch eine wichtige Aussage? Nachdem es 13,00 Uhr ist, muß ich mich entschuldigen für die kurze Diskussion und danke für Ihre Beteiligung.

II. Verletzungen der übrigen Fußwurzelknochen (ohne Fersenbein)

Verrenkungsbrüche des Lisfrancschen Gelenkes Konservative Verfahren und percutane Osteosynthesen

E. Kutscha-Lissberg, P. Maerschalk und A. Opitz, Wien

Luxationen und Luxationsfrakturen in den nach Lisfranc benannten Tarsometatarsalgelenken sind nicht ganz so seltene Verletzungen wie meist beschrieben wird [10].

Durch indirekte Gewalteinwirkung kann es zur kompletten oder partiellen Luxation kommen. Bonnel und Barthélémy [4] konnten je nach Art des indirekten Traumas gewisse Gesetzmäßigkeiten in der Dislokation herstellen, was aber bei direkter Gewalteinwirkung verständlicherweise unmöglich ist [12].

Die Behandlung dieser Verletzungsform, die in überwiegender Mehrzahl mit Frakturen kombiniert ist, wird im Schrifttum unterschiedlich angegeben. L. Böhler [3], Ehalt [6], M. Lange [11] u.a. bevorzugen eine eher konservative Therapie mit gedeckter Reposition und percutanen Spickdrähten, andere Autoren [7, 8, 9] streben grundsätzlich eine offene Reposition und Bohrdrahtosteosynthese an. Bonnel und Barthélémy [4] sowie Steinhäuser [13] schlagen eine primäre Arthrodese vor. Diese Verschiedenartigkeit in der Therapie sowie die von Kossyn [10] beschriebene relativ hohe Anzahl von Folgezuständen nach Verletzungen des Lisfrancschen Gelenkes haben uns bewogen, im Rahmen einer Sammelstatistik die einschlägigen Fälle nachzuuntersuchen.

Krankengut

An dieser Sammelstatistik sind insgesamt 5 Unfallkrankenhäuser und eine Universitätsklinik beteiligt [1].

Tabelle 1 zeigt die Herkunft des Krankengutes. Der Nachuntersuchungszeitraum beträgt 2 bis 12 Jahre, im Durchschnitt 6 Jahre.

Tabelle 2 zeigt die Alters- und Geschlechtsverteilung der Verletzten. 20 Frauen waren im Durchschnitt 43,7 Jahre alt, 54 Männer zählten durchschnittlich 37,8 Jahre. Ein deutlicher Anstieg ist im Bereiche der 3. und 4. Dekade zu vermerken.

In überwiegender Mehrzahl der Fälle wurde die Verletzung durch ein direktes Trauma hervorgerufen. Deutlich kommt auch der Anteil der Verkehrsunfälle zum Ausdruck.

Von insgesamt 74 Verletzungen lag 14 mal eine offene Luxation bzw. Luxationsfraktur vor, wobei zweit- und drittgradig offene Verletzungen deutlich in der Überzahl waren.

---

[1] Bei den Primarärzten der Unfallkrankenhäuser möchten wir uns für die Überlassung des Krankengutes bedanken.

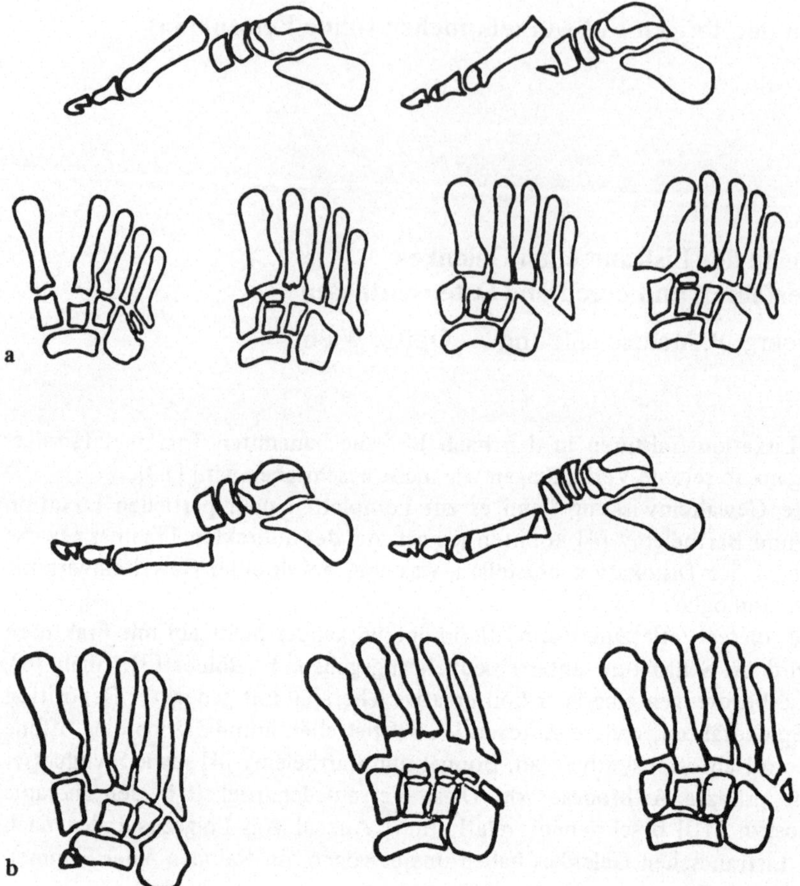

Abb. 1. a Häufige Dislokation nach dorsal-lateral durch Flexions-Abduktions-Mechanismus, **b** seltene Dislokation nach medial-plantar durch Extensions-Adduktions-Mechanismus

Tabelle 1. Quellen der Sammelstatistik der Verletzungen des Lisfrancschen Gelenkes (1965–1975)

	Σ	NU
AUKH Wien XII	39	23
AUKH Klagenfurt	7	5
AUKH Graz	6	3
AUKH Salzburg	5	2
AUKH Linz	5	5
1. Unfallklinik Wien	12	6
	74	44

NU-Zeitraum 2–12 Jahre, $\bar{x}$ 6,72 a.

Von insgesamt 74 Verrenkungen im Lisfrancschen Gelenk waren nur 6 ohne röntgenologisch sichtbare Fraktur. Auffallend hoch ist mit 56 Fällen der Anteil der intraarticulären Brüche.

Tabelle 2. Alters- und Geschlechtsverteilung von 74 Verletzungen des Lisfrancschen Gelenkes

	0–10	11–20	21–30	31–40	41–50	51–60	61–70	71–80	Σ
♀	1	2	5	2	2	5	–	3	20
♂	1	9	13	13	11	3	3	1	54
Σ	2	11	18	15	13	8	3	4	74

$\bar{x}$ ♀ = 43,7 a
$\bar{x}$ ♂ = 37,8 a

Tabelle 3. Verletzungsursache bei 74 Verletzungen des Lisfrancschen Gelenkes

Betriebsunfall (ohne Weg)	30
Verkehrsunfall	25
Sportunfall	6
Sonstige	13
	74
Indirektes Trauma	23
Direktes Trauma	51

Tabelle 4. Primäre Komplikationen bei 74 Verletzungen des Lisfancschen Gelenkes

Offene Verletzung:		14
1. Grad	1	
2. Grad	8	
3. Grad	5	
Geschlossene Verletzung:		60
Σ		74

Tabelle 5. Begleitverletzungen bei 74 Luxationen im Lisfrancschen Gelenk

		Mittelfuß mit Gelenk	Mittelfuß ohne Gelenk	Fußwurzel	Fuß	Ohne Frakt.
Totale Lux. M 1–5	17	13	3	2	2	1
Part. Lux.						
M 1	29	23	9	2	1	2
M 2–5	13	11	3	4	2	2
M 4–5	2	1	1	–	–	–
M 1 + 2	1	–	1	–	–	–
M 2	6	4	1	3	1	–
M 5	3	2	1	–	–	–
Div. Lux.	3	2	1	2	–	1
	74	56	20	13	6	6

Behandlung

In der Behandlung der Luxationen und Luxationsfrakturen im Lisfrancschen Gelenk nahmen wir eine weitgehend konservative Haltung ein, d.h. die Luxation wurde gedeckt durch Extension im „Mädchenfänger" bei einer Belastung mit 5 kg und leichtem Druck reponiert. Das Repositionsergebnis wurde anschließend röntgenologisch kontrolliert und je nach Stabilität der Luxation eine percutane Bohrdrahtosteosynthese angeschlossen (vergleiche Tabelle 6 und 7).

Die Indikation zur blutigen Reposition stellt sich für uns nur dann, wenn eine gedeckte Reposition, z.B. bei alten Frakturen oder Repositionshindernis nicht möglich ist. Desgleichen halten wir eine blutige Reposition bei einer Gelenksfraktur mit großem isoliertem und disloziertem Keil, besonders an der Basis des 1. oder 5. Mittelfußknochens für gut.

Tabelle 6. Therapie der Luxation bzw. Luxationsfraktur im Lisfrancschen Gelenk

A	Konservativ:	Reposition, Gipsfixation		
B	Halbkons.:	Reposition, percut. Spickdrähte, Gipsfix.		
C	Operativ:	Offene Reposition	Schrauben Spickdrähte	Gipsfix.

Tabelle 7. Indikation zur Therapie der Verletzungen im Lisfrancschen Gelenk

Konservativ:	Weitgehend *stabile* Reposition
Halbkons.:	Ungenügend stabile Reposition (Totale u. divergierende Luxation)
Operativ:	Repositionshindernis (Sehne d. Tib. ant., Knochenfragm. u. dgl.) Alte Verletzung Gelenksfraktur mit großem Keil (M 1, M 5)

Ergebnisse

Zur Beurteilung der Ergebnisse zogen wir drei Klassifikationsgrade heran, die in Anlehnung an Wilppula (14) etwas modifiziert wurden (vergleiche Tabelle 8).

Von insgesamt 74 Patienten konnten 44 nachuntersucht werden.

Tabelle 9 zeigt die Behandlungsergebnisse in Korrelation zur Behandlung bzw. zum Verletzungstyp. Bei der divergierenden Luxation, die nicht reponiert wurde, handelt es sich um einen Erhaltungsversuch bei einem drittgradig offenen Luxationsbruch. Bei den übrigen 6 Patienten waren zwei in der 7. Dekade ihres Lebens mit hochgradigen, nicht unfallbedingten Deformitäten an beiden Füßen. Eine weitere Patientin wies eine Tabes dorsalis auf, weshalb von einer percutanen Bohrdrahtosteosynthese Abstand genommen wurde. Bei einer weiteren Patientin lag ein ausgeprägter varicöser Symptomenkomplex vor, der von sich aus jeden Eingriff verbot. Zwei weitere Patienten wiesen mehrere Wochen alte Verrenkungsbrüche auf, die ebenfalls nicht reponiert wurden.

Insgesamt kamen 6 Komplikationen nach der Behandlung zur Beobachtung. 4 mal trat eine Hautnekrose auf, die durch freie Hauttransplantation rasch und sicher beherrscht werden konnte. Bei einem schweren Quetschungstrauma kam es zur Vorfußteilnekrose, die mit einer deutlichen Defektheilung ausheilte. Bei einem weiteren Patienten mußte wegen einer homolateralen drittgradig offenen Unterschenkelfraktur mit Thrombose des Truncus tibiofibularis eine Oberschenkelamputation durchgeführt werden.

Tabelle 8. Beurteilungskriterien für 44 nachuntersuchte Verletzungen des Lisfrancschen Gelenkes

Gut:	Norm. Fußgewölbe, keine Gangbehinderung, keine Schmerzen, Rö: Geringe Arthrose
Mittel:	Norm. Fußgewölbe, Gangbehinderung u. Schmerzen bei Überbelastung, Rö: Deutliche Arthrose
Schlecht:	Fußdeformität, Gangbehinderung, häufig Schmerzen, Rö: Schwere Arthrose, Ankylosen

Tabelle 9. Behandlungsart und Nachuntersuchungsergebnis von 44 Verletzungen des Lisfrancschen Gelenkes

Verletzungstyp		Behandlung				Ergebnis		
	Gesamt	USG	Rep. USG	Bd. Perc.	Bd. Offen	Gut	Mittel	Schlecht
Totale Lux. M 1–5	11	–	2	8	1	9	1	1
Partielle Lux. M 1	17	2	6	9	–	13	3+	–
M 2–5	8	–	1	5	2	7	1	–
M 4–5	2	2	–	–	–	1	1	–
M 1–2	1	1	–	–	–	–	1	–
M 2	4	1	2	1	–	1	1	2
Diverg. Lux.	1	1	–	–	–	–	–	1
	44	7	11	23	3	31	8	4

Tabelle 10. Komplikationen nach Behandlung von 44 Verletzungen des Lisfrancschen Gelenkes

Hautnekrose	4	
Vorfußteilnekrose	1	
US-Gangraen	1	(Homolat. US-Frakt. 3° offen)

Diskussion

Trotz der Tatsache, daß unvollständig oder nicht reponierte Luxationsfrakturen im Lisfrancschen Gelenk in einigen Fällen ein klinisch überraschend gutes Ergebnis aufweisen, ist eine exakte Reposition und Rekonstruktion des Fußgewölbes anzustreben. (1). Diese Forderung nach Wiederherstellung des Fußgewölbes bezieht sich jedoch nicht nur auf die Verrenkung im Lisfrancschen Gelenk, sondern erstreckt sich auch naturgemäß auf die meist vorhandenen Begleitverletzungen, besonders auf stark dislozierte Mittelfußfrakturen. Allerdings ist ein anatomisch einwandfreies Resultat noch keine Garantie für klinische Beschwerdefreiheit (14). Die geschlossene Reposition gelingt in überwiegender Mehrzahl der Fälle und wird in Allgemeinnarkose durch Extension mittels „Mädchenfängern" und einem Zuggewicht von 5 kg erreicht. Von Wichtigkeit ist in dieser Phase, daß man sich vom Repositionsergebnis mittels Röntgenbildern überzeugt. Dazu sind analog zur primären Röntgenuntersuchung, drei Aufnahmen notwendig, eine im dorsoplantaren Strahlengang, eine weitere im rein seitlichen und eine im schrägen Strahlengang. Ist die reponierte Verletzung stabil, was man aus der Ausdehnung der Verrenkung, bzw. aus dem Repositionsvorgang relativ gut abschätzen kann, so genügt es, das Repositionsergebnis im gespaltenen Unterschenkelgipsverband zu halten. Sollten jedoch bezüglich der Stabilität irgendwelche Zweifel bestehen, so ist unseres Erachtens eine temporäre Arthrodese mittels zwei bis drei percutan eingeführten Kirschner-Drähten die Methode der Wahl. Die primär offene Reposition, wie sie von vielen Autoren gefordert wird, halten wir nicht nur für überflüssig, sondern auch im Hinblick auf die oft ausgedehnten Weichteilquetschungen und posttraumatische Zirkulationsstörungen für gefährlich. Sie ist nur dann indiziert, wenn eine gedeckte Reposition, zum Beispiel durch Repositionshindernisse oder bei veralteten Frakturen, nicht möglich ist. Auch große gelenksbildende Fragmente, vorwiegend an der Basis des 1. oder 5. Mittelfußknochens, werden eine Indikation zur offenen Reposition und Verschraubung darstellen.

Bei allen unseren 44 nachuntersuchten Patienten konnte man im Röntgenbild arthrotische Veränderungen verschiedener Grade nachweisen, die aber bei intaktem Fußbewölbe klinisch nicht in Erscheinung getreten sind. Erwähnenswert erscheint uns auch die Tatsache, daß bei insges. 6 Patienten der anlagebedingte Plattfuß, wie er sich auf der kontralateralen Seite manifestierte, eine auffallende Korrektur auf der verletzten Seite aufwies.

Zusammenfassung

Es wir über eine Sammelstatistik aus insgesamt 5 Behandlungsstätten berichtet. Von 74 Luxationen und Luxationsfrakturen im Lisfrancschen Gelenk konnten insgesamt 44 zwei bis zwölf Jahre nach dem Unfall nachuntersucht werden. Allen Behandlungsstätten ist ein weitgehend einheitlicher Behandlungsplan, nämlich die Reposition und wenn notwendig percutane Spickdrahtosteosynthese gemeinsam, sodaß das Krankengut vergleichbar erscheint. Die offene Osteosynthese wurde nur in Einzelfällen durchgeführt.

Von 44 nachuntersuchten Fällen konnten 31 als gut klassifiziert werden, 8 als mittel und 4 als schlecht. Auf Grund dieser Ergebnisse glauben wir, daß die konservativen Behandlungsmethoden, bzw. die percutane Bohrdrahtosteosynthese unter der Voraussetzung, daß das Fußgewölbe wieder hergestellt wird, die Methode der Wahl darstellt. Die offene Reposition sollte nur auf besonders gelagerte Fälle beschränkt bleiben.

Literatur

1. Aitken, A.P., Poulsen, D.: Dislocations of the Tarsometatarsal Joint; J. Bone Jt. Surg. *45* A, 246–260 (1963)
2. Antoni, Ch., Paul, D., Schuhmann, H.D.: Luxationen und Luxationsfrakturen im Fußwurzelbereich und ihre Behandlungsergebnisse. Zbl. Chir. *99*, 1622–1627 (1974)
3. Böhler, L.: Die Technik der Knochenbruchbehandlung; 12.–13. Aufl. Wien: W. Maudrich 1957
4. Bonnel, F., Barthélemy, M.: Traumatismes de l'articulation de Lisfranc; entroses graves, luxations, fractures. J. Chir. (Paris) *111*, 573–592 (1976)
5. Detlefsen, M.: Die Luxation im Lisfranc'schen Gelenk als typische Verletzung des Motorradfahrers. Beitr. Orthop. *15*, 242–245 (1968)
6. Ehalt, W.: Frakturen und Luxationen der Fußwurzelknochen. Verh.dtsch.Ges.Unfallheilk. *28*, 152 (1965)
7. Engelhardt, P., Ganz, R.: Die Luxationsfrakturen des Lisfranc-Gelenkes. Orthop. Prax. *9*, 896–898 (1975)
8. Gissane, W.: A dangerous type of fracture of the foot. J.Bone Jt Surg. *338*, 535–538 (1951)
9. Jeffreys, E.: Lisfranc's fracture – dislocation J. Bone Jt Surg. *45* B, 546–551 (1963)
10. Kossyk, W.: Die Behandlung von Spätschäden nach Verletzungen des Lisfranc-Gelenkes. Arch. orthop. Unfall-Chir. *82*, 19–29 (1975)
11. Lange, M.: Lehrbuch der Orthopädie und Traumatologie, Bd. III, Stuttgart: F. Enke 1967
12. Pfister, U.: Luxation der Lisfranc'schen Gelenkslinie. Mschr.Unfallheilk. *76*, 423–425 (1973)
13. Steinhäuser, J.: Luxationsfrakturen im Lisfranc-Gelenk und ihre Behandlung. Z. Orthop. *113*, 720–722 (1945)
14. Wilppula, E.: Tarsometatarsal Fracture – Dislocation. Acta orthop. scand. *44*, 335–344 (1973)

Indikation zur offenen Reposition und Spickdrahtosteosynthese bei Luxationen im Lisfrancschen Gelenk

R.Reschauer, R. Szyszkowitz und W. Schöffmann, Graz

Durch geschlossene Reposition und percutane Verspickung gelingt es bei Luxationen im Lisfrancschen Gelenk häufig, anatomische Verhältnisse mit nachfolgend schmerzfreier Funktion wiederherzustellen. Ist eine geschlossene Reposition jedoch nicht möglich und wird die Fehlstellung belassen, so führt dies vielfach neben Deformierung des Fußes zu schmerzhafter Schwellung und permanenter Funktionsbehinderung.

Wir sehen deshalb eine Indikation zur offenen Reposition mit nachfolgender Verspickung in folgenden Fällen als erforderlich an. Bei Interposition von Weichteilen und Knochenknorpelsplittern. Ein häufiges Repositionshindernis bildet die Sehne des Musculus tib. ant. Niederecker empfiehlt bei Interposition ihre Absetzung und Reinsertion am Os naviculare. Unterläßt man die nach geschlossener Reposition erforderliche Verspickung, so kann es trotz Gipsruhigstellung zu einer Reluxation kommen. Infolge Muskelkontraktur ist in diesen Fällen genau wie bei der verzögert zugewiesenen Luxation eine geschlossene Reposition nicht mehr möglich.

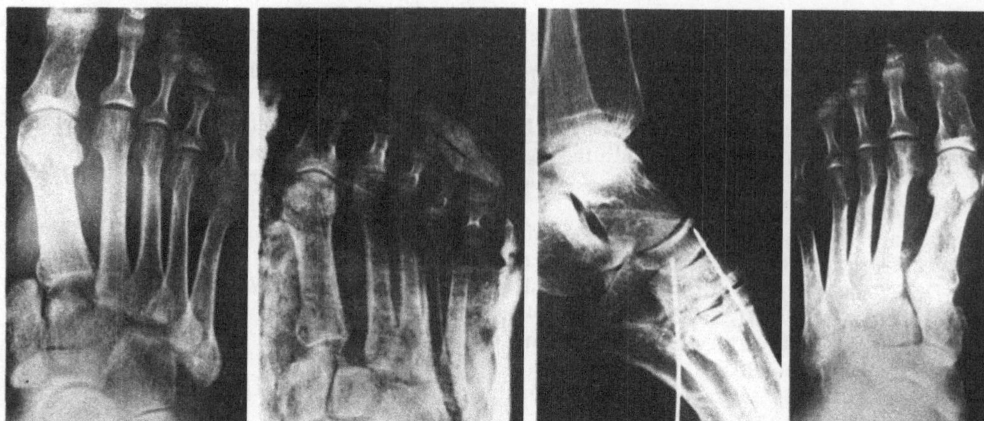

Abb. 1. Homolaterale Luxation im Lisfrancschen Gelenk bei einer 35jährigen Hausfrau nach Sturz in der Wohnung. Kontrolle im Gips, nach sekundärer Dislokation, Ergebnis nach offener Reposition und Verspickung, Kontrolle nach 12 Monaten

Durch zwei längsverlaufende Hautschnitte, einer verläuft an der Lateralseite des Metatarsale 1 und der zweite zwischen Metatarsale 4 und 5 ist in der Regel eine gute Übersicht gegeben. Zur Sicherung des Repositionsergebnisses sind lediglich zwei kräftige Spickdrähte erforderlich, einer zwischen Metatarsale 1 und Cuneiforme 1 und der zweite zwischen Metatarsale 5 und Cuboid. Während Jeffreys eine anschließende Gipsruhigstellung nicht für notwendig hält und sofort mit funktioneller Nachbehandlung beginnt, wurde in der vorliegenden Serie in der Regel eine 6-7wöchige Gipsruhigstellung durchgeführt. Zu diesem Zeitpunkt erfolgte auch die Entfernung der Spickdrähte. Anschließend wurden Einlagen für 3-6 Monate verordnet.

Im Rahmen dieser Arbeit konnten 40 Fälle aus der Zeit von 1966-75 erfaßt werden, von denen 21 nachuntersucht wurden. Es waren 30 Männer und 10 Frauen mit einem Durchschnittsalter von jeweils 29,6 Jahren betroffen. Die Fälle stammen aus den Arbeitsunfallkrankenhäusern von Graz 5 [3], Linz 7 [4], Salzburg 10 [4], Klagenfurt 2 [2] und der I. Universitätsklinik für Unfallchirurgie Wien 7 [3] bzw. dem Department für Unfallchirurgie der Chirurg. Universitätsklinik Graz 9 [5]. In der Klammer sind die jeweils nachuntersuchten Patienten angeführt.

Als Unfallursache findet sich an erster Stelle der Verkehrsunfall. Laut Aitken, Poulsen und Wiley handelt es sich bei verunfallten Autoinsassen vornehmlich um Plantarflexionsverletzungen. Betroffen sind die Insassen der vorderen Sitze bei Frontalkollisionen,denn im Augenblick des Anpralles schlägt der zwecks Abstützung extrem plantarflektierte Fuß gegen die senkrechte hintere Motorraumabdeckung. Durch diese Gewalteinwirkung kommt es zuerst zum Einreißen der dorsalen Kapselanteile im Lisfrancschen Gelenk und anschließend zur Luxation.

Wird der Sitz aus der Verankerung gerissen und im Augenblick des Anpralles nach vorne geschleudert, so wird der Fuß zwischen Motorraumabdeckung und Sitz eingeklemmt und es kommt auch in Mittelstellung des oberen Sprunggelenkes zur Luxation.

Neben 21 Verkehrsunfällen fanden wir 14 Arbeitsunfälle, 3 Sportunfälle und 2 häusliche Unfälle als Verletzungsursache. 13 mal handelte es sich um ein direktes, 27 mal um

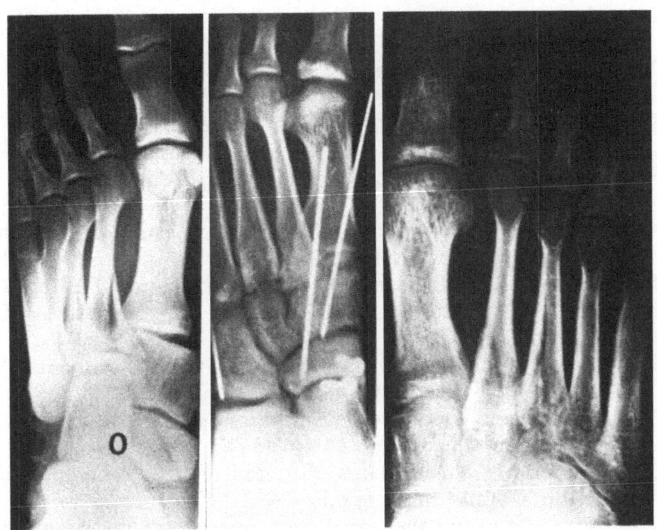

Abb. 2. 19jähriger Patient mit offener Luxation Metatarsale I–V und Fraktur des Os naviculare, Zustand nach Reposition und Verspickung bzw. Verschraubung, Kontrolle nach 6 Monaten

ein indirektes Trauma. 26 Verletzungen waren geschlossen, 14 offen, primär operativ wurden 25 versorgt. 15 mal wurde nach mißlungener geschlossener Reposition sekundär offen reponiert. 13 Patienten waren mehrfachverletzt.

In 18 Fällen fanden wir eine homolaterale Verschiebung, wir haben diese wieder in lateral, lateral dorsal, dorsal und plantar aufgeschlüsselt. Eine divergierende Luxation fand sich 8 mal, 14 mal war lediglich der 1. Mittelfußknochen betroffen. 34 Luxationen waren mit Frakturen von Mittelfußknochen kombiniert, 6 mal lag eine reine Luxation vor.

Bei der Nachuntersuchung fand sich 11 mal ein Senk-Spreizfuß. Neben vermehrter Schwielenbildung in 9 Fällen und Schwellung in 8 Fällen, kam es bei offener Fraktur 2 mal zu einer Osteomyelitis, diese war zum Zeitpunkt der Nachuntersuchung zwar abgeklungen. Bei einem Patienten bestanden jedoch deutliche Restbeschwerden, einmal mußte wegen sekundärer Vorfußgangrän im Tarsometatarsalgelenk amputiert werden. Neben 9 Arthrosen, 5 davon waren nicht schmerzhaft, fand sich eine Ankylosierung zwischen Cuneiforme (1) und Mittelfußknochen (1). Auffallend war, daß dauerndes Tragen von Einlagen von sämtlichen Patienten wegen Beschwerden abgelehnt wurde. 3 Patienten erhielten eine Rente von 20%, 3 mal waren Berufswechsel erforderlich. Der 1. Strahl kann entweder im Tarsometatarsalgelenk oder mit dem Cuneiforme bei gleichzeitiger Fraktur des Os naviculare luxieren.

Abschließend möchte ich feststellen, daß Luxationen im Bereiche des Lisfrancschen Gelenkes keineswegs bagatellisiert werden dürfen. Obwohl uns einzelne Fälle bekannt sind, bei denen es trotz persistierender Fehlstellung im späteren Verlauf zu weitgehender Beschwerdefreiheit kam, halten wir es für erforderlich, durch primär geschlossene oder offene Reposition möglichst frühzeitig anatomische Gelenksverhältnisse wiederherzustellen, um die zu bleibender Invalidität führenden Dauerfolgen bei nicht durchgeführter Reposition zu vermeiden.

Literatur

1. Aitken, A.P., Poulson, D.: Dislocations of the tarsometatarsal joints, J. Bone Jt Surg. *45* A, 246 (1963)
2. Anderson, L.D.: Injuries of the Forefoot, Department of Orthopaedic Surgery, *122*, 18–27 (1977)
3. Böhler, L.: Verrenkungen im Lisfranc'schen Gelenk, 12.–13. Aufl., Wien: Maudrich 1957
4. Bonnel, F., Barthelemy, M.: Traumatismes de l'articulation de Lisfranc: entorses graves, luxations, fractures J. Chir. (Paris) *111*, 573–592 (1976)
5. Jeffreys, T.E.: Lisfranc's Fracture-Dislocation, J. Bone Jt Surg. Vol. *45* B, No. 3, 1963
6. Jones, A., Reife, H., Crawford, A.: Tarsometatarsal Fracture Dislocation, Vol. 66, Number 10, 1976
7. Kossyk, W.: Die Behandlung von Spätschäden nach Verletzungen des Lisfranc-Gelenkes, Arth. orthop. Unfall-Chir. *82*, 19–29 (1975)
8. Niederecker: Operative Behandlung der Mittelfußknochenbrüche, Verh. Dtsch. Orthop. Ges. 44 Kgr. 358–369 (1957)
9. Reichelt, A., Derkmann, G.: Beitrag zur Therapie der Metatarsalfrakturen, Arch. orthop. Unfall-Chirurgie *63*, 139–155 (1972)
10. Wiley, J.J.: The mechanism of tarsometatarsal joint injuries, J. Bone Jt Surg. *53* B, 474 (1971)

Brüche und Verrenkungen der Fußwurzel

K. Heydenreich, Bochum

Gegenüber Brüchen des Fersen- und Sprungbeines spielen die Brüche der sogenannten „kleinen" Fußwurzelknochen eine untergeordnete Rolle. Sie dürfen wegen ihrer Bedeutung für die Statik und Dynamik des Fußes jedoch nicht bagatellisiert werden.

In den Jahren 1973-1976 wurden im „Bergmannsheil" Bochum 22 Patienten mit Frakturen der kleinen Fußwurzelknochen und 12 Patienten mit Luxationen bzw. Luxationsfrakturen der Fußwurzel behandelt.

Unfallursachen waren in etwa gleichmäßiger Verteilung das indirekte Trauma im Sinne des „Umknickens", Direkttraumen wie Prellungen und Quetschungen sowie die Kombination der beiden Möglichkeiten beim „Absturz aus der Höhe".

Ich möchte zunächst die Frakturen der „kleinen" Tarsalia besprechen. Frakturen im Zusammenhang mit Luxationen der Fußwurzel wurden dabei nicht berücksichtigt.

Wir sahen 26 Fußwurzelfrakturen bei 22 Patienten, die sich wie folgt verteilten:

14 Kahnbeinfrakturen, davon 5 Abrißfrakturen des Kahnbeinhöckers und 1 dorsale Kantenabsprengung, 6 Würfelbein- und 6 Keilbeinfrakturen.

Wichtig ist die exakte Röntgendiagnostik, routinemäßig werden bei uns folgende Aufnahmen angefertigt:

Sprunggelenk mit Fußwurzel in 3 Richtungen und Mittel- und Vorfuß in 2 Richtungen. Dazu in besonderen Fällen gehaltene Aufnahmen. Differentialdiagnostisch ist die genaue Kenntnis der akzessorischen Knochen erforderlich. Als besonders wichtig sind hier zu nennen: Os tibiale externum, Os peronaeum, Os supranaviculare und Os trigonum.

Die Behandlung der Frakturen der kleinen Fußwurzelknochen erfolgte ausschließlich konservativ. Nach abschwellenden Maßnahmen und vorübergehender Ruhigstellung im gespaltenen Unterschenkelgips wurde für 6–8 Wochen ein Unterschenkelgips angelegt, davon etwa 3 Wochen als Gehgips. Nach Gipsabnahme wurden Bewegungsübungen und Schreitbäder unter zunehmender Belastung durchgeführt. Die Patienten wurden mit orthopädischen Schuhmaßeinlagen versorgt. In 3 Fällen nach schweren Quetschungen des Fußes war die Versorgung mit orthopädischem Maßschuhwerk erforderlich.

18 Patienten konnten nachuntersucht werden. Die Behandlungsergebnisse konnten danach bei 15 Patienten mit gut bis sehr gut bezeichnet werden. 3 Patienten behielten Dauerschäden, die entsprechend einer MdE von 20% zu bewerten waren. Hier war vor allem das Ausmaß der unfallbedingten Weichteilschädigung mitentscheidend.

Im gleichen Zeitraum 1973–1976 sahen wir 12 Luxationen im Fußwurzelbereich, dabei handelte es sich 5 x um eine Luxatio sub talo, 1 x bestand neben der lateralen Luxatio sub talo ein Verrenkungsbruch im oberen Sprunggelenk mit Subluxation des Talus, also eine Vorstufe der extrem seltenen Luxatio tali totalis. 6 x lag eine Verrenkung der Lisfrancschen Gelenklinie vor.

Die Luxatio sub talo war 2 x isoliert, 1 x konnte geschlossen nach den Richtlinien Böhlers reponiert werden, 1 x war eine offene Reposition erforderlich. 3 x bei Patienten mit einer Luxatio sub talo und bei allen 6 Verrenkungen in der Lisfrancschen Gelenklinie bestanden zusätzlich zum Teil multiple Frakturen der kleinen Fußwurzelknochen, es handelte sich also um schwerste Fußwurzelverrenkungsbrüche.

Oberstes Behandlungsziel dieser schweren Verletzungen ist die möglichst frühzeitige Reposition und deren Retention, damit können sonst drohende Komplikationen wie Durchblutungsstörungen und Drucknekrosen der Haut weitgehend vermieden werden. In Einzelfällen und vor allem bei älteren Fällen ist die offene Reposition erforderlich. Zur Retention der instabilen Repositionsergebnisse haben sich Kirschner-Drähte bewährt. Gipsruhigstellung erfolgt bei uns über 6–8 Wochen, dann erfolgt eine intensive Nachbehandlung mit aktiven Bewegungsübungen und Warmwasserschreitbädern unter allmählich zunehmender Belastung. Trotzdem ist in vielen Fällen mit Dauerschäden zu rechnen. Die Versorgung mit orthopädischem Maßschuhwerk ist fast die Regel. Unterbleibt bei derartigen Luxationsfrakturen die frühzeitige Reposition, kann es zu erheblichen Fußdeformitäten im Sinne der Knick-Plattfußbildung kommen.

10 Patienten mit Luxationen und Luxationsfrakturen der Fußwurzel konnten nachuntersucht werden.

Die Behandlungsergebnisse konnten nur bei 3 Patienten mit gut bezeichnet werden. Es handelte sich dabei 2 x um eine isolierte Luxatio sub talo und um die Patientin mit der unvollständigen Luxatio tali totalis. Alle anderen Patienten behielten nach den schweren Luxationsfrakturen der Fußwurzel Dauerschäden, mußten orthopädische Schuhe tragen, um ausreichend sicher und beschwerdearm gehen zu können. Die MdE mußte mit 20–30% eingeschätzt werden.

Kahnbeinbrüche des Fußes, Einteilung, Behandlung, Spätergebnisse

S. Balázsy, Gy. Kazár, E. Nagy und T. Nyári, Budapest

Der zentrale Kahnbeinbruch des Fußes ist eine seltene Verletzung, meistens mit Frakturen der anderen Knochen der Fußwurzel bzw. des Mittelfußes. In unserem Krankengut von 5 Jahren (1969–1973) fanden wir insgesamt 17 Fälle, von denen nur 4 Einzelfrakturen waren.

Zur genauen Diagnose und richtigen Behandlung halten wir die Routine-Aufnahmen aus zwei Richtungen für ungenügend, es ist auch eine dritte schräge Aufnahme nötig, auf der die Gelenkflächen sich besser abzeichnen.

Neben der sagittalen undislocierten und der am häufigsten vorkommenden dislocierten Fraktur mit medio-dorsaler Verrenkung konnten wir einen dritten Typ feststellen: die dislocierte Fraktur mit lateraler Verrenkung des Kahnbeins ohne Kompression (Abb. 1).

Es wird eine undislocierte Fraktur gezeigt, die nach 4 Jahren gut heilte. Der nächste Fall, eine dislocierte Fraktur mit Zertrümmerung des plantaren Knochenteils und typischer medio-dorsaler Verrenkung des Kahnbeins, die infolge des Knochendefektes trotz guter Einrichtung, Synthese und jungen Alters nach 3 Jahren eine mittelschwere Arthrose zeigt. Und hier eine dislocierte Fraktur mit lateraler Verrenkung. Nach 5 Jahren trifft die deformierende Arthrose nur das mediale Bruchstück. Bei diesem dritten Typ kommt es nicht zur Zertrümmerung des plantaren Teils des Knochens und deshalb droht nach Einrichtung auch eine Redislokation nicht. Dieser Bruch kann konservativ behandelt werden ohne Gefahr einer schweren Fußdeformität.

Wie weit die Begleitverletzungen das Bild verändern können, zeigt der folgende Fall, wo bei einem medio-dorsalen Verrenkungsbruch das plantare Bruchstück nicht zertrümmert wurde, weil es an die Stelle des verrenkten zweiten Keilbeins kam. Hier kann man auch die diagnostische Bedeutung der 3. Aufnahme sehen. Bei der Osteosynthese scheint das laterale Bruchstück aus zwei Richtungen gut eingerichtet zu sein und nur auf der 3. Aufnahme stellt sich heraus, daß es um 90° verdreht ist. Leider wurde es danach nicht eingerichtet und so entstand nach 7 Jahren eine Ankylose aller umgebenden Gelenke.

Wie das Sprungbein, ist auch das Kahnbein ein Knochen, dessen Oberfläche größeren Teils mit Gelenkknorpel bedeckt und deshalb gegen eine Kreislaufstörung sehr empfindlich ist. Wir hatten zwei Fälle, wo die Folgen der Knochennekrose sogar nach Jahren noch

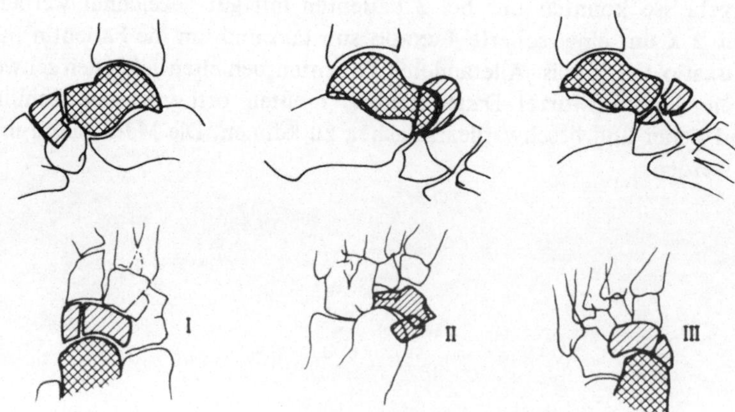

Abb. 1

gut sichtbar waren. Hier ein undislozierter Bruch, der später disloziert wurde und wo der Knochen nach 5 Jahren noch kondens und deformiert war infolge der Nekrose.

Insgesamt konnten 13 von den 17 zentralen Kahnbeinfrakturen 3–7 Jahre nach der Verletzung kontrolliert werden. Das Spätergebnis zeigt unser Grafikon (Abb. 2). Die Auswertung geschah nach der Methode von Kazár, die voriges Jahr hier in Salzburg vorgetragen wurde.

Das beste Ergebnis zeigte die subjektive Bewertung des Verletzten. 10 von den 13 arbeiten auch im vorigen Beruf, doch 6 gaben an, daß ihre Arbeitsfähigkeit sich verminderte.

Das funktionelle Ergebnis (objektive Auswertung) war auch teilweise von Begleitverletzungen des Fußes beeinflußt. Auf der Röntgenaufnahme fanden wir in jedem Fall eine Arthrose, die mit Ausnahme von 2 Fällen mittelschwer bzw. schwer war.

Anhand unserer Spätergebnisse sind wir der Meinung, daß dieser seltenen Verletzung mehr Aufmerksamkeit gewidmet werden sollte.

1. Der Bruch und die Dislokation muß genau diagnostiziert und eingerichtet werden.
2. Bei einem Bruch mit medialer Verrenkung soll der Einrichtung eine Osteosynthese,

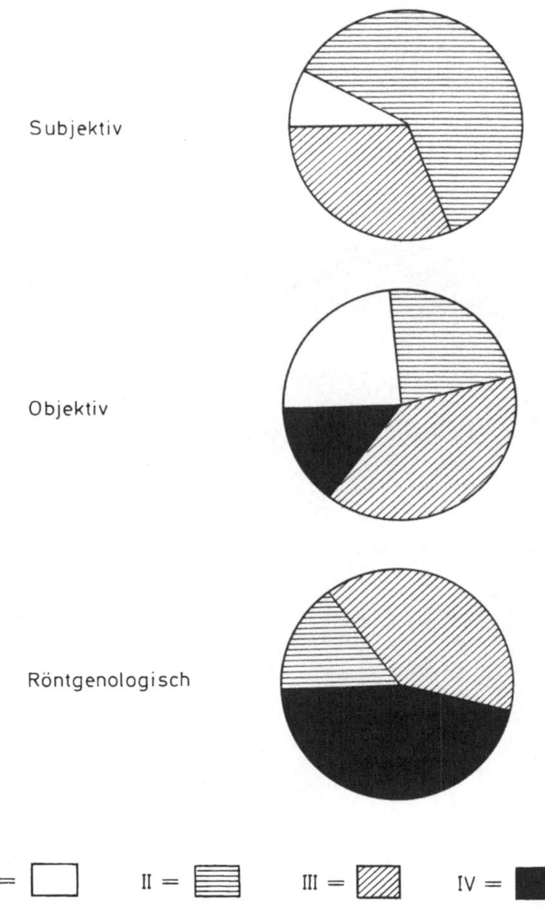

Abb. 2. Spätergebnisse nach zentralen Frakturen des Fußkahnbeines (13 Fälle)

bei größerem Knochendefekt sogar vielleicht eine primäre Arthrodese des Kahnbeins folgen zur Vorbeugung der schweren Arthrose und Deformität des Fußes.

3. Bei einem Bruch mit lateraler Verrenkung genügt nach Einrichtung die konservative Behandlung, da die Masse des Knochens unversehrt bleibt.

Osteosynthese und Arthrodese des Lisfranc-Gelenkes

P. Engelhardt, Bern

Wurde in früheren Jahren die Lisfrancsche Luxationsfraktur besonders beim vom Pferd gestürzten Reiter gesehen, so beobachten wir diese Verletzung heute fast ausschließlich bei Polytraumatisierten, bei welchen der Fuß zwischen Spritzwand und Pedalwerk des Autos eingeklemmt wird. Wegen des klinisch nicht immer eindrucksvollen Bildes besteht die Möglichkeit, daß die Luxation des Metatarsus gegen den Tarsus übersehen wird. Ist ein Röntgenbild des Fußes angefertigt worden, sollte die Diagnosestellung keine Schwierigkeiten bereiten, ist doch nach Gianestra der Abstand der Basen von Metatarsale I zu Metatarsale II verbreitert, bzw. auf der seitlichen Aufnahme überreiten die Mittelfußstrahlen den Tarsus.

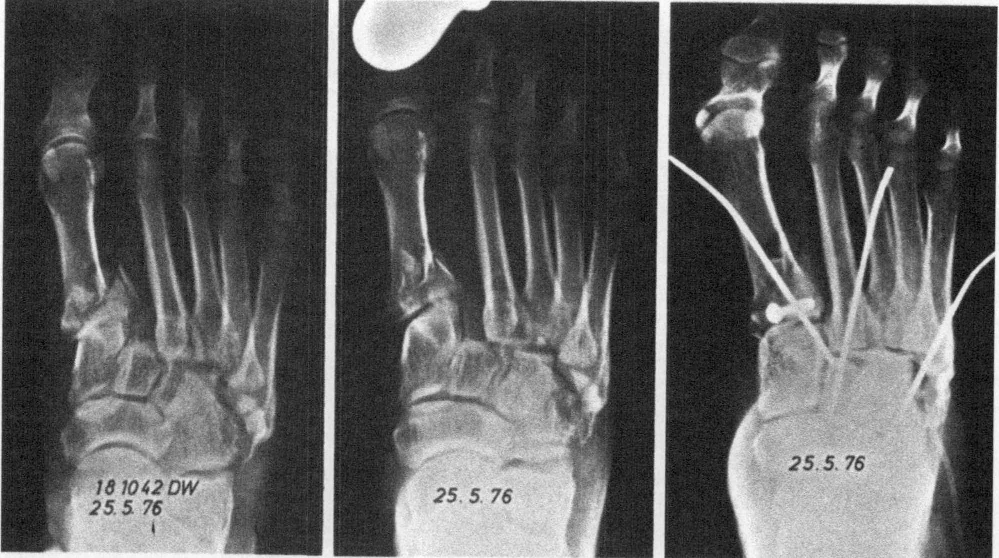

Abb. 1. Typische Deformität: Luxation der 4 fibularen Randstrahlen, Fraktur der Basis Metatarsale I mit divergierender Abweichung des Strahles nach medial. *Mittleres Bild*: Unter Zug und Bildverstärkerkontrolle ist es nicht möglich, die Länge des ersten Strahles korrekt herzustellen, erst die offene Reposition mit K-Drahtspickung stellt die Fußform wieder korrekt her

Tabelle 1. Resultate. Luxationsfrakturen des Lisfranc-Gelenkes. Kontrollen bei 11 Fällen nach 1–6 Jahren

	Reposition/Osteosynth. (7)	Arthrodese (4)
Fuß normal brauchbar	4	1
Restbeschwerden	3	3
Fußdeformität	3	4
Spez. Schuhversorgung	2	4

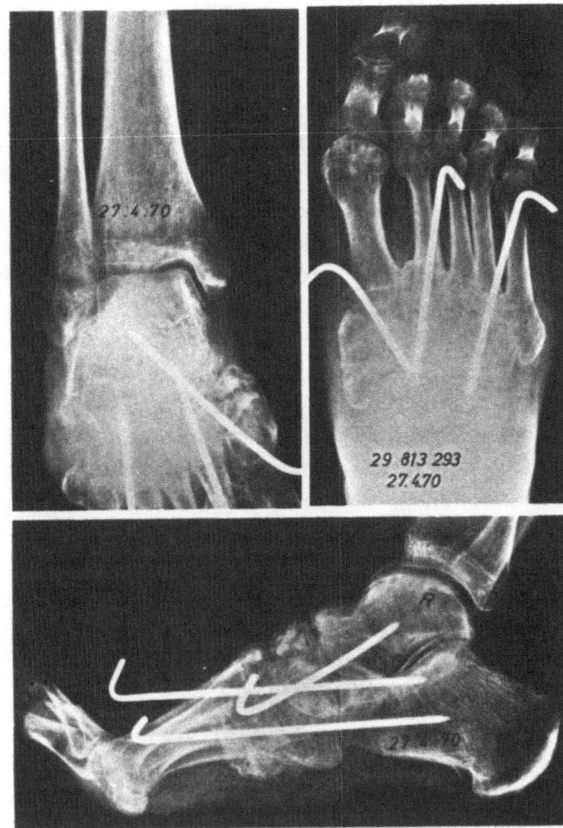

Abb. 2. Arthrodese des Lisfranc-Gelenkes. Erhebliche posttraumatische Dystrophie des Fußes, da die Verletzung 6 Monate lang nicht diagnostiziert worden war

Wir bevorzugen die offene Reposition in Blutsperre, da andernfalls die Wiederherstellung der Gelenkkongruenz nicht möglich ist. Die Reposition geschieht unter Zug und Gegenzug, eventuell unter Zuhilfenahme eines Elevatoriums als Hebel. Besonders wichtig ist die exakte anatomische Rekonstruktion des 1. Strahles, da dieser für die elastische Verformung des medialen Fußgewölbes verantwortlich ist. Zweckmäßigerweise kann für Trümmerfrakturen der Metatarsale-I-Basis das Kleinfragmenteinstrumentarium der AO zur Anwendung kommen. Eine Arthrodese im Bereich des medialen Fußgewölbes wird vom Patienten als außerordentlich störend empfunden, besonders, wenn dieser Strahl noch verkürzt wurde. Die 4 fibular gelegenen Strahlen werden mit transarticulär eingeschossenen Kirschner-Drähten fixiert, die nach 6 Wochen wieder entfernt werden können. Trotz der erheblichen Variationsbreite der Lisfranc-Luxationsfrakturen in bezug auf Kombination der verschiedenen Frakturlinien und Luxationen der Mittelfußknochen fanden wir bei 5 Fällen den gleichen Verletzungstyp: Trümmerfraktur der Metatarsale-I-Basis und Luxation der 4 fibularen Strahlen.

Bei zu spät zur Behandlung kommenden Verletzten muß allerdings auf die Rekonstruktion der Gelenklinie verzichtet werden und die Arthrodese des Lisfranc-Gelenkes durchgeführt werden. Dabei werden in üblicher Weise die Gelenkflächen entknorpelt, autologe Spongiosa eingelagert, das arthrodesierte Gebiet während 6 Wochen mit Kirschner-Drähten fixiert und darüberhinaus für weitere 4 Wochen ein Gehgips angelegt. Die versteifende Operation gibt dem Fuß zwar Standsicherheit zurück und ermöglicht eine orthopädische Schuhversorgung. Die Funktion des Fußes ist jedoch durch die an der Basis verblockten Metatarsalia gestört. Sekundäre arthrotische Veränderungen an den benachbarten Fußgelenken lassen den Fuß selten beschwerdefrei werden.

Wir übersehen ein Krankengut von 11 Fällen, bei welchen Nachkontrollen 2–6 Jahre nach dem Unfall möglich waren. Übereinstimmend mit der Literatur haben wir die Verletzung nicht sehr häufig gesehen, da wir in den letzten beiden Jahren bei einem großen traumatologischen Krankengut lediglich zwei weitere Fälle beobachten konnten.

An Restbeschwerden bei den 11 nachkontrollierten Fällen fanden wir mehr oder weniger rasches Anschwellen des Fußes, Schwierigkeiten beim Gehen auf unebenem Boden, schnelle Ermüdbarkeit mit schmerzhaftem Brennen über dem Fußrücken nach zurückgelegten kurzen Wegstrecken. Bei zwei Patienten mußte eine Exostose über dem Fußrücken abgetragen werden, bei einem anderen war eine Gelenktoilette wegen übersehener osteochondraler Fragmente notwendig. Von 7 primär osteosynthetisierten Verletzten können immerhin 4 den Fuß normal gebrauchen. Die 4 versteiften Füße haben bis auf einen erhebliche Restbeschwerden.

Insgesamt waren weniger Beschwerden und Formabweichungen bei den primär durch offene Reposition behandelten Fällen vorhanden als bei den früher oder später wegen einer Luxationsfraktur des Lisfranc-Gelenkes durch Arthrodese behandelten Füßen.

Besondere Fälle schwerer Fußwurzelverrenkungen

G. Korisek und H. Schneider, Kalwang

Vom Krankengut des UKH-Kalwang haben wir aus der letzten Dekade nach Ausschluß der Fersenbeinfrakturen diejenigen Fußwurzelverletzungen nachuntersucht, die aufgrund der massiven Zerstörung des knöchernen oder des Weichteilgefüges als besonders schwer bezeichnet werden müssen. Der durchschnittliche Nachuntersuchungszeitraum beträgt 5 1/2 Jahre. Gemeinsam ist diesen Fällen von vorwiegend jungen Verletzten (Durchschnittsalter 27,8 Jahre) eine verhältnismäßig lange Behandlungsdauer (117 bis 222 Tage, davon

21 bis 53 stationär), lange Gipsfixation (8 bis 16 Wochen) und relativ lange Entlastung (2 bis 8 Wochen). Der Unfallhergang war immer typisch und zwar zu gleichen Teilen Sturz aus großer Höhe, Einklemmung oder Quetschung des Fußes durch eine große Last und die Fußverletzung im Rahmen eines Verkehrsunfalles.

Der charakteristische Unfallhergang führt häufig zu geradezu klassischen Verletzungskombinationen. Wie bei diesem 18jährigen Mann, der sich bei einem Sturz von einem Dach im Bereich der Stauchungskette einen Bruch des 3. und 4. Lendenwirbels, einen Verrenkungsbruch des Talus rechts, eine Verrenkung des Kahnbeines und einen Verrenkungsbruch des Würfelbeines links zuzog. Reposition unter Zug – bei der Talusluxationsfraktur am Fersenbeinnagel, bei der Kahnbeinverrenkung und Würfelbeinluxationsfraktur mit Mädchenfängern an den Zehen, Retention im Unterschenkelgips für 14 Wochen bei Belastungsverbot links für 7, rechts für 8 Wochen ergaben nach 8 Jahren ein ausgezeichnetes klinisches Ergebnis bei röntgenologisch deutlicher Arthrose.

Eine eher rare Verletzungskombination erlitt dieser 32jährige Mann bei einem Verkehrsunfall: einen offenen Verrenkungsbruch des Kahn- und Würfelbeines mit einer federnd fixierten Supinations-Subluxation des Talus von dessen medialer Fläche eine Knorpel-Knochen-Schuppe abgeschert ist. In Allgemeinnarkose Reposition des Verrenkungsbruches im Chopartschen Gelenk und Fixation mit 3 gekreuzten Bohrdrähten, Unterschenkelgips für 14 Wochen, Entlastung für 5 Wochen, nach 7 Jahren Beweglichkeit im oberen Sprunggelenk nahezu frei (20-0-40) im unteren Sprunggelenk gering eingeschränkt. Hinsichtlich eines posttraumatischen Pes planus oder Abductus war wegen des knöchernen Ausrisses des Ligamentum calcaneonaviculare plantare die Prognose von vorneherein günstig.

Zwei Drittel unserer Fälle betrafen das Lisfrancsche Gelenk, wie bei diesem 28jährigen von einem Hubstapler Überfahrenen, der außer einem offenen Beckenringbruch mit Eventration des linken Hodens, eine offene Patellafraktur, ein Decollement des gesamten Ober- und Unterschenkels und eine offene Luxationsfraktur im Lisfrancschen Gelenk erlitt. Aufgrund des schweren Polytraumas wurde auf die anatomische Reposition der in der offenen Wunde kaum identifizierbaren Metatarsalköpfchen verzichtet. Die weitgehend wiederhergestellte Fußform wurde mit 1 Bohrdraht gesichert. Unterschenkelgips für 10 Wochen, Belastung nach 6 Wochen. Das klinische und kosmetische Ergebnis nach 9 Jahren kann trotz der in erster Linie trophisch bedingten mäßigen Krallenzehenbildung als gut bezeichnet werden.

Seltener fanden wir Verrenkungsbrüche des Chopartschen Gelenkes wie bei diesem 19jährigen, der sich bei einem Sturz vom Dach diesen Bruch des Kahn- und Würfelbeines mit Teilverrenkung im Chopartschen Gelenk zuzog. Sicherung des Repositionsergebnisses mit 3 gekreuzten Bohrdrähten, Belastung ab der 3. Woche. (Der knöcherne Ausriß des Ligamentum bifurcatum war für die Stabilität des Fußes prognostisch günstig zu werten). Nach 6 Jahren ist zwar eine röntgenologisch deutliche Arthrose vorhanden, der Patient hat aber eine normale Fußform und keine Beschwerden.

Unter den referierten Fällen befinden sich nur 2 Frauen. So diese 28jährige, die bei einem Verkehrsunfall einen offenen Bruch des Kahn- und Würfelbeines erlitt. Bei Einlieferung imponierte ein Pes abductus von 30 Grad. Als Repositionshilfe bewährt sich bei derartigen Verletzungen die Einstellung des ersten Metatarsale auf die Achse des Talushalses. Trotz Sicherung der Kahnbeinreposition mit 2 Bohrdrähten und trotz Gipsfixation für 12 Wochen bei 4-wöchiger Entlastung mußten wir 8 Wochen nach Gipsabnahme wegen eines zunehmenden schmerzhaften Pes abductus ein Redressement in Narkose mit nochmaliger 3-wöchiger Gipsfixation vornehmen. Die Patientin ist 2 Jahre nach Unfall mit

Schachteleinlagen mit lateral vorgezogenem Gegenhalt versorgt und geht beschwerdefrei.

Ein beidseitiger Pes abductus imponierte bei diesem 38-jährigen, dem ein Gußstück auf die Füße gefallen war. Er hatte eine beidseitige Verrenkung im Lisfrancschen Gelenk links mit einem Bruch des Cuneiforme I und Metatarsale II vergesellschaftet. Fixation mit je 2 gekreuzten Bohrdrähten, Unterschenkelgips für 12 Wochen, davon 6 Wochen ohne Belastung. Das Ergebnis nach 2 1/2 Jahren ist sehr gut.

Nur bei 2 Patienten unserer Zusammenstellung verzichteten wir auf eine Minimalosteosynthese. Neben den eingangs gezeigten, wie bei diesem 18-jährigen, auf den ein Auto von einer Hebebühne stürzte, was einen Bruch des 4. Lendenwirbels und eine schwerst offene Luxatio pedis subtalo zur Folge hatte. Operative Wundversorgung und Reposition in Allgemeinnarkose, Unterschenkelgips für 8 Wochen, davon 5 Wochen ohne Gehbügel. Das Ergebnis nach 2 Jahren ist sehr gut.

Die Hälfte der Unfälle waren versicherte Arbeitsunfälle. So auch dieser 27jährige Landwirt, der vor 6 Wochen bei der Fahrt in den Forst mit dem Motorrad stürzte und diese schwer offene Luxatio pedis subtalo mit schwerer Luxation im Lisfrancschen Gelenk und Exhairese der 4. Zehe erlitt. Unseren Behandlunggrundsätzen entsprechend, wurde auch bei ihm die Reposition in Allgemeinnarkose und Minimalosteosynthese mit gekreuzten Bohrdrähten durchgeführt. Eine der Schwere der Gefügestörung angemessen lange Gipsfixation und Entlastung betrachten wir auch bei ihm als wichtigste Voraussetzung für ein gutes Ergebnis.

Bandverletzungen der unteren Sprunggelenke

T. Gaudernak, Wien

Der Fuß als Kraftüberträger beim Gehen und Stehen braucht eine einwandfreie Bandführung seiner zahlreichen Gelenke.

Der Riß einer wichtigen Bandverbindung stellt eine erhebliche Schwächung der Statik und Dynamik des Fußes dar, kann aber durch Hinken, Schonhaltung und durch Muskelkraft teilweise kompensiert werden.

Trotz der zahlreichen Bandverbindungen im Fußwurzelbereich sind über 95% der Verletzungen an typischen Stellen lokalisiert. Ähnlich wie bei den Verletzungen des oberen Sprunggelenkes können wir zwischen Supinations- und Pronationsverletzungen unterscheiden; wobei die Supinationsverletzung die weitaus häufigere ist.

Die durch Muskel und vor allem durch Bänder gekoppelten, komplizierten Bewegungsabläufe in den unteren Sprunggelenken beanspruchen beim Umkippen (Supination) vor allem Bänder an der Fußaußenseite. Beim Verdrehen (Pronation) vor allem Bänder an der Fußinnenseite.

Bei Supinationsmechanismen werden von proximal nach distal folgende Bänder beansprucht:

Das Lig.fib.talare ant., das Lig.calcaneocub. und das Lig.bifurcatum (eine ganz wichtige Bandverbindung zwischen Calcaneus, cuboid und naviculare), die Ligg.tarsometatarseae.

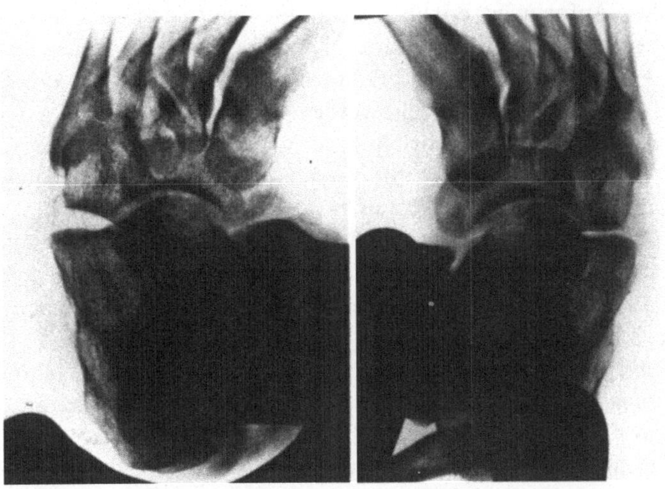

Abb. 1. Die „gehaltene Aufnahme" zeigt einen Riß der Bandverbindungen zwischen Fersenbeinfortsatz und Würfelbein

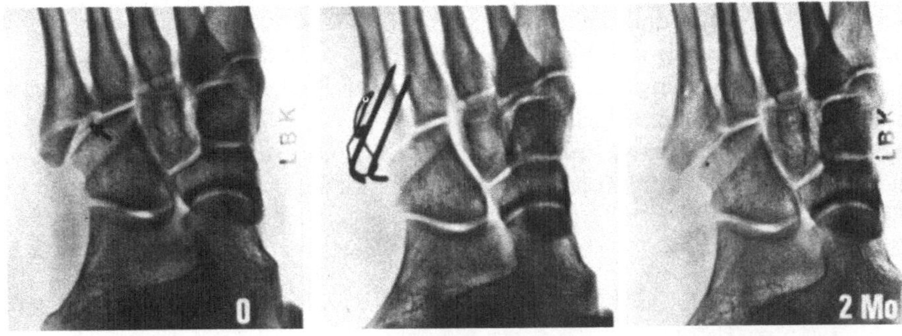

Abb. 2. Abrißbruch der Basis des 5. MHK mit Stufe im Gelenk und Verdrehung. Nach Zuggurtungsosteosynthese stufenlos verheilt

Bei Pronationsbeanspruchung sind Bandanteile des Lig.deltoideum und Lig.talonaviculare gefährdet.

Wir finden also eine typische Supinationslinie der Verletzungslokalisation vom Außenknöchel bis zum 5. Mittelfußknochen und Pronationslinie vom Innenknöchel über Sprungbeinkopf zum Kahnbein. Die Bänder sind so kräftig ausgebildet, daß nahezu immer ein Stück Knochen mitausreißt. Ausrißfrakturen im Fußwurzelbereich sind also röntgenologische Kriterien einer meist schweren Bandverletzung. Wie verhalten wir uns beim verletzten Fuß?

Wegen der oft nur geringen Schwellung muß sorgfältig palpiert werden. Ein typischer Druckpunkt ist am Fersen-Würfelbein-Gelenk. Typisch sind auch Dehnungsschmerzen bei Nachahmung des Unfallablaufes. Bei Verdacht auf eine Bandverletzung werden drei Röntgenaufnahmen der unteren Sprunggelenke angefertigt.

Die Aufnahmen erlauben eine gute Beurteilung der Gelenke um das Würfelbein, der Außenwand und des Fortsatzes des Fersenbeines und des Sprungbein-Kahnbeingelenkes. Ist keine Abrißfraktur zu erkennen, aber der Verdacht auf eine Lockerung, können gehaltene Aufnahmen gemacht werden.

An der Basis des V. Mittelfußknochens finden wir typische Abrißfrakturen

1. der Tuberositas, meist mit Verdrehung durch erhalten gebliebene Lig.tarsometatarseae,
2. inkomplette Abrißfrakturen,
3. in die Gelenkfläche reichende Fraktur mit Stufenbildung und Verdrehung des Fragmentes.

Bei den Gelenksfrakturen gehen wir immer mehr dazu über, sie offen zu reponieren und mit Schraube oder Zuggurtung zu stabilisieren. Bleibt der V. Mittelfußknochen und seine Bandverbindung intakt, so besteht der nächst höhere gefährdete Abschnitt im Calcaneocuboidgelenk. Hier finden sich die Ausrisse typischerweise an der Außenwand des Fersenbeinfortsatzes oder des Würfelbeines. Die nächst höhere Etage der Supinationsverletzung ist dann schon das Lig.fib.talare ant. bzw. der Bandapparat des Außenknöchels. Bei den Pronationsverletzungen finden wir Abrisse am Kahnbein und Taluskopf bzw. Einrisse des Lig.tibionaviculare.

Eine besondere Bedeutung kommt dem Lig.bifurcatum zu. Es stabilisiert das Chopart-Gelenk sowohl gegen Pro-Supination als auch gegen Drehbewegungen.

Das Band zieht vom Proc.anter. des Fersenbeines zum Kahnbein und Würfelbein und kann an allen diesen drei Stellen ausreissen. Diese Verletzung macht besonders hartnäckige Beschwerden, wenn sie unbehandelt bleibt.

Für die röntgenologische Beurteilung der Abrißfrakturen an der Fußwurzel ist die Kenntnis accessorischer Knochen wichtig.

Als Differentialdiagnose zum Ausriß des Lig.bifurcatum kommen der Calcaneus secundarius, zu den Ausrissen am Würfelbein das Os peronaeum (in zahlreichen Formvarian-

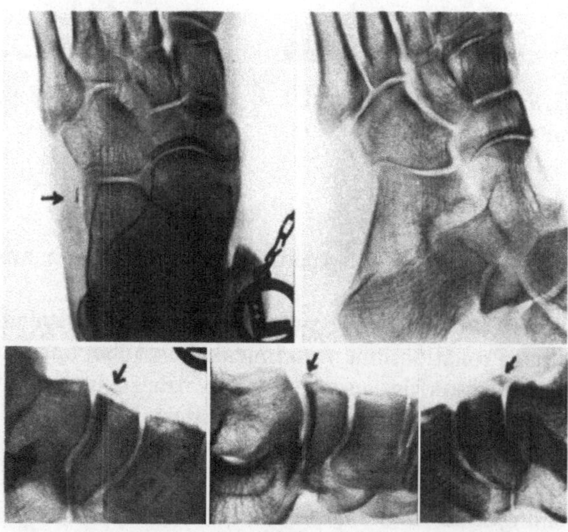

Abb. 3. Typische knöcherne Bandausrisse. *Obere Reihe:* Aus dem Fersenbeinfortsatz. *Untere Reihe:* Aus dem Kahnbein

Abb. 4. Die häufigsten knöchernen Bandausrisse der Fußwurzel und ihre Verwechslungsmöglichkeiten mit accessorischen Fußwurzelknochen. (*1*) Lig. talonaviculare; (*2*) Lig. calcaneonaviculare-cuboideum (Lig. bifurcatum); (*3*) Lig. calcaneocuboideum dorsale; (*4*) Lig. tarsometatarsale; Peroneussehne. DD: (*1*) Os supranaviculare – Os supratalare; (*2*) Calcaneus secundarius; (*3*) Os peroneum, Os calcaneocuboidale lat.; (*4*) Apophysenpersistenz, Os vesalianum; (*5*) Os tibiale externum

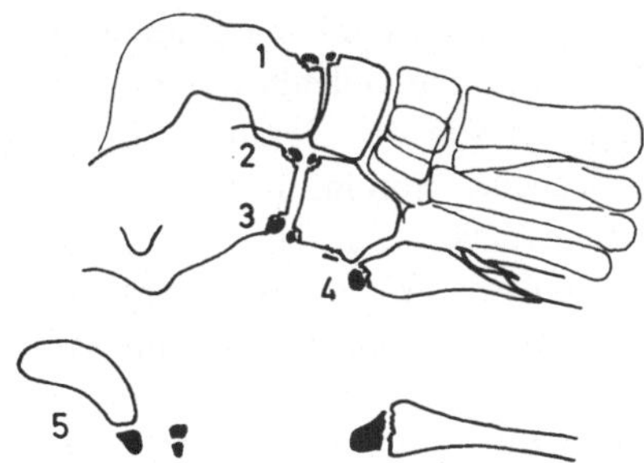

ten) in Betracht, am Sprungbeinkopf können sie mit einem Os supratalare oder Os supranaviculare verwechselt werden.

Die Behandlung der knöchernen Ausrisse an der Fußwurzel erfolgt am besten durch einen gut anmodellierten Unterschenkelgehgipsverband für 4-6 Wochen.

Bei Gelenksbrüchen des V. Mittelfußknochens mit Stufenbildung können wir durch eine einfache Zuggurtung schmerzhafte Arthrosen verhindern. Auch schmerzhafte Pseudarthrosen mit abgedeckeltem Frakturspalt sind operativ zu versorgen.

Die Bandverletzungen der unteren Sprunggelenke sind häufige und sicher auch häufig übersehene und bagatellisierte Verletzungen. Bei richtiger Behandlung sind sie problemlos, unbehandelt der Grund für den Ausspruch: Es ist schlimmer den Fuß zu verstauchen als ihn sich zu brechen.

Diskussion zum II. Hauptthema: Verletzungen der übrigen Fußwurzelknochen (Leitung: O. Russe, Innsbruck)

Russe, Innsbruck: Wir können in die Diskussion eintreten und ich bitte um Wortmeldungen.

Tomaschefsky, Halle: Herr Engelhardt sprach vorhin eben von der Behandlung der Luxationsfraktur im Lisfranc-Gelenk und meinte, daß er grundsätzlich operativ reponieren würde, da das eine exakte Reposition geben würde. Ich glaube, wir müßten doch da etwas differenzierter behandeln und müssen vor allen Dingen, meine ich, darauf achten, wie früh der Patient in unsere Bedandlung kommt. Wir hatten jüngst einen 18-jährigen Patienten, einen Reiter, mit einer Luxationsfraktur im Lisfranc-Gelenk, zu behandeln. Er kam 2 Std nach diesem Unfall in unsere Behandlung, wir haben auch konservativ eine exakte Reposition erreichen können und 4 Monate nach dieser Behandlung ist der Patient Juniorenmeister im Springreiten geworden. Danke.

Russe, Inssbruck: Weitere Wortmeldungen, bitte Herr Witt.

Witt, München: Meine Damen und Herren, ich glaube, wir dürfen diese Verletzungen des Lisfrancschen Gelenkes nicht nur von der Fraktur oder von der Bandzerreißung her sehen, sondern von der Gesamtfunktion des Fußes. Wir wissen, daß der äußere Fußstrahl, also Calcaneus, Cuboid, Metatarsus V, der Tragestrahl des Fußes ist. Wir wissen aber auch, daß der mediale Strahl über Talus, Naviculare und Metatarsus I der elastische Strahl des Fußes ist und die Wiederherstellung muß sich ganz besonders darauf hin richten, daß wir den Tragestrahl stabil machen und dem Medialstrahl im Fuß eben die Elastizität erhalten. Und in vielen Fällen vor allem der Luxationsfraktur im Lisfrancschen Gelenk ist das was den medialen Strahl anbelangt, konservativ nicht möglich und deswegen soll man dort die Indikation zur operativen Reposition und Stabilisierung in physiologischer anatomischer Stellung unter allen Umständen stellen. Dabei ist es allerdings ganz wichtig, daß der Assistent, wenn der Draht eingeschossen wird, sich über die Anatomie des Fußes wirklich im klaren ist und das Längsgewölbe gut herausmodellierend dem Operateur vorhält, damit die Wiederherstellung ganz einwandfrei gelingt. Zum anderen sehen wir Orthopäden vor allem sehr viele Spätergebnisse konservativer oder operativer Behandlung, die nicht einwandfrei gelungen ist. Und hier soll man durchaus zur Arthrodesierung des Lisfrancschen Gelenkes schreiten, wobei es meistens so ist, daß das Lisfrancsche Gelenk im Bereich des Metatarsus II, III und IV, wo es sowieso von der Natur aus ein sehr straffes Gelenkgefüge hat, meistens fibrös so steif ist, daß es wirklich tragefähig wird und keine allzu großen Beschwerden macht. Wenn aber Stufenbildungen zwischen dem Cuneiforme I und Metatarsus I bestehen oder auch im 5. Strahlengebiet, dann müssen dort Arthrodesierungen durchgeführt werden. Der funktionelle Ausfall ist gering, weil dieses Gelenk von Haus aus nur eine geringe Beweglichkeit zeigt und die Stabilisierung und absolute Ankylosierung bringt dann die Schmerzfreiheit. Im übrigen möchte ich darauf hinweisen, daß nach allen operativen Maßnahmen und nach allen konservativen Maßnahmen über längere Zeit gut anmodellierte umfassend gewalkte Einlagen zu geben sind, um dem Fuß wirklich eine ausreichende und dauerhafte Stabilisierung wieder zu geben.

Russe, Innsbruck: Danke, Herr Witt. Sicherlich ist es wichtig, daß gerade Metatarsale I und Metatarsale V als die randständigen Metatarsalia in die richtige Lage kommen um das Längsgewölbe zu sichern. Manchmal, wir wissen das vom Hallux valgus und vom Spreizfuß her, ist das 2. Metatarsale schon gesenkt und die Beschwerden sind nicht zur hochgradig, wenn die Verdrängung nicht zu schwer ist. Was eigentlich knapp erwähnt wurde, ist die Keilarthrodese, die Herausnahme eines Keils bei schwerer Vorfußverkrümmung, die auch notwendig wird, wenn primär nicht voll reponiert und die Osteosynthese in dieser Stellung durchgeführt wurde.

Szyskowitz, Graz: Ich glaube auch, daß diese Einlagenverschreibung sehr wichtig ist. Um so mehr hat es uns überrascht, daß Herr Reschauer bei den Nachuntersuchungen schon nach 1 Jahr gesehen hat, daß alle diese Einlagen schon wieder weggeben hatten. Ist auch im Auditorium diese Erfahrung gemacht worden oder betrifft das nur unsere Nachuntersuchungsserie.

Scheuba, Wetzlar: Ich hätte eine Frage an Herrn Gaudernak. Auch wir sehen sehr oft die Bandzerreißung im Calcaneocoboid-Gelenk mit der dazugehörigen Aufklappbarkeit. Ich habe aber eigentlich bisher die Erfahrungen gemacht, daß dafür eine elastische Bandagierung für 2 bis 3 Wochen ausreicht und daß die Patienten voll beschwerdefrei werden. Es würde mich interessieren, ob unbedingt ein Gipsverband erforderlich ist.

Russe, Innsbruck: Herr Gaudernak ist angesprochen!

Gaudernak, Wien: Das kann ich bestätigen. Auch ich mußte auf Grund der Daten, die ich ausgedruckt bekommen habe, feststellen, daß eine große Zahl von Patienten, die nur mit elastischen Binden behandelt wurden, nach ungefähr 4 bis 5 Wochen beschwerdefrei waren.

Russe, Innsbruck: Herr Witt!

Witt, München: Ich lehne bei allen Bandverletzungen, nicht nur bei denen die hier angesprochen sind, eine elastische Binde ab. Eine Wunde kann nur heilen, wenn sie absolut ruhiggestellt ist und das ist bei einem Band, das die passive Stabilität eines Gelenkes garantieren soll, um so wichtiger. Außerdem, es kann durchaus sein, daß man durch eine elastische Binde den Patienten in einen schmerzfreien Zustand bringt für den normalen Gehakt. Aber für sportliche Betätigung reicht es nicht aus und das sind dann die Patienten, die sich fortlaufend neue Verletzungen aufpfropfen.

Russe, Innsbruck: Sehr richtig. Wir sehen, wie wichtig es daher ist, die Diagnose zu stellen. Herr Weller, Tübingen?

Weller, Tübingen: Ich möchte mich den Hinweisen von Herrn Witt voll anschließen und zwar kommt noch ein sekundärer Punkt hinzu. Alle diese elastischen Binden sind nur vorübergehend wirklich tragfähig und haltbar, nach kurzer Zeit machen sie Zirkulationsstörungen und verhindern dadurch die gute Ausheilung einer Bandverletzung. Ich bin auch der Meinung, man sollte exakt mit gut anmodelliertem Gipsverband behandeln, dann werden die Ergebnisse sehr viel besser. Im übrigen möchte ich noch einen Hinweis geben zu der Einlagenversorgung, die ganz wesentlich ist und die in der Regel von den Chirurgen, auch Unfallchirurgen doch etwas vernachlässigt wird. Und ich meine, daß es gerade nach solchen Verletzungen im Vorfußbereich, die sowieso etwas am Rande mitgeführt werden, es häufig zu deformierenden Ausheilungen kommt, die dann endlich eine orthopädische Einlagenversorgung oder gar eine orthopädische Schuhversorgung zur Folge haben. Und in diesem Zusammenhang möchte ich vor allem darauf hinweisen, daß in meinem Land in der Regel Einlagen mit einem Rezept verordnet werden. Und dann wird eine Einlage gemacht mit einem Pausabdruck, die in keinster Weise dem Fuß und seiner Deformierung, insbesondere dem gestörten Längsgewölbe und der ganzen Statik des Fußes gerecht werden kann. Wenn wir eine Einlagenversorgung für solch einen deformierten Fuß oder aber für Bandkontraktur mit Beschwerden machen, dann müssen wir eine Einlage nach Gipsmodell exakt ausmodelliert verordnen.

Russe, Innsbruck: Danke, Herr Weller, Herr Böhler!

J. Böhler, Wien: Ich möchte einen Hinweis geben zur Röntgendiagnostik des Lisfranc-Gelenkes. Wir haben zwar sehr viel über Lisfranc-Verletzungen gehört, aber wir haben kaum eine Aufnahme gesehen, bei der auf der ap Aufnahme das Lisfrancsche Gelenk richtig dargestellt war. Die Ursache ist die, daß normalerweise die Röntgenassistentin den Zentralstrahl senkrecht auf die Platte einstellt und die Platte liegt an der Fußsohle. Um das Lisfrancsche Gelenk darzustellen, müssen wir aber senkrecht zu den Mittelfußknochen einstellen, das heißt, man muß ungefähr 20 Grade von distal her einneigen, nur dann bekommt man eine entsprechende ap Aufnahme des Lisfranc-Gelenkes.

Russe, Innsbruck: Dies ist wohl von Gaudernak schon gebracht worden. Bitte, wenn keine Wortmeldung mehr ist, dann kann ich zeitgerecht und pünktlich dem neuen Vorsitzenden übergeben, ich darf noch vorher allen Referenten und allen, die zur Diskussion gesprochen haben, herzlich danken.

III. Folgezustände nach Fußwurzelverletzungen – Rehabilitation und Begutachtung (Leitung W. Krösl, H. Kuderna)

Prophylaxe und Therapie des Sudeck-Syndroms nach Fußwurzelverletzungen

N. Klatnek, Salzburg

Wir wissen heute, daß das Sudeck-Syndrom durch eine periphere Zirkulationsstörung gekennzeichnet ist, die sich vor allem am Knochen und Subcutangewebe aber auch an der Cutis manifestiert. Diese Zirkulationsstörung ist nach Blumensaat als örtlich-peripheres Syndrom einer Allgemeinerkrankung aufzufassen. Wie wäre es auch anders zu erklären, daß oft im Anschluß an banale Fußwurzelverletzungen die Krankheit in aller Schwere auftritt, während nach oft schweren Frakturen dies eher selten der Fall ist. Fraglos kommt der Sudeck weit häufiger vor, als man annimmt.

Ein als Ursache in Betracht kommendes Ereignis, wie Trauma oder Immobilisierung, wird sich gelegentlich nicht nachweisen lassen, da auch Erkrankungen des zentralen oder peripheren Nervensystems oder Angiopathien das Entstehen begünstigen können.

Wir unterscheiden zwischen drei Stadien mit fließenden Übergängen: Im *ersten* Stadium steht ein akut entzündliches Geschehen im Vordergrund. Also: Stoffwechselsteigerung, vermehrte Durchblutung, Schwellung, Hyperhydrosis, Gelenksversteifung; meistens noch fehlende röntgenologische Veränderungen.

Im *zweiten* Stadium, welches sich im 3. und 4. Monat ausbildet, steht eine chronische Entzündung mit Dystrophie im Vordergrund. Also: Stoffwechselherabsetzung, Ödem, trophische Störungen, Glanzhaut, oft bereits irreparable Gelenksankylosen und röntgenologisch das bekannte Bild der diffus-fleckigen Entkalkung. Im Laufe mehrerer Monate bis zu Jahren kommt es dann zum *dritten* oder Defektstadium. In diesem Stadium liegt die Atrophie aller Gewebsteile vor.

Dies nur kurz gestreift, um spätere therapeutische Maßnahmen erklären zu können.

Zur *Prophylaxe* wäre zu sagen, daß bei der Versorgung von Unfallverletzten im Sinne Böhlers besonders schonend vorzugehen ist, um nicht durch forsche Reposition oder bei notwendigen operativen Eingriffen zusätzliche Quetschungen der Weichteile zu setzen. Dies mag mit ein Grund sein, warum in Unfallkrankenhäusern, statistisch gesehen, das Sudeck-Syndrom eher selten ist. Eine exakte Ruhigstellung nach der Operation durch Anlegen eines gespaltenen Gipsverbandes ist nach wie vor wichtig. Baldmöglichst muß, bereits während des stationären Aufenthaltes, mit aktiven Bewegungsübungen begonnen werden. *Nach Anlegen eines Gehgipsverbandes* ist darauf zu achten, daß eine Ischämie durch einen schlecht sitzenden, zu engen Gipsverband vermieden wird. Der Patient soll in der Lage sein, mit dem Gehgipsverband physiologisch zu gehen. Bei der Verwendung von Gehstoppeln herkömmlicher Art ist dies nicht oder nur teilweise der Fall.

Ich möchte daher auf eine neue Gehwiege (der Fa. Semperit) mit elastischer Zehenplatte hinweisen. Damit ist es möglich, physiologisch mit dem Gispverband abzurollen. Ich halte diesen Punkt für einen wichtigen Faktor in der Prophylaxe des Sudeck-Syndroms. *Nach Gipsabnahme* sollen die aktiven Bewegungsübungen fortgesetzt werden, wobei besonderes Augenmerk darauf zu richten ist, daß keine Übung Schmerzen bereiten darf. Passive Bewegungsübungen und Massagen sind strikt verboten.

Nun zur *Therapie der Sudeckschen Erkrankung*: Im *ersten* Stadium der Erkrankung muß man sich vor Augen halten, daß hier der Sympathicus überwiegt. Hyperämisierende Maßnahmen sind daher absolut kontraindiziert. Man muß die Hyperämie und Stauung bekämpfen. Also: Hochlagern der Extremität, kühle Umschläge und aktive Bewegungsübungen, Sympathicusausschaltung. Medikamentös: Ganglienblocker, gefäßabdichtende Mittel und entzündungshemmende Präparate.

Eigene Untersuchungen zeigten bei einer Mehrzahl der Patienten Veränderungen im Leberstoffwechsel und andere Stoffwechselerkrankungen, wie z.B. Hyperurikämie, latenter Diabetes.

Bei Elektrophorese-Untersuchungen konnten wir häufig erhöhte Werte bei den Transaminasen feststellen. Daher halte ich die Laboruntersuchung und entsprechende Behandlung der Stoffwechselentgleisung für besonders wichtig. Wie noch laufende Untersuchungen zeigen, läßt sich so die Dauer der Sudeckschen Erkrankung deutlich abkürzen (und das dritte Stadium vermeiden). Im *zweiten* Stadium überwiegt der Parasympathicus. Hier sind leicht hyperämisierende Mittel, wie aktive Bewegungsübungen im Warmwasserbad, Interferenzstrombehandlungen, durchblutungsfördernde und gefäßtonisierende Medikamente, Blockaden und die erwähnte Behandlung der Stoffwechselentgleisung angezeigt. Im *dritten* Stadium ist die Behandlung rein krankengymnastischer Art. Aktive und passive Bewegungstherapie sowie Kräftigung der Muskulatur stehen im Vordergrund.

Die Sudecksche Dystrophie

G. Bogner, Wien

Als Sudecksches Syndrom bezeichnet man eine lokalisierte, neurodystrophische Störung der Gewebsernährung an den Extremitäten. Es handelt sich nicht allein um eine Knochenerkrankung, sondern es sind alle Gewebe betroffen. Es ergibt sich die Diagnose deswegen aus dem klinischen Bild und dem Röntgenbefund. Es wird allgemein eine Einteilung in 3 Stadien durchgeführt, die akute Phase, das Stadium der Dystrophie und der Endatrophie.

Die Phase I ist nach Wagner identisch mit den Umbauvorgängen im wachsenden Knochen und kann daher nicht als pathologisch angesehen werden. Erst die Phase II, Dystrophie, ist Krankheit. Diese kann ausheilen oder in die Phase III übergehen. Auch im Stadium der „Endatrophie" bestehen noch Erholungsmöglichkeiten.

Nach Wagner ist die I. Phase des Sudeck Syndromes bei 82% aller Frakturfälle nach 2–6 Monaten klinisch völlig abgeheilt. Bei 10,8% soll sich 2–4 Monate nach dem Trauma ein pathologischer Prozeß ausbilden, der klinisch erst nach voller Belastung evident wird. Die großen zahlenmäßigen Differenzen in der Literatur hängen offenbar mit der uneinheitlichen Definition, sowie zum Teil selektierten Krankengut zusammen. Im Laufe von

8 Monaten bis 2 1/2 Jahren nach dem Unfall geht die Dystrophie in Heilung oder Defektheilung über (Abb. 1).

Nach Wagner kommt es durch Reize zu einer Funktionsumstellung der vom Sympathicus versorgten Gefäßnerven. Besteht gleichzeitig eine Gewebsacidose, so kommt es zu lokaler Durchblutungsänderung und zur Ingangsetzung des Sudeck-Syndroms. Es besteht ein dauerndes Wechselspiel der von der Peripherie und der Zentrale ausgehenden nervalen Impulse, so daß von beiden Seiten der auslösende Reiz kommen kann. Bei der Dystrophie handelt es sich um ein komplexes Geschehen exogener und endogener Ursachen.

Für den üblichen Ablauf des Sudecks genügt eine exogene Ursache allein, bei anderen Fällen können aber endogene Faktoren, wie Alter, Geschlecht oder Psyche, den Verlauf beeinflussen oder auch für das Auftreten der Dystrophie verantwortlich sein. Die endogenen Ursachen können schwer abgeschätzt werden und sollten nicht überbewertet werden.

Es wurde das Material des Orthopädischen Spitales der letzten Jahre untersucht und 50 Krankengeschichten analysiert. 40 mal war der Fuß, 10 mal die Hand erkrankt.

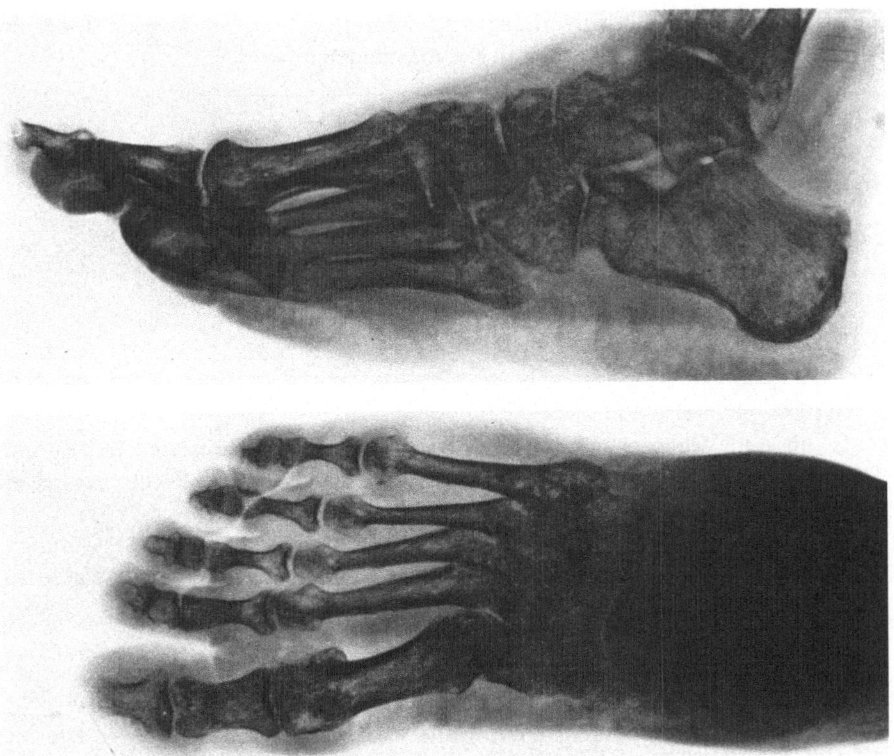

Abb. 1

Dabei konnte folgender klinischer und röntgenologischer Befund erhoben werden.

Klinischer Befund		
Schwellung	41	82%
Verfärbung der Haut	31	62%
Temperaturänderung	18	36%
Beweglichkeitseinschränkung	32	64%
Schmerzen	35	70%
Röntgenbefund		
Fleckige Porose	46	92%
Diffuse Porose	4	8%
Sudeckband	10	20%

Die Differentialdiagnose zur Inaktivitätsosteoporose stellt besonders nach Knochenbrüchen häufig eine große Schwierigkeit dar. Das klinische Bild, die eher diffuse Porose und der nicht so hartnäckige Verlauf lassen die richtige Diagnose stellen. Weiters kann die Abgrenzung einer unspezifischen Entzündung Probleme bereiten.

Ein exogener Hauptfaktor, ohne den es in diesen Fällen nicht zum Sudeck gekommen wäre, stellt das Trauma dar. Die Schwere und Ausdehnung der lokalen Schädigung und die Dauer der Schadenseinwirkung sind wesentlich für den Verlauf des Syndromes, es können aber auch eine Reihe von Begleitumständen mitwirken.

Kein Trauma:		17	34%
Trauma:		33	66%
Davon:	Fraktur behandelt	13	26%
	Fraktur übersehen	4	8%
	Distorsion	10	20%
	Weichteilverletzung	4	8%
	St. p. Brandes	2	4%
		33	66%

In unserem Material bestand in 2/3 der Fälle ein Trauma und in 1/3 eine Fraktur. Distorsionen und offene Weichteilverletzungen werden oft bagatellisiert und ungenügend behandelt, und führen so manchmal zu Dystrophien.

Da bei 1/3 unserer Patienten kein Trauma bestand, müssen andere Faktoren eine auslösende Rolle spielen.

Nach Wagner führen unspezifische Entzündungen obligatorisch zu einem Sudeck-Syndrom, sobald die Entzündung größere Ausmaße angenommen hat. Auch bei der PCP läßt sich vor allem im Frühstadium eine akute Phase des Sudecks feststellen, die sehr rasch in das Stadium der Dystrophie übergeht. Ob die in unserem Patientengut hohe Zahl an Hyperurikämie als reiner Zufallsbefund zu werten ist, ist zu diskutieren. Durch die lokale Acidose wird, ähnlich wie bei der PCP, zumindest theoretisch der Beginn dieses Syndroms ermöglicht.

Entzündungszeichen		
Erhöhte Senkung	16	32%
Positive Rheumateste	4	8%
Erhöhte Harnsäure	17	34%
Lokale Entzündung	6	12%

Rieder konnte bei einem Kaninchen, dem neben der Ligatur der Vena femoralis für 14 Tage ein Gummischlauch um das Bein gelegt wurde, eine fleckförmige Atrophie erzeugen. Wagner fand bei Durchblutungsstörungen selbst keine Dystrophie. Es wäre demnach die bei unseren Patienten gefundene Zirkulationsstörung nur als mitbestimmender Faktor zu bezeichnen.

Durchblutungsstörung		
Arteriell	6	12%
Venös	1	2%
Durch Gips	4	8%

Im Bereich der OE wird von einigen Autoren, wie Sollmann und Gutzeit, über den Zusammenhang zwischen Reflexdystrophie und Erkrankung der Halswirbelsäule berichtet. Dabei dürfte die HWS wieder einen mitbestimmenden Faktor darstellen. Über einen Sudeck bei Lumbalsyndromen wird in der bekannten Literatur nicht berichtet.

In unserem Material fand sich ein Patient, der nach einer Lumboischialgie einen Sudeck der betreffenden Extremität bekam. Ein Trauma konnte nicht eruiert werden. Andererseits ist ja das Bild der postischialgischen Durchblutungsstörung gut bekannt. Als Ursache besteht hier ebenfalls eine Störung der Gefäßnerven. An zentralen Faktoren spielen die Psyche wie Rentenbegehren eine mitbestimmende Rolle.

Nervöse Störungen		
Peripher	6	12%
Zentral	3	6%

Zusammenfassung

Das Sudecksche Syndrom läßt sich als Krankheitsbild einer Gliedmaßendystrophie definieren, die alle Gewebsarten betrifft. Histologisch, klinisch und röntgenologisch kann man im klassischen Falle einen dreizeitigen Ablauf feststellen. Das Syndrom entwickelt sich im Zusammenhang mit den verschiedensten Verletzungen und Erkrankungen, die häufig erst in Kombination zur Auslösung desselben führen. Wenn die Ätiologie auch meist durch mehrere Faktoren bedingt ist und dementsprechend in den meisten Fällen eine polypragmatische Behandlung durchgeführt wird, sollte man doch den dominanten Störfaktor suchen und behandeln.

Literatur

1. Hackethal, K.H.: Arch. orthop. Unfall-Chir. *45*, 482–496 (1953)
2. Keßler, E.: Dtsch. med. Wschr. *93*, 565–569 (1958)
3. Rieder, W.: Der Chirurg *2*, 409 (1929)
4. Sudeck, P.: Der Chirurg *14*, 449 (1942)
5. Wagner, W.: Das Sudeck-Syndrom. Wien: W. Maudrich 1960

Zur Behandlung des Morbus Sudeck

H. Vagacs, Amstetten

Der vielfach noch ungeklärten Ätiologie des Morbus Sudeck entspricht das breite Spektrum der Behandlungsempfehlungen bis hin zur Gabe von Psychopharmaka. Dem Großteil der Behandlungsvorschläge liegt die Vorstellung zugrunde, einen erhöhten Sympaticotonus auszuschalten, sei es durch direkte Ganglienblockade, durch allgemein verabreichte Medikamente oder physikalische Maßnahmen. Da alle diese Maßnahmen nicht den gewünschten Erfolg in absehbarer Zeit erbrachten, haben wir uns mit der Interferenzstrombehandlung nach Nemec befaßt. Über zwei Elektrodenpaare, die derart angelegt werden, daß das Erkrankungsgebiet im Schnittpunkt der Diagonalen liegt, werden Wechselströme von 4.000–4.100 Hertz zugeführt. Im Überlagerungsgebiet der Diagonalen entstehen durch Subtraktion und Addition phasenverschobener Frequenzen niederfrequente Ströme von 0–200 Hertz. Die analgesierende und durchblutungsfördernde Wirkung niederfrequenter Ströme war bekannt, das Problem der Überwindung des Hautwiderstandes wird durch die Anwendung mittelfrequenter Ströme gelöst. Unterstützt wurde die Behandlung durch gleichzeitige Applikation von Mikrowellen oder Dezimeterwellen. Die Behandlungsdauer beträgt ansteigend 10–25 min, bei stationärer Behandlung zweimal täglich durchschnittlich 12–14 Tage. Von 1972–76 wurden insgesamt 28 Patienten mit einem Durchschnittsalter von 35 Jahren mit Zustand von Morbus Sudeck, Stadium I und II behandelt. Die vorangegangene Ruhigstellungsdauer betrug 4–12 Wochen, wegen Zerrungen, Verrenkungen im Mittelfuß- und Fußwurzelbereich, oder wegen Fersen- und Sprungbeinbrüchen. Für die Diagnose galt neben der Klinik vor allem das Röntgenbild.

Nach Behandlungsende waren 12 Patienten beschwerdefrei, 8 klagten noch über Schwellneigung bis zu 4 Wochen und Abrollschmerz, in 7 Fällen war die Behandlung erfolglos. Für Ergebnis und Stadieneinteilung mitentscheidend war die oft schon unmittelbar an die Gipsabnahme einsetzende Behandlung. Auffallend war die rasch einsetzende analgesierende Wirkung bereits nach der 3. bis 4. Behandlung, die schrittweise von einer Abnahme der Schwellneigung, Besserung der Durchblutung und Steigerung der Gehleistung gefolgt waren. Retrospektiv ist kein Behandlungserfolg zu erwarten, wenn eine Besserung der Beschwerden bis zur 5. Sitzung ausbleibt.

Die Erfolgsrate von insgesamt 75% hat uns veranlaßt, diese noch wenig bekannte Behandlungsmethode, die eine wesentliche Bereicherung des allerdings schon verwirrenden Repertoires bedeuten könnte, zur weiteren kritischen Überprüfung und Abklärung der noch nicht in jeder Hinsicht erklärten Wirksamkeit zu empfehlen.

Thrombotische Komplikationen und Lymphödem bei Brüchen im Fußwurzelbereich

J. Andrašina, J. Bauer, J. Vajó und M. Klima, Košice

Die Zirkulationsverhältnisse im Fußwurzelbereich sind eigenartig. Die Lymphbahnen sind im Verhältnis zur arteriellen und insbesondere zur venösen Zirkulation arm. Funktionell sind im höheren Alter Arterien durch Arteriosklerose, Venen durch Ektasien und Varicen hier häufiger als in anderen Körperregionen verändert. Dabei wurde in diesem Bereiche ein subendothelial erhöhtes Vorkommen von Thromboplastin gefunden. Es sollten daher, insbesondere bei (stumpfen) Traumen unmittelbar öfter Thrombosen erwartet werden. Fibrinablagerungen in den Lymphbahnen des Fußwurzelbereiches verschlimmern andererseits die Zirkulation der Lymphe. Hauptsächlich durch diese (neben vielen anderen) Faktoren sollten Zirkulationsstörungen unmittelbar post traumam in diesem Bereiche häufiger auftreten.

In der Praxis jedoch (unser Krankengut = 592 Brüche im Fußwurzelbereiche) fanden wir hier nur dreimal eine akute Thrombose (dabei keine Thromboembolie) im Heilungsverlauf bei Knochenbrüchen des Fußwurzelbereiches und nach dessen Abklingen. Andererseits fanden wir nach Gipsverbandentfernung und später Fußwurzel- und Tibialödeme bei 17% unserer Probanden. Ihres Charakters nach sind es in der absoluten Mehrzahl reversible Lymphödeme. Der Rest ist irreversibel (Brunner). Bei 10% der Kranken verschwanden sie bis zu einem Jahr nach Unfall, bei 7% blieben sie lange refraktär und kaum die Hälfte davon konnte lokal und allgemein fibrinolytisch und balneotherapeutisch befriedigend beeinflußt werden. 1,4% unserer Probanden hat dauernd Ödeme bis in den supramalleolären bzw. cruralen Bereich. Ihr Ausmaß ist gewöhnlich von den Beanspruchungen der Extremität und vom Alter des Patienten abhängig.

Wie ist das alles zu erklären? Die Konzentration des subendothelialen Gewebethromboplastins im Capillarblutstrombereich ist tatsächlich höher. In der Regel befinden sich in den großen Zirkulationsstämmen des Fußes und des Schenkels subendothelial – entgegengesetzt – Fibrinolyseaktivatoren. Sie fordern also hier die Fibrinolyse. Fehlen diese, oder ist hier ihre Konzentration ungenügend, entstehen hier im Stammbereich, nicht auf der Fußwurzel, Thrombosen.

In Kürze ein Beispiel einer posttraumatischen Blockade der Lymphbahnen post fracturam calcanaei nicht im Lokalbereich, sondern bis in den Lymphknoten der zweiten Etage.

Leider sind solche Unfallfolgen konservativ-therapeutisch äußerst refraktär.

Literatur

1. Brunner, U.V.: Das Lymphödem der unteren Extremitäten. Habilitationsschrift. Aktuelle Probleme der Angiologie, Bd. 5. Bern: Huber 1969

Zur Diagnose des Tarsaltunnelsyndroms

E. Scherzer, Wien

Das Beschwerdebild des Tarsaltunnelsyndroms wurde erstmals 1946 von Martin im British Medical Journal beschrieben. Die Bezeichnung Tarsaltunnelsyndrom scheint erst ab 1962 in der Literatur auf.

Es handelt sich dabei um ein *chronisches Kompressionssyndrom der im Canalis tarsi verlaufenden Nerven* , vergleichbar dem Carpaltunnelsyndrom an der oberen Extremität. Der Canalis tarsi stellt einen osteofibrösen Kanal dar, gebildet aus dem Innenknöchel, dem Calcanaeus und dem Ligamentum laciniatum, einer Verstärkung der einheitlichen Unterschenkelfascie, auch als Retinaculum musculorum flexorum bezeichnet. In ihm verlaufen durch Septen getrennt in 4 Kanälen:

Sehne des M. tibialis posterior
Sehne des M. flexor digitorum longus
Gefäßnervenbündel (N. tibialis bzw. Nn. plantares tibialis et fibularis, A. tibialis posterior, Vv. tibiales posteriores, Lymphgefäße)
Sehne des M. flexor hallucis longus

Einengungen des Canalis tarsi oder Volumenvermehrung seines Inhaltes führen zu einer Druckerhöhung, die an den Nerven Reiz- und schließlich Ausfallserscheinungen bewirkt. Der Tarsaltunnel bedeutet mechanisch in zweifacher Hinsicht einen Locus minoris resistentiae, einerseits wegen der Straffheit des ihn abschließenden Ligamentum laciniatum und andererseits wegen der Richtungsänderung der in ihm verlaufenden Gebilde, die den Innenknöchel zum Teil als Hypomochlion benützen.

Die von den Patienten angegebenen Beschwerden bestehen in Schmerzen am Innenknöchel oder auch am ganzen Fuß, in Taubheitsgefühl, Kribbeln und Brennen des Fußes, besonders der Zehen, so daß manche Fälle eines Burning feet- oder eines Restless leg-Syndroms auf ein Tarsaltunnelsyndrom zurückzuführen sein können. Durch mechanische Beanspruchung wie längeres Stehen und Gehen nehmen die Fußbeschwerden zu, unter Umständen können die Patienten wie bei einer Claudicatio intermittens nur kurze Strecken zurücklegen und müssen dann stehen bleiben, bis der Fußschmerz nachläßt. In der Nacht treten teils sehr schmerzhafte Krämpfe und Paraesthesien in den Füßen auf, wobei die Krämpfe auch bis in den Unterschenkelbereich lokalisiert werden. Bei manchen Patienten sind die Beschwerden nur des Nachts vorhanden oder des Nachts stärker ausgeprägt. Aktive Bewegungen des unbelasteten Beines (Ausschütteln) oder Herabhängenlassen des Beines aus dem Bett können die nächtlichen Beschwerden verringern. Am Morgen stehen subjektiv Steifheit und Unbeweglichkeit im Vordergrund. Im Laufe des Tages nehmen die Beschwerden zu, insbesondere die Schmerzen. Im Krankheitsverlauf besteht eine Tendenz, daß die anfangs intermittierenden Beschwerden immer häufiger werden und schließlich dauernd vorhanden sind.

Folgende objektive Zeichen können beim Tarsaltunnelsyndrom gefunden werden: Der N. tibialis ist hinter dem Innenknöchel druckschmerzhaft, wobei ein zumeist elektrisierender Schmerz oft bis in die Fußsohle ausstrahlt. Ferner verursacht auch ein Druck auf das Ligamentum laciniatum Schmerzen oder eine Schmerzzunahme. Eventuell ist die Fußsohle oder der N. tibialis im Wadenbereich, also oberhalb der Läsionsstelle, druckempfindlich. Diese Phänomene sind wohl einer Herabsetzung der Schmerzschwelle infolge chronischer Irritation zuzuschreiben. Nicht selten verursacht die Sphygmomanometrie über dem Unterschenkel Schmerzen, vermutlich durch Rückstauung des Venenblutes.

Forcierte passive Dorsalflexion der Zehen und Pronation des Fußes werden als schmerzhaft bezeichnet. Durch die Pronation des Fußes wird das Ligamentum laciniatum angespannt, dadurch der Canalis tarsi eingeengt, und außerdem wird der N. tibialis gedehnt, Eventuell kann die Supination des Fußes schmerzhaft sein, wofür wahrscheinlich die Annäherung des Innenknöchels an den Calcanaeus verantwortlich zu machen ist. Schmerzen werden auch durch aktive Plantarflexion der Großzehe gegen Widerstand, d.h. durch Anspannung des M. flexor hallucis longus, ausgelöst.

Schließlich kommt es infolge schmerzbedingter Schonhaltung bzw. Fehlhaltung des Fußes zu einer Bewegungseinschränkung des unteren Sprunggelenkes. In Einzelfällen soll eine fusiforme Schwellung im Bereiche des Innenknöchels palpierbar sein.

Neurologische Ausfälle können in fortgeschrittenen Fällen beobachtet werden, sind aber für die Diagnose des Tarsaltunnelsyndroms keineswegs obligat. Sie können je nach Lage des Falles alle Muskeln und Hautareale, welche vom N. tibialis versorgt werden, oder nur gewisse Bezirke daraus betreffen. Der N. tibialis teilt sich knapp vor oder unmittelbar nach dem Eintritt in den Canalis tarsi in den N. plantaris tibialis, der an der oberen Extremität dem N. medianus entspräche, und in den N. plantaris fibularis, der an der oberen Extremität dem N. ulnaris entspräche. Nicht selten ist einer der beiden Plantarnerven stärker lädiert als der andere, ausnahmsweise ist nur ein Plantarnerv geschädigt.

Die motorischen Ausfälle bedingen eine Parese der kleinen Fußmuskeln, ausgenommen selbstverständlich die kurzen Zehenstrecker des Fußrückens. Komplette Lähmungen sind äußerst selten. Mitunter fällt eine Verschmächtigung des M. abductor hallucis auf. Die Fußmuskelparese läßt sich am besten erkennen, wenn die Fußsohle bei aktiver Spreizung und Beugung der Zehen betrachtet wird.

Eine Sensibilitätsstörung in Form einer Hypaesthesie und Hypalgesie, ausnahmsweise in Form einer Hyperaesthesie und Hyperalgesie, kann den medialen Fußrand, die Fußsohle und die Dorsalfläche der Zehen betreffen, läßt jedoch typischerweise die Ferse frei, ausgenommen jene seltenen Fälle, bei denen die Rami calcaneares tibiales im Sinne einer anatomischen Variante durch das Ligamentum laciniatum ziehen (normalerweise gehen sie oberhalb des genannten Bandes vom N. tibialis ab und ziehen direkt zur Haut der Ferse). Häufig ist die Gefühlsstörung im Gebiete des N. plantaris tibialis und fibularis verschieden stark ausgeprägt, eventuell auf eines der beiden Versorgungsareale beschränkt. Auch trophische Störungen an der Fußsohle und an den Zehen können ausnahmsweise beobachtet werden. Entsprechend der peripheren Nervenläsion ist die spontane Schweißsekretion an der Fußsohle beeinträchtigt. Sie kann vereinzelt sogar ganz fehlen, was sich durch den Ninhydrintest objektiv feststellen läßt und was bereits klinisch an der absoluten Trockenheit der Haut im betroffenen Areal zu erkennen ist.

Elektrodiagnostische Untersuchungen sollten in allen Fällen, bei denen der Verdacht auf ein Tarsaltunnelsyndrom besteht, durchgeführt werden. Die distalen Latenzzeiten zu den plantaren Fußmuskeln sind typischerweise verlängert. Als obere Grenze des Normbereiches können für den N. plantaris tibialis 6,1 ms und für den N. plantaris fibularis 6,7 ms gelten. Ob die Messung der sensiblen Leitungsgeschwindigkeit in Zukunft brauchbare Befunde beim Tarsaltunnelsyndrom bringen wird, ist noch abzuwarten. Theoretisch könnte man diesbezüglich eine Befundbereicherung erwarten. Die Nadelelektromyographie stößt insofern auf Schwierigkeiten, als diese Untersuchung an den kleinen Fußmuskeln ziemlich schmerzhaft ist. Ein Aktivitätsmuster, das gelichtet erscheint, ist daher nicht unbedingt als pathologisch zu werten. In vielen Fällen innervieren die Untersuchten infolge Schmerzen nicht maximal. Beweisend hingegen sind Fibrillationspotentiale als Zeichen einer Denervation. Vermehrte Polyphasie kann als Hinweis auf eine Demyelinisierung gelten.

Einen klinisch wertvollen Test stellt die *Leitungsblockade des N. tibialis hinter dem Malleolus internus* dar. Im Falle eines Tarsaltunnelsyndroms schwinden die Beschwerden für die Zeitdauer der Anaesthesie zur Gänze.

In ätiologischer Hinsicht interessiert hier selbstverständlich in erster Linie das Trauma. Unterschenkelfrakturen, Malleolarfrakturen, Abrißfrakturen des Sustentaculum tali, aber auch Distorsionen des Fußes können nach einer mehr oder minder langen Latenz von einem Tarsaltunnelsyndrom gefolgt werden. Bei sehr langen Latenzen (in Einzelfällen bis 35 Jahren) wird der kausale Zusammenhang mit einem Trauma selbstverständlich schon recht fraglich. Tarsaltunnelsyndrome im höheren Lebensalter, bei degenerativen oder angeborenen Fußdeformitäten, bei lokalen Varikositäten, Tenosynovitiden und beidseitige Tarsaltunnelsyndrome (oft bei statisch bedingten Spannungszuständen) sprechen gegen eine traumatische Entstehung.

Pathologisch-anatomisch konnten pannusartige Gewebsvermehrungen, Verschwartungen mit Einscheidung von Nerven, lokale Adhäsionen, Mineralablagerungen, Ganglien, Venenstauungen, Pseudoneurome, Tenosynovitiden, Exostosen, Osteophyten, abgerissene Knochenstücke, aber auch lepröse Veränderungen usw. gefunden werden. Unter Umständen ist aber selbst der Operationsbefund enttäuschend, indem er keine Veränderungen erkennen läßt, welche das Zustandsbild zu erklären vermögen (idiopathisches Tarsaltunnelsyndrom).

Eine Spontanheilung widerspricht nicht der Diagnose eines Tarsaltunnelsyndroms. In solchen Fällen dürfte sich das Grundleiden gebessert haben, so daß sich das Kompressionssyndrom auch ohne operativen Eingriff (Entlastung durch Spaltung des fibrösen Daches des Canalis tarsi, Neurolyse und Mobilisierung des N. tibialis bzw. seiner Äste) und ohne intrakanalikuläre perineurale Infiltrationen (Corticosteroid plus Analgeticum) zurückgebildet hat.

Das Tarsaltunnelsyndrom

T. Gaudernak, Wien

Nach der ausführlichen Besprechung der Symptomatik, die sich durch die spezielle Anatomie des Tarsalkanales ergibt, bleibt mir noch über die Behandlung zu sprechen.

Vorerst noch zur Differentialdiagnose: Auszuschließen sind allgemein statische Beschwerden durch erworbene oder angeborene Veränderungen der Fußwurzelgelenke und durch posttraumatische Bandinsuffizienz, die allerdings durch Narbenbildung im Lig.-deltoideum-Bereich Ursache eines Kompressionssyndroms des N. tibialis sein kann. Weitere wichtige Differentialdiagnosen sind: Arthrosen im unteren Sprunggelenk, Tendinosebeschwerden beim Fersensporn und Kompression oder traumatische Schädigung des Nervus tibialis durch eine Unterschenkelfraktur im distalen Drittel.

Die Therapie der Wahl ist die Dekompression und Neurolyse des Nervus tibialis.

Der Operationseffekt der sofortigen Schmerzfreiheit läßt sich durch eine Injektion von Lokalanästheticum unter das Lig. laciniatum abschätzen. Die Operation wird in Allgemeinnarkose und Blutsperre durchgeführt. Durch einen bogenförmigen Schnitt unterhalb des Innenknöchels wird das Retinaculum der Flexoren – das Lig. laciniatum – dargestellt; es ist ein nicht immer gut abgrenzbarer Faserstrang der Unterschenkelfascie vom Innenknöchel zur Ferse. Unter diesem Faserstrang liegen durch Septen voneinander getrennt die Sehnen der Zehenbeuger und des Musculus tibialis posterior und der Gefäßnervenstrang mit dem Nervus tibialis bzw. seinen Ästen Nervus plantaris medialis und lateralis. Nach Durchtrennung dieses Faserstranges und der Septen liegen die Nerven frei bis zum Eintritt in den Abductor hallucis, der nötigenfalls auch am Rande einzukerben ist. Die Operation wird durch die Hautnaht beendet.

Bei den klassischen Fällen erscheint der Nerv lediglich etwas abgeplattet, zeigt aber sonst makroskopisch keine Veränderungen. Nach der Operation besteht sofort Schmerzfreiheit – eventuell schon bestandene Sensibilitätsstörungen brauchen zur Besserung mehrere Wochen bis Monate. Schwieriger liegen die Verhältnisse bei Kompressionssyndromen durch ausgedehnte Narbenveränderungen, wie wir sie in zwei Fällen nach Fersenbeinfrakturen finden konnten.

Die Präparation erfolgt am besten mit der Lupenbrille oder unter dem Mikroskop, da eine interfasciculäre Lyse notwendig ist. Eine Besserung der Beschwerden wurde von diesen Patienten erst nach über einem Jahr angegeben. Über die Operationsergebnisse wird Ihnen aber Herr Wolfensberger berichten, er überblickt eine weit größere Zahl von Patienten.

Behandlungsergebnisse beim Tarsaltunnelsyndrom

Ch. Wolfensberger und F. Magerl, St. Gallen

In der folgenden Kurzmitteilung wird über die Langzeitergebnisse der Klinik für Orthopädische Chirurgie des Kantonsspitals St. Gallen betreffend Therapie des Tarsaltunnelsyndroms berichtet.

Die aufgearbeiteten und nachuntersuchten Fälle erstrecken sich über eine 12-Jahresperiode (1961–73), in welcher bei 66 Patienten eine distale Nervus tibialis-Läsion vorgefunden und behandelt wurde. Aus diesem Kollektiv separieren wir 18 Fälle mit Verletzung des Nerven im distalen Unterschenkeldrittel, die heute nicht zur Diskussion stehen, über die jedoch an anderer Stelle berichtet wurde.[1].

Es verbleiben somit 48 Fälle mit Tarsaltunnelsyndrom. Mit 4 Ausnahmen handelt es sich dabei um Unfallfolgen. Ursächliches Trauma war in 36 Fällen eine Fraktur, davon 10 mal eine Calcaneusfraktur, in 6 Fällen eine Distorsion und in 2 Fällen eine Kontusion.

Tabelle 1. Ätiologie des Tarsaltunnelsyndroms bei 48 Patienten

Distale Unterschenkelfraktur	12
OSG-Fraktur	13
OSG-Fraktur kombiniert mit Calcaneusfraktur	1
OSG-Fraktur kombiniert mit subtalarer Luxation	1
Calcaneusfraktur	9
OSG-Distorsion	5
Habituelle OSG-Distorsion und Gelenkchondromatose	1
Weichteilkontusion	2
Nicht traumatische Ursache	4
	48

Die Therapie richtete sich im wesentlichen nach den Beschwerden. 7 Patienten mit spontaner Besserungstendenz und 1 die Operation verweigernder Patient wurden konservativ behandelt, während wir bei 40 Patienten nach klinisch gesicherter – in einem Teil der Fälle durch EMG untermauerter Diagnose bei gleichbleibenden oder innerhalb von 2 Monaten zunehmenden Beschwerden operativ vorgegangen sind.

Bei 40 operierten Patienten wurde an operativen Eingriffen 40 mal eine Neurolyse des N. tibialis im Tarsaltunnel nach Spalten des Retinaculum flexorum durchgeführt, in 7 Fällen war als Zweiteingriff eine Reneurolyse, 1 mal ein Suralistransplantat notwendig, in 3 Fällen mußten wir als Dritteingriff und Palliativoperation die Resektion des N. tibialis mit intraossärer Verlagerung des proximalen Nervenstumpfes in die Tibia vornehmen. Bei den 4 letztgenannten Fällen, in denen die Neurolyse nicht zum Erfolg führte, handelte es sich um schwerste posttraumatische Zustände mit massiven retromalleolären

[1] Ch. Wolfensberger, F. Magerl: „Läsionen des Nervus tibialis am distalen Unterschenkel und im Tarsaltunnel. Behandlung und Ergebnisse in 66 Fällen". Kongressvortrag, gehalten an der Jahrestagung der Schweiz. Gesellschaft für Orthopädie, 28.–30. Mai 1975 in Solothurn.

Vernarbungen, wobei die Nervenschädigung über ein TTS per definitionem hinausging (schwere peri- und intraneurale Vernarbung, in 2 Fällen Neuroma in continuitate histologisch erwiesen bei Zustand nach offener Fraktur im einen, Läsion durch Operationsinstrumentarium bei Durchführen einer USG-Arthrodese im andern Fall).

Von 48 Patienten konnten 35 persönlich nachkontrolliert werden, wobei die subjektiven Beschwerden, die objektiven Befunde und die Arbeitsfähigkeit in die Beurteilung miteinbezogen wurden. Bei einer Beobachtungszeit von 1 1/2 bis 12 Jahren nach erfolgter Therapie waren von 35 Patienten 17 geheilt, bei 12 Patienten war der Befund gebessert, ein unbefriedigendes Resultat zeigten 6 Patienten.

Tabelle 2. Läsion des N. tibialis im Tarsaltunnel. Resultat bei 35 nachkontrollierten Patienten

	geheilt	gebessert	unbefriedigend
operativ behandelt	14	11	5
konservativ behandelt	3	1	1
	17	12	6

Beurteilungskriterien: geheilt = keine oder nur minimale residuelle Beschwerden, keine morphologischen oder funktionellen Fußveränderungen, volle Arbeitsfähigkeit, gebessert = nachweisbare Restbeschwerden und objektive Befunde, Arbeitsfähigkeit aber voll, unbefriedigend = erhebliche Beschwerden, neurologische Ausfälle, Fußdeformität, Arbeitsfähigkeit eingeschränkt, Teilinvalidität.

18 Patienten zeigten residuelle sensible und motorische Ausfälle mit Flexions- und Spreizschwäche der Zehen, bei 10 Patienten bestanden zudem Krallenzehen, Atrophien als Folge von Paresen der kleinen Fußmuskeln. Operative Krallenzehenkorrekturen waren in 5 Fällen durchgeführt worden.

Der Zeitpunkt der Diagnosestellung und Therapie ist eminent wichtig. Unsere Erfahrung hat uns gezeigt, daß sich eine posttraumatische Schädigung des N. tibialis oftmals an unerklärlichen, protrahierten Schmerzen, begleitet von dystrophischen Zeichen manifestiert. Bei Andauern von Schmerzen und Auftreten von Veränderungen im Sinne eines Sudeck nach einer Unterschenkel-, Sprunggelenks- oder Fußwurzelverletzung – sei dies während der Gipsruhigstellung oder nach operativer Behandlung – muß deshalb ein Tarsaltunnelsyndrom im speziellen gedacht und gezielt danach gefahndet werden!

Orthopädische Schuhversorgung bei Fersenbeinbrüchen

J. Stipicic und E. Reiner, Bad Häring

Von den insgesamt 149 bis Ende September 1977 im Rehabilitationszentrum Häring behandelten Patienten mit Fersenbeinbrüchen haben wir 26 mit orthopädischen Schuhen versorgt. Das besagt schon, daß lange nicht jeder Patient derartige Schuhe erhielt. Die Indikationsstellung zur Versorgung war durchwegs Schmerzhaftigkeit bei Belastung, die durch andere orthopädietechnische Maßnahmen (wie Einlagen), physikotherapeutische oder operative Maßnahmen nicht zu beherrschen waren. Von letzteren, vor allem der Arthrodese im unteren Sprunggelenk wollten auch manche Patienten Abstand nehmen und es zuerst mit orthopädischen Schuhen versuchen. Sämtliche Versorgten waren Männer, was aus der Struktur des Rehabilitationszentrums zu verstehen ist, welches sich mit der Rehabilitation vornehmlich von Arbeitsunfällen befaßt. Das Durchschnittsalter betrug 41 Jahre. Der jüngste Patient war 22 Jahre alt, der älteste versorgte war 58 Jahre alt. 21 mal war Sturz aus der Höhe die Ursache der Verletzung, 3 mal fielen schwere Gegenstände auf den Fuß, 2 mal waren andere Ursachen der Verletzung zu finden.

Wir verordneten jedes Paar Schuhe nach individuellen Erfordernissen. Wir gingen dabei davon aus, daß es durch die Fraktur zu einer Beeinträchtigung des hinteren Stützpfeilers des Fußlängsgewölbes kommt, sowie zu Inkongruenz von mitunter mehreren Gelenkflächen. Es sind jedoch nicht nur Skeletveränderungen zu beachten, sondern auch die Mitbeteiligung von Verletzungen der Weichteile, will man erfolgreich orthopädietechnisch versorgen. Diese drei genannten Faktoren verlagen, daß Trittspur und Gipsabdruck wenn möglich in Korrekturstellung in einwandfreier Art abgenommen werden. Deswegen wurden links und rechts gemeinsam 35 mal die Position 35 b der Positionsliste für orthopädische Maßschuhe und orthopädische Sonderarbeiten, die im Auftrag von Sozialversicherungsträgern hergestellt werden, angegeben. Die spätere Bettung des Fußes muß umfassend sein und wenn nötig seitliche Wackelbewegungen im unteren Sprunggelenk durch hochgezogene Bettung ausschließen. Hier kamen die Positionen 5 bis 8 zum Tragen, ebenso die Positionen 12 und 13. Alle Schuhe erhielten nach Position 40 eine Doppelsohle. Ist nun die Sohle und die Fußbettung und der Lotaufbau definiert, so wird nun ein Probeschuh mit Transparentschaft hergestellt und der Fuß in den verschiedenen Gangphasen kontrolliert. Danach erst wird der endgültige Schuh gefertigt.

Das Ziel der Versorgung „Schmerzfreiheit bei Belastung" wurde bei exakter Ausführung von Gipsabdruck, Bettungsherstellung und Schuhfertigung erreicht. Dies kam dadurch zum Ausdruck, daß die berufliche Rehabilitation auch bei Berufen mit schwerer körperlicher Arbeit gelang.

Orthopädie – Mechanik zur Versorgung von Fußwurzelverletzungen

S. Müller, Klosterneuburg

Im Rehabilitationszentrum Stollhof der Allgemeinen Unfallversicherungsanstalt wurden in den Jahren 1971 bis Ende 1976 297 Patienten mit Fersenbeinbrüchen, 45 mit Talusbrüchen und 96 mit Brüchen anderer Fußwurzelknochen versorgt. Die Verteilung auf die einzelnen Jahre zeigen Ihnen die Tabellen. Bei einer Gesamtpatientenzahl von 4091 war dies ein Anteil von über 7%.

Da auf Grund der Widmung des Hauses die berufliche Wiederherstellung im Vordergrund der therapeutischen Maßnahmen steht, überwiegen bei unserem Krankengut die schweren

Trümmerfrakturen mit starken statischen Beschwerden und der Störung sowohl der Belastungs- wie der Abrollphase des Ganges. Dementsprechend wurde praktisch in allen Fällen von Sprung- und Fersenbeinbrüchen der Verordnung von orthopädischen Schuhen der Vorzug gegeben.

Zweckmäßig sollten 2 Paar Schuhe zum wechselweisen Tragen am Arbeitsplatz angefertigt werden. Bei vorwiegend sitzender Tätigkeit genügen 1 Paar orthopädischer Schuhe und eine Garnitur Fußbetteinlagen nach Gipsmodell zur Verwendung in Straßenschuhen.

Beim Anpassen der Schuhe achten wir auf eine einwandfreie Bettung des Fußes, Korrektur einer Varus- oder Valgusdeformität mit lateralem bzw. medialem Keil, um eine seitliche Überlastung der Fußwurzelgelenke in der Abrollphase zu verhindern. Bei Zerstörungen der Gelenkflächen muß auch eine Abrollwiege in die Sohle eingearbeitet werden, die die schmerzhafte Bewegung in den verletzten Gelenken in der Abrollphase des Ganges verhindert.

Diese muß fallweise durch einen Metallwinkel, der auch Bewegungen im oberen Sprunggelenk einschränkt, ergänzt werden.

Hier hat sich das Belastungsröntgenbild im Schuh zur Kontrolle des Abrollpunktes als wertvolle Hilfe erwiesen. Auch Fehler bei der Bettung des Fußes können so nachgewiesen und einer Korrektur zugänglich gemacht werden.

Bei Talusbrüchen wird von der erstbehandelnden Stelle oft monatelanges entlastendes Gehen zur Prophylaxe einer Talusnekrose verordnet. In solchen Fällen hat sich bei uns der Aufbau eines Stützapparates, ähnlich einer Unterschenkelprothese bewährt. Auch der technische Vorgang der Herstellung wird so wie bei der Prothese aus Gießharz entsprechend einem Gipsmodell vorgenommen. Gute Abstützung des Gehbehelfes am Patellarband, ähnlich wie bei einer PTR-Unterschenkelprothese, Führung des Kniegelenkes in einer Oberhülse mit seitlichem Schienenapparat und entsprechende Schuherhöhung auf der nicht verletzten Seite sind Voraussetzung für ein beschwerdefreies teilentlastendes Gehen.

In der Praxis haben wir allerdings bei dieser Versorgung die Erfahrung gemacht, daß eine Aufklärung des Patienten über voraussichtliche Tragdauer und Zweck des Gehbehelfes unerläßlich ist, ebenso wie gleichzeitige Information der zuweisenden Stelle.

Sonst sind zwei völlig gegensätzliche Verlaufsbilder der weiteren Nachbehandlung zu beobachten. Entweder der Behelf, der als therapeutische Übergangslösung bis zur röntgenologisch nachgewiesenen Belastbarkeit des geheilten Sprungbeinbruches gedacht war, wird als Rentenstützapparat noch jahrelang benützt. Oder der Patient trägt ihn, sobald er dem medizinischen Blickkreis entschwunden ist aus Bequemlichkeit nicht mehr.

Eine sinnvolle Verordnung ist also nur bei entsprechender Aufklärung des Patienten zweckmäßig.

Orthopädisch technische Zurichtung am Konfektionsschuh beim traumatisierten Rückfuß

V. Goymann, W. Hupfer und H. Konermann, Essen

Sowohl bei konservativ wie auch operativ behandelten Frakturen des Talus und Calcaneus und seiner Folgen ist als Abschluß der Behandlung eine schuhtechnische Zusatzversorgung im allgemeinen nicht zu umgehen, wenn nicht die Schwere der Veränderung die Verordnung eines orthopädischen Schuhes notwendig machen.

Die orthopädische Zurichtung am Konfektionsschuh bei posttraumatischen Zuständen des Rückfußes erfolgt mit dem Ziel der

Reduzierung der Stauchwirkung,
Verringerung der Bewegungsbeanspruchung,
Veränderung des Lotaufbaues,

um damit eine individuell angepaßte Funktionsverbesserung bei gleichzeitiger Schmerzlinderung zu erzielen.

Bei jeder Verordnung ist zuvor zu prüfen, wo die Beschwerden lokalisiert sind und bei welchen Belastungen sie besonders stark auftreten, um aus der Palette der einzelnen Versorgungsmöglichkeiten die notwendige Maßnahme gezielt zu treffen.

Der Stauchschmerz beim Aufsetzen der Ferse läßt sich relativ leicht durch einen sogenannten Pufferabsatz reduzieren; hierbei wird der Absatz am Konfektionsschuh mit hartelastischem Porogummimaterial neu aufgebaut, der Lauffleck bleibt wie zuvor, gleichfalls aus Gummi. Der Pufferabsatz wirkt damit stoßdämpfend. Im Einzelfall kann damit gleichzeitig eine notwendige Absatzerhöhung verbunden werden. Zusätzlich kann als Gleitschutz eine saugnapfähnliche Einmuldung oder Profilierung eingefräst werden (Abb. 1).

Der Bewegungsschmerz läßt sich vom Prinzip her durch die Ausschaltung der Fußabwicklung erreichen, d.h. die normale bzw. gestörte Abrollung des Fußes wird durch die Abrollhilfe am Schuh ergänzt bzw. ersetzt. Diese Abrollhilfe kann als sogenannte Mittelfußrolle oder bei stark eingeschränkter Fußbeweglichkeit als zurückversetzte Rolle Anwendung finden. Die Funktion solcher Rollen ist neben ihrer Lage an der Laufsohle noch von ihrer Scheitelhöhe abhängig, d.h. durch die Variabilität der Lage und der Scheitelhöhe ergibt sich eine vielfältige, sprich individuell angepaßte Verordnungsmöglichkeit.

Bezüglich der Folgezustände von Talusfrakturen und Fersenbeinbrüchen ist von Bedeutung, bei welcher Bewegungsphase die Hauptschmerzen auftreten.

Schmerzzustände im oberen Sprunggelenk bedürfen hierbei in erster Linie einer relativ starken Absatzerhöhung in Verbindung mit einer Sohlenrolle. Durch das Anheben der Ferse wird eine bessere Ausgangsposition für die Schrittabwicklung erzielt; im Einzelfall können dadurch gleichzeitig gesunde Gelenkanteile günstig in Belastungsareale gebracht werden, während verletzte Anteile entlastet werden.

Wesentlich ist die Absatzerhöhung nach sogenannten Talektomien mit Fusionen von distaler Tibia und dem Calcaneus. Es ist hierbei ganz besonders auf völligen Längenausgleich und die Verordnung einer Abrollhilfe zu achten, da beim verkürzten Bein die Abrollung ohnehin erschwert ist, die zusätzliche Ausschaltung des oberen Sprunggelenkes macht dann eine Abwinkelung des Fußes praktisch unmöglich. Ungeachtet dieser schuhtechnischen Maßnahmen ist grundsätzlich zu erwägen, nach Talektomie in leichter Spreizfußstellung zu fusionieren.

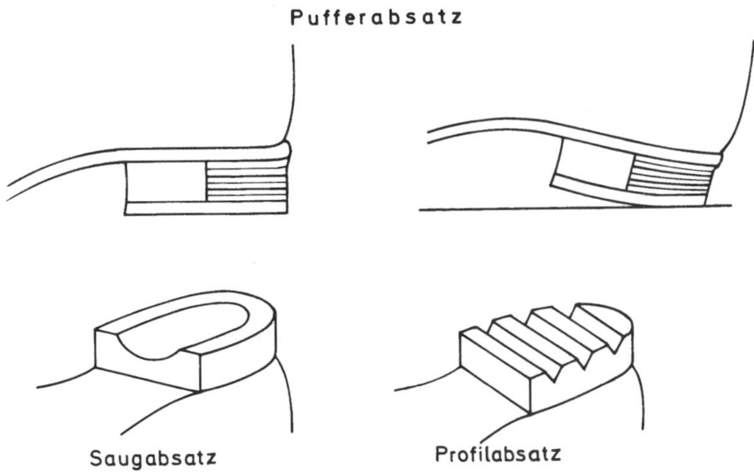

Abb. 1. Schematische Darstellung des Puffer-, des Längs- und des Profilabsatzes

Schmerzzustände im Talocalcanealgelenk bedürfen einer seitlichen Stabilisierung z.B. durch eine stabile umfassende Hinterkappe, eine mediale oder laterale Knöchelkappe, oder die sogenannte gespaltene Hinterkappe. Es wird hierdurch vor allem das seitliche Abkippen in den hinteren Kammern des unteren Sprunggelenkes verhindert, bei entsprechendem Hochziehen der Fersenkappen kann gleichzeitig eine seitliche Stabilisierung im oberen Sprunggelenk erreicht werden. Eine weitere Entlastung im Bereich des unteren Sprunggelenkes ist durch Veränderung der Druckaufnahmeflächen im Fersenraum insbesondere bei fixierter Varus- und Valgusstellung mit gleichzeitiger Verbesserung des Lotaufbaues zu erzielen. Hierbei ist in besonderem Maße, wie aber auch bei jeder innen am Schuh ausgeführten Zurichtung, die Anfertigung eines exakten Gipsmodelles unabdingbare Voraussetzung für den guten Erfolg der Maßnahme.

Schmerzhaftes Umknicken, häufig als Folge von Distorsionen bzw. Bänderläsionen nach Verletzungen im Bereich des Rückfußes, kann durch den sogenannten Absatzaußenanbau oder dem medial bzw. lateral versetzten Absatz wie auch durch den insgesamt verbreiterten Absatz wirkungsvoll beeinflußt werden.

Schmerzen im Talonaviculargelenk können in dreifacher Weise wirkungsvoll angegangen werden. Einmal durch eine sogenannte Mittelfußrolle, weil dadurch eine erhöhte Stabilität des Schuhgelenkes erzielt wird und somit einem Durchbiegen vorgebeugt wird. In gleicher Weise wirkt das Vorziehen des Absatzes im Sinne eines Flügelabsatzes eines Steg- oder Keilabsatzes stabilisierend auf das Schuhgelenk und schließlich wirkt eine starre Einlage, die natürlich nach Gipsmodell angefertigt sein sollte, in gleicher Weise unterstützend auf das Fußlängsgewölbe wie auch stabilisierend auf das Schuhgelenk. Damit ist die Beweglichkeit im Chopart-Gelenk entscheidend eingeengt und der Bewegungsschmerz ausgeschaltet.

Die für die verschiedenen Beschwerdezustände einzeln angeführten Maßnahmen dienen sowohl als Einzelverordnung als auch in Kombination je nach der Individualität der Behandlungsnotwendigkeit der Entlastung des traumatisierten Rückfußes. Die wesentlichen Punkte der schuhtechnischen Maßnahmen zur Funktionsverbesserung des traumatisierten Rückfußes lassen sich wie folgt skizzieren (Abb. 2):

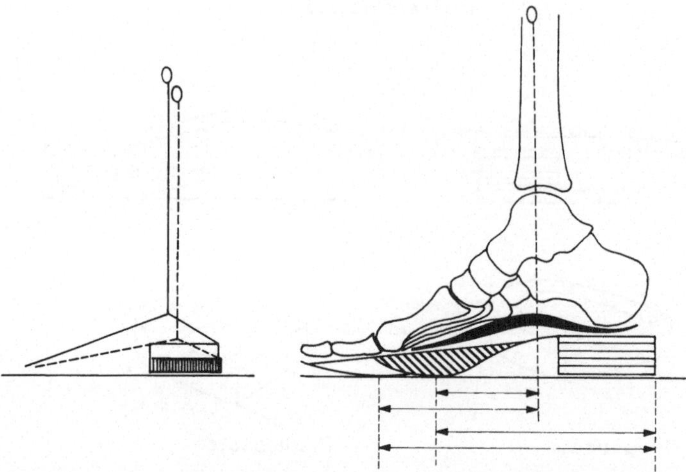

Abb. 2. Schematische Darstellung der Möglichkeiten der Zurichtung am Schuh. Erläuterung im Text

Durch die Absatzerhöhung wird der Körper angehoben und der Körperschwerpunkt nach vorne gebracht, d.h. in üblicher Bewegungsrichtung vorverlagert. Es ist damit eine günstigere Ausgangsstellung für die Schrittabwicklung erzielt.

Die Mittelfußrolle bedingt eine Verkürzung des vorderen Fußhebels. Dies hat eine Entlastung des Sprunggelenkes zur Folge, bedeutungsvoller ist jedoch die Verhinderung des plantaren Durchbiegens im Talonaviculargelenk, d.h. die Stabilisierung des Fußlängsgewölbes. Die Funktionsbeeinträchtigung im Bezug auf die Abrollung kann im Einzelfall individuell durch die Scheitelhöhe und die Lage der Rolle festgelegt werden.

Eine zusätzliche Sohlenbettung oder eine Einlagenversorgung wirkt der plantaren Durchbiegung im Chopart-Gelenk gleichfalls entgegen.

Die Verkippung der Ferse nach seitlich und damit eine entsprechende Schmerzlinderung im Talocalcanealgelenk wird durch die zuvorgenannten Hinterkappen bzw. Knöchelkappen erreicht. Auch hier kann eine zusätzliche Ausgleichsbettung bei Varus- oder Valgusfehlstellung der Ferse zu einer Verbesserung der Druckaufnahmeflächen bzw. zu einer spezifischen Entlastung einzelner Sohlen bzw. Fußrandpartien führen.

Schließlich kann durch einen medial oder lateral versetzten Absatz in Verbindung mit geändertem Lotaufbau eine Funktionsverbesserung erzielt werden, sowie durch den Absatzaußenanbau eine Verkippung des Fußes wirkungsvoll verhindert werden.

Es ist grundsätzlich sinnvoll, in der orthopädisch-technischen Zusatzversorgung bei traumatisiertem Rückfuß zunächst Verordnungen zu treffen, die am Konfektionsschuh anzubringen sind, weil dadurch dem Betroffenen mehr Möglichkeit zum Schuhwechsel gegeben ist und weil dadurch nicht zuletzt wesentliche Kosten eingespart werden können.

Teilentlastungsapparat bei Sprungbeinbruch

E. Reiner, Bad Häring

Bei verschiedenen Arten von Frakturen des Talus vor allem im Bereiche des Taluskopfes, des Talushalses, sowie bei Luxationsfrakturen und totalen Luxationen des Talus besteht die Notwendigkeit einer mitunter längeren entlastenden Immobilisationsphase. Es leistet uns dabei der darzustellende Teilentlastungsapparat gute Dienste.

Zuerst wird ein Gipsnegativ von Unterschenkel und Fuß in der Weise hergestellt, daß die gewichtaufnehmenden Stellen, also vor allem die Impression im Bereich des Ligamentum patellae proprium, herausgearbeitet wird. Dies geschieht in ähnlicher Weise bei der Gipsmodellabnahme für eine Patella-tendon-bearing-Prothese (PTB-Prothese) oder einem Sarmiento-Gips für einen Unterschenkelbruch. Darauf wird der Patient angehalten, das Bein im Gips zu belasten und es wird dabei die orthotope Fußstellung berücksichtigt. Danach wird der Gips abgenommen und das Gipspositiv hergestellt. An diesem können nachträglich noch die Besonderheiten wie Hohllegung oder Druckaufnahmestellen modelliert werden. Nun wird das Modell mit Baumwolltrikot überzogen und der rückwärtige Schaftanteil in Form einer Resurplatte in der Stärke von 4 mm auf das Gipsmodell des Unterschenkels aufgebracht. Der proximale Rand der Resurplatte wird so gestaltet, daß in der Beugestellung des Kniegelenkes die Sehnen des Pes anserinus superficialis und des Biceps femoris in je eine kleine Nische des Schaftrandes zu liegen kommen. Zudem wird der gesamte Schaftrand etwas nach außen gebogen. Dann wird der Sandalenteil und zwar mit einer Resurplatte von 5–6 mm Stärke angefertigt und mit einer medial und lateral gelegenen Metallschiene mit Knöchelgelenk befestigt. Nun bringen wir auf die Vorderseite des Gipsmodells eine 4 mm starke Resurplatte auf und wickeln diese mit elastischen Binden fest. Nachdem die Rerurplatte erkaltet ist, entfernen wir bis auf einen Rand von ca. 2 cm die überlappenden Anteile der vorderen Halbschale. Die verbleibenden Teile werden nun ausgeschärft, so daß sich an den überlappenden Teilen eine einheitliche Schaftdicke ergibt. Am proximalen Rand wird auf der medialen und lateralen Seite durch je eine Hohlniete die Verbindung der beiden Halbschalen erreicht. Die vordere läßt sich damit wegklappen, was das Anziehen des Apparates erleichtert. An letzterer wird auch die Schienbeinkante durch eine Plastozotepolsterung von 3 mm weich gelagert. Auf der anderen Beinseite soll nun der Verkürzungsausgleich mit 10 mm Schuhsohlenauflage erreicht werden.

Durch diesen Teilentlastungsapparat wird nicht nur der Aktionsradius des Patienten, der ja nicht mehr an zwei Stützkrücken gebunden ist, erweitert, sondern auch in der Zeit der Remobilisation die Rehabilitationsmaßnahmen beträchtlich unterstützt. Es ist der Patient darauf hinzuweisen, daß der Apparat auch ständig getragen wird, wenn der Patient mobilisiert ist.

Spitzfußbehandlung mit einem neuen Spitzfußredressionsapparat

G. Junge, Ludwigshafen

Die Behandlung des durch einen Unfall erworbenen Spitzfußes nimmt, vergleicht man sie mit anderen Fragen, die auf den unfallchirurgisch tätigen Arzt zukommen, nur einen verhältnismäßig geringen Rang ein. Für einen solchermaßen geschädigten Patienten jedoch, bei dem eine solche Fehlstellung bei Beginn der Behandlung häufig in Kauf genommen werden mußte, ist bei weiterem Fortschreiten der Rehabilitation die Fehlstellung im oberen Sprunggelenk hinderlich und lästig.

Die zur Behebung dieses Schadens notwendige Nachbehandlung gestaltet sich häufig sehr schwierig. Nicht selten ist bei Versagen aller konservativen Maßnahmen zur Korrektur der Spitzfußstellung der letzte Ausweg der operative Eingriff.

Dabei ist zunächst für die Behandlung unerheblich, ob die fixierte Spitzfußstellung Folge eines Nerven-, Sehnen- oder Gelenkschadens ist.

Häufig werden der Berufsgenossenschaftlichen Unfallklinik Ludwigshafen Patienten zugewiesen, bei denen sich die medico-mechanische und krankengymnastische Behandlung zur Beseitigung des Spitzfußes als erfolglos erwies.

Hier soll beurteilt werden, ob bei solchen Patienten eine operative Korrektur der Spitzfuß-Fehlstellung oder eine orthopädische Schuhversorgung erforderlich sei.

Bei solchen Patienten wird häufig unter stationären Bedingungen zunächst nochmals der Versuch unternommen, durch eine intensive krankengymnastische Übungsbehandlung die Fehlstellung im oberen Sprunggelenk zu bessern. Trotz täglichem 6-Stunden-Programm läßt sich jedoch, vor allen Dingen bei seit langer Zeit bestehenden Fehlstellungen, eine wesentliche Funktionsverbesserung nicht mehr erreichen. Die wenigen Grade Funktionszunahme, die tagsüber durch die intensive Behandlung erreicht werden konnten, lassen sich meist auch trotz nachts angelegter Quengelschienen am folgenden Tag bereits nicht mehr reproduzieren.

Die derzeit gebräuchlichen Redressionsgeräte erscheinen teils zu aufwendig, teils nicht ausreichend funktionsgerecht. Aus diesem Grunde entwickelten wir einen Redressionsapparat, der als Redressionskraft das Körpergewicht mit dem Fuß als Hebelarm zum Einsatz bringt.

Funktion des Apparates

Der Unterschenkel wird vom Kniegelenk bis oberhalb der Knöchelgabel in einen Köcher gebettet. In den Köcher sind seitlich Gleitschienen eingearbeitet. Diese Gleitschienen erlauben dem Köcher nur Auf- und Abwärtsbewegungen in der Beinlängsachse. Der Fuß wird mit einer Abstützplatte abgefangen. Damit es nicht zu einem Gegenstemmen des Fußes auf der Abstützplatte kommen kann, wird zwischen Fuß und Platte ein Gleitmedium gebracht.

Wir haben unter das Schuhwerk eine Kunststoffplatte geklebt, die auf der Abstützplatte aus Metall bei jedem Schritt hin- und hergleiten muß. Dieser Gleitvorgang wird durch zusätzliches Schmieren aller beweglichen Teile des Apparates noch verbessert. Durch diese Anordnung wird eine Zwangsbewegung in der Achse des oberen Sprunggelenkes ausgeführt, Fuß und Sprunggelenk werden bei jeder Belastung des Beines durch die Kraft des Körpergewichtes nach oben gedrückt. Der Fuß findet auf der Abstützplatte keinen Halt und muß deshalb eine Ausweichbewegung nach vorne durchführen. Durch die großen Hebelkräfte, die abhängig vom Körpergewicht und der Länge des Fußes sind, kommt es bei jedem Schritt erneut zur Aufdehnung des oberen Sprunggelenkes durch den nach oben gerichteten Druck gegen die Fußsohle.

Ergebnis

Durch den beschriebenen Mechanismus konnten wir bei all unseren Patienten innerhalb einer Behandlungszeit von 3 bis 4 Wochen die Spitzfußstellung beseitigen, manchmal sogar eine Fußhebung über die Mittelstellung hinaus erreichen.

Es ist strengstens darauf zu achten, daß zwischen Gleitplatte und Fußplatte, welche am Schuh befestigt ist, stets eine gute Schmierschicht besteht. Außerdem sollten die Gleitschienen der Unterschenkelhülsen in ihren Lagern häufig mit Öl oder Fett abgeschmiert werden.

Die krankengymnastische Nachbehandlung hat sich zusätzlich zur Quengelbehandlung auch weiterhin als notwendig erwiesen. Insbesondere müssen, soweit vorhanden, die Fußheberrestfunktionen auftrainiert werden.

Durch intensives Training der Antagonisten zur Fußstreckermuskulatur wird eine Hypertrophie der Peronealmuskulatur angestrebt.

Bei Patienten mit Peronaeusschaden ließ sich die Spitzfuß-Fehlstellung soweit beseitigen, daß mit Hilfe der Innenschuhversorgung das Tragen von regulären Kaufschuhen möglich wurde.

Patienten mit Peronaeusschaden wurde der Redressionsapparat mit nach Hause gegeben, um das einmal erzielte Ergebnis durch tägliches, 20 min dauerndes Tragen, morgens und abends zu erhalten.

Therapieplan

1. Neurologische Untersuchungen (falls erforderlich).
2. Vor Therapiebeginn Messung des Bewegungsausmaßes im oberen Sprunggelenk nach der Neutral-0-Methode.
3. Beim Anlegen des Redressionsapparates auf guten Sitz der Unterschenkelhülse achten und diese eventuell mit Schaumstoff polstern, um Druckstellen und Wundscheuern zu vermeiden.
4. Ständiges Schmieren der beweglichen Teile und der Abstützplatte, um einen hohen Wirkungsgrad zu erzielen.
5. Absatzerhöhung der Gegenseite um 2–3 cm zum Ausgleich des durch den Apparat bedingten Beckenschiefstandes.
6. Wöchentliche Kontrolle des Bewegungsausmaßes, krankengymnastisches Fußhebertraining soweit möglich.

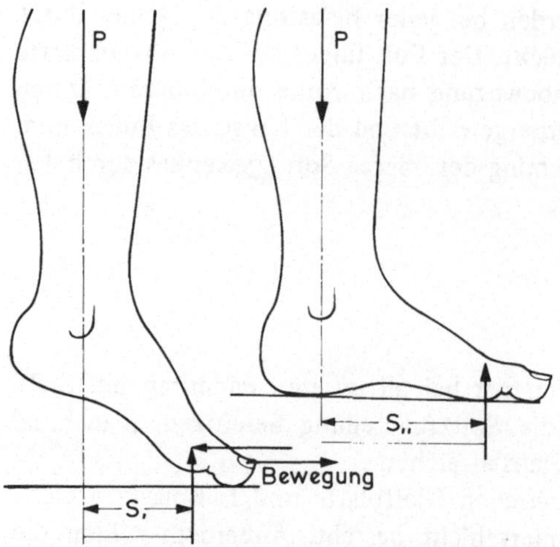

Abb. 1

Sollte nach 2-wöchiger konsequenter Anwendung des Redressionsapparates eine Verbesserung des Bewegungsausmaßes im oberen Sprunggelenk nicht zu erreichen sein, so ist zunächst die Beendigung der Behandlung und die Absatzerhöhung in dem von dem Spitzfuß vorgeschriebenen Ausmaß vorzunehmen (hier kommt die neue Schuhmode der Therapie entgegen).

Nach Ablauf von 6–8 Wochen erscheint dann ein zweiter Behandlungsversuch sinnvoll, bevor man sich zu einer operativen Korrektur des Spitzfußes entschließt.

Untersuchungsmethoden bei der Begutachtung nach Fußwurzelverletzungen

F. Weiser, Wien

Die Erreichung größtmöglicher Objektivierung und reproduzierbare Verlaufsdokumentation bei der Begutachtung ist uns ein ständiges Anliegen. Wir haben daher in der Chefärztlichen Station der Landesstelle Wien der AUVA unterstützende Untersuchungsmethoden eingeführt, die in anderen Sparten der Medizin bereits weit verbreitet sind und uns helfen sollen, diesem Ziel nahe zu kommen.

Zunächst zum Röntgen: Es ist selbstverständlich, daß bei statisch so gravierenden Verletzungen wie in der Fußwurzel die Standard-Röntgenaufnahmen bei jeder Begutachtung eingesetzt werden, da die röntgenologisch faßbaren Veränderungen oft erst Jahre nach Abschluß der Heilbehandlung zum Stillstand kommen. Eine wertvolle Hilfe ist die Tomographie, die im Bedarfsfall heranzuziehen ist. Hier können, besonders im Bereich des Sprungbeines, fortschreitende Veränderungen erkannt werden und eventuelle Verschlimmerungsklagen eines Versehrten röntgenologisch objektiviert werden. Da sich die oft erhebliche Änderung der Statik gelegentlich auch auf die Wirbelsäule auswirkt, können wir von der WS-Ganzaufnahme mit eingebautem Meßgitter Gebrauch machen, die einen einwandfreien Überblick über eventuelle Verbiegungen und Ausgleichsbiegungen, bzw. Belastungsschäden gibt. Diese Methode wurde bei uns zunächst zur Kontrolle von Haltungsschäden bei Amputierten eingesetzt, bewährt sich aber auch bei Folgeschäden vieler anderer Verletzungen sehr gut.

Ein wichtiges Kriterium zur Beurteilung der Folgeschäden nach Brüchen oder Verrenkungen im Bereich der Fußwurzel ist die Durchblutung des betroffenen Fußes. Uns stehen hier nun mehrere relativ einfache objektivierbare Untersuchungsmethoden zur Verfügung:

Zunächst die Messung der Hauttemperatur mit dem herkömmlichen Hautthermometer System Heidenwolf. Wegen der bekannten Nachteile – lange erforderliche Meßdauer und nur mäßige Meßgenauigkeit – ist die Anschaffung eines elektronischen Meßgerätes vorgesehen. Die von der Haut ausgehende Temperaturstrahlung wird dabei berührungslos, praktisch trägheitslos und mit großer Meßgenauigkeit abgenommen. Vergleiche mit anderen Hautbezirken, besonders aber mit dem nicht betroffenen Fuß, ergeben bereits wertvolle erste Aufschlüsse zumindestens über die Durchblutungsverhältnisse der Oberfläche.

Weiters wird zur Bestimmung des systolischen Druckes in der Peripherie eine handliche Ultraschallsonde eingesetzt. Nach Anlegung einer Blutdruckmanschette mit Manometer wird die mit Transmission-Gel versehene Sonde über dem Gefäß schräg aufgesetzt. Die Pulsation ist über Verstärker gut hörbar, der Wert am Manometer ablesbar. Das Gerät ist problemlos transportabel und kann auch bei Hausbesuchen eingesetzt werden.

Wesentlich aufwendiger, allerdings auch aussagekräftiger ist die oszillographische Untersuchung mit einem Multiscriptor. Hier haben wir die Möglichkeit der Pulskurvenaufzeichnungen, wobei synchron mit der EKG-Kurve die gleichzeitige – beidseitige – Untersuchung auch kleinerer Gefäße möglich ist. Die Deutung der aufgezeichneten Kurven erfordert allerdings einige Erfahrung. Bei der Planung und Einführung dieser für unseren Bereich noch neuen Methode stand uns Doz. Klein vom Wilhelminenspital in Wien zur Seite.

Jetzt schon sehr gut bewährt hat sich uns die Untersuchung am Podometer. Es wird nach der eingehenden Prüfung des Gangbildes eingesetzt und vermittelt uns ein Bild des Auflagedruckes des Fußes. Weiters können wir hier Veränderungen im Längs- und Quergewölbe des Fußes feststellen. Auch Achsenabweichungen der Ferse zur Unterschenkelachse sind meßbar. Diese Untersuchungen sind besonders wertvoll für die Verordnung von Modelleinlagen und orthopädischen Schuhen. Festgehalten wird das Bild am Podometer zweckmäßig mit einer fotografischen Aufnahme. Wir haben uns für die Dokumentation mit Sofortbild-Farbkamera entschieden.

Zu dem bisher Gesagten nun einige Dias.

Wir hoffen, mit der Vorstellung einiger zusätzlicher Untersuchungsmöglichkeiten bei der Begutachtung der Verletzungsfolgen unseres diesjährigen Generalthemas Anregungen vermittelt zu haben.

Es bleibt jetzt noch die Frage der zeitlichen Belastung. Wenn im Akutbetrieb Zeitdruck sehr oft eine wesentliche Rolle spielt, muß dieses Argument bei der Begutachtung, besonders in eigens dafür eingerichteten Stationen, wegfallen. Wir müssen uns den Luxus leisten können, dem Versehrten das heute wertvollste Gut – nämlich Zeit – schenken zu können.

Konservatives Behandlungsverfahren und Ergebnis bei 110 Calcaneusfrakturen unter besonderer Berücksichtigung der Minderung der Erwerbsfähigkeit

Th. Tiling, P. Stanković, F. Hamer und Th. Stuhler, Göttingen

An der chirurgischen Universitätsklinik Göttingen wurden von 1969–1975 102 Patienten mit 110 Fersenbeinfrakturen behandelt. 75% der Patienten waren männlich, 25% weiblich. Rechtsseitige Frakturen traten etwas häufiger auf als linksseitige. 8% der Patienten erlitten eine beidseitige Fraktur. 62% der Patienten konnten im Mittel 5 Jahre nach dem Unfall untersucht werden.

Bei 35 Verletzten lag ein Arbeitsunfall vor. Das mittlere Alter der Arbeitsunfälle lag mit 39,7 Jahren nur gering über dem aller Verletzten mit 37,5 Jahren.

Die Einteilung in die Böhler-Gruppen 1–8 zeigt eine ähnliche prozentuale Verteilung, wie sie schon von Vidal und Böhler angegeben wurde. Frakturen der Gruppe 4 und 5 sind am häufigsten zu finden, gefolgt von den Frakturen der Gruppe 2, 3 b und 8. Frakturen der Gruppe 1, 3 a, 6 und 7 sind selten.

Der überwiegende Teil unserer Patienten wurde konservativ ohne Reposition durch Ruhigstellung in einem Gips behandelt. Entenschnabelfrakturen wurden verschraubt. Eine Arthrodese wurde bei 8 Frakturen, zweimal als Frühartthrodese, sechsmal als Spätarthrodese, durchgeführt.

92,3% unserer Patienten waren nach dem Unfall in ihrem alten Beruf tätig. 5 Patienten mußten ihren Beruf unfallbedingt wechseln, wobei zweimal eine Umschulung und zweimal keine Umschulung erfolgte. Ein Patient wurde unfallbedingt arbeitslos.

Die MdE wurde anläßlich des ersten Rentengutachtens im Mittel mit 22,7%, die Dauerrente mit 11,7% abgeschätzt. Anfangs erhielten 87% der Patienten eine Rente, auf Dauer noch 48%. Wir haben anläßlich der Nachuntersuchung nochmals die MdE abgeschätzt und kamen im Mittel auf die gleiche MdE-Höhe wie anläßlich der Dauerrentenfestsetzung, womit gezeigt werden kann, daß nach 2 Jahren keine Änderung der MdE-Höhe mehr zu erwarten ist.

Betrachten wir die MdE-Sätze für die Böhler-Gruppe 1–3 und 4–8, so zeigt sich, daß nur ein Patient der Gruppe 1–3 berentet wurde, jedoch der überwiegende Teil der Gruppe 4–8. Aus der Sicht der Unfallversicherung kann man daher sagen, daß die Böhler-Gruppe 1–3 keine Schwierigkeiten der Bewertung bietet.

Wir haben unsere nachuntersuchten Patienten nach ihren Beschwerden in 5 Gruppen eingeteilt: A = keine Beschwerden, B = Morgensteifigkeit, Schwellneigung, Wetterfühligkeit, C = geringe Schmerzen unter Belastung; die Gehstrecke liegt über einer Stunde, D = starke Schmerzen; Gehstrecke unter einer Stunde und E = ständig starke Schmerzen.

Überprüfen wir – nach Böhler-Gruppen aufgeschlüsselt – unsere nachuntersuchten Patienten in Bezug auf ihre Beschwerden, so ergibt sich für 23% ein schlechtes Spätergebnis. Diese Patienten sind in der Gruppe 4–8 zu finden. Die Gruppe 4–8 zusammengefaßt ergibt in 33% der Fälle unbefriedigende Ergebnisse. Diese Resultate unserer konservativen Therapie stimmen weitgehend mit größeren Statistiken überein, gleich welche Behandlung durchgeführt wurde: Frühfunktionell, konservativ mit Gipsanlegung, Reposition oder Früharthrodese.

Überprüfen wir die bei uns gebräuchliche Klassifizierung nach Judet, Vidal und Böhler auf ihre Wertigkeit im Hinblick auf die Spätprognose, bedeutet die Zuordnung einer Fraktur zu den Gruppen Judet a = präthalamische Fraktur, Judet c = postthalamische Fraktur, Vidal 1 = keine Gelenkbeteiligung und Böhler 1–3, daß der Patient eine weitgehende Beschwerdefreiheit erwarten kann und keine Dauerrente bekommen wird. Keine der Gruppen Judet b = thalamische Fraktur – welche Impressionsform auch vorliegt, ob parallel, horizontal oder vertikal –, Vidal 2 = geringe Gelenkbeteiligung, Vidal 3 = starke Gelenkbeteiligung und Böhler 4–8 ergibt eine annähernd ausreichende Treffsicherheit für die Spätprognose und damit zu erwartende Rentenhöhe. Auch kann aufgrund dieser Einteilung nicht abgeleitet werden, welche Patienten dieser letzten Gruppen elektiv einer speziellen Therapie zugeführt werden sollten.

Unter der Vorstellung, daß sich aus der Summe der Faktoren: Inkongruenz der Gelenkflächen, Änderung der Höhe und Länge der einzelnen Fersenbeinanteile, Abscherung des Tuber calcanei gegenüber dem vorderen Fortsatz und Calcaneuskörper sowie frakturbedingte Varisierung oder Valgisierung, eine bessere Spätprognose abgeben läßt, haben wir die Röntgenaufnahmen zum Unfallzeitpunkt des unverletzten und frakturierten Fersenbeines vermessen, wobei wir uns nur auf die Auswertung des Tubergelenkwinkels, des von uns so bezeichneten Calcaneusgelenkflächenwinkels, Tubercalcaneuswinkels und der Tuberpunkthöhe beschränken wollen. Die Meßergebnisse sind jeweils als Mittelwert mit Standardfehler für nicht frakturierte Erwachsenenfersenbeine angegeben.

Überprüfen wir nun unsere Beschwerdegruppe A–E für die Problemgruppe Böhler 4–8, so zeigt sich, daß nur Patienten der Gruppe A, die beschwerdefrei sind, eine geringe Abflachung des Tubergelenkwinkels und eine Varisierung aufweisen; alle anderen Gruppen zeigen eine deutliche Verkleinerung des Tubergelenkwinkels und eine Valgisierung.

Vergleichen wir die Meßergebnisse der Gruppe A–C mit denen der Gruppe D und E, so zeigt sich eine signifikante Abnahme der Tuberpunkthöhe – im Mittel um 4 mm – und eine Vergrößerung des Tubercalcaneuswinkels um 7°, hervorgerufen durch eine Verschiebung des Tuber calcanei nach proximal und Abkippung gegenüber dem vorderen Fortsatz und Calcaneuskörper. Der Calcaneusgelenkflächenwinkel ist um 9° vermindert als Zeichen der Einstauchung und Abkippung der hinteren Gelenkfläche gegenüber dem vorderen Fortsatz nach distal.

Zusammenfassend kann gesagt werden, daß die Ergebnisse der Fersenbeinfraktur der Gruppe Böhler 4–8 nur verbessert werden können, wenn es gelingt, die Patienten aufgrund der Röntgenunfallaufnahmen zu erfassen, die starke Beschwerden erwartet, um sie einer elektiven Therapie zuzuführen. Wir glauben aufgrund unserer röntgenologischen Auswertung der Unfallaufnahmen, die komplexen Veränderungen einer thalamischen Fersenbeinfraktur zum Teil erfaßt zu haben und einen Ansatz für eine Klassifizierung nach den zu erwartenden Beschwerden zu besitzen. Biomechanische Untersuchungen und größere röntgenologische Meßserien sind jedoch noch erforderlich.

Diskussion zum III. Hauptthema: Folgezustände nach Fußwurzelverletzungen – Rehabilitation und Begutachtung (Leitung: W. Krösl, H. Kuderna, Wien)

Krösl, Wien: Ich danke dem letzten Vortragenden. Wir haben also noch Zeit zur Diskussion. Das verdanke ich der Tatsache, daß sich alle Redner strikt an die Zeit gehalten haben. Ich habe wohl die Uhr jedesmal eingeschaltet, sie kam aber nie zum Läuten, das heißt, Sie haben alle die Zeit um eine Spur unterschritten. Ich möchte Ihnen erklären, wie es dazu kam: Ich hatte schon bei der Durchsicht des Programmes Sorgen, daß wir keine Zeit zum Diskutieren mehr haben würden. Daher habe ich alle Vortragenden in der Zeit, in der ich die Ehre hatte, den Vorsitz zu führen, angeschrieben und sie gebeten, ihren Vortrag nochmals genau zu überprüfen und auf die Einhaltung der Redezeit strikt zu achten. Ich hatte das Glück, auf lauter Vortragende zu treffen, die großes Verständis dafür haben und ich möchte Ihnen noch einmal dafür recht herzlich danken. Ich komme jetzt zur Diskussion. Wer möchte diskutieren zu den Vorträgen, die jetzt gehalten wurden. Herr Klatnek!

Klatnek, Salzburg: Ich möchte zum Vortrag von Herrn Bogner folgendes sagen: Auch mir ist bei meinen Voruntersuchungen aufgefallen, daß bei sehr vielen Sudeck-Patienten die Harnsäure erhöht ist und ich möchte sagen, man sollte doch bei solchen Fällen die Harnsäure im Serum untersuchen, wir haben das bei über 50% der Fälle feststellen können.

Krösl, Wien: Danke. Bitte, Sie haben sich gemeldet!

Scherbichler, Neunkirchen: Ein Patient kam mit einem Fußtrauma zu uns, wo wir erst nach längeren röntgendiagnostischen Maßnahmen gesehen haben, daß er einen Abriß des Sustentaculum tali hatte. Er klagte nämlich bei Eintritt in das Spital über Parästhesien im Bereiche des medialen Vorfußes. Durch diese gezielte Röntgendiagnostik haben wir diese Fraktur aufdecken können und haben das Sustentaculum tali mit 2 Spongiosaschrauben fixiert. Der Patient war sofort nach der Operation beschwerdefrei. Der 2. Fall war eine Begutachtung, wo wir ebenfalls einen Patienten nach einem Trauma, mit unklaren Schmerzzuständen im Bereiche retromalleolar medial ausstrahlend bis in den medialen Vorfuß, zugewiesen bekamen. Auch hier haben wir mit röntgendiagnostischen Maßnahmen gesehen, daß das Sustentaculum tali nicht in loco war und erst nach Reposition war der Patient sofort beschwerdefrei. Also bei Cacaneusfrakturen oder solchen, die als solche nicht angesehen werden, muß man unter Umständen gezielt nach dem Sustentaculum tali nachschauen.

Krösl, Wien: Ja, danke für diese Ergänzung, auf die ich auch schon gewartet habe. Herr Witt, glaube ich, hat sich jetzt gemeldet.

Witt, München: Ich wollte zu der Frage des Sudeck-Syndroms noch etwas sagen, um die beiden Herren, die vorgetragen haben, vielleicht herauszufordern, nochmals Stellung zu nehmen. Ich bin mir nicht ganz im klaren, ob die Fälle, die hier gemeint sind, Sudeck-Syndrome sind. Denn ein Sudeck-Syndrom ist eigentlich erst vorhanden, wenn es seine 3 Stadien durchmacht, das ist fleckige Kalksalzatrophie, die wir übrigens als einen physiologischen reaktiven Umbau bezeichnen, das heißt, der jederzeit reparabel sein kann und der flüchtig ist und den wir verhältnismäßig oft sehen. Aber ich muß sagen, in den letzten

Jahren oder Jahrzehnt habe ich selten noch ein Sudeck-Syndrom gesehen, das über die fleckige Kalksalzatrophie, die dystrophische Phase zur atrophischen Phase schreitet oder, und das ist aus den Vorträgen nicht hervorgegangen, wir sind therapeutisch tatsächlich so weit gekommen, daß wir das 1. Stadium abfangen können und das sogenannte Sudeck-Syndrom, das früher automatisch abgelaufen ist, gar nicht mehr in die dystrophische Phase einsteuert oder dort abgefangen wird. Was die Harnsäure anbelangt, wissen wir, daß wir heute vermehrt Osteonekrosen sehen, und daß wir unter dem Begriff der idiopathischen Kopfnekrose der Hüfte doch eine ganze Reihe auf die Gicht zurückführen können. Ob das beim Sudeck-Syndrom eine Rolle spielt, möchte ich dahingestellt sein lassen, aber eines habe ich vermißt, es sind die vegetativ labilen Typen, die es gibt und die gerne einmal ein Sudeckähnliches Syndrom bekommen, darunter sind vor allem einmal die Hyperthyreosen. Es gibt Typen von Menschen, da kann der erfahrene Kliniker praktisch schon wenn er zur Tür hereingeht sagen, das ist ein Kandidat, der ein Sudeck-Syndrom bekommen könnte. Dann wollte ich ganz kurz zu dem Vortrag noch Stellung nehmen mit der Redressionsspitzfußbehandlung mit einem neuen Spitzfußredressionsapparat. Da muß ich sagen, das ist von der Überlegunge her gar nichts Neues. Der Sprecher hat ja auch einen Gips gezeigt, das ist der Lochgips nach Pitzen, den wir früher in der Orthopädie häufig verwendet haben, der hat den Vorteil, daß er genau so gut ist und daß er vor allem viel billiger ist wie der Apparat, den wir für kurze Zeit arbeiten lassen müssen, wenn die Erfolge so gut sind, wie der Vortragende das gesagt hat. Im übrigen handelt es sich bei einem harten Spitzfuß um etwas anderes wie um eine Achillessehnenverkürzung oder Verkürzung des Gastrocnemius sondern das ist vor allem die hintere Kapsel des oberen Sprunggelenkes, die sehr kräftig ist, sich mitverkürzt und die kann man mit diesem Redressionsapparat meines Erachtens nicht beherrschen, da wird nichts anderes übrigbleiben, um Zeit zu gewinnen, eine Achillotenotomie und die quere Durchtrennung der hinteren Kapsel durchzuführen. Und zum Schluß wollte ich auf den Vortrag wegen der Begutachtung der Rückfußverletzungen noch eingehen. Der Redner hat gesagt, daß er bei seinen Nachuntersuchungen die letzte Begutachtung, die zur Dauerrente geführt hat, bestätigen konnte. Meine Frage ist: hat er in dem Gutachten auch vermerkt, daß in den Jahren noch eine Verschlechterung eingetreten sein kann und sich die Erwerbsminderung anheben kann, denn die Bewegungsmechanik des Fußes ist so kompliziert, daß bei schweren Veränderungen des Rückfußes sich die Arthrose auch auf den Mittelfuß meistens in den Jahren erweitert und damit auch die Erwerbsminderung sogar ansteigt.

Krösl, Wien: Ja, danke, Herr Witt. Ich kann, wenn ich aufs Letzte gleich zurückkommen will, nur sagen, ich hoffe, daß er das angegeben hat. Beim Sudeck ist es ja so, daß viele Leute den Sudeck I ja schon niemals als Sudeck bezeichnet haben, sondern nur den Sudeck II und III und die Tatsache, daß man ihn heute wesentlich seltener sieht, die ja glaube ich uns allen geläufig ist, hängt vielleicht doch damit zusammen, daß er auch nicht nur, aber auch vielleicht eine Behandlungsfolge war. Natürlich gibt es andere Gründe auch und die sie aufgezählt haben sind ja Gründe, die z.B. auch für die Epicondylitis zutreffen. Manche Leute nennen ja auch die Epicondylitis eine Krankheit, die diese Hintergründe hat. Aber vielleicht möchte einer der beiden Herren dazu Stellung nehmen. Einer der Herren Vortragenden zum Sudeck! Herr Klatnek!

Klatnek, Salzburg: Sicher, natürlich war es in der Kürze der zur Verfügung stehenden Zeit für uns als Vortragende nicht einfach, das ganze Sudeck-Syndrom komplex zu behandeln.

Ich glaube, das muß ja klar sein. Wir könnten natürlich auf Grund unseres großen statistischen Materials, das uns von der chefärztlichen Station über alle Unfallkrankenhäuser Österreichs zur Verfügung gestellt wurde, auch bestimmte Berufsgruppen anführen. Wir haben z.B. gesehen, daß gerade bei Gastarbeitern und ich glaube, da ist gerade die psychische Komponente bei Arbeitern aus den Oststaaten oder aus Italien, daß gerade die mehr gefährdet sind. Nur, Herr Witt, möchte ich Ihnen widersprechen, eine Sudecksche Erkrankung muß bei gezielter guter Behandlung nicht alle 3 Stadien durchlaufen und wir sind, glaube ich, heute so weit in der Lage, daß wir meistens im Laufe des II. Stadiums die Behandlung bereits als erfolgreich beenden können.

Krösl, Wien: Herr Klatnek, eine Zusatzfrage. Wurde ein gleich großes Kollektiv und zwar gleicher Art, gleichen Alters und gleicher Konstitution untersucht auf ihre Harnsäurewerte wie die mit Sudeck untersucht wurden, als Vergleich?

Klatnek, Salzburg: Ja, das kann ich nicht sagen, wir haben diese Untersuchungen noch nicht abgeschlossen. Ich habe in meinem Vortrag auch hingewiesen, daß die Untersuchung der Transaminasen, wir haben dabei die GPT und den LDH untersucht, und auch die Untersuchung auf die erhöhten Harnsäurewerte noch nicht abgeschlossen, und haben daher auch noch keine vergleichenden Untersuchungen gemacht.

Krösl, Wien: Gut, danke. Herr Witt!

Witt, München: Würden Sie mir recht geben können, wenn wir uns dahingehend einigen, daß es die fleckige Kalksalzatrophie gibt, röntgenologisch außerordentlich deutlich, fast dramatisch aussehend, ohne daß der Patient wesentlichen Schmerz hat und ohne daß es zu Kontrakturen und Steifen kommt? Und beim Sudeck haben wir immer im Stadium I enorme Schmerzen, Schwellungen und rasche Einsteifung. Und wegen der enormen Schmerzen können wir ja kaum eine Therapie im Stadium I des Sudeck machen. Und die meine ich, müßten wir doch ganz klar von einander trennen.

Krösl, Wien: Danke. Bitte, Herr Bogner.

Bogner, Wien: Ich möchte zur Differentialdiagnose des Sudecks gegen Inaktivitätsosteoporose und einer unspezifischen Entzündung in unserem Material Stellung nehmen. Es ist sicherlich nicht leicht, in manchen Fällen die Abgrenzung durchzuführen. Wir haben uns bei posttraumatischen Fällen vielleicht nach dem gerichtet, daß ein Intervall war zwischen dem Trauma und dem neuen Beginn der Beschwerden. Andererseits möchte ich zu der Diskussion, die im Laufe des Nachmittages stattgefunden hat, Stellung nehmen, wo über die Bandverletzung und ihre Behandlung gesprochen wurde. Wir sehen gerade in unserem Material 20% Weichteilverletzungen, die dann 1 Woche oder 2 Wochen mit Umschlägen behandelt wurden, ungenügend ruhiggestellt und dann erst im Verlauf einen Sudeck entwickelt haben. In 8% wurde eine Verletzung, eine Knochenverletzung übersehen und ungenügend behandelt und in der Folge ein Sudeck-Syndrom ausgebildet.

Krösl, Wien: Sudeck I, nicht?

Bogner, Wien: Sudeck I, der dann in II übergeht. Dann zur Harnsäure, es ist sicherlich so, daß diese 35%, die wir bei den Sudeckerkrankungen haben, sehr hoch ist. Wir hatten an 800 Patienten mit vertebragenen Beschwerden die Harnsäure untersucht. Cervical Syndrome 8-10%, Lumbalsyndrome 22%, Coxarthrose sehr hoch, 35%, also es spielt sicherlich eine Lokalisation bzw. Symptomatik der Beschwerden durch die Harnsäure eine Rolle.

Krösl, Wien: Danke, ja, bitte sehr.

Junge, Ludwigshafen: Bezüglich des Lochgipses nach Pitzen: 1. ist es ein Gips der mindestens 8-12 Wochen getragen werden muß, 2. ist er nicht abnehmbar, 3. wird ein Walzenfuß ausgeprägt in einem solchen Gips. 4. Gibt es einen Apparat nach Baumann, der ähnliches vorhat, nämlich die Funktion im oberen Sprunggelenk durch dauerndes Treten zu mobilisieren. 5. Mein Apparat kann abgenommen werden, besteht aus einem thermoplastischen Kunststoff und kann jederzeit nachmodelliert werden. Zum anderen kann der Vorfuß, wie man gesehen hat, nicht absterben und es kommt zum Ausweichen, was bei einem Pitzengips nie von statten geht, sondern der Pitzengips läßt ja den Vorfuß nicht schwingen, sondern stemmt ihn ab. Sie können, wennn Sie Schmerzen an der Ferse haben, stundenlang auf ihrem Vorfuß herumlaufen ohne daß dadurch Quengelbewegung im oberen Sprunggelenk stattfinden. Wenn mein Apparat ohne weiteres diese Bewegung nicht mehr zuläßt, bzw. nicht fixiert, müssen Sie einfach ausrutschen, es gibt keinen Halt in diesem Apparat. Und wir haben inzwischen in der Unfallklinik Ludwigshafen 26 solche Fälle therapiert und im Vinzenzius Krankenhaus Karlsruhe, wo ich derzeit arbeite, bin ich beim 4. Patient innerhalb 2 Monaten und die Capsulotomie im hinteren Anteil des oberen Sprunggelenkes war bis jetzt nicht notwendig und die Verlängerung der Achillessehne bisher Gott sei Dank auch noch nicht und die Infektion damit ausgeschlossen. Außerdem kann ich eine Hautüberprüfung an dem Apparat durchführen, was in dem Pitzengips nicht möglich ist.

Krösl, Wien: Danke.

Hagen, Graz: Zur Therapie des Sudecks möchte ich etwas hinzufügen. Es ist ja eine eminente Tatsache, daß der Sudeck eine Störung des vegetativen Nervensystems ist, insbesondere des Gefäßnervensystems. Es gibt eine Methode, die außerordentlich wirksam hier eingreift, das ist die sogenannte Bindegewebs-Massage bzw. Reflexzonenmassage von Kohlrausch. Wir können in dem Moment, wo das akute Stadium des Sudeck abgeklungen ist und ich kann nur Witt beistimmen, das akute Stadium I ist genau das, was er sagt, wenn also dieses Stadium abgeklungen ist und das Stadium II in Erscheinung tritt, die ersten Versteifungen eintreten und das ausgeprägte röntgenologisch klinische Syndrom festliegt, könnten wir sofort eingreifen mit der Bindegewebs-Massage und hier ganz außerordentliche Erfolge erzielen.

Ich möchte hier nur 2 Beispiele anführen:

In meine Ordination kommt eine Oberin eines Landkrankenhauses, eine geistliche Oberin, außerordentlich viel Sorgen, schwerster Sudeck III. Die linke obere Extremität nach subcapitalem Oberarmbruch praktisch vom Körper abgeschrieben, weiß, fast marmorähnlich, kalt, völlig unbeweglich. Wir haben sofort begonnen mit einer ganz gezielten Massage. Ich möchte hinzufügen, sie muß erstklassig gekonnt sein, sie muß von jemandem gemacht werden, der wirklich in dieser Behandlungstherapie hervorragend unterrichtet ist, aber auch medizinisch entsprechend Bescheid weiß und es ist uns gelungen, diese arme

Frau, die gleichzeitig an einer Lungentuberkulose gelitten hat, außerdem gallenoperiert worden ist, und eine Nierenschädigung, eine Pyelitis gehabt hat, auch auf spezifischer Basis, so weitgehend beweglich zu bringen, daß sie ihren Beruf wieder vollkommen schmerzfrei ausübt, den Arm wieder tadellos gebrauchen kann. Es sind gewisse Steifigkeiten noch zurückgeblieben. Es hat einige Zeit gedauert, man muß sehr viel Geduld aufwenden und es ist die absolute Mitarbeit des Verletzten notwendig.

Der 2. Fall: Eine Pensionistin erleidet einen schweren Sudeck im abklingenden II. Stadium oder mitten im II. Stadium kann man sogar sagen, nach einer Amputation des 5. Fingers und Teilamputation des 4. Fingers wegen Dupuytrenscher Kontraktur. Sie hat beim Gehen solche Schmerzen gehabt, daß sie immer nur mit Weinen gehen konnte und immer nur geschrien hat. Man konnte die Hand nicht ergreifen, das war fast ein Causalgiesyndrom klassischer Ausprägung. Ellbogen steif, Schulteradduktion steif, die Finger unbeweglich in einer Krallenstellung so gehalten. Sie war ein Anhängsel ihres Armes, ein armer Teufel. Wir haben sofort mit der Behandlung eingesetzt, wir haben allerdings ihr auch gesagt es tut weh, die gekonnte Bindegewebsmassage ist schmerzhaft, aber sie hat hervorragende Erfolge. Diese Frau ist innerhalb relativ kurzer Zeit, dank ihrer Mitarbeit, vollkommen geheilt worden von diesem klassisch ausgeprägtem Sudeck II schon bis Sudeck III Syndron klinisch und röntgenologisch. Und es ist sehr interessant, daß das alles möglich ist und wir können hier mit dieser Methode, wenn sie gekonnt ist, Hervorragendes leisten. Ich möchte nur hinweisen, auf diese Methode nicht zu vergessen. Ich weiß, in Österreich ist die Bindegewebs-Massage relativ noch ein Stiefkind, sie kommt aber in deutschen Landen, Frankreich usw. vor, auch in angloamerikanischen Landen ist die Bindegewebs-Massage ein ausgezeichneter Behelf in allen diesen Behandlungsmethoden. Ich wollte das nur hinzufügen, um darauf hinzuweisen, daß wir ja bei den schwersten Sudeck-Syndromen sehr viel erreichen können.

Krösl, Wien: Danke für diese Ergänzung, wir könnten mühelos über den Sudeck noch 1-2 oder 3-4 Stunden diskutieren, was sicher sehr interessant wäre. Leider muß ich die Diskussion beenden, weil ich versprochen habe, um 17,15 Uhr Schluß zu machen. Es ist also die Nachmittagssitzung hiermit beendet. Ich danke Ihnen und wünsche Ihnen einen schönen Abend.

IV. Brüche des Fersenbeines

Einteilung der Fersenbeinbrüche nach Lorenz Böhler

H. Krotscheck, Kalwang

Wer Unfälle behandelt, hat sich auch mit dieser, für uns oft schwierigen Fraktur zu befassen. In der Statistik der Allgemeinen Unfallversicherungsanstalt betreffen 1% der Frakturen das Fersenbein. Becker gibt an, daß 3/4 der Fußwurzelfrakturen das Fernsenbein betreffen. Er meint, daß die Ergebnisse der konservativen Methoden nicht immer überzeugen können, der operativen Versorgung aber enge Grenzen gesetzt sind.

Natürlich müssen sich gerade jene, die Arbeitsunfälle behandeln, mit der Fersenbeinfraktur beschäftigen. Wer an einer schmerzhaften Arthrose im unteren Sprunggelenk leidet, kann glaubhaft machen, daß er als Dachdecker oder Forstarbeiter im schwierigen Gelände kaum noch arbeiten kann. Dasselbe gilt für alle Berufe, bei denen eine Leiter benützt werden muß.

Es ist daher nicht verwunderlich, daß Lorenz Böhler in der letzten Auflage seines Buches der Fersenbeinfraktur nahezu den gleichen Raum widmet, wie der geschlossenen Unterschenkelfraktur. Die Tatsache, daß die Behandlung der Fersenbeinfraktur, auf welche Weise auch immer, schwierig ist, berechtigt uns nicht zur völligen Resignation und mehr oder minder zum Unterlassen einer Behandlung. Es ist daher auch nicht verständlich, warum die sogenannte moderne Traumatologie der Fersenbeinfraktur kaum ein Wort widmet.

Auf der Suche nach einer geeigneten Behandlung war es notwendig, die verschiedenen Bruchtypen genau zu studieren und es ist das Verdienst von Lorenz Böhler, als erster gemeinsam mit seinem damaligen Mitarbeiter Vidal, eine auch heute noch ausgezeichnet brauchbare Einteilung der Fersenbeinfrakturen erarbeitet zu haben. Compere, Wanke, Maatz, Junge und Lentz, Becker und Mörl, aber auch Max Lange haben diese Einteilung im wesentlichen übernommen. Max Lange schreibt: der Pionier für die röntgenologische Diagnostik der Calcaneusfrakturen, für die Klassifikation, wie für die Ausbildung der Behandlungsrichtlinien war Lorenz Böhler. Seine Klassifikation der Calcaneusfrakturen bildet auch heute noch die Grundlage für die Einteilung dieser Frakturen. Die Beachtung des Tuber-Gelenkswinkel geht in 1. Linie auf Lorenz Böhler zurück. Ebenso die Röntgentechnik.

Lorenz Böhler fordert exakt seitliche Bilder des Fersenbeines, um den Tuber-Gelenkswinkel genau zu bestimmen, ein planto-dorsales Bild des Fersenbeines, um die hintere-untere Sprunggelenksfläche genau zu beurteilen und die Verbreiterung des Fersenbeines festzustellen. Gleiche Bilder werden von der Vergleichsseite verlangt, um den wahren Tuber-Gelenkswinkel und die wahre Fersenbeinbreite des einzelnen Verletzten zu erkennen. Als Lorenz Böhler erstmalig in der 5. Auflage 1937 seine Einteilung der Fersenbeinfrakturen mitteilte, gab er folgende 8 Bruchformen an:

1. die Brüche am oberen Ende des Tuber calcanei, die sogenannten Entenschnabelbrüche;
2. die Brüche des Process. medialis am Tuber calcanei;

3. die Brüche des Sustentaculum tali allein;
4. die Brüche des Fersenbeinkörpers ohne Verschiebung der Gelenksflächen gegenüber dem Sprungbein;
5. Brüche des Fersenbeinkörpers mit Verrenkung des lat. Anteiles der hinteren Gelenksfläche gegenüber dem Sprungbein;
6. Brüche des Fersenbeinkörpers mit Verrenkung der ganzen hinteren Gelenksfläche gegenüber dem Sprungbein;
7. Brüche des Fersenbeinkörpers mit Verrenkung des lat. Anteiles der hinteren Gelenksfläche gegenüber dem Sprungbein und mit gleichzeitiger Subluxation zwischen Sprungbeinkopf und Kahnbein und zwischen dem vorderen Anteil des Fersenbeines und den Würfelbeinen;
8. Brüche des Fersenbeinkörpers mit Zertrümmerung des vorderen Fortsatzes und mit Verrenkung desselben gegenüber dem Würfelbein.

Da sich diese Einteilung vor allem in Hinsicht auf die notwendige Behandlung sehr bewährt hat, hat Lorenz Böhler im Verlaufe der weiteren Jahre diese Einteilung weiter ausgefeilt und verfeinert: So unterteilte er in der letzten Auflage seines Werkes die Gruppe 1 in weitere 3 Untergruppen und zwar:

in die *Gruppe 1*: a) das sind Brüche am hinteren oberen Ende des Tuber calcanei, oberhalb des Ansatzes der Achillessehne, die sogenannten Entenschnabelbrüche;
b) Brüche am hinteren Ende des Tuber calcanei, die am unteren Rande des Ansatzes der Achillessehne unterhalb der queren Leiste des Fersenbeinhöckers beginnen und Entenschnabelform besitzen. Schließlich
c) Brüche am hinteren oberen Ende des Tuber calcanei, die unterhalb der Querleiste des Fersenbeinhöckers beginnen, bei welchem das Bruchstück nicht wie bei der Gruppe 1 a und 1 b aufgekippt, sondern parallel zur Bruchfläche, cranialwärts verschoben ist.

Diese Untergruppierung mag überspitzt erscheinen, ist im Bezug auf die Behandlung jedoch sehr wesentlich. Bei der Gruppe 1 a und 1 b droht der Sekundärriß der Achillessehne, eine Gefahr, die bei der Gruppe 1 c nicht besteht. Die Brüche der Gruppe 1 werden heute praktisch überall operativ versorgt.

Als *Gruppe 2* beschreibt Lorenz Böhler die Brüche des Process. medialis des Tuber calcanei mit und ohne Verschiebung.
Bei der *Gruppe 3a* handelt es sich um Brüche des Sustentaculum tali allein.
Als *Gruppe 3b* werden die Brüche am vorderen Fortsatz des Fersenbeines bezeichnet.

Bei der *Gruppe 2, 3 a und 3 b* genügt die konservative Behandlung. Die Ruhigstellung im Gipsverband führt zu ausgezeichneten Ergebnissen.

Bei der *Gruppe 4* handelt es sich um Brüche des Fersenbeinhöckers und des Fersenbeinkörpers ohne Verschiebung der Gelenksflächen gegenüber dem Sprungbein, also um eine Fraktur durch den Fersenbeinkörper hinter dem unteren Sprunggelenk ohne Beteiligung dieses Gelenkes. Es kann daher bei dieser Fraktur der Tuber-Gelenkswinkel beträchtlich reduziert sein.

In der *Gruppe 5* sind die Brüche des Fersenbeinkörpers mit teilweiser oder vollständiger Verrenkung des lat. Anteiles der hinteren Gelenksfläche, die hinter der Tragplatte vom Tuber calcanei abgebrochen ist, zusammengefaßt. Es handelt sich hier meist um eine Absprengung der lat. Wand des Fersenbeines mit Impression eines großen Anteiles der Gelenksfläche.

In der *Gruppe 6* sind die Brüche des Fersenbeinkörpers mit Verrenkung der ganzen hinteren Gelenksfläche, die im Zusammenhang mit dem Tuber calcanei geblieben ist, zusammengefaßt. Der Bruch verläuft also vor dem hinteren unteren Sprunggelenk.

Bei der *Gruppe 7* handelt es sich um Brüche des Fersenbeinkörpers mit Verrenkung des lateralen Anteiles der hinteren Gelenksfläche gegenüber dem Sprungbein und mit gleichzeitiger Teilverrenkung zwischen Sprungbeinkopf und Kahnbein und zwischen vorderem Anteil des Fersenbeines und dem Würfelbein. Also um eine gleichzeitige Teilverrenkung im Chopartschen Gelenk bei einer Bruchform des Fersenbeines, die der Gruppe 5 entspricht. Bei diesen Fällen ist natürlich auch ein dorso-plantares Bild der Fußwurzel erforderlich.

In der *Gruppe 8* sind schließlich die Brüche des Fersenbeinkörpers mit Zertrümmerung des vorderen Fortsatzes und mit Verrenkung desselben gegenüber dem Würfelbein zusammengefaßt. Auch hier sind unbedingt eine dorso-plantare und seitliche Aufnahme der Fußwurzel zu den sonst üblichen Bildern, die bei der Behandlung der Fersenbeinfrakturen gefordert werden, anzufertigen.

Die Kenntnis dieser Klassifikation der Fersenbeinfrakturen nach Lorenz Böhler, die verschiedenen, in der Literatur angegebenen Behandlungsmethoden und ihre Kombination, ergänzt durch die Bohrdrahtfixation hat uns in die Lage versetzt, bei vielen schweren Fersenbeinbrüchen das Fersenbein gut aufzurichten und in dieser reponierten Stellung zu halten. Wenn bei zu schwerem Knorpelschaden eine Arthrose im unteren Sprunggelenk zu erwarten ist, wird diese von vielen, die nicht einen ausgesprochen schweren Beruf ausüben, toleriert. Ist eine Arthrodese des unteren Sprunggelenkes erforderlich, so ist sie einfach, da eine optimale Fußform besteht.

Einteilung der Fersenbeinbrüche nach funktionellen Gesichtspunkten

D. Haid, Salzburg

Im vorangegangenen Vortrag ist Ihnen die klassische Einteilung der Fersenbeinbrüche nach Böhler näher gebracht worden. Diese Einteilung mit ihren 8 Hauptgruppen und weiteren Unterteilungen ist aus umfangreichen Untersuchungen des Entstehungsmechanismus der Fersenbeinverletzungen hervorgegangen. Ihre Unterscheidung ist der Anzahl der Gruppen entsprechend nicht einfach und bereitet auch dem Geübten ohne Benutzung eines Schemas Schwierigkeiten.

Diesen Schwierigkeiten auszuweichen entsprang der Gedanke, eine vereinfachte Einteilung der Fersenbeinbrüche zu treffen, wie es andere schon vor uns getan haben, wobei der Spielraum dafür nicht sehr groß ist.

Diese vereinfachte Einteilung sollte trotzdem die anatomischen Verhältnisse weitgehend berücksichtigen, notwendige Behandlungsmaßnahmen nicht außer acht lassen, vielleicht auch prospektive Möglichkeiten auf das zu erwartende funktionelle Dauerergebnis mit einschließen. Natürlich mußte diese Einteilung leicht merkbar, das heißt ohne Zuhilfenahme von Gruppenskizzen zu treffen sein. Unter diesen Gesichtspunkten haben wir 3

Bruchtypen unterschieden, in die man, wenn man will, mehrere Gruppen der klassischen Einteilung zusammenfassen kann.

Zum Typ A sollen alle Fersenbeinbrüche gehören, die das untere Sprunggelenk nicht berühren.

Dieses erste Dia zeigt Ihnen den Abrißbruch der Achillessehne vom Tuber, den Entenschnabelbruch, den Bruch der medialen Tuberkante und die Fraktur des Fersenbeinkörpers. Natürlich gibt es auch anders verlaufende typische Bruchlinien in diesem Fersenbeinabschnitt, die ich der besseren Übersicht wegen sowohl in dieser als auch den beiden folgenden Skizzen weggelassen habe.

Zum Typ B rechnen wir alle Fersenbeinbrüche, die in die Gelenkspartien des unteren Sprunggelenkes führen, aber keine Verschiebung und keine Verwerfung der Gelenksflächen hervorrufen und selbstverständlich den Tuber-Gelenkswinkel – also das Längsfußgewölbe unberührt lassen.

In dieser Skizze sind die entsprechenden Bruchlinien eingezeichnet.

Alle anderen Fersenbeinbrüche, das sind im allgemeinen die Kompressions- und Trümmerbrüche, bei denen der Tubergelenkswinkel vermindert oder gar umgekehrt ist, sind in der Gruppe C zusammengefaßt.

Auch hier wieder das entsprechende Schema, in dem die ursprüngliche Fersenbeinhöhe strichliert gezeichnet ist.

Eine Differenzierung der Behandlung der einzelnen Bruchformen läßt sich nur insofern treffen, als man bei den nicht verschobenen Frakturen auf jeden Fall mit konservativen Maßnahmen auskommt. Die verschobenen Frakturen sowohl des Typs A als auch des Typs C wird man unserer Auffassung nach geeigneten Repositions- und Fixationsmaßnahmen zuführen müssen, um auch gute Dauerresultate zu erhalten. Aber bezüglich der Prognose unterscheiden sich die einzelnen Bruchtypen ganz wesentlich. Es wird bei der Bruchtype A auch bei notwendigen operativen Repositions- und Fixationsmaßnahmen kaum jemals einen funktionellen Dauerschaden geben und ebenso nicht beim Bruchtyp B.

Beim Bruch des Typs C ist es einleuchtend, daß man auch nach einer möglichen exakten Reposition und Fixation, wegen der durch das schwere Trauma erfolgten Veränderungen im Gelenk, mit Spätfolgen rechnen muß.

Diese Einteilung stellt sich also keineswegs im Gegensatz zur Böhler'schen, die man ja nicht übergehen kann. Aber sie bildet größere Gruppen mit einfachen Leitmotiven, die zum Schluß noch einmal hervorgehoben seien.

1. Die extraarticulären Brüche A (entsprechend dem Böhlerschen Schema I und II).
2. Die nicht verschobenen intraarticulären Brüche Typ B (nach Böhler Gruppe III und IV).
3. Die Brüche mit Veränderungen des Tubergelenkswinkels und Verschiebungen in den Gelenken Typ C (nach Böhler V–VIII).

Kompressionseffekte in der Fersenbeinspongiosa

L. Stefan, Wien

Kontusionen des Fersenbeines, bei denen im Rahmen der Erstuntersuchung am Röntgenbild *keine* pathologischen Veränderungen nachweisbar sind, werden allgemein als banale, nur subjektiv empfundene Verletzungen angesehen.

Als wir in der Chirurgischen Ambulanz des Heeresfachambulatoriums in Wien bei solchen *scheinbar* banalen, einmaligen Fersenbeinprellungen wegen andauernder Schmerzäußerungen der Verletzten trotz negativer Erstbefunde Röntgen-Kontrollen in regelmäßigen Abständen wiederholten, sahen wir erstmals im Jänner 1973 bandartige Verschattungen im Tuber calcanei entstehen und vergehen. Seither erlauben wir es uns nicht mehr, die Diagnose „banale Fersenbeinprellung" auf Grund einer einzigen negativen Röntgenaufnahme zu stellen.

Vom 1. 1. 1973 bis zum 31. 6. 1977 registrierten wir unter rund 24.000 Erstuntersuchungen 425 Fersenbeinpatienten (= 1,75%). Unter diesen 425 Patienten – Durchschnittsalter 21 Jahre – fanden wir auf die beschriebene Art 66 Patienten (= 15%) mit röntgenologisch objektivierbaren Kompressionseffekten in der Fersenbeinspongiosa in Form meist sehr deutlich erkennbarer Verdichtungen. Bei einem Viertel dieser Fälle waren beide Fersenbeine betroffen. Somit konnten wir in der Beobachtungszeit insgesamt 82 Fersenbeinschädigungen objektivieren, die sonst unerkannt geblieben wären.

Wir können *2 Typen* bandartiger Verschattungen unterscheiden:

1. bogenförmig, konzentrisch zur Corticalis des Tuber calcanei verlaufend (2/3 aller Fälle) (Abb. 1)
2. keilförmig, von der cranialen Corticalis des Calcaneus ausgehend, im rechten Winkel die Spongiosabälkchen kreuzend (Abb. 2)

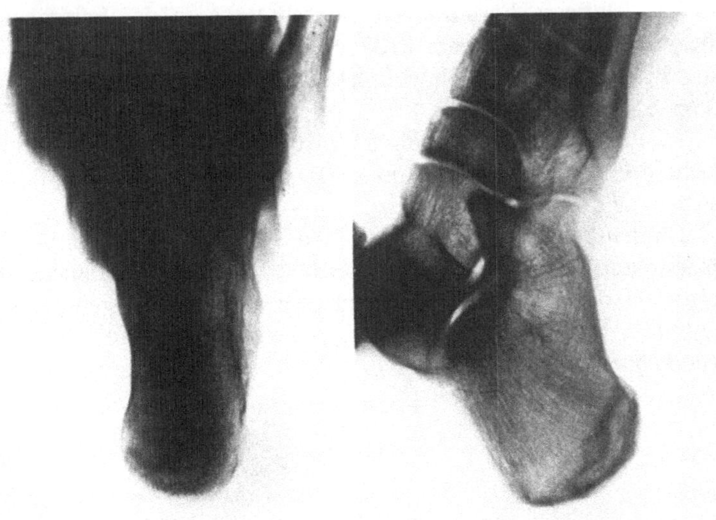

Abb. 1. Kompressionseffekte in der Fersenbeinspongiosa Typ I: Bogenförmige Verschattung. 19jähriger Soldat, 28 Tage nach Sprung von der 3 m hohen Hindernismauer

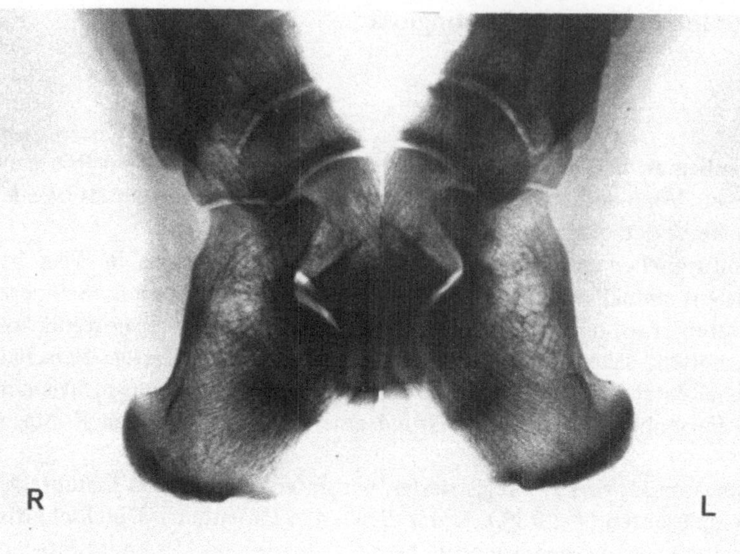

Abb. 2. Kompressionseffekte in der Fersenbeinspongiosa Typ II: keilförmige Verschattung. 20jähriger Soldat, andernorts zwei Wochen vorbehandelt unter der Diagnose „Senkfüße mit Beschwerden und Anschwellen nach Belastung." Röntgenkontrolle drei Wochen nach Diagnoseänderung

Die Veränderungen im Röntgenbild werden gewöhnlich 10 Tage nach dem Unfall, manchmal aber auch viel später erkennbar und nehmen langsam an Deutlichkeit zu. Der Verletzte wird schließlich früher schmerzfrei als sich das Röntgenbild normalisiert.

Die häufigere bogenförmige Verschattung in der Fersenbeinspongiosa ist meist die Folge eines Sprunges vom LKW oder von der Hindernismauer, die seltenere keilförmige die Folge einer Gewalteinwirkung auf die Ferse von hinten. Kombinationen der beiden Typen kommen vor.

Klinisch findet man beim bogenförmigen Typ Druckempfindlichkeit an der Medialseite des Tuber calcanei, beim keilförmigen Typ Druckempfindlichkeit an der cranialen Begrenzung des Tuber calcanei.

Hinsichtlich der *Therapie* bestehen zwischen Fersenbeinprellung mit und ohne Kompressionseffekt nur graduelle Unterschiede. Ein grundsätzlicher Unterschied besteht hingegen in der *Begutachtung*: Schmerzen nach einem Trauma, das objektivierbare Veränderungen in der Fersenbeinspongiosa bewirkt hat, sind immer glaubhaft und immer anzuerkennen!

Röntgendarstellung des hinteren unteren Sprunggelenkes

M. Wagner und G. Lechner, Wien

Mit zunehmender Standardisierung konservativer und operativer Behandlungsmethoden auf allen Gebieten der Orthopädie und Traumatologie ist eine Vereinheitlichung und damit eine Vereinfachung der Röntgenuntersuchung erforderlich. So müssen für eine exakte Dokumentation vergleichbare und reproduzierbare Röntgenbilder vorliegen. Im Interesse einer internationalen Verständigung ist eine einheitliche Nomenklatur unerläßlich. Verdienste um die Standardisierung der Röntgenuntersuchung haben sich neben Lorenz Böhler [2] in den letzten Jahren vor allem Henssge [6] sowie Hafner und Meuli [4] erworben.

Die röntgenologische Diagnose von Frakturen, Fissuren und Anomalien sowie Gelenk- und Knochenveränderungen im Fußwurzelbereich ist schon wegen der verhältnismäßig komplizierten Anatomie des Fußskeletes schwierig. Oft läßt es sich aber nicht entscheiden, was als pathologischer Befund und was als anatomische Varietät zu werten ist. Vergleichsaufnahmen sind deshalb eine absolute Notwendigkeit. Bei der röntgenologischen Darstellung eines Gelenkes sind mehrere – häufig 3 – Strahlenrichtungen notwendig.

Da einzelne Gelenke im Bereich des Fußskeletes nur im Rahmen einer funktionellen Einheit beurteilt werden können, ist es selbstverständlich, daß auch Nachbargelenke im Röntgen mitberücksichtigt werden.

I. In der Praxis haben sich folgende Standardaufnahmen zur Röntgendarstellung des hinteren unteren Sprunggelenkes bewährt:

1. Rückfuß seitlich (Abb. 1a): Dabei wird der laterale Fußrand auf der Kassette gelagert. Die Richtung des Zentralstrahls von medial nach lateral weist auf die Mitte des Calcaneus. Das Kassettenformat ist hier (und auch bei allen im folgenden besprochenen Aufnahmen) 13 x 18 cm.

2. Rückfuß schräg (Abb. 1b): Bei dieser Aufnahme wird der laterale Fußrand 45 Grad von der Kassette abgehoben, der Zentralstrahl wird senkrecht auf die Kassette und die Mitte des Calcaneus gerichtet.

3. Rückfuß dorso-plantar (Abb. 1c): Die Fußsohle wird flach auf die Kassette bei maximaler Dorsalflexion im oberen Sprunggelenk gestellt (Ausfallstellung). Der Zentralstrahl ist von hinten auf die Mitte des Calcaneus mit um 20 Grad nach distal gekippter Röhre, dorso-plantar gerichtet.

II. Als Spezialaufnahmen für das hintere untere Sprunggelenk führen wir folgende Aufnahmen durch:

1. Talocalcaneargelenk, Innenrotation (Abb. 2a): Rückenlage des Patienten, die Ferse ist bei gestrecktem Bein auf der Kassette gelagert; das obere Sprunggelenk ist in Neutral-Null-Stellung, der Unterschenkel 45 Grad innenrotiert. Der Zentralstrahl ist auf den Sinus tarsi mit 15 Grad nach cranial gekippter Röhre, anterior-posterior gerichtet.

2. Talocalcaneargelenk, Außenrotation (Abb. 2b): Wieder Lagerung der Ferse auf der Kassette, der Unterschenkel ist hier 45 Grad außenrotiert. Die Richtung des Zentralstrahls weist auf das untere Sprunggelenk mit um 15 Grad nach cranial gekippter Röhre.

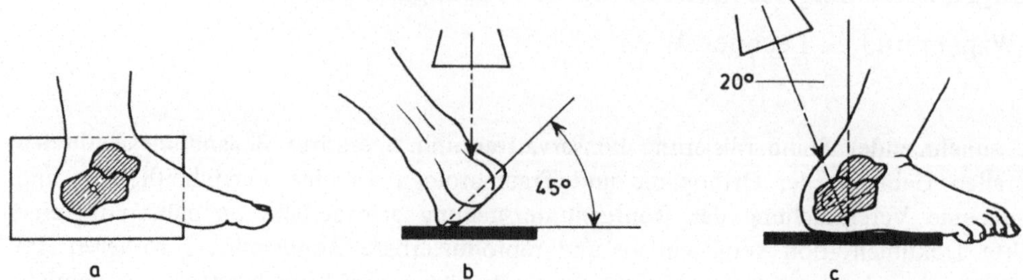

Abb. 1. a Rückfuß seitlich, **b** Rückfuß schräg, **c** Rückfuß dorso-plantar. Lagerung und Richtung des Zentralstrahls (nach Abb. 12.6 aus Hafner und Meuli (1975))

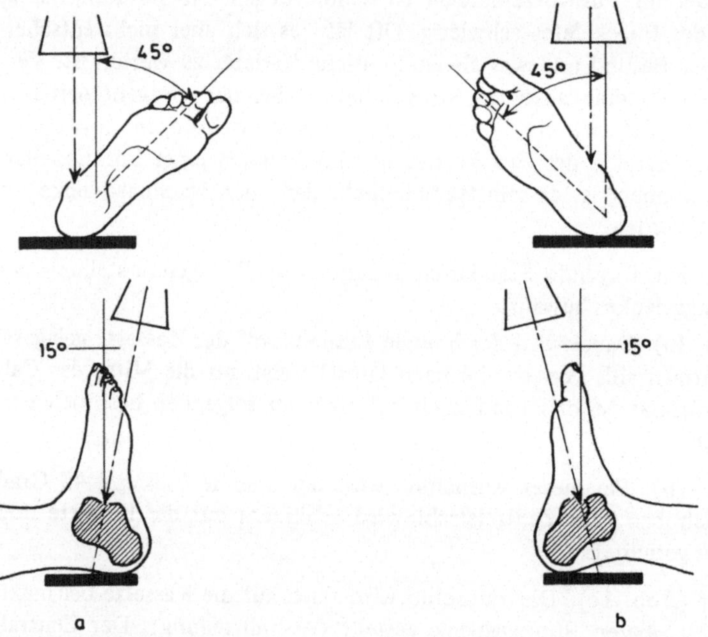

Abb. 2. a Talocalcaneargelenk – Innenrotation, **b** Talocalcaneargelenk – Außenrotation. Lagerung und Richtung des Zentralstrahls (nach Abb. 12.7 aus Hafner und Meuli (1975))

Ähnliche Spezialaufnahmen des hinteren unteren Sprunggelenks wurden auch 1952 von Leitner [7] exakt angegeben, nur flektiert er den Fuß im oberen Sprunggelenk 10 Grad dorsal. Weitere Angaben über die röntgenologische Darstellung des Talocalcaneargelenkes sind in ähnlicher Art schon 1943 von Hallgrimsson [5] und Anthonsen [1], sowie 1949 von Broden [3] gemacht worden. Im Prinzip unterscheiden sich die Verfahren nur minimal voneinander und haben eine annähernd gleiche Aussagekraft. Wichtig ist nur, daß bei den primären Röntgenbildern und den Kontrollbildern jeweils die gleiche Technik angewendet wird.

3. Zuletzt sei noch die Tomographie erwähnt: Sie wird in zwei Ebenen – anterior-posterior und seitlich – durchgeführt. Mit ihrer Hilfe lassen sich Veränderungen im unteren

Sprunggelenk exakt darstellen und lokalisieren. Bei seitlichen Schichtaufnahmen werden die hintere größere Gelenksfacette bei medio-lateralem Strahlengang, die mittlere und vordere Gelenksfacette bei latero-medialem Strahlengang zuverlässig dargestellt Henssge [6].

Mit den angeführten Möglichkeiten der Darstellung des hinteren unteren Sprunggelenkes wird man der Forderung nach exakter und systematischer Röntgentechnik gerecht werden.

Zusammenfassung

Es wird auf die Notwendigkeit der standardisierten Röntgenuntersuchung hingewiesen. Im speziellen wird auf die röntgenologische Darstellung des hinteren unteren Sprunggelenkes mit Hilfe von Standard- und Spezialaufnahmen eingegangen.

Literatur

1. Anthonsen, W.: An oblique projection for roentgen examination of the talocalcanean joint, particularly regarding intraarticular fracture of the calcaneus. Acta radiol. *24*, 306 (1943)
2. Böhler, L.: Die Technik der Knochenbruchbehandlung, 12.–13. Aufl., Bd. II. Wien: W. Maudrich 1954
3. Broden, B.: Roentgen examination of the subtaloid joint in fractures of the calcaneus. Acta radiol. *31*, 85 (1949)
4. Hafner, E., Meuli, H.Ch.: Röntgenuntersuchung in der Orthopädie. Bern: Huber 1975
5. Hallgrimsson, S.: Studies on reconstructive and stabilising operations on the skeleton of the foot. Acta chir. scand. Suppl. *78*, 133 (1943)
6. Henssge, H.: Fuß und Fußgelenk. Hdb. Med. Radiologie, Bd. IV/2. Berlin, Heidelberg, New York: Springer 1968
7. Leitner, B.: Unsere Technik der Röntgenaufnahmen bei der Luxatio pedis sub talo. Fortschr. Röntgenstr. 77, 92 (1952)

Fraktur oder Anomalie? Fehlermöglichkeiten bei der Röntgendiagnose im Fußwurzelbereich

H. Arzinger-Jonasch, Leipzig

Die radiologische Untersuchung der Fußwurzel ist durch vielfache Überschneidungen der knöchernen Konturen sowie durch eine große individuelle Schwankungsbreite der regelrechten anatomischen Form belastet.

Zusätzlich wird sie durch Skeletvarietäten erschwert. Als Abweichung von der Norm besitzen sie praktische unfallchirurgische Bedeutung in der Differentialdiagnose Fraktur oder Anomalie. Nach Schinz liegt ihre Häufigkeit zwischen 1 und 10%. Im eigenen Krankengut der traumatologischen Abteilung der chirurgischen Universitätsklinik Leipzig konnten bei 2,7% aller stationär behandelten Unfallpatienten Varietäten im Fußwurzelbereich gefunden werden.

Es handelt sich um Veränderungen genotypischer Art, um phylogenetische Reminiszenzen oder um vorübergehende, nicht allgemeinbekannte Entwicklungszustände:

1. Um echte überzählige, embryonal angelegte Knöchelchen,
2. Persistierende Epiphysen- und Apophysenkerne,
3. Verdopplungen und Spaltbildungen,
4. Knochenfortsätze,
5. Sesamoide und
6. verknöcherte Sehnenansätze.

Sie können korrespondierend an beiden Füßen vorkommen, nicht selten jedoch leider einseitig. Oft sind mehrere Varietäten an einem Fuß zu beobachten. Komplizierend für die diagnostische Aussage sind mehrteilige Formen insbesondere bei Verdacht auf traumatische Schädigung der Varietät selbst. Ihre Größe schwankt im Durchmesser zwischen 5 und 30 mm.

Neben dem Seitenvergleich zum nicht-traumatisierten Fuß kann die Tomographie eine wertvolle diagnostische Ergänzung darstellen. Die Konturen des zusätzlichen Knochens sind im Gegensatz zum Knochenabriß glatt und sklerosiert. Weniger eindeutige Befunde sind oft in der gutachterlichen Praxis zu erheben in der Unterscheidung zwischen einer pseudarthrotischen Knochenabsprengung, einem knöchernen Bandausriß und einer solchen Varietät, wenn posttraumatische Röntgenaufnahmen unterbleiben.

Die beiden ersten Abbildungen sollen einen Überblick möglicher Varietäten des Fußwurzelbereichs geben: In Übereinstimmung mit den sehr zahlreichen Literaturangaben konnten wir 5 Varietäten beobachten, welche durch ihre Häufigkeit und Abgrenzungsschwierigkeit auffielen. Es handelt sich dabei:

1. Um das *Os peroneum,* die wohl häufigste Varietät am Fuß, von Vesal 1556 bereits beschrieben, lateral-plantar des Cuboids in der Endsehne des M. fibularis longus liegend. Differentialdiagnostisch sind Absprengungen aus dem Metatarsale V, dem Calcaneus und dem Cuboid, sowie die Peritendinitis calcanea abzugrenzen. Nach Marti sollen Frakturen des Os peroneum isoliert selten, in Verbindung mit anderen Verletzungen der Fußwurzel häufig vorkommen. Wir konnten sie nicht beobachten.

2. Das *Os trigonum*, von Rosenmüller 1904 erstmals beschrieben, besitzt eine sehr variable Form. Es ist dem Tub. laterale des Proc. post. tali angelagert, kann mit ihm verschmelzen und sekundär im Sinne eines Ermüdungsbruches wieder abgetrennt werden. Durch arthrotische Vorgänge sind sekundäre Vergrößerungen möglich. Entzündliche Affektionen beobachtete Zimmer. Echte Frakturen des Os trigonum selbst sind selten.

3. Das *Os tibiale externum,* seit 1605 durch Beschreibung von Bautrier bekannt, zwischen dem Os naviculare und dem Talus in das Lig. calcaneonaviculare plantare bzw. die Sehne des M. tibialis posterior eingebettet, überrascht ebenfalls durch großen Formenreichtum. Differentialdiagnostisch kommen Absprengungen aus dem Os naviculare hauptsächlich in Frage.

4. Ein *Os subfibulare* oder ein *Os subtibiale* bringen mitunter diagnostisch Schwierigkeiten zu veralteten Kantenabbrüchen des Talus bzw. zu knöchernen Bandabrissen mit sich. Gehaltene Sprunggelenksaufnahmen und die Arthrographie des oberen Sprunggelenkes können neben dem Seitenvergleich und der Tomographie diagnostische Klärung ermöglichen.

Es war mein Anliegen, an Skeletvarietäten im Fußwurzelbereich zu erinnern und einige differentialdiagnostische Gedanken vorzutragen.

Fersenbeinfrakturen im Kindesalter

R. Hainböck, Steyr

Der Fuß des Kindes ist so biegsam und elastisch, daß eine einwirkende Kraft nach oben weitergeleitet wird und dort eine Fraktur verursacht. Fast alle Frakturen des Fußes entstehen durch direktes Trauma. Bei Sturz aus großer Höhe entsteht eine Fraktur des Calcaneus oder des Talus wie beim Erwachsenen, aber ein Fall aus geringer Höhe hat meist nur einen Bruch der Tibia zur Folge. Die Heilungskraft des kindlichen Fußes ist erstaunlich. Ausgenommen bei offenen Frakturen ist eine Operation fast nie indiziert. Auch die seltene Fraktur des Calcaneus beim Kind soll daher konservativ behandelt werden. Form und Funktion stellen sich in erstaunlichem Maße wieder her. Die posttraumatische Arthrose der Subtalargelenke, die beim Erwachsenen so behindernd ist, kommt nicht vor. Der Knochen soll jedoch vor Belastung im Gipsverband soweit geschützt werden, bis er wieder vascularisiert ist, was in der Regel nach 6 Wochen der Fall ist.

In den Jahren 1962–1976 konnten wir in der Unfallabteilung des LKH Steyr 28 frische Fälle von kindlichen Fersenbeinfrakturen behandeln, wobei bei dieser Gruppe die obere Altersgrenze mit 14 Jahren festgelegt wurde. Der jüngste Patient war 4 Jahre.

Wir konnten dabei feststellen, daß es sich in der überwiegenden Zahl um Frakturen der Gruppe IV nach Böhler handelte. In 4 Fällen kam es zur Fraktur beider Fersenbeine. 2 Fälle aus dem Patientengut hatten Frakturen der Gruppe V und bei einem Fall handelte es sich um eine offene Fraktur mit Abriß der Apophyse.

Alle diese Patienten mit frischen Fersenbeinbrüchen wurden stationär aufgenommen und durch einige Tage auf der Schiene gelagert und nach Abschwellen im Unterschenkelgipsverband, der eine durchschnittliche Verweildauer von 6 Wochen hatte, fixiert. Eine Röntgenkontrolle wurde erst nach Gipsabnahme durchgeführt.

Dia 1: 4 1/2jähriges Mädchen, Unf. 28. 9. 1974;
Dia 2: Bild nach Gipsabnahme am 21. 11. 1974 (6 1/2 Wochen);
Dia 3: Nachuntersuchung nach 3 Jahren (4. 8. 1977).

Bei einem 11jährigen Knaben, der primär mit einem Tubergelenkswinkel von 0 Gr. aufgenommen wurde, gelang die Reposition gut, jedoch konnte das Ergebnis im Gipsverband nicht gehalten werden, so daß eine Fixation mit 2 gekreuzten Kirschner-Drähten durchgeführt wurde. Anschließend ebenfalls Ruhigstellung im Unterschenkelgipsverband für 6 Wochen.

Dia 4: 11jähriger Knabe, Unf. 22. 3. 1973;
Dia 5: Zustand nach Op. vor Stiftentfernung (17. 5. 1973);
Dia 6: Nachuntersuchung nach 4 1/2 Jahren (24. 8. 1977).

Ich konnte außer diesen in den Diapositiven gezeigten Fällen mehr als die Hälfte unserer Patienten nachuntersuchen. Leider ist der Patient mit der offenen Fersenbeinfraktur und dem Abriß der Apophyse nicht zur Nachuntersuchung erschienen. Bei einem der Patienten lag das Datum der Nachuntersuchung mehr als 8 Jahre nach dem Unfallereignis zurück. Bei den anderen durchschnittlich mehr als 3 Jahre.

Die Ergebnisse waren durchwegs mit sehr gut zu beurteilen. Es konnte nicht ein einziger traumatischer Plattfuß beobachtet werden. Oberes und unteres Sprunggelenk war bei allen völlig frei beweglich. Auch wurden subjektiv in keinem der Fälle Beschwerden angegeben. Lediglich bei einem Patienten, wo der Unfall erst 1 Jahr zurücklag, wurden

Schmerzen nach längerem Fußballspiel angegeben. Röntgenologisch waren die Frakturen bei der Nachuntersuchung praktisch nicht mehr erkennbar. Zwei der kindlichen Patienten konnten sich nicht einmal mehr erinnern, welches Fersenbein bei ihnen gebrochen war.

Obwohl die geringe Fallanzahl eine allgemein gültige Aussagekraft der Ergebnisse einschränkt, können wir jedoch zusammenfassend feststellen, daß die konservative Behandlung der kindlichen Fersenbeinfrakturen mit einer Ruhigstellung im Gipsverband für 6 Wochen zu ausgezeichneten Heilungsergebnissen führt und eine operative Behandlung nur in wirklichen Ausnahmefällen angezeigt ist.

Fersenbeinbrüche bei Kindern

E. Jonasch, Leipzig

Die Fersenbeinbrüche bei Kindern, d.h. von 0–14 Jahren, gehören zu den seltensten Brüchen in diesen Lebensjahren.

Bei der Bearbeitung einer 10-Jahres-Statistik gemeinsam mit Dr. Bertel von 231.386 Knochenbrüchen und Verrenkungen bei Kindern konnten wir nur 118 Fersenbeinbrüche finden – das sind 0,005%.

Die Hauptursache für einen Fersenbeinbruch ist die gleiche wie bei den Erwachsenen: Nämlich der Sturz aus der Höhe. Allerdings liegt die Höhe für einen Fersenbeinbruch in diesem Lebensalter bei mindestens 2,5 m.

Beim Kind sind nicht nur alle Bänder, sondern im übertragenen Sinn auch die Trabekel der Spongiosa sehr elastisch, so daß sie nach ihrem Zusammenpressen beim Unfall wieder ihre ursprüngliche Form annehmen. Aus diesem Grund sind bei einem Fersenbeinbruch bei Kindern nie größere Fehlstellungen zu finden, so daß der Bruch im Röntgenbild sogar oft schwer zu erkennen ist. Eine Ausnahme davon bilden nur die Fälle, bei welchen bei Stürzen aus sehr großen Höhen (z.B. III. Stock) es gleichzeitig zu einer Verletzung des Talus oder des distalen Schienbeines gekommen ist.

Die Behandlung bei den isolierten Fersenbeinbrüchen bietet keine Schwierigkeiten, sie kann immer konservativ sein.

Ein gut anmodellierter Unterschenkelgips, je nach Alter für 3–5 Wochen angelegt, genügt. Eine Belastung kann ohne Schaden erfolgen, sobald das Kind beim Auftreten keine Schmerzen mehr hat.

Die Nachuntersuchungsergebnisse 2–5 Jahre nach dem Unfall zeigten, daß die Fersenbeinbrüche bei Kindern folgenlos ausheilen. In einigen wenigen Fällen konnte ich in der dorso-plantaren Aufnahme bei der Nachuntersuchung eine Verbreiterung des Calcaneus gegenüber der Vergleichsseite um einige Millimeter nachweisen, doch war die Anzahl der Fälle nicht signifikant.

Abschließend möchte ich bemerken, daß bei Kindern oft normale Calcaneusapophysen als Abrißfraktur gedeutet werden. Durch eine Vergleichsaufnahme der nicht verletzten Seite kann man sich vor einer Fehldiagnose schützen.

Die funktionelle Behandlung der Fersenbeinbrüche

L. Lindner, P. Kirschner, L. Schweiberer, Homburg und
C.H. Schweikert, Mainz

Die Fortschritte der operativen Knochenbruchbehandlung haben die Therapie der Fersenbeinfrakturen nicht wesentlich bereichert.

Parallel oder als Alternative hat sich seit ca. 10 bis 20 Jahren die konservative funktionelle – wobei die Betonung auf *funktionell* liegt – Behandlung ihren Platz erobert; sie ist jedoch nicht als Resignation gegenüber den Problemen oder als therapeutischer Nihilismus zu verstehen. Im Gegenteil, die funktionelle Behandlung beachtet Aspekte, die bei anderen Verfahren vernachlässigt werden – z.B. die umgebenden Weichteile – und zieht Konsequenzen aus vorgegebenen anatomischen und biomechanischen Fakten sowie aus Erfahrungen – z.B. der untergeordneten Bedeutung der Rekonstruktion des Tubergelenkwinkels. Dabei werden bewußt Grundprinzipien der Frakturbehandlung – insbesondere der Gelenkfraktur – wie Reposition und Fixation verlassen.

Grundidee der funktionellen Behandlung ist unter Vernachlässigung der mit keiner Methode erreichbaren anatomischen Knochen- und Gelenkrekonstruktion das Training des aktiven Bewegungsapparates zur Erhaltung der Gleitlager – vor allem der Flexoren- und Peronaeusloge –, Eingewöhnung des frakturierten Knochens und des gesamten Rückfußes während des Heilungsablaufes in eine veränderte Bewegungskette, Bewahrung der Abstimmung zwischen statischem und dynamischem Bewegungsapparat und Verbesserung der lympho-vasculären Zirkulation. Vermieden wird eine Lösung des fest ineinander eingestauchten spongiösen Fersenbeins.

Vereinfacht beruht also die funktionelle Behandlung auf einer Optimierung des Erreichbaren im aktiven Bewegungssystem unter Verzicht auf vergebliche Versuche zur konstanten optimalen Rekonstruktion von Knochen und Gelenken mit zusätzlicher Traumatisierung.

Den praktischen Erfolg der Methode – ausgedrückt in Spätergebnissen – haben Nachuntersuchungen bereits mehrfach erbracht. Es sei auf die Angaben von Barnard, Brockmüller et al., Charnley, Essex-Lopresti, Höhle und Schweikert, Nade und Monahan, Schweiberer und Srivastava sowie Thoren verwiesen. Unsere eigenen Ergebnisse werden unten dargestellt.

Im Prinzip und ohne Berücksichtigung individueller Besonderheiten sei das von uns angewandte Schema der funktionellen Behandlungen der Fersenbeinbrüche angegeben: Stationäre Aufnahme des Verletzten und Hochlagerung der verletzten Extremität in einer Schaumstoffschiene. Diese relative Ruhigstellung wird für ca. 6 Tage bis zum weitgehenden Abklingen der posttraumatischen Weichteilreaktion durchgeführt. Ergänzend können Medikamente mit abschwellender Wirkung verabreicht werden.

Danach beginnt die eigentliche funktionelle Behandlung unter erfahrener krankengymnastischer Anleitung mit zunächst bis zur Schmerzgrenze dosierten Bewegungen im Knie- und oberen Sprunggelenk. Pronations- und Supinationsübungen werden angeschlossen, sobald sie schmerzfrei ausgeführt werden können. Der stationäre Aufenthalt kann nach ca. 2 bis 3 Wochen beendet werden. Zu diesem Zeitpunkt ist im Regelfall eine gute Beweglichkeit im oberen Sprunggelenk erreicht.

Im Anschluß an die stationäre Behandlung muß je nach selbständiger Mitarbeit des Verletzten eine mehr oder weniger intensive ambulante krankengymnastische Übungsbehandlung mit Übungen im Wasser angeschlossen werden. Schwimmen ab der 3. Woche ist von unschätzbarem Wert.

Eine dosierte Teilbelastung von 20 kg wird in der Regel nach ca. 8 Wochen eingeleitet. Kriterium für die Belastbarkeit ist vor allem die Schmerzreaktion. Die volle Belastung kann in Abhängigkeit von allgemeinen körperlichen Faktoren und der Schwere der Fraktur nach ca. 12 bis 16 Wochen erlaubt werden.

Sobald angenommen werden kann, daß der Fuß nach Abschwellung und Heilungsvorgang seine Dauerform angenommen hat, wird als ergänzende orthopädisch-technische Maßnahme die Versorgung mit einem orthopädischen Maßschuh eingeleitet.

Ergebnisse nach funktioneller Behandlung von Fersenbeinbrüchen

In der Abteilung Unfallchirurgie der Chirurgischen Universitäts-Klinik Homburg/Saar und der Unfallchirurgischen Klinik der Universität Mainz werden seit ca. 1966 Fersenbeinbrüche nahezu ausschließlich funktionell behandelt. 1 1/2 bis 10 Jahre nach dem Unfallereignis konnten jetzt 125 funktionell behandelte Fersenbeinfrakturen nachuntersucht werden. In 115 Fällen wurde dabei allein die funktionelle Übungsbehandlung angewandt, bei 10 Patienten mußte sekundär eine Arthrodese durchgeführt werden.

Unter Berücksichtigung biomechanischer und funktioneller Auswirkungen sowie der einfachen Anwendung bevorzugen wir die Einteilung der Frakturen nach Watson-Jones in die Typen A, B und C (Tabelle 1).

Tabelle 1. Einteilung der Fersenbeinfrakturen nach Watson-Jones

Typ A:	Einfache oder Trümmerfraktur ohne Beteiligung des posterioren Talocalcaneargelenkes
Typ B:	Fraktur mit Beteiligung des posterioren Talocalcanealgelenkes ohne Gelenkinkongruenz
Typ C:	Fraktur mit Deformierung des posterioren Talocalcaneargelenkes

Tabelle 2. Beurteilungskriterien (nach Thorén und Widén)

Sehr gut	Keine subjektiven Beschwerden, volle Rehabilitation, keine Minderung der Erwerbsfähigkeit
Gut	Leichte wetterabhängige Beschwerden, volle Rehabilitation, keine Minderung der Erwerbsfähigkeit
Mäßig	Belastungsabhängige Beschwerden, keine volle Rehabilitation, Minderung der Erwerbsfähigkeit bis 20%
Schlecht	Dauerschmerz mit Verstärkung bei Belastung, keine volle Rehabilitation, Minderung der Erwerbsfähigkeit über 20%

Differenziert nach dem Verletzungsmuster waren zu ca. 1/5 der Typ A, zu 1/4 der Typ B und etwas mehr als der Hälfte der Typ C vertreten. Begleitverletzungen fanden sich in allen Gruppen, eindeutig bevorzugt – insbesondere bezüglich der Schwere – war jedoch der Typ C.

Die durchschnittliche Arbeitsunfähigkeit bei Patienten ohne Begleitverletzungen betrug beim Typ A 1,5 bis 2 Monate, beim Typ B ca. 4 Monate und beim Typ C 5 bis 6 Monate. Beim Vorliegen von Begleitverletzungen war die Arbeitsunfähigkeit entsprechend dem Schweregrad mit 7 bis 36 Monaten deutlich verlängert.

Als Komplikation unter funktioneller Behandlung ereignete sich eine tödliche Lungenembolie.

Die Beurteilung des Behandlungsergebnisses wurde nach dem von Thorén und Widén empfohlenen Schema durchgeführt (Tabelle 2).

Die Fälle mit „sehr gutem" und „gutem" Ergebnis wurden zusammengefaßt als „zufriedenstellend", die mit „mäßigem" und „schlechtem" Ergebnis als „nicht zufriedenstellend" eingeordnet.

Betrachtet man die Ergebnisse differenziert nach den Frakturtypen, so konnten beim Typ A fast ausschließlich sehr gute Resultate erzielt werden, lediglich eine Verletzte mit begleitender Mittelfußfraktur erreichte nur ein schlechtes Ergebnis (Tabelle 3).

Auch beim Frakturtyp B überwiegen die zufriedenstellenden Befunde mit ca. 75% deutlich.

Beide Verletzungstypen, A und B, sind aber nicht die therapeutischen Problemfälle. Der Maßstab für den Wert einer Methode sind die Frakturen mit Zerstörung der posterioren Gelenkfläche, also der Typ C.

Ein zufriedenstellender Befund nach funktioneller Behandlung konnte hier bei knapp der Hälfte der Verletzten erhoben werden.

Bemerkenswert ist, daß die sekundäre Arthrodese nur in 3 von 10 Fällen das Ergebnis zufriedenstellend verbesserte.

Werden die Resultate unter dem Aspekt der Begleitverletzung betrachtet, so zeigt sich, daß unter den zufriedenstellenden Befunden weniger als 1/5 Begleitverletzungen vorlagen. Bei den nicht zufriedenstellenden Heilungsergebnissen waren Begleitverletzungen bei 2/3 der Fälle vertreten, darunter 5 jener 10 Fälle, die zur späteren Arthrodese führten.

Die Resultate beim Typ C sind sicher durch die z.T. schweren Begleitverletzungen mit Behinderung der funktionellen Behandlung negativ beeinflußt worden.

Tabelle 3

Typ	A		B		C		A–C		
Beurteilung	ohne	mit	ohne	mit	ohne	mit	ohne	mit	Arthrodese
Sehr gut	19	3	9	2	4	–	52,0%	+ 11,2%	1
Gut	–	–	10	3	23	6	63,2%		2
Mäßig	–	–	3	4	6 (+2)	12 (+4)	12,8%	+ 24,0%	6
Schlecht	–	1	–	1	2 (+3)	7 (+1)	36,8%		1
Zusammen (n = 125)	23		32		60 (+10)				10

Tabelle 4. Abflachung des TGW

	unter 20°	über 20°
Sehr gut	11	1
Gut	8	5
Mäßig	4	6
Schlecht	1	2
	24	14

Spätarthrodesen mußten bei 10 Verletzten, also bei weniger als 10% der Behandelten durchgeführt werden.

Ergänzend sei darauf hingewiesen, daß auch nach unseren Ergebnissen das Ausmaß der Abflachung des Tubergelenkwinkels – gemessen bei 38 Patienten – nicht unbedingt mit der Gesamtbeurteilung korrelierte. Zwar fanden sich bei einer Abflachung unter 20° deutlich bessere Endergebnisse als bei einer Abflachung über 20°, die Beziehung war jedoch nicht zwingend (Tabelle 4).

Nach den dargestellten Ergebnissen kann bei Fersenbeinfrakturen der Typen A und B die konservative funktionelle Behandlung bei nahezu fehlenden Komplikationen fast uneingeschränkt empfohlen werden. Eine Ausnahme bilden lediglich die isolierten Abriß- und Abbruchfrakturen sowie der Entenschnabelbruch, die bei Fehlstellung operativ osteosynthetisch versorgt werden müssen.

Trotz der schlechteren Ergebnisse bei Typ C-Frakturen – insbesondere beim Vorliegen von Begleitverletzungen – ist auch hier die funktionelle Behandlung unter Berücksichtigung der bekannten Komplikationsmöglichkeiten bei primären oder frühzeitigen operativen Eingriffen zu bevorzugen. Die Primärarthrodese lehnen wir ab.

Die frühfunktionelle Behandlung der Fersenbeinbrüche und ihre Ergebnisse

H.J. Egbers und H.J. Gerner, Ludwigshafen

Die zahlreichen Formen der Fersenbeinbrüche und die komplizierte Struktur des unteren Sprunggelenkes, an dem das Fersenbein mit vier getrennten, in verschiedenen Ebenen gelegenen Gelenkflächen und zahlreichen eigenständigen Bändern beteiligt ist, bringen es mit sich, daß immer wieder neue Erklärungen für diese Bruchformen gesucht und gefunden wurden und auch neue Wege der Behandlung beschritten wurden. Man kann sagen, der Fersenbeinbruch stellt ein eigenes Wissenschaftsgebiet im Rahmen der Frakturenbehandlung dar. Insbesondere Böhler und seine Schule haben sich 40 Jahre lang mit den Problemen des Fersenbeinbruches beschäftigt und hinsichtlich Entstehung, Behandlung und Folgen der Fersenbeinbrüche sehr spezifizierte Untersuchungen durchgeführt.

In letzter Zeit finden immer mehr die einfacheren, in das schon zerstörte Fersenbein nicht noch zusätzlich so stark eingreifenden konservativen Methoden Beachtung.

Schon die Gipsbehandlung bringt ja Funktionseinbußen der benachbarten Gelenke und teilweise starke Knochenkalksalzminderungen mit sich. Eine Aufrichtung des Tubergelenkwinkels, sei es manuell oder auch instrumentell, zeigt entweder schon direkt beim Eingipsen oder aber bei späteren Kontrollen in sehr vielen Fällen eine Rückverschiebung der Fersenbeinbruchstücke bis zum ursprünglichen Tubergelenkwinkel. Die Gefahren bei operativen Interventionen sind Infektionen der Weichteile und des Knochens bis hin zur schwersten Osteomyelitis.

Seit Eröffnung der BG-Unfallklinik Ludwigshafen 1968, wurde dort bei fast allen Fersenbeinbrüchen eine frühfunktionelle konservative Behandlung durchgeführt. Nur Entenschnabelbrüche oder Kantenabbrüche wurden operativ behandelt und zwar durch Fixierung mit einer Spongiosa-Schraube.

Besonderer Wert wurde bei der Therapie auf die frühfunktionelle Behandlung gelegt, d.h. in keinem Falle wurde das betroffene Bein völlig ruhiggestellt. Es erfolgte lediglich für 2–3 Wochen eine Hochlagerung auf einer Braunschen Schiene zur Abschwellung. Zur Unterstützung der Abschwellung kamen lokale Salbenverbände und Antiphlogistica zur Anwendung.

Ganz wesentliche Bedeutung wird bei der Behandlung der sofort einsetzenden krankengymnastischen Behandlung beigemessen. Schon an dem auf den Unfalltag folgenden Tag beginnen wir mit aktiven und passiven Bewegungsübungen unter Anleitung einer Krankengymnastin. Es werden ab sofort die Zehengelenke, die Gelenke des Vorfußes, das obere Sprunggelenk und das Kniegelenk bewegt. Die Übungen werden vervollständigt durch isotonische und isometrische Spannungsübungen, was wiederum zur Funktionserhaltung der Muskulatur und damit zur erforderlichen Funktionsstrecke der Sehnen und zur besseren Durchblutung beiträgt.

Nach etwa 3 Wochen kann der Patient das Bett verlassen und mit Gehstützen, jedoch ohne Belastung des betroffenen Beines gehen.

Die ersten krankengymnastischen Übungen werden übergeleitet in Bewegungsübungen im Schwimmbad und im Laufgraben. Nach 8–12 Wochen, je nach Schwere des Fersenbeinbruches und der sich ergebenden Röntgenverlaufskontrollen, beginnt die vorsichtige, langsam aufbauende Belastung. Die abschließende Behandlung erfolgt in der Gehschule.

Insgesamt wurden in der Berufsgenossenschaftlichen Unfallklinik Ludwigshafen von 1968 bis zum Frühjahr 1977 261 Patienten mit 297 frischen Fersenbeinbrüchen behandelt. Das Durchschnittsalter der Patienten lag bei den Männern bei 41,1 Jahren, bei den Frauen bei 48 Jahren.

Es wurden insgesamt 240 Männer, 18 Frauen und 3 Kinder behandelt.

Hinsichtlich des Entstehungsmechanismus konnten wir feststellen, daß 88,8% der Unfälle sich durch Absturz ereigneten. Die Höhenunterschiede lagen zwischen einem Minimum von 20 cm und einem Maximum von 12 m.

Es ist verständlich, daß in einer berufsgenossenschaftlichen Unfallklinik vorwiegend Patienten behandelt werden, die einen versicherten Arbeitsunfall erlitten haben.

Es waren dies 228 Patienten, das sind 87,4%, 12 Patienten erlitten ihren Unfall auf dem Wege zur Arbeit; 144 Patienten, das sind 55,2% , waren im Baugewerbe als Gerüstbauer, Dachdecker, Monteure, Maler usw. tätig.

Hinsichtlich der Seitenlokalisation stellten wir ein geringes Überwiegen der rechten Seite mit 44,8% gegenüber der linken mit 41,4% fest.

Ein beidseitiger Fersenbeinbruch lag bei 13,8% der Fälle vor.

In 141 Fällen = 54,0% fanden sich keine Nebenverletzungen; bei den übrigen Patienten mit Nebenverletzungen traten vorwiegend Wirbelsäulenverletzungen auf.

Bezüglich der Bruchformen erschien uns die von Vidal vorgeschlagene Einteilung als sinnvoll.

Es entfielen hierbei:

14,1% auf die Gruppe 1 – isolierte Fraktur ohne Gelenkbeteiligung;

21,1% auf die Gruppe 2 – Trümmerbruch mit geringer Gelenkbeteiligung und

64,7% auf die Gruppe 3 – Trümmerbruch mit ausgedehnter Gelenkbeteiligung.

Wesentliche Komplikationen traten bei der frühfunktionellen konservativen Behandlung keine auf. Es fanden sich weder Druckstellen noch Nervenläsionen, noch wesentliche Funktionseinbußen benachbarter Gelenke. Wir beobachteten insbesondere keinen Fall einer Sudeckschen Dystrophie.

Die stationäre Behandlung dauerte durchschnittlich 12-16 Wochen. Anschließend wurde eine ambulante Weiterbehandlung durchgeführt, die etwa 6-8 Wochen in Anspruch nahm.

Die durchschnittliche Arbeitsunfähigkeitsdauer betrug 166,8 Tage, wobei der kürzeste Zeitraum 98 und der längste 256 Tage betrug.

Bei den hier durchgeführten Nachuntersuchungen wurden zunächsst die subjektiven Angaben der Patienten berücksichtigt.

28,8% gaben keine Schmerzen an. 63,5% klagten über Beschwerden nach längeren Anstrengungen beim Treppensteigen und Gehen auf unebenem Boden.

Bei der Beurteilung des Gangbildes konnte festgestellt werden, daß gut 3/4 der Patienten, nämlich 78,6% einen guten und sicheren Gang demonstrierten. Ein schlechter Gang zeigte sich lediglich bei 8,8%.

Bei der Erhebung der objektiven Befunde wurde zunächst die Beweglichkeit im oberen Sprunggelenk geprüft. Hierbei zeigte sich, daß 54% eine freie Beweglichkeit hatten; nur 12% hatten eine über 15° betragende Einschränkung.

Die Beweglichkeit im unteren Sprungelenk war bei fast allen Patienten eingeschränkt, nur 8,5% waren frei beweglich. 73% zeigten eine deutliche Einschränkung, 18% konnten nur Wackelbewegungen in den Gelenken ausführen.

Zehenbeweglichkeit sowie Bewegungen in den Knie- und Hüftgelenken waren in allen Fällen frei.

Da bei der frühfunktionell-konservativen Behandlung auch die schweren Stauchungs- und Trümmerbrüche nicht aufgerichtet werden, ist der Plattfuß in den meisten Fällen eine unumgängliche Folge. Ein traumatisch bedingter Plattfuß wurde bei 44,1% der Fälle festgestellt.

Schon vor der Entlassung aus der stationären Behandlung erfolgte die Versorgung entweder mit Einlagen oder aber mit orthopädischen Schuhen.

50% der Patienten bekamen orthopädische Schuhe, etwa 10% Einlagen, 33% konnten normales Schuhwerk tragen, 7% mußten zusätzlich einen Gehstock zur Hilfe nehmen.

Bei allen Patienten der Gruppe 2 und 3 nach Vidal war eine deutliche Konturverplumpung der Ferse im Vergleich zur gesunden Seite festzustellen. Eine Schwellneigung im Bereich der Knöchelgabel zeigte sich bei 36%.

Bei der Beurteilung der Röntgenbilder achteten wir auf die Abflachung des Tubergelenkwinkels, wobei jeweils mit der gesunden Seite verglichen wurde.

Bei 14% der Patienten war keine Veränderung gegenüber der gesunden Seite feststellbar. 20% zeigten eine geringgradige Abflachung bis auf 20°.

Bei 57,5% war der Tubergelenkwinkel bis zu 0° abgeflacht.

Die Arthrosis deformans war bei dem nachuntersuchten Krankengut in fast allen Fällen im Bereich des unteren Sprunggelenkes festzustellen.

Der Kalksalzgehalt war zwar zunächst mäßig herabgesetzt, nahm aber während der funktionellen Behandlung nach Belastung wieder zu.

Die Indikation zur Arthrodese wurde bei unserem eigenen Patientengut in 8 Fällen gestellt.

Zum Schluß noch die Ergebnisse hinsichtlich der beruflichen Situation:

Die durchschnittliche Dauer-MdE lag bei den wegen Fersenbeinbrüchen behandelten Patienten bei 20,8%.

Kein Patient wurde wegen seines Fersenbeinbruches für dauernd arbeitsunfähig;

13,2% mußten, da sie vor ihrem Unfall hauptsächlich körperlich schwer gearbeitet hatten, eine leichtere Arbeit aufnehmen;

3% wechselten den Beruf.

Bei der Beurteilung der hier angegebenen Ergebnisse können, so meinen wir, im Vergleich mit den Ergebnissen, die bei anderen Behandlungsarten gefunden wurden, allzu große Abweichungen nicht festgestellt werden.

Wichtig erscheint uns, daß sich in allen Fällen ein komplikationsloser Heilungsverlauf bot.

Die durchschnittliche Arbeitsunfähigkeitsdauer von 166 Tagen entspricht auch anderen bisher mitgeteilten Ergebnissen bei konservativer Behandlung.

Wesentliche Bewegungseinschränkungen in den benachbarten Gelenken konnten bei der frühfunktionellen konservativen Behandlung vermieden werden.

Die durchschnittliche Dauerrente von 20,8% liegt unserer Meinung nach relativ günstig und sicherlich nicht höher als nach operativer Behandlung.

Wir halten die frühfunktionell-konservative Behandlung für erheblich vorteilhafter gegenüber anderen Methoden, da Komplikationen und Risiken vermieden werden können, wie sie durch Narkosebelastung, Infektionen durch Fremdmaterial wie Nägel, Drähte usw., oder durch die bei Gipsbehandlung vorkommenden Druckstellen, Nervenläsionen und weit häufiger auftretende Blutumlaufstörungen entstehen können.

Eine gelungene Wiederherstellung der anatomischen Form geht nicht unbedingt mit einer guten Funktion einher. Diese ist unserer Meinung nach aber weit wichtiger als ein gutes, röntgen-kosmetisches Ergebnis.

Ergebnisse der konservativen Behandlung nicht reponierter Fersenbeinbrüche

W. Greiner, H.P. Jonas, H. Naglik, P. Schreinlechner und H. Hartenstein, Wien

Wir haben heuer 172 Patienten mit einem Fersenbeinbruch nachuntersucht. Vorgeladen wurden nur konservativ behandelte Patienten, deren Bruch bei Behandlungsabschluß nicht reponiert war. Die Kriterien der Nachuntersuchung entsprechen denen später folgender Beiträge über operatives Vorgehen beim Fersenbeinbruch[1].

Von den 172 zur Nachuntersuchung erschienenen Patienten waren 141 Männer = 82% und 31 Frauen = 18%.

Unsere Nachuntersuchung stützte sich auf die klassische Einteilung der Fersenbeinbrüche nach Böhler.

Hiervon entfielen auf die Gruppe IV 8 Patienten, Gruppe V 101 Patienten, Gruppe VI 49 Patienten und auf die Gruppe VII 8 Patienten. Aus der Gruppe II, III und VIII kamen insgesamt 6 Patienten zur Nachuntersuchung (Abb. 1).

Von den zur Nachuntersuchung Erschienenen hatten 99 Patienten Arbeitsunfälle, 18 Patienten landwirtschaftliche Betriebsunfälle, 9 Patienten Sportunfälle in der Freizeit und 46 Patienten Nichtarbeitsunfälle erlitten (Tabelle 1).

107 Patienten = 97% hatten einen geschlossenen Fersenbeinbruch, lediglich 5 Patienten = 3% einen offenen Fersenbeinbruch. In insgesamt 19 Fällen waren Nebendiagnosen wie Knöchelbruch, Wirbelsäulenverletzungen, Schädelhirntrauma in der Anamnese. Bei

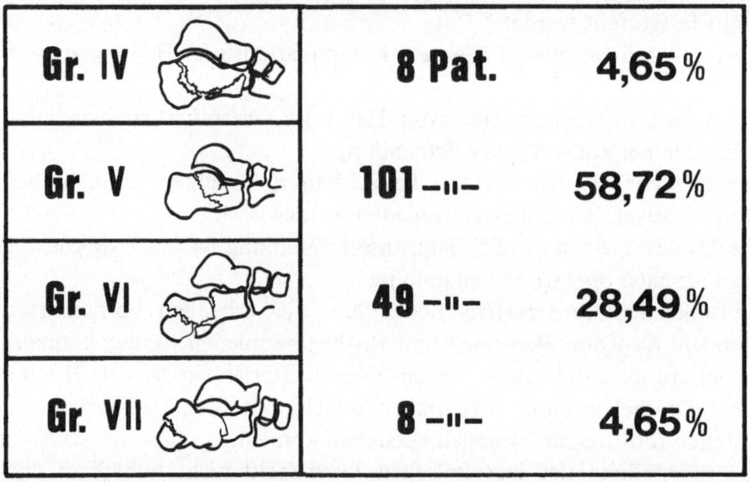

Gr. IV	8 Pat.	4,65%
Gr. V	101 -"-	58,72%
Gr. VI	49 -"-	28,49%
Gr. VII	8 -"-	4,65%

Abb. 1. Nichtreponierte Fersenbeinbrüche NU 1977

Tabelle 1. Nichtreponierte Fersenbeinbrüche NU 1977 (1950–1972)

OAU	46 Pat.	26,75%
AU	99 Pat.	57,56%
LAUFO	18 Pat.	10,46%
Sport	9 Pat.	5,23%
	172 Pat.	

[1] Von jedem Patienten wurde ein Codeblatt angelegt, das 77 Punkte enthielt, diese Blätter wurden von Dr. Hartenstein auf dem im Forschungslabor I stehenden Prozeßrechner PDP-12 nach zahlreichen Parametern ausgewertet.

der Nachuntersuchung gaben nur 21 Patienten = 12,4% Beschwerdefreiheit an. Alle übrigen Patienten klagten über mehr oder minder starke Beschwerden wie Wetterfühligkeit, beschränkte Gehfähigkeit, Schmerzen beim Stiegenabwärtsgehen und nur 22 Patienten = 12,5% über ständige Beschwerden.

Während nur etwa 5,3% der Arbeitsunfallverletzten Beschwerdefreiheit angaben, war dies bei den Nichtarbeitsunfallverletzten etwa 20%.

Interessant erscheint auch der wirtschaftliche Aspekt solcher Verletzungen zu sein. Trotz des durchschnittlich hohen Lebensalters der Verletzten – es betrug zum Zeitpunkt des Unfalles 47,01 Jahre – kam es doch in 26% der Fälle zu einem unfallbedingten Berufswechsel.

Die objektiven Parameter unserer Nachuntersuchung bestanden in der Erstellung eines Röntgenbefundes und der auch bei Begutachtung üblichen Bestimmung etwaiger Druckschmerzen, Plattfuß, Fußbeschwielung, der Verbreiterung der Ferse, der Fersenachse und Prüfung der 3 Gangarten, Messung etwaiger Wadenumfangsdifferenz und Erhebung eines Bewegungsbefundes. Hierbei fanden sich beim Bewegungsbefund, aufgeschlüsselt nach Gruppen folgende Durchschnittswerte (Abb. 2):

Gruppe IV S 15–0–17
Gruppe V S 8–0–30
Gruppe VI S 8–0–30
Gruppe VII S 10–0–35 im oberen Sprunggelenk

Im unteren Sprunggelenk fand sich bei rund 19% der Patienten eine freie Beweglichkeit, eine Einschränkung zu 1/3 bei 22%, zur Hälfte eingeschränkt waren 21,5%, ebenso zu 2/3 (Tabelle 2). 11% der Patienten konnten im unteren Sprunggelenk nur Wackelbewegungen durchführen und 8 Patienten hatten eine aufgehobene Beweglichkeit. Unfallbedingte starke Einschränkungen der Peronealfunktion bzw. ein sogenanntes Tarsaltunnelsyndrom konnten wir unter den von uns nachuntersuchten Patienten nicht finden. Auch nach genauer Auswertung aller von uns erhobenen Parameter durch den Computer unserer Forschungsabteilung waren an verwertbaren objektiven Daten, gemeinsam mit den subjektiven Beschwerden der Patienten nur das röntgenologische Ergebnis und der primär nach dem Unfallereignis entstandene Tubergelenkswinkel von einiger Aussagekraft.

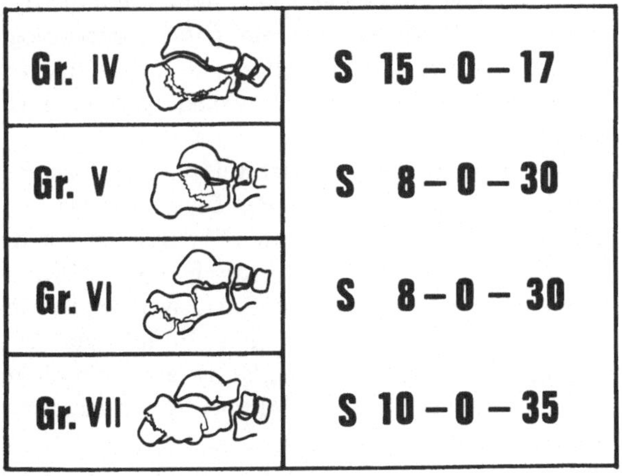

Gr. IV	S 15 – 0 – 17
Gr. V	S 8 – 0 – 30
Gr. VI	S 8 – 0 – 30
Gr. VII	S 10 – 0 – 35

Abb. 2. Nichtreponierte Fersenbeinbrüche NU 1977. Durchschn. Beweglichkeit des oberen Sprunggelenkes

Tabelle 2. Nichtreponierte Fersenbeinbrüche NU 1977
Beweglichkeit des unteren Spgl.

frei	32 Pat.	18,60%
2/3 frei	38 Pat.	22,09%
1/2 frei	37 Pat.	21,51%
1/3 frei	37 Pat.	21,51%
Wackelbew.	20 Pat.	11,63%
aufgehob. Bew.	8 Pat.	4,65%
	172 Pat.	

Tabelle 3. Nichtreponierte Fersenbeinbrüche NU 1977
Spätergebnisse nach Fersenbeinbrüchen

Stellung	Arthrosen	n = 148	
gut	0	12	6,9%
gut	+	35	20,4%
gut	++	11	6,4%
schlecht	0	7	4,1%
schlecht	+	52	30,2%
schlecht	++	50	29,1%
Arthrodese		5	2,9%

+ = leicht;
++ = schwer.

Wie Sie an diesem Dia sehen, hatte eine große Anzahl von Patienten leichte bis schwere Arthrosen. Es handelt sich hier um 148 Patienten des Kollektivs, also die überwiegende Mehrheit (Tabelle 3).

Nun konnten wir nachweisen, daß bei den Patienten, die bei der Nachuntersuchung eine schwere Arthrose im unteren Sprunggelenk hatten, rund 80% aus der Gruppe kam, deren Tubergelenkswinkel nach dem Unfall +10 bis -10% betrug (Tabelle 4). Hingegen waren jene Patienten, die ein gutes röntgenologisches Nachuntersuchungsergebnis mit nur leichter Arthrose im unteren Sprunggelenk aufwiesen, zu 90% aus jener Gruppe gekommen, deren Tubergelenkswinkel nach dem Unfall 35 Grad bis höchstens 10 Grad betrug.

Wir konnten überdies nachweisen, daß auch Repositionsversuche, wie manuelle Kompression, Kompression mit der Fersenbeinzwinge oder Reposition über den Keil keine dauernden Ergebnisse brachten. Spätestens bei der Nachuntersuchung zeigte sich, daß der Repositionseffekt in praktisch allen Fällen verloren gegangen war. Dies bedeutet aber, daß die komplizierten Gelenksverhältnisse des Calcaneus mit dem Talus, dem Cuboid und dem Naviculare in ihrer Ordnung gestört sind, und auch bei knöcherner Heilung der Calcaneusfraktur zwangsläufig eine Einschränkung der Gelenksfunktion im Talo-Calcaneargelenk, im Talo-Calcaneo-Naviculargelenk und auch in Extremfällen bei Subluxationen im Calcaneo-Cuboidgelenk folgen muß. Da auch angenommen werden muß, daß in einem solchen Fall die interossealen Bänder nicht richtig heilen, muß überdies eine Gelenksinstabilität angenommen werden. Dies kann nur in den von uns beobachteten Arthrosen enden.

Tabelle 4. Nichtreponierte Fersenbeinbrüche NU 1977

TGW bei Unfall	Arthrose leichte		schwere	
35°	5,70%		0	
30°	5,70%		2%	
25°	2,85%	88,6%	0	
20°	17,15%		8%	
15°	28,60%		10%	
10°	28,60%		14%	
5°	5,70%		16%	80%
0°	5,70%		22%	
- 5°	0		20%	
-10°	0		8%	

Wenn wir an Hand dieser Nachuntersuchungen die Empfehlung für die Zukunft abgeben wollen, so sollte man bei der Behandlung eines Fersenbeinbruches folgende Richtlinien beachten: das biologische Alter des Patienten, Alter und Art der Fraktur und Veränderung des Tubergelenkswinkels gegenüber dem Normalwert. Sollte aber das biologische Alter über 50 Jahre sein – dies ist derzeit die Grenze, bis zu der wir im AUKH XII operieren – sollten die Durchblutungsverhältnisse schlecht sein, oder sich auf Grund anderer Kontraindikationen ein operatives Vorgehen verbieten, so würden wir von jeder Manipulation am Bruch abraten und die rein konservative Behandlung mit Abschwellen und nachfolgender etwa 10wöchiger Gehgipsfixation empfehlen.

Wenn sich der Patient aber in einem guten Allgemeinzustand befindet, Tubergelenkswinkel unter 15 Grad erniedrigt ist und keine Kontraindikation gegen eine Operation vorhanden ist, sollte nach Reposition das Repositionsergebnis operativ gesichert werden – wobei wir die percutane Bohrdrahtfixation bevorzugen.

Zusammenfassung

An Hand von Nachuntersuchungsergebnissen nach 172 Fersenbeinbrüchen wird gezeigt, daß bei starker Veränderung des Tubergelenkswinkels mit funktioneller Therapie schlechte Ergebnisse erzielt werden. In solchen Fällen ist eine operative Therapie, solange keine medizinischen Gründe dagegensprechen, angezeigt – vorzugsweise percutane Bohrdrahtfixation nach Reposition.

Literatur

1. Böhler, L.: Die Technik der Knochenbruchbehandlung im Frieden und im Krieg, 9.–11. Aufl. Band 2, Maudrich, Wien (1954)
2. Rauber-Kopsch, : Lehrbuch und Atlas der Anatomie des Menschen, 15. Aufl., Band 1
3. Saegesser, M.: Spezielle chirurgische Therapie, 8. Aufl.

Ergebnisse der konservativen Behandlung von Fersenbeinbrüchen unter besonderer Berücksichtigung der funktionellen Behandlung

G.W. Prokscha, J. Heiss und Th. Zimmermann, München

Während wir früher Calcaneusfrakturen mit und ohne Reposition ausschließlich im Gips ruhigstellten, haben wir in den letzten Jahren zunehmend funktionelle Behandlungsmethoden miteingesetzt. Letztere wurden besonders bei Trümmerfrakturen angewandt, die mit einem Verlust des positiven Tubergelenkwinkels einhergegangen waren, bei denen Repositionsversuche vergeblich waren und die zum Teil mit einer Spätarthrodese endeten.

In der Einteilung der Fersenbeinbrüche haben wir uns zwar an Böhler angelehnt, die Frakturen jedoch nur noch 2 Gruppen (Böhler 1–4 und Böhler 5–8) zugeordnet. Größere Bedeutung sowohl für die einzuschlagende Behandlung als auch für den später zu erwartenden Beschwerdekomplex maßen wir der Beurteilung des Tubergelenkwinkels und der Gelenkflächen des Calcaneus bei.

Die Beschwerden nach Fersenbeinbrüchen erklären sich aus den traumatischen Plattfuß, aus Luxations- und Subluxationsstellung im unteren Sprunggelenk und aus den sich entwickelnden Gelenkversteifungen durch Sekundärarthrosen.

Eine frühfunktionelle Behandlung, d.h. aktive Bewegungsübungen mit dem verletzten Fuß bei Lagerung auf Schiene ohne stabilisierenden Verband sind ohnehin nur spongiösen Knochen vorbehalten. Dabei ist diese Behandlungsart nicht ganz schmerzfrei auszuführen und bedarf eines längeren stationären Aufenthaltes.

Wir haben deshalb für instabile Bruchformen und solche, die manuell aufgerichtet worden sind, ein kombiniertes Verfahren angewendet, wobei der verletzte Fuß zunächst für 4 Wochen in einem stabilisierenden Verband (Gips, Lightcast II, Hexcelite) ruhiggestellt und anschließend zur funktionellen Übungsbehandlung freigegeben wurde. In der letzten Behandlungsphase wurde die Gehfähigkeit des Patienten durch Tragen eines Entlastungsapparates wieder hergestellt.

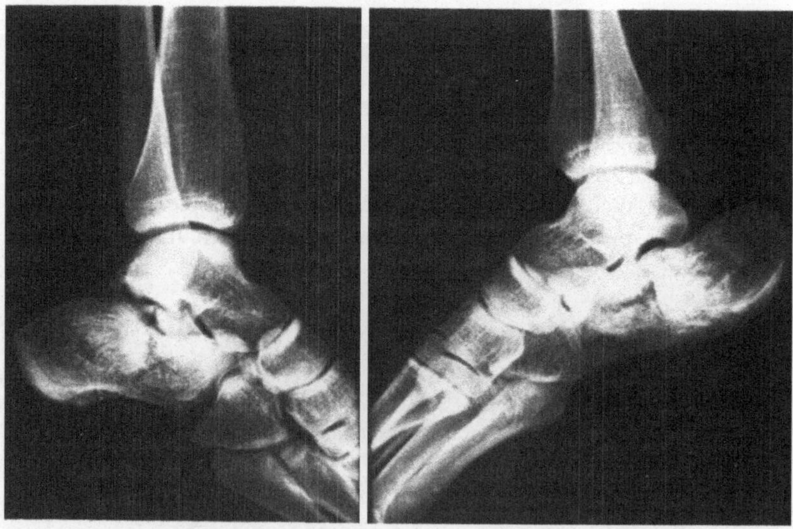

Abb. 1. Beidseitige Calcaneustrümmerfrakturen. Unfallaufnahme

Wir berichten heute über 148 Patienten mit 165 Fersenbeinbrüchen, welche von 1971 bis 1975 in unserer Klinik behandelt wurden. Alle 3 erwähnten Behandlungsverfahren kamen im beschriebenen Zeitraum zur Anwendung. Die 165 Fersenbeinbrüche verteilten sich auf 133 Männer (rechts 81, links 52, davon beidseits 12) und 32 Frauen (rechts 16, links 16, davon beidseits 5) (Abb. 1–4).

85 Patienten unterzogen sich einer Nachuntersuchung, ein weiterer Teil wurde entweder über eine Fragebogenaktion oder durch Auswertung der Krankenunterlagen erfaßt. Unabhängig vom eingeschlagenen Behandlungsverfahren errechnete sich bei unseren Patienten

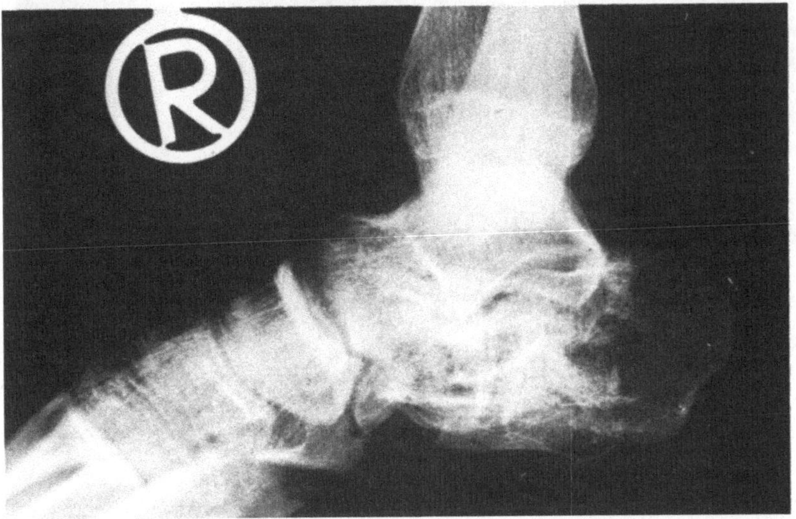

Abb. 2. Röntgenaufnahme des rechten Fersenbeines nach Abschluß der kombinierten Behandlung (12 Wochen)

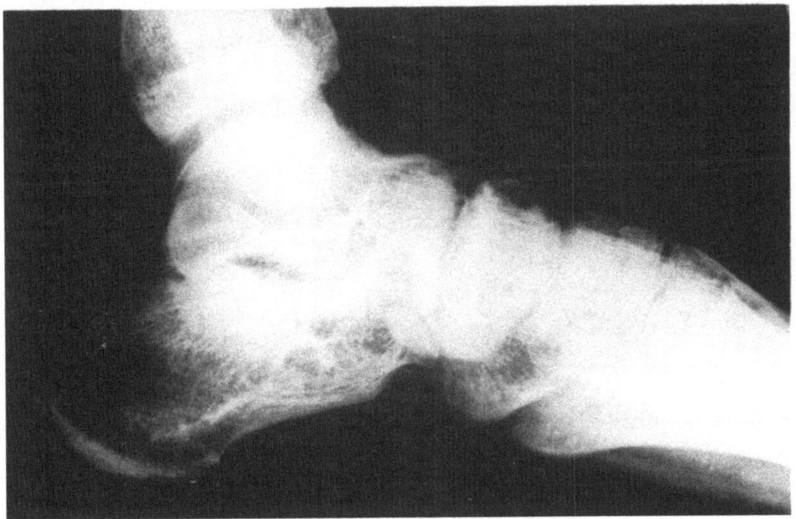

Abb. 3. Röntgenaufnahme des linken Fersenbeines nach Abschluß der kombinierten Behandlung (12 Wochen)

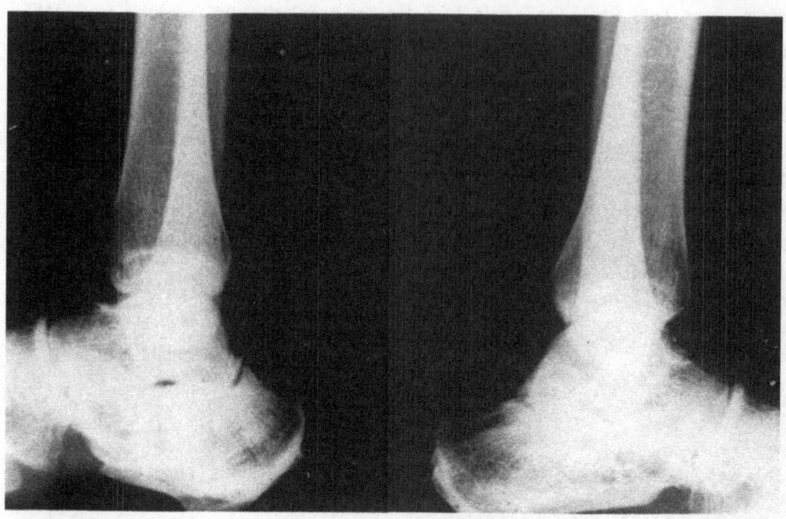

Abb. 4. Röntgenaufnahme beider Fersenbeine bei Nachuntersuchung 4 Jahre später

eine mittlere Dauer der Arbeitsunfähigkeit von 23 Wochen, wenn es sich um Arbeitsunfälle handelte gegenüber 16,5 Wochen bei privaten Unfällen.

Bei der Auswertung der Fälle haben wir die subjektiven, Spontan- und Belastungsschmerzen, die Geh- und Gelenksfunktion erfaßt und mit den Ergebnissen der Röntgenkontrolle verglichen. Danach haben wir folgendes Bewertungsschema aufgestellt:

sehr gut: freie Beweglichkeit, normale Gehfähigkeit, evtl. Schmerzen bei Witterungswechsel;

gut: Schmerzen nur nach langem Gehen evtl. kombiniert mit Schwellneigung;

unbefriedigend: häufig Schmerzen, Gehfunktion ständig behindert, stehender Beruf nur bedingt möglich;

schlecht: deutliche Gehstörung, kein stehender Beruf möglich.

Tabelle 1. Ergebnisse nach kombinierter Ruhigstellungs- und funktioneller Behandlung bei Calcaneusfrakturen (n = 42)

	sehr gut	gut	unbefriedigend	schlecht
Böhler 1–4	30%	17%	4%	–
Böhler 5–8	14%	15%	18%	2%

Tabelle 2. Ergebnisse nach Ruhigstellungsbehandlung von Calcaneusfrakturen (n = 36)

	sehr gut	gut	unbefriedigend	schlecht
Böhler 1–4	24%	13%	16%	2%
Böhler 5–8	9%	7%	24%	5%

Tabelle 3. Ergebnisse nach frühfunktioneller Behandlung von Calcaneusfrakturen (n = 7)

	sehr gut	gut	unbefriedigend	schlecht
Böhler 1–4	–	–	–	–
Böhler 5–8	–	4	2	1

Komplikationen im Verlauf traten durch Osteomyelitis in 1,1% auf. 3% unseres Patientengutes wiesen eine Sudecksche Dystrophie auf. Mit Zunahme der Abflachung des Tubergelenkwinkels und in besonderem Maße nach Trümmerfrakturen waren sekundärarthrotische Veränderungen im unteren Sprunggelenk festzustellen. Dabei schnitten die nach funktionellen Methoden behandelten Patienten am besten ab und boten subjektiv und objektiv das geringste Beschwerdebild. Die günstigsten Behandlungsergebnisse erzielten wir mit unserem kombinierten Verfahren der primären Ruhigstellung und anschließenden funktionellen Behandlung. Bei der Auswertung muß berücksichtigt werden, daß die Fälle mit funktioneller Behandlung ausschließlich Calcaneusfrakturen der Gruppe 5–8 nach Böhler aufwiesen.

Unserer Auffassung nach ist eine Reposition von Calcaneusfrakturen nur sinnvoll, wenn keine ausgesprochenen Trümmerzonen vorliegen. Die Reposition haben wir manuell oder mit Hilfe eines Calcaneusdrahtes vorgenommen. Insgesamt müssen die Vorteile der funktionellen Behandlungsverfahren betont werden, wenn man zusätzlich die Vorteile wie Gehfähigkeit mit Hilfe eines Entlastungsapparates mit einbezieht.

Abschließend sei auch noch auf die modernen Kunststoffstützverbände hingewiesen, die dann für den Patienten angenehm sind, wenn die Ruhigstellung über einen Zeitraum von 12 bis 16 Wochen erfolgen muß.

Literatur

1. Böhler, L.: Die Technik der Knochenbruchbehandlung, 2. Bd. Teil II. Wien: W. Maudrich 1957
2. Bimmler, R.: Bewegungstherapie und frühfunktionelle Frakturbehandlung der unteren Extremität. Bonn: Hauptverband d. Gewerblichen Berufsgenossenschaften. 1970
3. Contzen, H.: Die funktionelle bzw. Lagerungsbehandlung, Reposition und Fixation. Langenbecks Arch. Chir. *337*, 399–402 (1974)

Ergebnisse von 81 konservativ behandelten Fersenbeinbrüchen

W.J. Ewerwahn und R. Winkler, Hamburg-Eppendorf

Wie immer, wenn die Zahl der angegebenen Behandlungsverfahren groß ist, artikuliert sich hierin die Unzufriedenheit über die erreichbaren Resultate. Neben üppiger Methodensprossung ist die Situation bei den Fersenbeinbrüchen gekennzeichnet durch den ständigen Wandel der Therapieempfehlungen, wie er beispielsweise auch das Werk Lorenz Böhlers durchzieht, der zwischen 1917 und 1956 zwölfmal die Behandlungsvorschläge änderte.

Angesichts der komplizierten Verhältnisse des unteren Sprunggelenkes und der Pfeilerfunktion des Fersenbeins in der Fußgewölbearchitektonik als Zentrum eines myoligamentären Fächers sind die sich ergebenden Probleme der Rekonstruktion von einem gewissen Schädigungsgrad an praktisch unlösbar. Die dann zu erwartende Defektheilung hat in resignativer Konsequenz zur Empfehlung der Primärarthrodese geführt, einem Verfahren, zu dem wir uns bislang, nicht zuletzt unter dem Eindruck der hier vorliegenden Ergebnisse, nicht entschließen konnten.

Der Notwendigkeit individualisierender Behandlung der Fraktur stehen vielfach die Begleitumstände der Verletzung entgegen. So ergibt sich das definitive Behandlungsverfahren aus:

1. der Art der Verletzung,
2. dem Umfang der Begleitverletzungen,
3. deren Behandlungserfordernissen,
4. dem Zeitpunkt des Therapiebeginns und
5. dem Alter des Verletzten.

Im Resultat führt dies zur optimalen Behandlung des Verletzten, die nicht notwendigerweise auch die optimale Behandlung der Fraktur ist, eine Feststellung, die gerade bei Fersenbeinbrüchen anzuerkennen ist. Diese Bemerkungen sind notwendig, da sie die scheinbare Willkür der getroffenen Behandlungsentscheidungen unter vier konkurrierenden konservativen Verfahren widerlegen als erklärbare und damit logische Konsequenz aus der Gesamtsituation.

Als Maß für die erreichte anatomische Rekonstruktion soll der Tubergelenkwinkel dienen. Über die viel diskutierte Problematik dieser Einschätzung kann hier nicht gerichtet werden. Auch die von uns gemachten Erfahrungen belegen die Erkenntnis, daß im Individualfall nicht vom Schädigungsumfang auf die Beschwerdeintensität bzw. Funktionsminderung geschlossen werden kann. Dennoch sind die globalen Bezüge zwischen Ausmaß der erreichbaren Aufrichtung und der Residualsymptomatik auch in diesem Kollektiv unbestreitbar vorhanden. Wenn demnach einerseits die möglichst weitgehende (seitengleiche) Wiederherstellung des Tubergelenkwinkels das vordergründige und leicht kontrollierbare Behandlungsziel sein müßte, so zeigte sich andererseits, daß dieses bei bestimmten Frakturformen nicht nur nicht zu erreichen ist, sondern die erzwungene Aufrichtung einen zusätzlichen Schaden setzen kann.

Im einzelnen führte die vergleichende Beurteilung von 81 konservativ mit primärer Reposition, Extension, Gipsverband oder aber funktionell behandelten Frakturen zu folgenden Erkenntnissen:

1. Fersenbeinbrüche mit negativem Tubergelenkwinkel sind primär instabil und können daher wohl immer erfolgreich mit einer Reposition, Extensions- und anschließender Gips-

verbandbehandlung versorgt werden. Von 6 Fällen konnten alle negativen Tubergelenkwinkel bis +20 Grad aufgerichtet werden und verheilten. Der durchschnittliche Aufrichtungseffekt betrug 28 Grad.

2. Fersenbeinbrüche mit 0-10 Grad Tubergelenkwinkel sind häufig verkeilt und bieten sich deshalb auch für eine funktionelle Behandlung an, weil sie sich unter dieser Maßnahme nicht verschlechtern. Eine Aufrichtung kann bei jugendlichen Verletzten mit isoliertem Fersenbeinbruch diskutiert werden, meist zwingen jedoch Alter, Nebenverletzungen u.a. zum funktionellen Vorgehen. Von 34 Brüchen mit dieser Höhenminderung waren 24 unbeeinflußbar impaktiert. Nur bei 10 Frakturen gelang durch Extension (8) bzw. Reposition (2) eine Aufrichtung zwischen 10 und 20 Grad.

3. Fersenbeinbrüche mit gemindertem Tubergelenkwinkel sind in der Regel so fest, daß ohne grobe Traumatisierung ein Aufrichtungseffekt nicht erzielt werden kann. Von 15 dieser Frakturen waren 12 durch die Einkeilung irreponibel; bei der funktionellen Behandlung verschlechterte sich keiner dieser Winkel.

4. Fersenbeinbrüche ohne Verminderung des Tubergelenkwinkels verschlechterten sich in keinem Fall, gleichgültig welche Therapie angewendet wurde. Diese Brüche sind eine Domäne für die funktionelle Behandlung. Die funktionelle Behandlung umfaßt in der Regel: Zinkleimverband, aktive Bewegungsübungen unter völliger Entlastung durch Bettruhe für ca. eine Woche bei Aufsteherlaubnis mit 2 Unterarmstützen.

2 Wochen nach dem Unfall mit Unterarmstützenhilfe Vorfußbelastung und nach ca. 8-12 Wochen volle Belastung bei Nutzung von Schuheinlagen.

Die Nachuntersuchungen zeigten, daß die geklagten Beschwerden weniger in Relation zu den röntgenologisch objektivierbaren Gelenkveränderungen standen als vielmehr zum Entschädigungsanspruch. Die funktionellen Ergebnisse waren überraschend gut, offensichtlich in Abhängigkeit von der Nutzung der verordneten Schuheinlagen. In keinem Fall wurde die bei angeblichen Beschwerden offerierte Arthrodese verlangt.

Wir haben deshalb von 1971 - 6.1973 19 weitere Frakturen mit einem TGW von 0 Grad - 30 Grad ausschließlich funktionell behandelt, – mit überzeugendem Erfolg.

Zusammenfassend kann daher festgestellt werden:

Während Fersenbeinbrüche mit negativem Tubergelenkwinkel stets primär einer aufrichtenden Extensionsbehandlung zur Verhütung des posttraumatischen Plattfußes zugeführt werden sollten, kann für die übrigen Calcaneusfrakturen die funktionelle Behandlung mit ihren erheblichen Vorzügen grundsätzlich als Alternative empfohlen werden, da das Therapieergebnis dieser Methode den anderen konservativen langwierigen Verfahren offensichtlich überlegen ist.

In der Krankenhausliegezeit schlägt sich dieser Vorzug beispielsweise mit durchschnittlichen Verweilzeiten von 1 Woche bei funktionellem Verfahren gegenüber 2-3 Wochen bei der Gipsverbandbehandlung und 3-8 Wochen bei reponierendem bzw. retendierendem Vorgehen nieder, wenn keine komplizierenden Begleitverletzungen vorliegen.

Literatur kann bei den Verfassern angefordert werden.

Fersenbeinbruchbehandlung nach dem Prinzip der extremen Muskelentspannung

H. Wendt, Dessau

Um 1950 stellte ich Überlegungen an, um die Infektionsgefahr bei der Behandlung des Fersenbeinbruches zu eliminieren. Ich ging davon aus, daß beim Fersenbeinkompressionsbruch einerseits unter Einwirkung des M. gastrocnemius der Tubergelenkwinkel verringert oder aufgehoben und andererseits unter Einwirkung der Fußsohlenmuskulatur der Tuber calcanei *verkürzt* wird. Das studierte ich unter den damaligen Bedingungen der Äthernarkose am Röntgenschirm. Ich sah, daß sich der Tubergelenkwinkel und die Länge des Tuber calcanei bei extremer Spitzfußstellung und extrem gebeugtem Kniegelenk voll reponieren ließen.

Verminderte man die Spitzfußstellung wieder, so kam es sofort zur erneuten Dislokation. Verminderte man bei anhaltender Spitzfußstellung die extreme Kniegelenkbeugung, so kam es bis zu einem Winkel von 90° weder zu einer Verminderung des Tubergelenkwinkels noch zu einer Verkürzung der Tuberlänge. Erst wenn man das Kniegelenk weiter streckte, brach das Repositionsergebnis zusammen.

Ich zog daraus die Konsequenz, das Bein nach der manuellen Reposition oder der Reposition mit der Böhlerzwinge in extremer Spitzfußstellung und bei rechtwinklig gebeugtem Kniegelenk einzugipsen.

Die Fixation in dieser Extremstellung wagte ich, weil die langwierige Heilungsdauer der Fersenbeinkompressionsfrakturen die erforderliche Zeit bot, nach 6 Wochen in Narkose einen Oberschenkelgipsverband in nicht mehr extremer Stellung, nach 10 Wochen einen Oberschenkelgipsverband in Normalstellung und nach 14 Wochen einen Unterschenkelgehgips anzulegen, was insgesamt 18 Wochen Gipsfixation bedeutete.

Lorenz Böhler hatte schon, was mir nicht bekannt war, 1921 das Prinzip der extremen Muskelentspannung bei der Reposition der Calcaneusfraktur erwogen. Er hat aber nicht den Schritt zur anschließenden Fixation in Extremstellung getan. Vermutlich auch deshalb erfuhr meine Publikation von 1953 die Ehre, daß Lorenz Böhler die darin beschriebene Methode sofort und für längere Zeit im Original zur Standardmethode seiner Schule erhob.

Lorenz Böhler hat mit seinen Mitarbeitern die Methode später unter Beibehaltung des Grundprinzips wesentlich modifiziert. Ich selbst blieb in meinem begrenzten Arbeitsbereich bei der Originalmethode, nur mit etwas verkürzter Zeitdauer: Erster Gips 5 Wochen, dann 3+3+4 = ingesamt 15 Wochen.

Wenn gegen die Methode gesagt wurde, daß der bei der ersten Reposition erreichte Tubergelenkwinkel zwar noch vorübergehend im ersten Gipsverband, aber doch nicht für die Dauer voll gehalten werden kann, so möchte ich zu bedenken geben, daß der Tubergelenkwinkel beim Fersenbeinbruch zwar ein entscheidendes Kriterium ist, daß aber von nahezu gleicher Bedeutung die *Tuberlänge* ist. Gerade auch die Tuberlänge läßt sich in der Spitzfußstellung, in der ja die starke Fußsohlenmuskulatur weitgehend ausgeschaltet wird, reponieren und erhalten. Die Bedeutung aber der Tuberlänge ist jedermann einleuchtend, wenn man in Betracht zieht, daß der Gastrocnemius (Abb. 1) beim normalen Fersenbein an einem relativ langen Hebelarm arbeitet.

Man kann den Fuß als einen im Drehpunkt des oberen Sprunggelenkes abgeknickten einarmigen Hebel betrachten (Abb. 2).

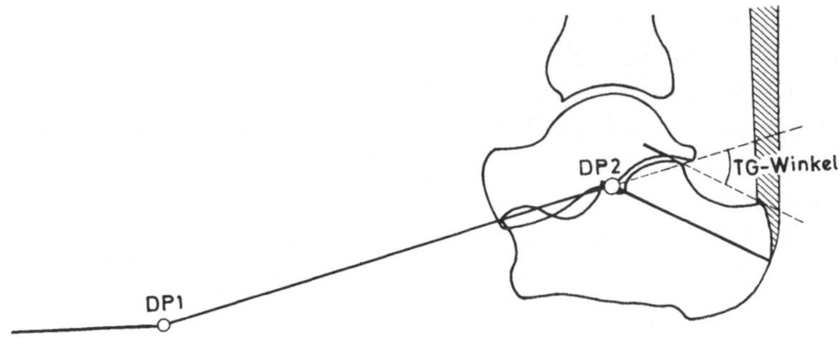

Abb. 1. Bedeutung der Tuberlänge. Vereinfachte Darstellung des Problems als einarmigen Hebel mit Drehpunkt DP1

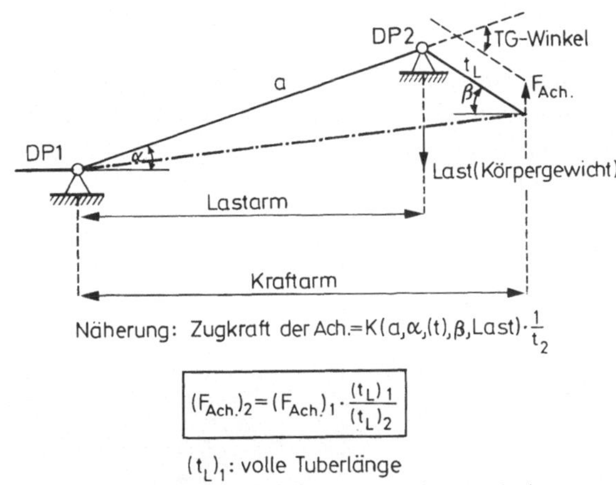

Abb. 2. Physikalische Zusammenhänge

Die dann sich ergebenden physikalischen Relationen beim Zehenstand zeigt die zweite Skizze, die ich ebenso wie die daraus abgeleitete Formel Herrn Dipl. phys. Krüger aus der technischen Abteilung unseres Krankenhauses verdanke.

Erfährt beispielsweise ein Tuber von 5 cm Länge durch das Trauma eine Dauerverkürzung auf 3 cm, so vermehrt sich der notwendige Kraftaufwand des M. gastrocnemius für den Zehenstand um den Faktor 5/3. Das heißt, der Gastrocnemius benötigt 1,7 mal soviel Kraft wie vorher.

Auch in der Chirurgischen Klinik des Bezirkskrankenhauses Dessau, die ich seit 1963 leite, habe ich die Originalmethode beibehalten. Meine früheren Mitarbeiter Metz und Voigtländer haben die Ergebnisse 1973 nachuntersucht und 1974 veröffentlicht. Behandelt wurden in 9 Jahren 76 Verletzte mit 82 Calcaneuskompressionsfrakturen. Die 34 Frakturen der Gruppe IV wurden nicht diskutiert, da die guten Ergebnisse bei diesen Formen ohne Gelenkbeteiligung allgemein bekannt sind. Besonders analysiert wurden von den 48 Verletzten der Gruppe V bis VIII nach Böhler 36 Verletzte mit 38 Fersenbeinfrakturen, die nach 1-9 Jahren zur Nachuntersuchung erschienen. Die restlichen Verletzten wurden in die Analyse nach Maßgabe der vorhandenen Unterlagen mit einbezogen.

Aus der Verminderung des Tubergelenkwinkels erkennt man die posttraumatisch besonderen Schweregrade der untersuchten 48 Fälle. Bei 58,3% der Fälle dieser Serie war der Tubergelenkwinkel zwischen -25° und +5°. Nur bei 41,7% lag er über +5°. Nur bei 6,3% lag er über 25°.

Eine normale Höhe von 20-30° hatte der TG Winkel dieser Serie mit besonders starker Kompression – nach der Reposition und Gipsfixation immerhin in 54,8% der Fälle.

Bei der Nachuntersuchung nach 1-9 Jahren lag kein Tubergelenkwinkel im Minusbereich. Über 20° lagen immer noch rund 30% der Fälle.

Zur Frage von Nachteilen der langen Gispfixation kann ausgesagt werden, daß in 7 Fällen, die vorwiegend der Gruppe VIII nach Böhler angehörten, eine vorübergehende Demineralisation festgestellt wurde, während ein Morbus Sudeck nicht zu verzeichnen war.

Eine Bewertung der Endergebnisse nach Bewegungsausmaß des oberen und unteren Sprunggelenkes, nach Gehfähigkeit, Dauerbelastbarkeit und Schmerz ergab bei diesen schweren Fersenbeinkompressionsfrakturen mit Gelenkbeteiligung immerhin 44,4% gute bis sehr gute und nur 16,8% schlechte Ergebnisse.

Das Verfahren bringt befriedigende Ergebnisse, nimmt in wenigen Fällen eine vorübergehende Demineralisation in Kauf, schließt aber Infektionen und besonders Osteomyelitiden aus. Ich glaube darum, es noch immer empfehlen zu können.

Gestatten Sie mir daher, abschließend an einer Bildserie die von mir empfohlene Technik der Reposition und der Anlegung des 1. Oberschenkelgipsverbandes darzustellen (Abb. 3).

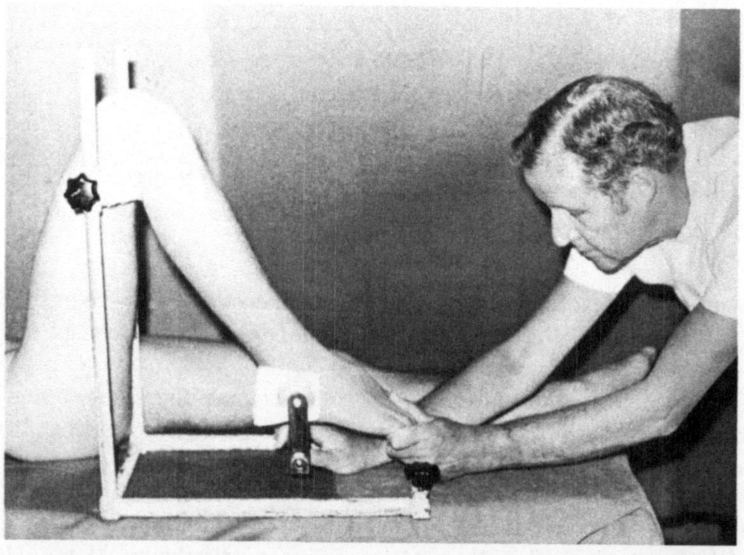

Abb. 3

Hier wird, nachdem der Calcaneus manuell oder mit der Fersenbeinzwinge seitlich komprimiert wurde, an der Fersenbeinzwinge zunächst in der Unterschenkelachse gezogen, wodurch sich der Tubergelenkwinkel aufrichtet (Abb. 4).

Durch Zug in Richtung der Achse des Tuber calcanei wird dessen Länge wieder hergestellt. Für beide Akte und den Gesamtvorgang wird ein Teil des Schraubenzugapparates von Böhler benutzt.

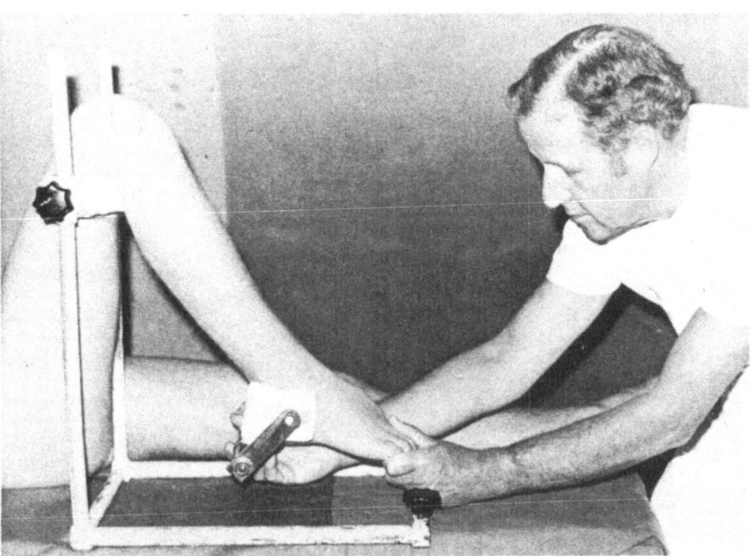

Abb. 4

Wenn jetzt das Kniegelenk in Rechtwinkelstellung unter Erhaltung der Spitzfußstellung gebracht wird, so ändert sich an dem optimalen Repositionsergebnis nichts (Abb. 5).

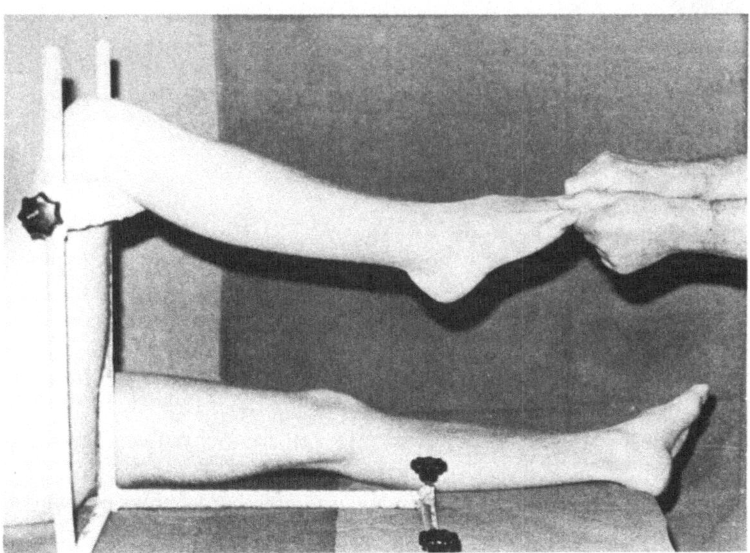

Abb. 5

Es folgen Unterschenkelgips und Oberschenkelgipshülse zunächst getrennt (Abb. 6). Beide Teilgipsverbände werden durch Longuetten so mit einander vereinigt, daß in der Kniekehle ein von einem Bügel überbrücktes Gipsfenster bleibt (Abb. 7).

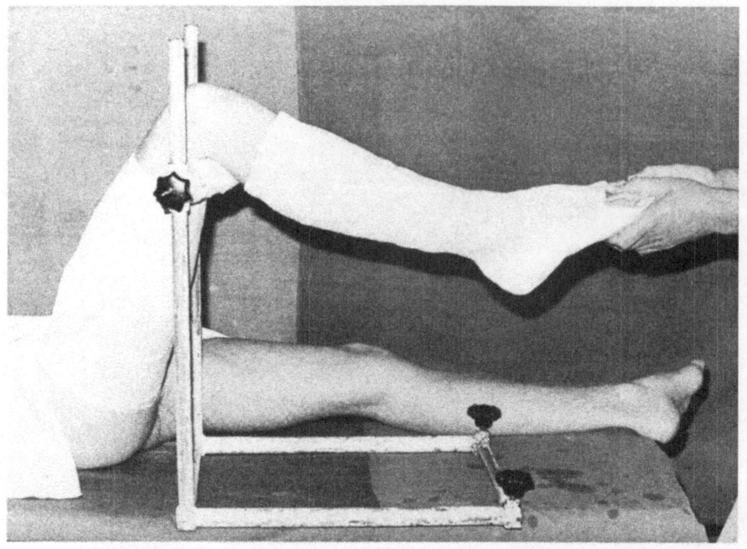

Abb. 6

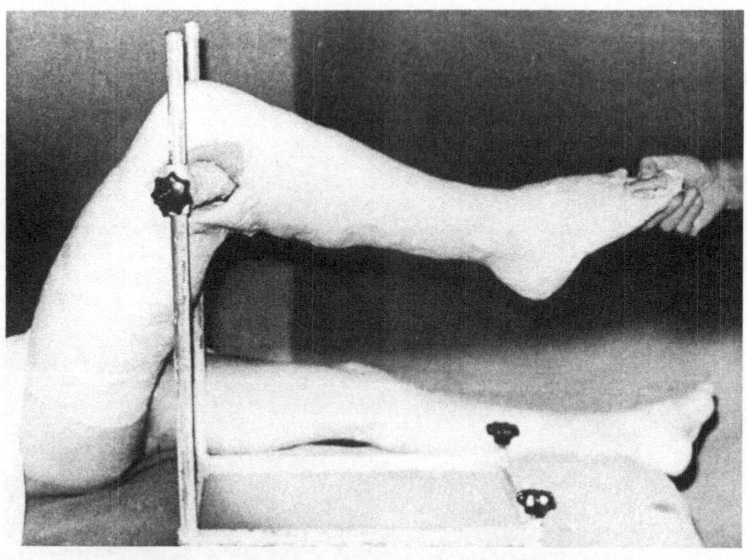

Abb. 7

In diesem Bügel hat der erwähnte Teil des Schraubenzugapparates Bewegungsspielraum (Abb. 8).

Der Stativteil des Schraubenzugapparates wird herausgezogen. Es bleibt noch der Stützbügel für die Kniekehle (Abb. 9).

Dieser läßt sich aus dem Gipsbügel zwanglos herausnehmen. (Abb. 10).

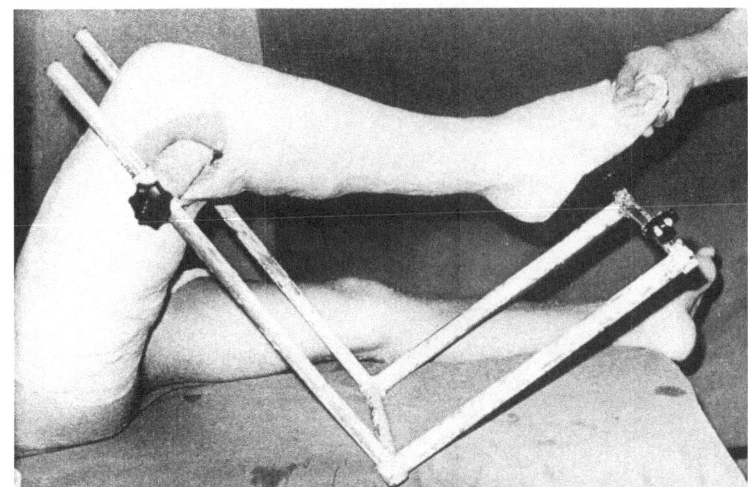

Abb. 8

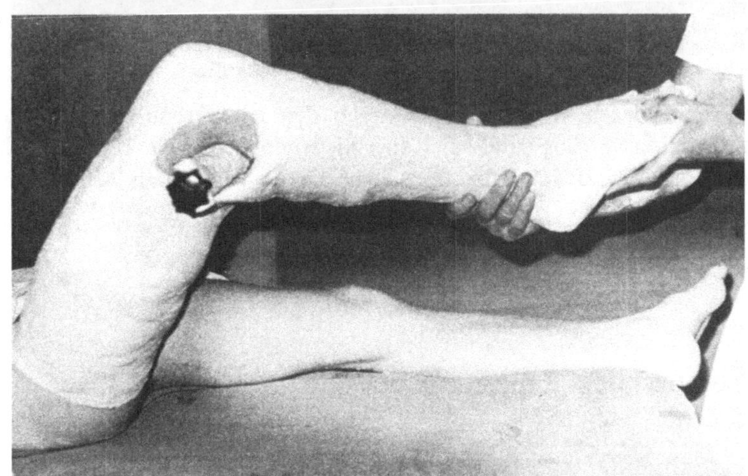

Abb. 9

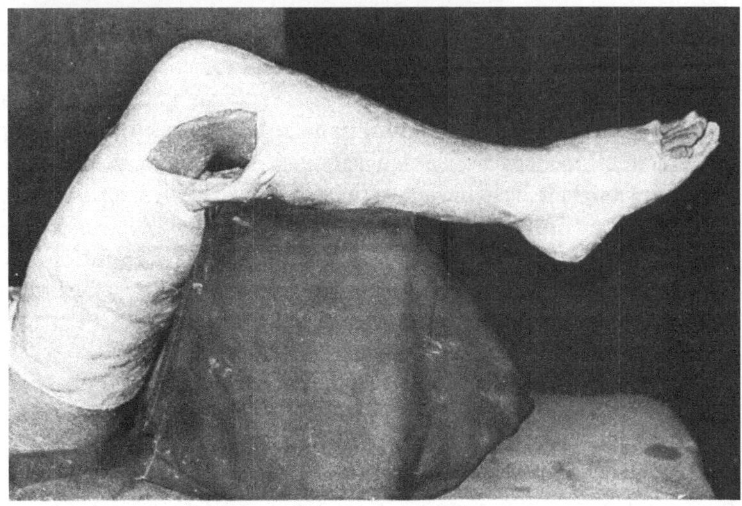

Abb. 10

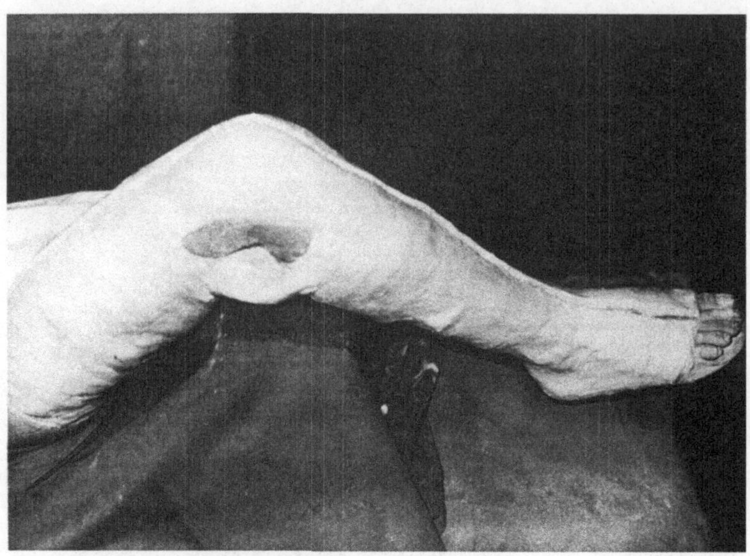

Abb. 11

Schneidet man abschließend noch den Gipsverband in Längsrichtung auf, so ist der Repositionsvorgang und die anschließende Fixation im Oberschenkelgipsverband bei extremer Spitzfußstellung und rechtwinklig gebeugtem Kniegelenk beendet (Abb. 11).

Technik der Reposition und Bohrdrahtfixation verschobener Fersenbeinbrüche

H. Schneider und G. Korisek, Kalwang

Die Reposition, vor allem aber die Retention verschobener Fersenbeinbrüche ist schwierig. Die Ansichten über die zweckmäßigste Versorgung differieren stark: Vom Verzicht auf jegliche Behandlung, über die funktionelle Therapie, bis zur Exstirpation des Fersenbeines bei Trümmerbrüchen. Es werden zahlreiche Repositionsverfahren empfohlen. Die besondere Schwierigkeit liegt in der Retention der Fraktur nach Reposition. Die bei uns geübte Behandlung ist im wesentlichen eine Kombination der von Böhler, Wendt und Westhues angegebenen Methoden. Am leichtesten gelingt die Reposition noch ehe eine Schwellung eintritt. Sie soll aber auf alle Fälle innerhalb der ersten 24 Std erfolgen. Wir verwenden Allgemeinanästhesie. Zunächst wird in Rückenlage bei rechtwinkelig gebeugtem Hüft- und Kniegelenk versucht, nach Wendt zu reponieren.

Zug mit dem oberhalb des Achillessehnenansatzes eingehakten Zeigefinger nach plantar. Anschließend maximale Plantarflexion und abschließende Kompression mit beiden Daumenballen. Wenn man sich genau an die von Wendt angegebene Repositionsmethode hält, ist in einem hohen Prozentsatz eine oft weitgehende Einrichtung auch bei Brüchen der Gruppe IV-VIII nach Böhler zu erreichen. Um noch verbliebene Stufen zu korrigieren, vor allem aber um eine Bohrdrahtfixation durchführen zu können, ist es nötig, das Bein im kleinen Schraubenzugapparat nach Böhler zu lagern. Es wird nun unter Bildwandlerkontrolle ein 3 mm starker Extensionsnagel exakt durch das hintere-obere Fersenbeineck gebohrt. Nun wird vorerst über einen Spannbügel manuell ein Zug in der Längsachse des Fersenbeines, dann unter Plantarflexion des Fußes ein Zug über eine Federwaage in der Unterschenkelachse ausgeübt. Mitunter ist ein kurzfristiger Zug bis zu 20 kg erforderlich, um den Tubergelenkswinkel des Fersenbeines wieder herzustellen. Verbleibt eine Stufe, bzw. Impression, die auf diese Art nicht beeinflußt werden kann, muß sie zusätzlich mit einem Steinmann-Nagel, in der von Westhues angegebenen Art, gehoben werden. Um ein Hypomochlion zu haben, ist es am günstigsten, den Nagel oberhalb des Extensionsdrahtes einzuschlagen. Dann wird mit diesem Nagel die Impression manuell gehoben. In reponierter Stellung wird der Nagel mit einer Mullbinde am Bügel des Schraubenzugapparates fixiert. Gelingt es so nicht, das imprimierte Stück zu heben, hat es sich als günstig erwiesen, das Fragment von plantar her zu reponieren. Anschließend wird nochmals mit den Daumenballen das Fersenbein komprimiert. Ist die Reposition gelungen, werden durch das Tuber calcanei 2 Bohrdrähte bis in das Cuboid, und 1 Bohrdraht von etwas weiter plantar in den Taluskopf gebohrt. 1 Draht muß knapp unter der gehobenen Impression liegen. Die Drähte müssen hart an der Haut abgezwickt werden und dann mit einem entsprechenden Instrument noch 2-3 mm tiefer geschlagen werden. Nach Entfernung des Steinmann-Nagels und des Westhues-Nagels, falls ein solcher verwendet werden mußte, wird das Fersenbein nochmals manuell komprimiert und ein Stahlwollkompressionsverband angelegt. Das Bein wird anschließend auf einer Braunschen Schiene gelagert. Nach längstens 24 Std muß der Verband gewechselt werden, um die blutigen, inkrustierten, harten Tupfer zu entfernen. Nach Abschwellen – in der Regel nach 5-6 Tagen, wird ein Unterschenkelgipsverband am hängenden Bein bei leichter Spitzfußstellung angelegt. Der Patient muß 6 Wochen ohne Belastung mit Unterarmstützkrücken gehen, dann darf er mit dem Gehbügel das Bein belasten. 10-12 Wochen nach Reposition erfolgen Gipsabnahme und Bohrdrahtentfernung.

Durch die Reposition und Bohrdrahtfixation ist es immer möglich, bei Jugendlichen eine Restitutio ad integrum zu erzielen. Bei älteren Verletzten läßt sich immer auf diese Art das Fersenbein gut aufrichten und eine Heilung in guter Stellung erreichen. War die Knorpelschädigung im unteren Sprunggelenk zu schwer und hat sich eine schmerzhafte Arthrose entwickelt, bietet die gute Fußform die ideale Voraussetzung für eine Arthrodese.

Klinische und radiologische Spätergebnisse nach Bohrdrahtosteosynthesen am Fersenbein

(Nachuntersuchung aus vier österreichischen Unfallkrankenhäusern)

O.J. Russe, F.G. Russe, J. Buch, Wien und G. Ziernhöld, Feldkirch und R. Nones, Steyr

Im Unfallkrankenhaus Wien-Meidling, dem Lorenz-Böhler-Krankenhaus, dem Landesunfallkrankenhaus Feldkirch und der Unfallabteilung des Landeskrankenhauses Steyr wurden in den angeführten Zeiträumen 411 Fersenbeinbrüche mit Bohrdrähten fixiert. 267 Patienten mit 291 Brüchen konnten 1-11 Jahre nach dem Unfall nach einem einheitlichen Schema nachuntersucht werden, wobei die durchschnittliche Nachuntersuchungszeit 5 Jahre und 2 Monate betrug. Das Alter der Patienten war im Mittel 40,7 Jahre, der Jüngste war 11 Jahre, der Älteste 71 Jahre. Im Allgemeinen war diese Behandlung im Unfallkrankenhaus Wien-Meidling bei Patienten über 50 Jahre selten, in den anderen Unfallkrankenhäusern war keine einheitliche obere Altersbegrenzung (Tabelle 1).

Tabelle 1. 411 mit Bohrdrähten versorgte Fersenbeinbrüche, davon 291 nachuntersucht

			FBBr.	bds.	NU
UKH	WIEN XII	1962–71	197	15	149
UKH	WIEN XX	1966–75	170	14	101
UKH	FELDKIRCH	1973–76	29	4	27
LKH	STEYR	1975–76	15	1	14
Gesamt			411	34	291

Von diesen 291 nachuntersuchten Fersenbeinbrüchen waren nach der Brucheinteilung von Böhler 7 der Gruppe IV, 199 der Gruppe V, 58 der Gruppe VI, 17 der Gruppe VII, sowie 10 der Gruppe VIII zuzuordnen.

Der Tubergelenkswinkel betrug bei diesen Brüchen nach dem Unfall 17% 20 Grad, in 27% 10 Grad, in 42% 0 Grad, in 14%, das waren 41 Fersenbeinbrüche war er 10 Grad negativ (Tabelle 2).

Tabelle 2. 291 NU mit Bohrdrähten versorgte Fersenbeinbrüche

TGW (Tubergelenkswinkel) nach dem Unfall				
Erniedrigt auf	20°	10°	0°	-10°
	50	79	121	41
	17%	27%	42%	14%

Die Aufrichtung des Fersenbeinbruches mit Wiederherstellung des Tubergelenkswinkels bzw. der Kongruenz der Gelenksflächen im Fußwurzelbereich erfolgte in den verschiedenen Unfallkrankenhäusern unterschiedlich, teils in Rückenlage mit dem Schraubenzugapparat und Fersenbeindraht, mit manuellem Zug am Fersenbeinbügel, manchmal zusätzlich mit der Fersenbeinzwinge, oder mit manueller Kompression, und teils mit dem Steinmann-Nagel in Bauchlage.

In 57% konnte ein der gesunden Seite gleicher Tubergelenkswinkel erzielt werden, in 24 % betrug die Differenz zur gesunden Seite, bzw. bei beidseitigen Brüchen zu 35 Grad, 10 Grad, in 14% war die Differenz 20 Grad und mehr (Tabelle 3).

Die Fixation war in 82% mit drei bis vier Bohrdrähten bei einer Fixationsdauer von 10 bis 12 Wochen im Gipsverband, die Belastung des operierten Beines erfolgte nach 6 Wochen. Postoperativ wurde entweder ein Unterschenkelspaltgips oder ein Kompressionsverband angelegt.

Tabelle 3. 291 NU mit Bohrdrähten versorgte Fersenbeinbrüche

Repositionsergebnis				
TGW – Differenz zur Gegenseite (bei bds. zu 35°)				
0°	10°	20°	über 20°	überkorr
167 57%	70 24%	31 11%	8 3%	15 5%

An Komplikationen trat in 14 Fällen eine oberflächliche Eiterung bei Bohrdrahtperforation auf, die zu einer vorzeitigen Entfernung desselben führte, und in Ruhigstellung zur Abheilung gebracht werden konnte. In 3 Fällen trat ein Empyem des unteren Sprunggelenkes auf, einmal mußte dabei eine Tuber-Teilresektion durchgeführt werden, einmal trat eine spätere Spontansequestration des Fersenbeinhöckers auf.

Bei der Nachuntersuchung gaben 13,5% der Patienten keinerlei Beschwerden an, weitere 24% hatten leichte Beschwerden und Wetterfühligkeit, 36% der Patienten hatten bei stärkerer Belastung mäßige Schmerzen im Bruchgebiet, die Gehfähigkeit war in 16% leicht eingeschränkt. Starke Beeinträchtigung der Gehfähigkeit oder dauernde starke Schmerzen wurden in 4,5% angegeben, 17 mal war eine Beurteilung durch nicht unfallbedingte Ursache unmöglich (Tabelle 4).

Tabelle 4. 291 NU mit Bohrdrähten versorgte Fersenbeinbrüche

Subjektive Beschwerden		
keine Beschwerden	40	13,5%
leichte Beschwerden (Wetterfühligkeit)	70	24%
mäßige Beschwerden (bes. bei Belastung)	105	36%
gering eingeschränkte Gehfähigkeit	46	16%
stark eingeschränkte Gehfähigkeit	7	2,5%
dauernde starke Beschwerden	6	2%
entfällt	17	6%

Bezieht man diese Angaben der subjektiven Beschwerden auf die Kostenträger der Behandlung, so fällt auf, daß 31% der Privatunfälle beschwerdefrei waren, während es bei Arbeitsunfällen nur 7% waren.

Bei der Nachuntersuchung waren 34 Patienten, das sind 12% im unteren Sprunggelenk frei beweglich, 187 Patienten, das sind 64% waren 1/3 bis 2/3 behindert. 14% konnten Wackelbewegungen durchführen. In 10% war keine Beweglichkeit im unteren Sprunggelenk.

Das obere Sprunggelenk war bei 155 Fällen frei beweglich, 104 mal bestand eine Beweglichkeitseinschränkung bis zu einem Drittel, 32 mal bis zu Zweidrittel.

Das Fußgewölbe wurde in 77% wiederhergestellt, ein posttraumatischer Plattfuß war 43 mal leicht und 6 mal stark ausgeprägt. Eine Verschmächtigung der Wadenmuskulatur war in 15% der Patienten nachweisbar, in 80% war eine Umfangsdifferenz zur Gegenseite nicht oder bis zu einem Zentimeter feststellbar.

In der Hälfte der Fälle war das untere Sprunggelenk druckempfindlich, ein Peronealsehnendruckschmerz bestand in 18%. Eine Tendolyse wurde in keinem Fall durchgeführt.

Die Röntgenkontrollbilder bei der Nachuntersuchung ergaben in 10% keine nachweisbare Arthrose und in 65,5% eine leichte Arthrose des unteren Sprunggelenkes, ein Wert, der mit dem nicht abgesunkenen Tubergelenkswinkel in 71% der Fälle korreliert. Schwere Arthrosen sowie Ankylosen traten in 57 Fällen auf, entsprechend etwa dem bei der Reposition nicht wiederhergestellten Tubergelenkswinkel und den später wieder abgesunkenen Fersenbeinbrüchen (Tabelle 5).

Tabelle 5. 291 NU mit Bohrdrähten versorgte Fersenbeinbrüche

Röntgenergebnis		
keine Arthrose	31	10,5%
leichte Arthrose	191	65,5%
schwere Arthrose	42	15%
Ankylose	15	5%
sekundäre Arthrodesen	12	4%

Mit dieser Behandlungsart wurde erreicht, daß nur 20% der Patienten unfallbedingt den Beruf oder Arbeitsplatz wechseln mußten.

Ein junger Schauspieler, der mit 18 Jahren einen Fersenbeinbruch der Gruppe VI nach Böhler erlitt, wurde in Bauchlage mit dem Steinmann-Nagel reponiert. Das Repositionsergebnis war ein seitengleicher Tubergelenkswinkel.

Bei der Kontrolle 6 Jahre nach dem Unfall bestand keine Arthrose, er kann seinem Beruf wieder voll nachgehen (Abb. 1).

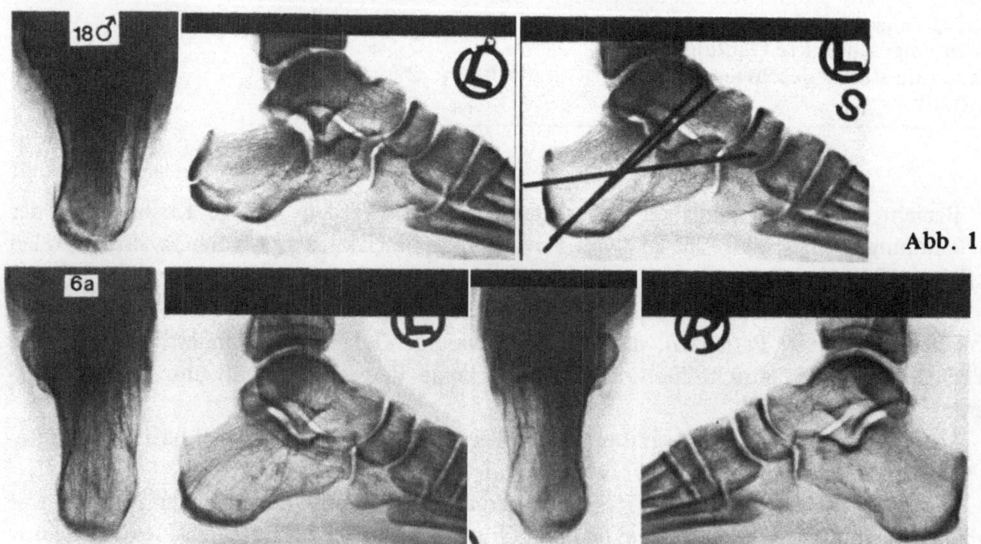

Abb. 1

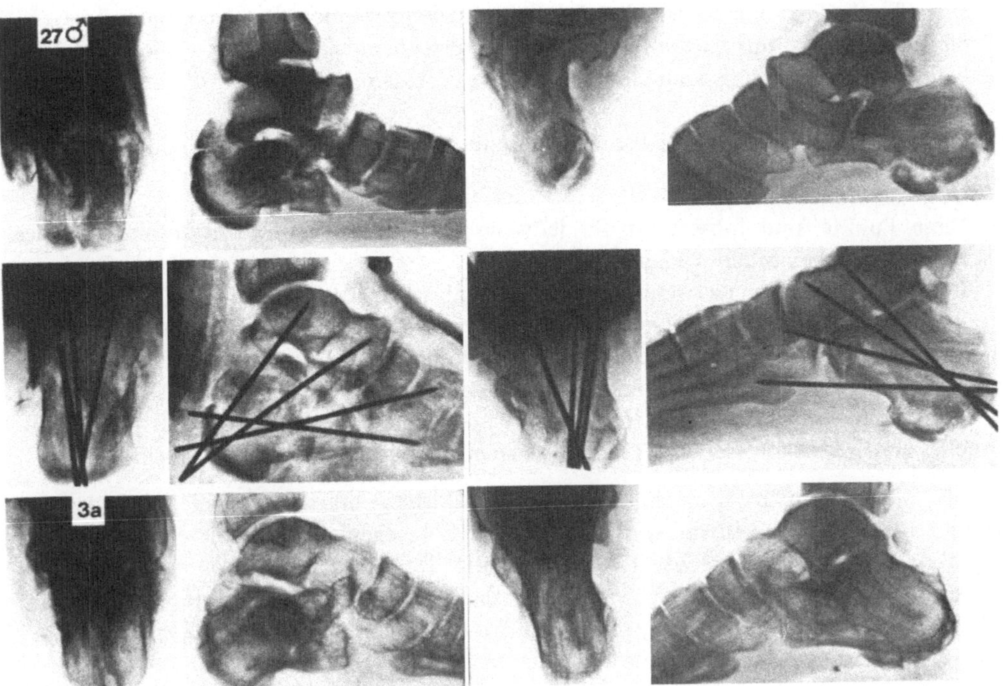

Abb. 2

Ein 27jähriger Spengler erlitt bei einem Arbeitsunfall einen beiderseitigen Fersenbeinbruch der Gruppe VIII. Die Reposition erfolgte mit dem Steinmann-Nagel in Bauchlage. Danach Fixation beiderseits mit je 4 Bohrdrähten. Bei der Kontrolle 3 Jahre nach dem Unfall war der Patient rechts beschwerdefrei, auf der linken Seite bestanden geringe Beschwerden mit Wetterfühligkeit (Abb. 2).

Zusammenfassend kann gesagt werden, daß mit der Bohrdrahtfixation der Fersenbeinbrüche der Gruppen IV-VIII nach Böhler 3/4 der Patienten von schweren Veränderungen des unteren Sprunggelenkes bewahrt wurden. Wenn der Bruch so schwer war, daß trotz der Fixation eine sekundäre Arthrodese erforderlich war, konnte die Ausgangssituation für die sekundäre Arthrodese verbessert werden, diese war jedoch nur 12 mal, das sind 4% der Fälle, notwendig.

Die Behandlung des schweren Fersenbeinbruches mit gekreuzten Drähten und Zugkompression

A. Pühringer, Mödling

Lorenz Böhler stellte bereits vor über 40 Jahren für die Behandlung des schweren Fersenbeinbruches folgende Forderungen auf:

1. es muß unbedingt eine soweit als möglich optimale Reposition versucht werden,
2. die Reposition ist nur möglich durch Zug am Fersenbein bei gebeugtem Knie,
3. bei der Reposition muß auch die Behebung der Verbreiterung durch seitliche Kompression am Fersenbein erfolgen,
4. die Fehlstellung der Längsachse des Fersenbeines zur Längsachse des Unterschenkels ist zu beheben.

Diese Punkte sind folgerichtig für jedwede Repositions- und Fixationsmethode des schweren Fersenbeinbruches anzuwenden.

Wenn eine Fixation des schweren Fersenbeinbruches der Gruppe IV-VIII mit Bohrdrähten geplant ist, muß selbstverständlich vorher eine exakte Reposition nach den vorhin angegebenen Punkten Böhlers durchgeführt werden, und es muß auch die reponierte Stellung vor (!) Einbringen der Bohrdrähte gehalten werden.

Wir verwenden nun seit einigen Jahren bei der Versorgung des schweren Fersenbeinbruches der Gruppe IV-VIII eine Technik, die ich Ihnen hiermit vorstellen möchte:

Der Patient wird in Allgemeinnarkose in Bauchlage gebracht, das Kniegelenk des verletzten Beines wird rechtwinkelig gebeugt, der Oberschenkel wird mit einer Gurte am Tisch fixiert. Durch die rechtwinkelige Beugung des Kniegelenkes kommt es zu einer ausreichenden Entspannung der Wadenmuskulatur und der Achillessehne. Anschließend wird ein Bohrdraht, 2 mm dick, durch den hintersten obersten Anteil des Fersenbeines quer eingebohrt und der Draht mit dem Spannbügel gefaßt und angespannt.

Jetzt wird am Bügel mit einem Flaschenzug unter Bildwandlersicht so stark gezogen, bis der verminderte Tubergelenkswinkel wieder soweit aufgerichtet ist wie auf der unverletzten Seite.

Durch Halten des Vorfußes in Plantarflexion gelingt die Aufrichtung des Fersenbeines vollständig.

Jetzt wird unter belassenem (!) Zug bei bereits aufgerichtetem Tubergelenkswinkel die Fersenbeinzwinge in typischer Weise angelegt und das Fersenbein bis zur vollständigen Behebung der Verbreiterung komprimiert. Die Fersenbeinzwinge muß so rasch als möglich nach Beendigung dieser Manipulation entfernt werden, da es sonst zu schweren Druckschäden der Haut kommen kann.

Da auch nach der Kompression der Zug am Fersenbein belassen wird, wird damit verhindert, daß nach Abnahme der Kompression eine neuerliche Verbreiterung des Fersenbeines vor sich geht, wie es sonst meistens der Fall ist, wenn man nur manuell komprimiert oder, obzwar mit der Fersenbeinzwinge komprimiert, keinen gleichzeitigen Zug am Fersenbein ausübt.

Nach Durchführung dieser Manipulation können nun ohne besondere Schwierigkeiten vom Operateur die gekreuzten Drähte eingeführt werden und somit die reponierte Stellung des Fersenbeines gehalten werden.

Durch die Bauchlage des Patienten ist das Einbringen von hinten oben ohne besondere Schwierigkeit unter Bildwandlersicht möglich. Diese Stellung ist zum Einbringen der Bohrdrähte wesentlich einfacher und bequemer, wie bei der umgekehrten Lage des Patienten, wo von unten im Sitzen die Bohrdrähte in das Fersenbein eingebracht werden müssen.

Es muß darauf aufmerksam gemacht werden, daß auch vor dem Einbringen der Drähte die Stellung der Längsachse des Fersenbeines zum Unterschenkel, d.h. die vermehrte Varus- oder Valgusstellung, relativ leicht durch entsprechenden Zug am Bügel korrigiert werden kann.

Die Drähte werden nun unter belassenem Zug subcutan abgezwickt und mit dem Vorschlageisen soweit eingebracht, daß sie die Fersenbeinoberfläche im Bruchbereich nur 2 mm überragen, damit eine der häufigsten Infektionsquellen verhindert wird.

Wir geben primär nach Beendigung der Operation keinen Gipsverband, sondern nur einen Filmulin-Kompressionsverband. Der Gipsverband wird erst am Tag nach der Operation oder am zweiten Tag angelegt.

Darf ich nochmals die einzelnen Punkte dieser Methode kurz erwähnen:

Die Fixation mit den gekreuzten Drähten wird erst nach erfolgter Reposition des Tubergelenkswinkels und der Verbreiterung des Fersenbeines durchgeführt, wobei durch die Fixation des Beines in gebeugter Stellung im Kniegelenk sowie durch Längszug im hinteren Anteil des Fersenbeines die aufgerichtete und komprimierte Stellung gehalten werden kann, und dadurch die Fixation mit den Bohrdrähten in „ gehaltener und reponierter" Stellung durchgeführt wird.

Außerdem ist die Stellung des Operateurs zum Patienten beim Einbringen der Bohrdrähte bequemer als im Sitzen bei Lagerung des Patienten in Rückenlage.

Die Nachuntersuchungen der nach dieser Methode behandelten 47 Patienten, von welchen 26 zur Nachuntersuchung erschienen sind, gab folgendes Ergebnis:

sehr gut – 34%
gut – 42%
mäßig – 24%

Leider ist es wegen der Kürze der Zeit nicht möglich, auf die anderen Untersuchungsergebnisse wie Verbreiterung, Tubergelenkswinkel, Beweglichkeit usw. einzugehen.

Ich glaube aber, Herr Kollege Buch, dem ich hiermit für seine exakten Untersuchungen herzlich danken möchte, wird in der Diskussion noch einige Auskünfte geben können.

Ich möchte mich bei Herrn Prof. Dr. Böhler für die Überlassung des Materials herzlich bedanken.

Sehr geehrter Herr Präsident, meine Damen und Herren! Ich glaube, daß die vorgestellte Methode gewisse Vorteile bei der Behandlung des schweren Fersenbeinbruches bringt und ich möchte sie Ihnen hiermit als eine der möglichen Techniken vorschlagen.

Danke.

Eigene Erfahrungen mit halboperativen und konservativen Verfahren bei Fersenbrüchen

J. Bauer und J. Franclik, Košice

Auf der Abteilung für Unfallchirurgie des Fakultätskrankenhauses in Košice versorgten wir in der Zeitspanne von 30 Jahren insgesamt 308 Fersenbeinbrüche. Über diagnostische und therapeutische Probleme dieses Unfalles und über diesbezügliche eigene Erfahrungen

Tabelle 1

Fersenbeinbrüche	1946–76 :	308 (100%)
A	Männer	78%
	Frauen	22%
B	intraarticulär	43%
	extraarticulär	57%
C	simplex	58%
	comminutiv	42%
D	geschlossen	95%
	offen	5%

berichteten wir bereits im Fachschrifttum [1] sowie auf internationalem Forum [2] (Tabelle 1).

In unserem Krankengute sind Männer in 78% und Frauen in 22% vertreten. Das durchschnittliche Alter der Verletzten war 44,5 Jahre, wobei der Älteste 77 und der Jüngste 4 Jahre alt waren.

Anatomisch charakterisierten wir 43% als intraarticuläre und 57% als extraarticuläre Bruchformen. Mehrfachverletzungen gab es in 31,6%.

Andererseits handelte es sich um eine simple Fraktur in 58%, um eine Trümmerfraktur in 42% und um einen offenen Bruch 16 mal.

Die Grundkrankheit, bzw. den Unfall komplizierten ein Diabetes mellitus fünfmal, eine luetische Erkrankung einmal, eine Cyste einmal und Obesität sechzehnmal.

Zur Therapie: Auf unserer Abteilung wurden bis 1970 prinzipiell die Fersenbeinbrüche nach Böhler behandelt. Ab 1970 neigten wir uns den therapeutischen Prinzipien Buffs zu. Mit anderen Worten, unser Vorgehen neigt sich von der ursprünglich aktiven, chirurgischen der konservativen Therapie zu. Wir behandelten unsere Verletzten konservativ 279 mal, halboperativ 20 mal und chirurgisch 9 mal, zweimal Arthrodese, dreimal chirurgische Reposition, einmal eine malleoläre Schraube, einmal eine Chopart-Amputation, einmal Splitterexstirpation, einmal Hautplastik (Tabelle 2).

Die durchschnittliche Hospitalisationszeit betrug 8,35 Tage, die Arbeitsunfähigkeit konnte von ursprünglich 6,3 Monaten auf 3,8 Monate herabgesetzt werden.

Behandlungsergebnisse: Unsere Nachuntersuchungen zeigten, daß wir im gesamten Krankengute 212 mal gute Endresultate erzielten. Als genügend zeigte sich unser Vorgehen 34 mal und als ungenügend, ja sogar als schlecht 16 mal. Es mußten 23 mal Arbeitseinteilungsänderungen und zweimal eine Invalidisation eingeleitet werden (Tabelle 3).

Tabelle 2

Versorgung	
konservativ	279 x
halbaktiv	20 x
chirurgisch	9 x

Tabelle 3

Ergebnisse	
gut	212
genügend	34
schlecht	16

Bei 17% unserer Nachuntersuchten verzeichneten wir dauernde periphere Ödeme. Bei weiteren 11% der Probanden waren sie wechselnd, davon in 4% hauptsächlich abends und nach größerer Belastung.

Ein Sudecksches Syndrom verzeichneten wir sechsmal.

Wenn wir die erwähnten Ergebnisse der Fersenbeinbruchbehandlung nach operativem und konservativem Verfahren nach betrachten, erscheinen die Endresultate eindeutig günstiger nach konservativem Vorgehen.

Literatur

1. Bauer, J., Kovačik, M.: Rozhl. chir. *36*, 563 (1967)
2. Bauer, J.: Vortrag am internationalen Kongreß der bulgarischen Chirurgen und Orthopäden, Oktober 1966

Gedeckte Spongiosaplastik bei intraarticulären Fersenbeinbrüchen, eine neue operative Behandlungsmethode

H. Hackstock, St. Pölten

Brüche des Fersenbeinkörpers gehören nach wie vor zu den größten Problemen der Unfallchirurgie. Vor allem werfen die intraarticulären Brüche mit mehr oder weniger starker Zertrümmerung der Fersenbeinspongiosa sowohl Probleme bei der Reposition als auch bei der Retention der Bruchstücke auf, der Ausgang der Bruchheilung zeigt meist ein wenig befriedigendes Ergebnis. Die Methoden zur Aufrichtung des Fersenbeinkörpers und Fixation der Bruchstücke in dieser Stellung mit Bohrdrähten geben zwar ein gutes röntgenologisches Resultat, es kommt jedoch meist zur Tertiärverschiebung der Fragmente und die Patienten haben Beschwerden. Der Gang ist gestört, das Allgemeinbefinden schwerst beeinträchtigt.

Auf Grund der unbefriedigenden Ergebnisse habe ich 1971 am Unfallkrankenhaus Linz unter R. Streli eine neue Behandlungsmethode entwickelt, und zwar die gedeckte Spongiosaplastik. Es wurde mir die Möglichkeit gegeben, praktisch sämtliche im Unfallkrankenhaus Linz in den Jahren 1971-75 anfallenden Frakturen damit zu behandeln und ich habe diese Operationen alle persönlich durchgeführt (46 Fälle). Seit Übernahme der Unfallabteilung am AKH St. Pölten habe ich weitere 8 Patienten operiert.

Zur Methode

Prinzip: Reposition der imprimierten Gelenkflächen, Unterfütterung derselben mit Bankspongiosa, Gipsverband.

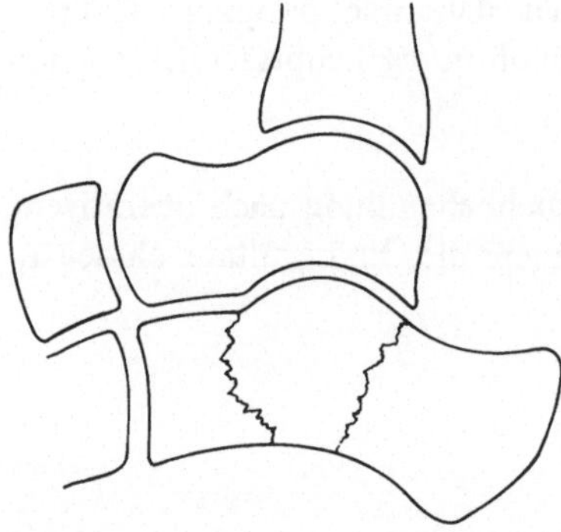

Abb. 1. Frischer Bruch des Fersenbeins. Tubergelenkwinkel 0°

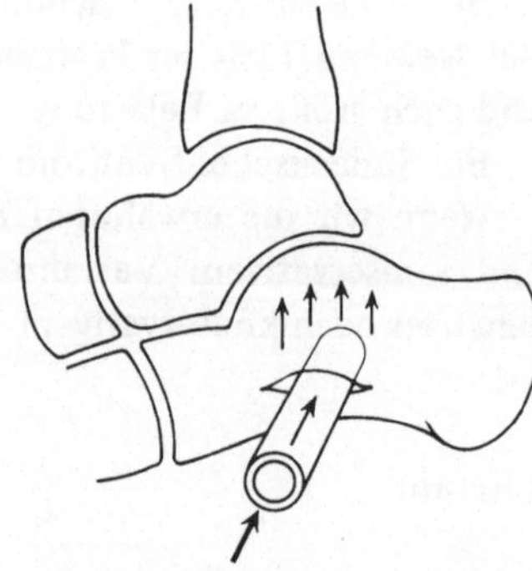

Abb. 2. Die Fraktur ist aufgerichtet, das Stopfinstrument eingeführt, Spongiosa wird eingebracht

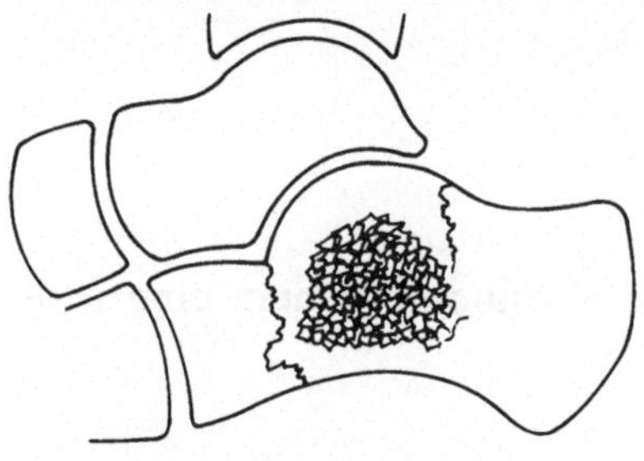

Abb. 3. Die Fraktur ist reponiert, die Imprimate sind an ihrer Stelle durch straffe Spongiosaunterfütterung gehalten und können nicht mehr einsinken

Technik

Lagerung des Patienten: Entweder Rückenlagerung und Unterstützung des herabhängenden Beines in der Kniekehle oder Halbseitenlagerung. Jedenfalls Bildverstärkersicht in der seitlichen Projektion.

Operative Technik

Unter Bildverstärkerdurchsicht wird an der Stelle der stärksten Impression lateral knapp unterhalb der Peronäussehnen ein Hautschnitt von ca. 2 cm Länge angelegt, der bis auf die laterale Fersenbeinwand reicht. Es wird ein Kronenbohrer eingeführt, mit dem die laterale Fersenbeinwand manuell aufgefräst wird. Ich verwende dazu das von Streli zur gedeckten Spongiosaplastik bei Schienbeinkopfbrüchen angegebene Instrumentarium der Firma Ulrich. Nach Entfernen des Kronenbohrers wird ein Stößel eingeführt, mit dem die imprimierten Gelenksteile angehoben werden. Manchmal erweist sich auch das Einführen eines kleinen Raspatoriums oder Elevatoriums als günstig. Nach Reposition der Fragmente sieht man immer eine zum Teil recht ausgedehnte Spongiosadefekthöhle knapp unterhalb der Imprimate. Die Defekthöhle wird nun mit Bankspongiosastückchen durch ein Stopfrohr straff ausgefüllt, sodaß die Bruchfragmente nicht mehr zurücksinken können. 2 Hautnähte schließen die Operation ab. Anlegen eines gespaltenen Unterschenkelgipsverbandes in Spitzfußstellung von 20°.

Weitere Behandlung

Aufstehen der Patienten am nächsten Tag nach Gipsschluß, Gehen mit Stützkrücken ohne Belastung über 4 Wochen. Dann Anlegen eines Unterschenkelgehgipsverbandes für insgesamt 12 Wochen ab Operation. Stellung des Sprunggelenkes 0°. Im Anschluß an die Gipsabnahme Heilgymnastik.

Vorläufige Ergebnisse

Die in St. Pölten operierten Fälle waren rund 5 Monate arbeitsunfähig. Alle Fälle, einschließlich der in Linz operierten, zeigten eine Verbreiterung der Ferse. Sämtliche Wunden waren p.p. verheilt, eine vorübergehende leichte Wundsekretion wurde in manchen Fällen beobachtet, Eiterungen traten nicht auf. Auffallend gegenüber der bisherigen Methode der Bohrdrahtosteosynthese war die Schmerzfreiheit des Patienten gleich nach Gipsabnahme und die Möglichkeit des schmerzfreien Fersenganges. Der Zehenballengang war innerhalb 4 Wochen schmerzfrei ausführbar.

Eine endgültige Beurteilung dieser Methode wird aber erst die exakte Nachuntersuchung der Patienten ergeben, die 1978 veröffentlicht werden wird.

Operative Behandlung des Fersenbeinbruches nach Palmer

W.D. Schellmann, Frankfurt

Die Zertrümmerungsfrakturen des Fersenbeines sind Gelenkfrakturen eines besonders stark belasteten Knochens, ohne Reposition ist ihre Prognose ungünstig.

Die Deformation der hinteren Tragplatte und die bruchbedingte Achsenverschiebung führen ohne diese Reposition zu einem schmerzhaften Pes plano-valgus, zu Sehnen- und Nervenirritationen und zu schwerer Arthrose im unteren Sprunggelenk (Abb 1).

Zielsetzung nahezu aller Verfahren der Fersenbeinbruchbehandlung war dann auch die Beseitigung der Deformation. Blutige und unblutige Verfahren ließen aber zumeist nur die äußere Form des Fersenbeinknochens wiederherstellen, die wichtige hintere Tragplatte blieb deformiert und verlagert, die fixierenden Maßnahmen, ob Gipsverband, Drähte, Nägel oder Schrauben, konnten einer Nachsinterung nicht vorbeugen.

Diese Mißerfolge und zusätzliche Komplikationen durch postoperativ auftretende Infektionen führten zu ständigem Wechsel der Behandlungsmethoden und letztlich zum therapeutischen Nihilismus.

Eine gewisse Ausnahme stellten die sogenannten Aufrichtungsoperationen mit gleichzeitiger Unterfütterung der hinteren Tragplatte dar. Sie verlangten aber Erfahrung und größeres Patientengut. Sie blieben deshalb wenigen traumatologischen Kliniken vorbehalten.

Bereits Ende der Zwanzigerjahre berichteten Leriche, Simon, Stulz, Wilmoth und Lecoeur über erfolgreiche Aufrichtungen und gleichzeitige Unterfütterung mit Eigenkno-

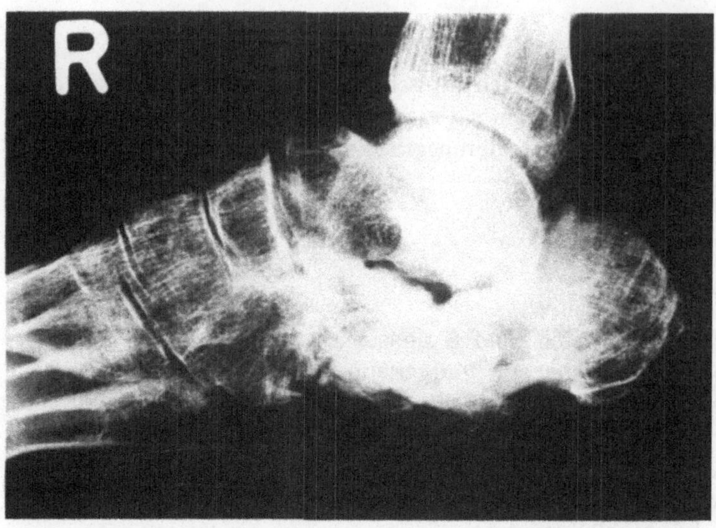

Abb. 1. Spätergebnisse nach funktioneller Behandlung eines Fersenbeintrümmerbruches

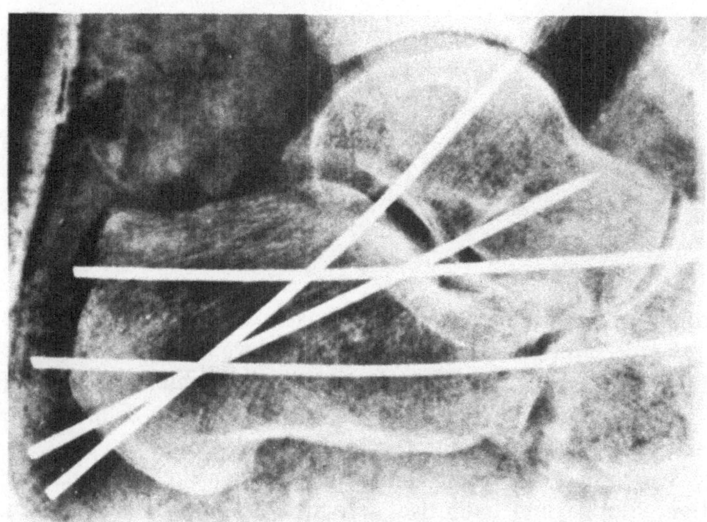

Abb. 2. Originäre transarticuläre Drahtfixation nach Palmer

chen. Sie stabilisierten mit Nägeln oder Schrauben und stellten den Fuß über 6 bis 12 Wochen ruhig.

Ivar Palmer berichtete 1948 über seine Methode der Aufrichtung und Fixation mit Kirschner-Drähten. Auch er unterfütterte mit Eigenspan. Im Gegensatz zur französischen Schule sicherte er das Repositionsergebnis aber durch eine präliminäre Blockierung des unteren und vorderen Sprunggelenkes mittels interarticulär geführter Kirschner-Drähte (Abb. 2).

Palmer reponierte die imprimierte hintere Tragplatte über einen kleinen Schnitt und legte auch nur kurzfristig einen Gipsverband an.

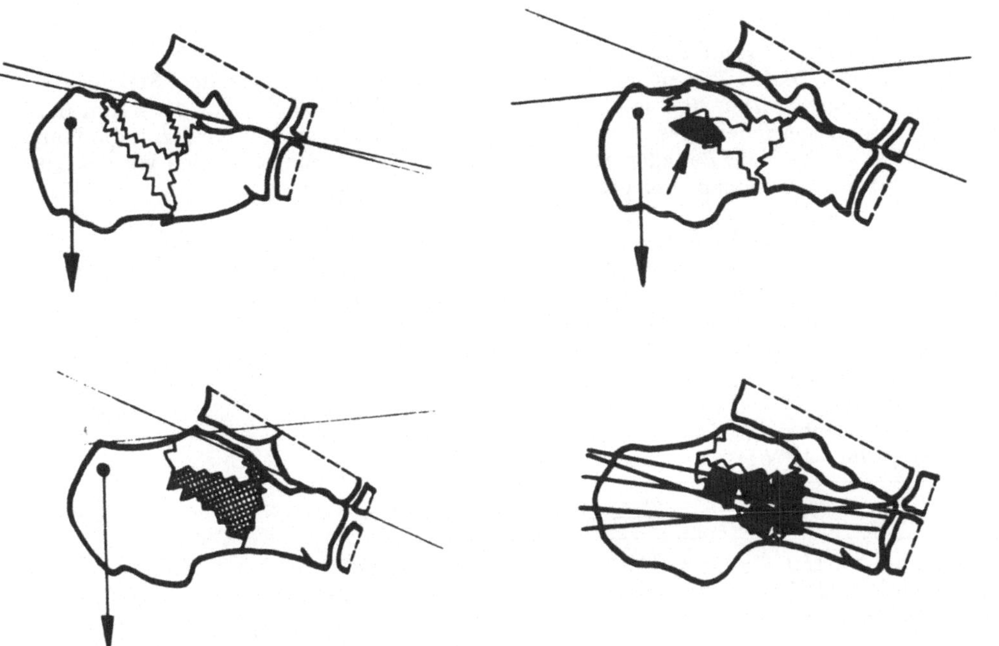

Abb. 3. Schematische Darstellung einzelner Phasen der Palmerschen Aufrichtungsoperation

In der Frankfurter Unfallklinik wurde nach 1968 dieses Palmersche Verfahren aufgegriffen und im Laufe der Jahre noch weiter modifiziert.

Die interarticuläre Drahtfixation wurde aufgegeben, die Kirschner-Drähte nur noch im Fersenbeinkörper fächerförmig verteilt. Der bei der Reposition entstandene Defekt wurde im überwiegenden Teil der Fälle mit Bankspongiosa aufgefüllt. Entgegen schlechten Erfahrungen mit der Anwendung dieser Bankspongiosa an anderen Verletzungsorten wurden am Fersenbein keine Abstoßungsreaktionen beobachtet. Der Fremdknochen war durchschnittlich nach 6 Monaten integriert und nach 3 bis 5 Jahren vollkommen ersetzt. Die operativ erzielte Stabilität war stets so ausreichend, daß auf ruhigstellende Gispverbände verzichtet und bereits ab 2. postoperativem Tag mit funktioneller Therapie begonnen werden konnte. In keinem Fall wurde eine Nachsinterung beobachtet.

Die Operation erfolgt in Allgemeinanästhesie und in Bauchlage auf dem Extensionstisch. Für die Reposition, die komplikationslose Durchleuchtung mit dem Bildverstärker und für das Einbringen der Kirschner-Drähte hat sich die Bauchlage bewährt.

Quer durch den Fersenbeinsporn wird ein Kirschner-Draht gebohrt und mit Bügel gespannt. Der Bügel wird am Fußteil des Extensionstisches befestigt. Bei Zug über Bügel und Draht kann bereits eine erste Reposition erreicht werden (Abb. 3).

Nach sorgfältiger Desinfektion und Abdeckung wird zunächst durch hebende Bewegungen und durch Zug am Vorfuß eine grobe Reposition durchgeführt. Von einem 4-6 cm langen, bogigen Schnitt unterhalb der Außenknöchelspitze wird dann auf die Seitenfläche des Fersenbeinknochens eingegangen. Ein hier eingesetztes mittelbreites Raspatorium rutscht zumeist leicht in das Zentrum der Trümmerzone hinein.

Mit einem hilfsweise in den Fersenbeinsporn gebohrten Steinmann-Nagel läßt sich der Sporn gut aufrichten und so der Tubergelenkwinkel wiederherstellen. Mit dem Raspatorium muß nun die imprimierte, manchmal mehrfach gebrochene, hintere Tragplatte bis zum Kontakt mit dem Sprungbein angehoben werden. Der entstehende Defekt läßt sich gut mit Eigen- oder Fremdspan füllen. Die Unterfütterung muß ausreichend massiv sein. Die Knochenkeile werden mit einem Blustillungsmeißel in der Tiefe verteilt.

Das erzielte Repositionsergebnis sollte dann mit mehreren Kirschner-Drähten fixiert werden. Wir benutzen routinemäßig 7 bis 8 Drähte.

Die kräftigen Drähte dürfen die benachbarten Gelenke nicht erreichen. Sie werden in Hautniveau abgeschnitten und mit einem kleinen Knochenmeißel ca. 3 bis 4 mm in die Weichteile hineingetrieben. Der Steinmann-Nagel wird spätestens jetzt entfernt, die Wunde schichtweise geschlossen. Bei allen Manipulationen in der Wunde vermeiden wir ein Quetschen der Peronaeussehnen und des Nervens. Vor Wundschluß wird zumeist ein dünnes Redondrain eingelegt.

Nach Entfernen der Drahtextension wird ein Kompresssionsverband angelegt.

Der Patient kann schon am Folgetag mit Bewegungstherapie beginnen. Ruhigstellende Gipsverbände kommen schon seit Jahren nicht mehr zur Anwendung.

Nach 3 Monaten werden die Drähte über Stichincision entfernt, orthopädische Versorgung mit Einlage oder Schuhwerk eingeleitet und mit Belastung begonnen.

Tabelle 1. Fersenbeinbruchbehandlung (BG UK Frankfurt/Main, 1963–1976)

	Operativ	Konservativ	Gesamt
Patienten	150	345	495
Frakturen	161	389	550

Tabelle 2. Operative Behandlung des Fersenbeinbruches (BG UK Frankfurt/Main, 1963–1976)

	Patienten	Frakturen
Aufrichtung	81	87
Früh	9	9
Spät	16	18
Drähte/Nägel	21	24
Schrauben	13	13
Distraktor	10	10
Gesamt	150	161

Die vorgestellte operative Methode wurde von 1969 bis Mitte 1976 bei 81 Patienten 87x angewandt (Tabelle 1 und 2).

Bei 75 Patienten kam es durch Sturz aus der Höhe, die durchschnittliche Sturzhöhe betrug 3,5 m, zum Fersenbeinbruch. Im überwiegenden Teil der Fälle handelte es sich dabei um Arbeiter im Baugewerbe. Verständlicherweise war deshalb auch ein Überwiegen des männlichen Geschlechtes (78x) zu beobachten. Das Durchschnittsalter unserer Patienten lag bei 39,9 Jahren (14 - 63 Jahre). 13x wurde bei beiderseitigem Fersenbeinbruch, 33x bei linksseitigem und 28x bei rechtsseitigem Fersenbeinbruch operiert.

29x, d.h. in 35,8% der Fälle, lagen mittelschwere bis schwere Begleitverletzungen vor. Davon waren Unterschenkel und Fuß 15x, die Wirbelsäule 6x sowie die Arme 6x, betroffen.

Die durchschnittliche Krankenhausliegezeit betrug 65,8 Tage, bei doppelt Fersenbeinbruchverletzten 91,4 Tage. Die durchschnittliche Dauer der Arbeitsunfähigkeit war mit

Tabelle 3. Frühergebnisse nach 87 Aufrichtungsoperationen (BG UK Frankfurt/Main, 1963–1976)

Ø Krankenhauszeit		65,8 Tage
Ø Krankenhauszeit bei Neben-Verl.		91,4 Tage
Ø Au-Zeit		200,4 Tage
Ø Au-Zeit bei Neben-Verl.		218,7 Tage
Komplikationen	6 x	7,4 %
Infektion	3 x	ausgeheilt
Arthrodese	2 x	
Sudeck	1 x	

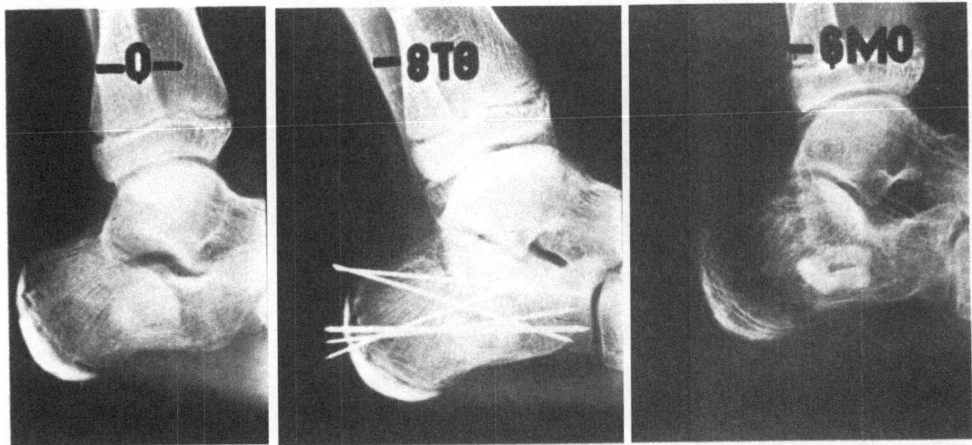

Abb. 4. Aufrichtungsoperation bei Tragplattenimpression Typ Böhler V

220,4 Tagen recht hoch. Bei doppelt Fersenbeinverletzten lag sie sogar bei 218,7 Tagen (Tabelle 3).

Bei 66 Fersenbeinbrüchen handelte es sich um Brüche des Fersenbeinkörpers mit teilweiser oder vollständiger Verrenkung des äußeren Anteiles der hinteren Gelenkfläche, welche hinter der Tragplatte vom Tuber calcanei abgebrochen waren (Brüche Typ Böhler V) (Abb. 4).

11 Patienten wiesen Brüche des Fersenbeinkörpers mit Verrenkung der ganzen hinteren Gelenkfläche, welche im Zusammenhang mit dem Tuber calcanei geblieben waren, auf (Abb. 5) (Typ Böhler VI). 10x kam es zu Trümmerbrüchen unter Beteiligung des vorderen Sprunggelenkes (Typ Böhler VII und VIII).

In der Frühphase nach Unfall beobachteten wir bei einem Patienten das Auftreten einer Sudeckschen Dystrophie. Bei 3 Patienten kam es zu einer Knocheninfektion, 2x nach offener, verschmutzter Zertrümmerung des Fersenbeinknochens. Es war praktisch nur eine Minimalosteosynthese mit Kirschner-Drähten nach der Methode von Palmer durchgeführt worden. Einmal kam es nach Operation einer geschlossenen Fraktur zur Infektion mit Fistelbildung in der Operationswunde. Alle 3 Infektionen konnten zur Ruhe gebracht werden.

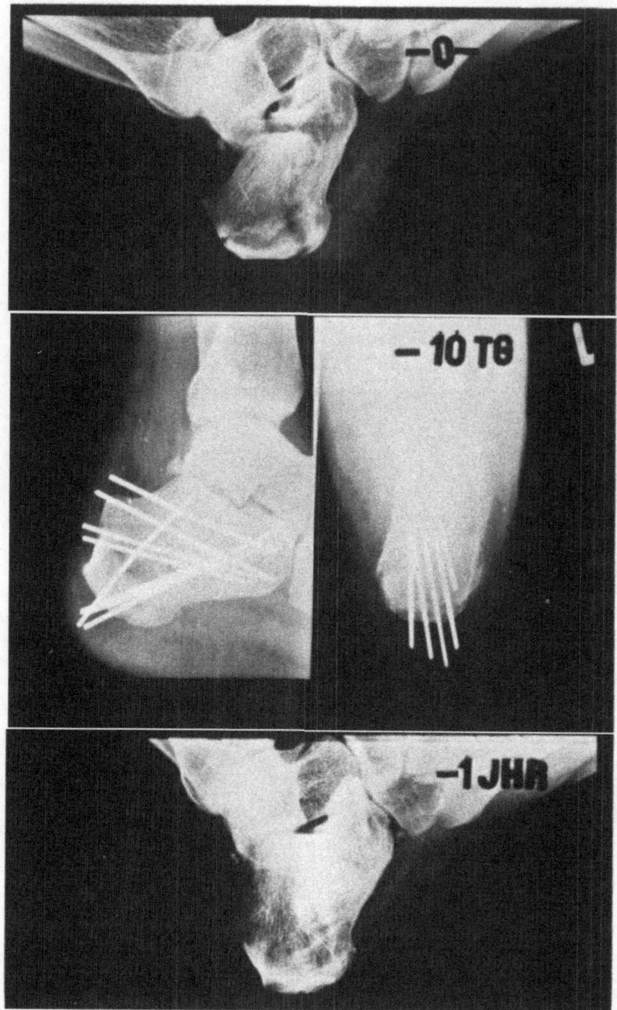

Abb. 5. Operative Aufrichtung bei Fersenbeinbruch Typ II nach Böhler

2 Patienten wurden wegen erheblicher Beschwerden und schwerster Deformierung im unteren Sprunggelenk anderenorts versteift.

Durch die Gutachtenakten der Berufsgenossenschaft und durch zusätzliche Nachfragungen konnten die Spätergebnisse bei allen 81 – operativ nach Palmer – versorgten Patienten überprüft werden. Einschränkend sei allerdings darauf hingewiesen, daß bei einem kleineren Teil der Patienten die Operation erst 12 bis 18 Monate zurücklag (Tabelle 4).

Alle Patienten hatten aber inzwischen die Arbeit wieder aufgenommen.

Bei den 68 berufsgenossenschaftlich versicherten Patienten war 4x (5,9% der Fälle) Umschulung erforderlich geworden. Die durchschnittliche Minderung der Erwerbsfähigkeit lag bei 23,8%.

40 unserer 81 Verletzten mit Fersenbeinfrakturen mußten mit orthopädischem Schuhwerk versorgt werden (49,4%). Bei 39 Patienten genügte Versorgung mit orthopädischer Einlage.

Tabelle 4. Spätergebnisse nach 87 Aufrichtungsoperationen (BG UK Frankfurt/Main, 1963–1976)

Funktion USG		
1/3 I	31 x	(35,6%)
2/3 I	48 x	(55,2%)
3/3 I	8 x	(9,2%)
Arthrose I	41 x	(47,1%)
Arthrose II	26 x	(29,9%)
Arthrose III	18 x	(20,7%)
Arthrodese	2 x	(2,3%)
Orthopäd. Schuh	40 x	(49,4%)
Einlagen	39 x	(48,1%)
Umschulung (bei 68 Arb.-Unfällen)	4 x	(5,9%)
Ø MdE (bei 68 Arb.-Unfällen)	23,8%	

Ein guter Gradmesser für den Erfolg der operativen Behandlung schien uns das Ausmaß der Deformation im unteren Sprunggelenk zu sein. Hier haben wir 3 Arthrosegrade unterschieden:

Arthrose I.-Grades: Abschnittsweise Verschmälerung des Gelenkspaltes und abschnittsweise unscharfe Gelenkflächenkonturierung.

Arthrose II.-Grades: Generelle Verschmälerung des Gelenkspaltes, unscharfe Gelenkflächenkonturierung, Randexophyten.

Arthrose III.-Grades: Gelenkspalt abschnittsweise nicht einsehbar. Gelenkflächen weitgehendst unscharf konturiert. Randexophytenbildung stärkeren Ausmaßes.

Arthrose I. Grades im unteren Sprunggelenk war bei 41 der 87 operierten Fersenbeine nachweisbar (47,1%).

Bei 26 Patienten war eine Arthrose II. Grades (29,9%) und bei 18 Patienten eine Arthrose III. Grades (20,7%) festzustellen. In 2 Fällen war operativ versteift worden (2,3%).

Die Tabelle 4 gibt Aufschluß über das funktionelle Spätergebnis nach operativer Behandlung. Im Gegensatz zu unseren Erfahrungen nach konservativer und dabei überwiegend frühfunktioneller Behandlung, ließ sich nach operativer Behandlung im größeren Teil der Fälle doch recht gute Beweglichkeit nachweisen.

Nahezu alle Patienten klagten über Beschwerden im unteren Sprunggelenk, aber insbesondere über Schmerzen unterhalb des Außenknöchels.

Beim überwiegenden Teil der von uns operierten Patienten fehlte die sonst bei konservativer bzw. frühfunktioneller Behandlung kaum zu umgehende Verbreiterung oder Verplumpung des Rückfußes (Abb. 6 und 7).

Rückblickend und zusammenfassend glauben wir feststellen zu können, daß bei strenger Indikationsstellung zur Operation und sorgfältiger operativer Technik die Ergebnisse nach operativer Behandlung – besser gesagt nach der Aufrichtungsoperation mit gleichzeitiger Unterfütterung – überzeugend gut waren. Eine Bestätigung unserer Einstellung zu operativer Behandlung haben wir nicht zuletzt auch durch *die* Patienten erfahren, die bei doppel-

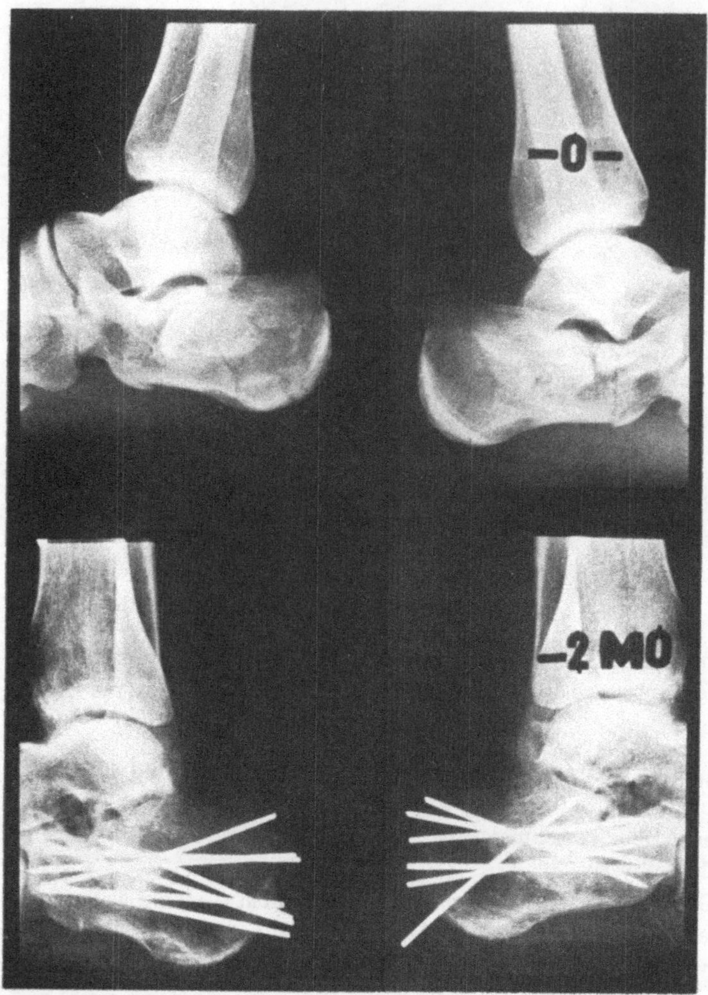

Abb. 6. Beiderseitiger Fersenbeinbruch Typ Böhler V, operative Aufrichtung

seitigem Fersenbeinbruch nur auf einer Seite operiert wurden. Diese 7 Patienten, bei denen wir an sich die schwerer verletzte Seite operiert hatten, beschwerten sich nachdrücklich über die Unterlassung, nicht auch auf der anderen Seite operativ vorgegangen zu sein.

Zusammenfassung

Die Trümmerbrüche des Fersenbeines heilen bei konservativer Behandlung unter schwerer Verformung des Rückfußes und mit Inkongruenz im unteren Sprunggelenk aus.

Unter den operativen Verfahren ist nur die Aufrichtung des Fersenbeines mit Anhebung der hinteren Tragplatte, die Unterfütterung derselben und die Fixation des Repositionsergebnisses mit Schrauben oder Drähten geeignet, befriedigende Spätergebnisse zu erzielen.

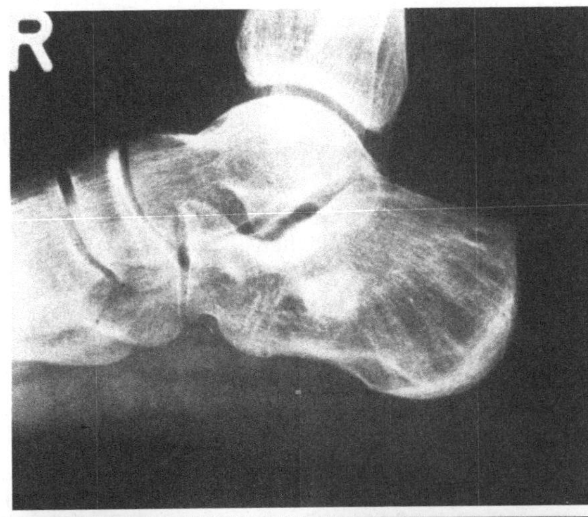

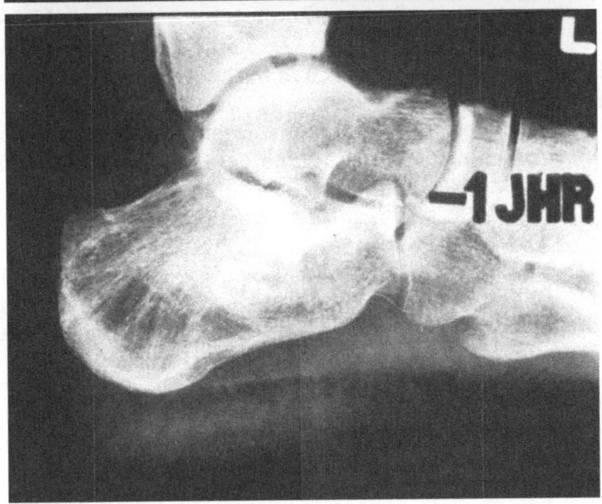

Abb. 7. Spätergebnis nach beiderseitiger Aufrichtungsoperation (vgl. Abb. 6)

Die Technik einer modifizierten Palmerschen Aufrichtungsoperation wird beschrieben und das Patientengut sowie die Ergebnisse von 87 Operationen vorgestellt.

Die Komplikationsrate war gering (1x Sudeck, 3x eine Infektion, welche zur Ruhe gebracht werden konnte). Das funktionelle und röntgenologische Ergebnis war im größeren Teil der Fälle gut.

Literatur

1. Böhler, L.: Erkennung und Behandlung der Fersenbeinbrüche. Wien: Maudrich 1933
2. Böhler, L.: Neues zur Behandlung der Fersenbeinbrüche. Archiv für klin. Chirurgie, *287*, 698 (1957)
3. Buerkle-de-la-Camp, H.: Zur Fersenbeinbruchbehandlung. Zbl. Chir. *61*, 985–987 (1936)
4. Ehalt, W.: Unsere derzeitige Behandlung der frischen Fersenbeinbrüche. Chirurg *28*, 356–358 (1957)

5. Ehalt, W.: Unsere derzeitige Behandlung der frischen Fersenbeinbrüche. Arch. Orth. u. Unfallchir. *57*, 133–36 (1965)
6. Ehalt, W., Zerlauth, S.A.: Behandlungsergebnisse frischer operierter Fersenbeinbrüche. Ztschr. Orthopädie u. Grenzgebiete *88*, 109–121 (1956)
7. Elmendorff, H.: Über die Osteosynthese von Fersenbein- und Sprungbeinfrakturen. Mschr. Unfallheilk. 72 Jahrg. 522–532
8. Ender, J.: Knochenspanunterfütterung bei frischen Fersenbeinbrüchen. Wien. med. Wschr. 267–270 (1950)
9. Lange, M.: Die Kalkaneus-Fraktur. Arch. orthop. Unfall-Chir. *45*, 180–184 (1952)
10. Lenormant, Ch., Wilmoth, P.: Les fractures sous-thalamiques du calcanéum. J. de Chir. *40*, 1–25 (1932)
11. Lenormant, Ch.: Sur le traitment des fractures du calcanéum. Bull. Soc. nat. Chir. Paris *59*, 1470–1472 (1933)
12. Palmer, I.: The mechanism and tratment of fractures of the calcaneus. J. Bone Surg. *30* A. 1–7 (1948)
13. Simon, R. Stulz, E: Le traitment saglant des fractures par écrasement du calcanéum. Rev. de Chir. *67*, 354–374 (1929)
14. Stulz, E.: The surgical treatment of compression fractures of the calcaneum. Acta chir. hellen., 824–832 mit engl. Zus.fassg. (1959)
15. Stulz, E., Folschveiler, J., Kempf I.: Rev. Chir. orthop. *46*, 342–347 (1960)
16. Vorschuetz, J.: Zur Behandlung der Calcaneusbrüche. Zbl. Chir. *61*, 610–613 (1936)
17. Wagner, R.: Behandlung von Calcaneusfrakturen. Zbl. Chir. 1547–1548 (1936)
18. Westhues, H.: Eine neue Behandlungsmethode der Calcaneusfrakturen. Zugleich ein Vorschlag zur Behandlung der Talusfrakturen. Zbl. Chir. 995–1002 (1935)
19. Widen, A.: Fractures of the calcaneus. A clinical study with special reference of the technique and results of open reduction. Acta Chir. scand. (Stockh.) Suppl. *188*. 119 (1954)
20. Wilmoth, P., Plecoeur, : Le traitment opératoire des fractures sous-thalamiques du calcanéum. Reduction sanglante et gulles osseuses. J. de Chir. *33*, 781–789 (1929)
21. Wondrak, E.: Die Behandlung von Fersenbeinbrüchen durch innere Fixation. Zbl. Chir. *84*, 260–266 (1959)

Der sogenannte Entenschnabelbruch

P. Schreinlechner, W. Deisenhammer und M. Wagner, Wien

Dieser Frakturtyp betrifft den hinteren oberen Anteil des Fersenbeines, liegt extraarticulär, und nur 0,4-4% aller Fersenbeinfrakturen sind ihm zuzuordnen. Seinen Namen verdankt er der Ähnlichkeit mit einem geöffneten Entenschnabel im seitlichen Röntgenbild.

Lorenz Böhler hat im Jahre 1930 die Fersenbeinfrakturen nach Entstehung und Behandlung in Gruppen eingeteilt und die Frakturen des hinteren oberen Endes des Tuber calcanei in Gruppe I zusammengefaßt. Dabei unterscheidet er: Typ I a - schnabelförmiger Bruch des Tuber oberhalb des Achillessehnenansatzes, Typ I b - schnabelförmiger Bruch unterhalb der Querleiste des Tuber und des Achillessehnenansatzes und Typ I c - Bruch des Tuber unter der Crista tuberis calcanei transversa (nach Schönbauer) mit Dislokation nach cranial, jedoch ohne Aufklappung.

Über die Entstehung der Entenschnabelfraktur herrscht keine einheitliche Auffassung. Neben dem sehr seltenen Fall eines direkten Traumas stehen Kompressions-, Biegungs- und Scherungskräfte als Ursache dem Abriß- und dem Ermüdungsbruch gegenüber. Umbauvorgänge am Fersenbein selbst sowie am Achillessehenenansatz jenseits des 40. Lebensjahres dürften ebenfalls eine Rolle spielen.

Klinisch imponieren die Frakturen vom Typ I b mit einer Vorwölbung cranial des Tuber, über der die Haut stark gespannt ist. Um eine Hautnekrose zu verhindern, ist die baldige Reposition und Stabilisierung anzustreben.

In der Behandlung der Frakturen der Gruppe I werden die verschiedensten Verfahren angegeben. Die Frakturen der Gruppe I a lassen sich manchmal unblutig reponieren und im Gipsverband in Spitzfußstellung halten. Die Frakturen der Gruppe I b und I c werden heute wohl ausnahmslos einer operativen Reposition und Stabilisierung zugeführt. Dabei ist auf die Schnittführung besonders zu achten. Narben über dem Fersenbeinhöcker führen zu Schmerzen infolge Schuhdrucks, zu weites Abschieben der Haut und Subcutis kann zu Hautnekrosen führen. An intra- und postoperativen Komplikationen sind das Durchschneiden des Osteosynthesematerials bei osteoporotischem Knochen, die Hautnekrose und schließlich die Infektion zu erwähnen. Die Prognose der Frakturen der Gruppe I nach Böhler ist jedoch als gut zu bezeichnen, was auch unser Nachuntersuchungsergebnis bestätigt.

In den 10 von uns nachuntersuchten Fällen fand sich 1 x der Typ I a, 5 x der Typ I b und 4 x der Typ I c. Die Ansicht anderer Autoren, daß der sogenannte Entenschnabelbruch erst nach dem 45. Lebensjahr auftritt, können wir bestätigen. Unser „jüngster" Patient war zum Unfallzeitpunkt 43 Jahre alt. Als Unfallursache wurde 3 x Sturz aus Höhe, 3 x Sturz auf der Straße bzw. in der Wohnung, 2 x Skisturz und 1 x ein direktes Trauma angegeben. Bei einer Patientin konnte die Unfallursache nicht mehr genau eruiert werden. In allen Fällen wurde am Unfalltag oder am Tag darauf eine offene Reposition und Stabilisierung vorgenommen, wobei 6 x eine reine Schraubenosteosynthese, 3 x eine Schraubenosteosynthese mit Zuggurtung und 1 x nur eine Zuggurtung durchgeführt wurde. Postoperativ erhielten die Patienten einen Unterschenkelgipsverband für 6-8 Wochen. In 6 Fällen war der Heilungsverlauf komplikationslos. Neben einer Osteosynthesemateriallockerung trat einmal eine Hautnekrose über dem Schraubenkopf auf. In einem Fall handelte es sich um verzögerte Wundheilung und einmal trat eine Infektion auf. Dabei handelte es sich um eine 76jährige Patientin, die das Krankenhaus erst einen Tag nach dem Unfall aufsuchte. Die Infektion konnte nach mehrmaligen Sequestrotomien und Spül-Saug-Drainage beherrscht werden.

Der Nachuntersuchungszeitraum betrug 18 Monate bis 18 Jahre. Das Ergebnis war in 5 Fällen sehr gut, in 4 Fällen gut und nur in einem Fall als mäßig zu bezeichnen.

Zusammenfasssung

Es wird über 10 Fälle von Fersenbeinfrakturen der Gruppe I nach Böhler berichtet. Auf die möglichen Ursachen der Entstehung wird hingewiesen. Alle Frakturen wurden offen reponiert und stabilisiert. Die Prognose dieser Frakturen ist als gut zu bezeichnen.

Literatur

1. Böhler, L.: Die Technik der Knochenbruchbehandlung, 12. u. 13. Aufl. Wien: W. Maudrich 1977 (Nachdruck)
2. Brockmüller, U.: Ergebnisse bei Fersenbeinbrüchen nach funktioneller Behandlung und Ruhigstellung im Gips. Mschr. Unfallheilk. *77*, 277 (1974)
3. Korn, R.: Der Bruch durch das hintere obere Drittel des Fersenbeines. Arch. orthop. Unfallchir. *31*, 789 (1942)
4. Lehmann, L. et al.: Entenschnabelfrakturen des Tuber calcanei, Entstehung und Behandlung. Chirurg, 46. Jg. Heft 7 (1975)
5. Sala de Pablo, J.: Die Entenschnabelfraktur des Fersenbeines. Arch. orthop. Unfallchir. *42*, 408 (1943)
6. Serfling, H.J.: Zur Behandlung der Calcaneusfrakturen. Zbl. Chir. *91*, 1969 (1966)
7. Sieberg, C.: Histologische Untersuchung über anatomischen Bau und Pathologie des Fersenbeinsystemes. Beitr. path. Anat. *98*, 178 (1936/37)
8. Struppler, V.: Rissbruch am Fersenbeinhöcker. Arch. orthop. Unfallchir. *39*, 651 (1939)
9. Stucke, K.: Die Entenschnabelfraktur des Fersenbeines als Ermüdungsbruch. Mschr. Unfallheilk. *52*, 225 (1949)
10. Vidal, F.J.: Isolierte Abscherungsbrüche des Tuber calcanei. Chirurg. *13*, 47 (1941)
11. zur Verth. M.: Über den Bruch des Fersenbeinhöckers. Dtsch. Z. Chir. *153*, 414 (1920)

Was für eine therapeutische Möglichkeit bietet die Bemühung um die Wiederherstellung des Böhler-Winkels nach Kompressionsfrakturen des Fersenbeines?

L. Sükösd, A. Gonda und I. Tácsik, Budapest

Die Versorgung der Brüche des Fersenbeines ist ein undankbarer Bereich der Unfallchirurgie. Mit viel Mühe und einem großen Risiko von Komplikationsmöglichkeiten können wir nur Teilresultate erzielen. Bei den Frakturtypen 4-8 nach Böhler, die die wesentlichsten Probleme der Versorgung bedeuten, kann man fast nie eine restitutio ad integrum erreichen. Daraus folgt oft die falsche Auffassung, daß man die Calcaneusfraktur gar nicht reponieren, sondern nur im Gipsverband ruhigstellen sollte.

Die Folge der Kompressionsfraktur des Fersenbeines ist einerseits die Schädigung des Talo calcaneal- und Chopartschen Gelenkes, andererseits die Deformierung der Fußwölbung. Daraus folgt eine beschränkte, schmerzhafte Beweglichkeit im Sinne der Pro-Supination des Fußes, und die Zerstörung der Statik des Fußes.

Um ein besseres Spätergebnis zu erreichen, bestreben wir uns bei der Reposition der Calcaneusfraktur die Rekonstruktion der Form des Fersenbeines, wodurch man die Wiederherstellung der Längswölbung des Fußes erreicht. Wir bemühen uns den Böhlerschen Winkel zu rekonstruieren und die Verkürzung des Fersenbeines zu beseitigen. Dabei verfahren wir nach der bekannten Methode. Am Extensionsapparat, unter Bildwandlerkontrolle versuchen wir die Wiederherstellung der komprimierten Fragmente, und die beste Stellung fixieren wir durch Kirschner-Drähte, die meist divergierend vom Tuber bis zum Talus, Naviculare oder Cuboideum reichen.

In den letzten 6 Jahren versorgten wir 43 von 79 Fällen in dieser Form. Darunter verstehen wir nur die Frakturentypen 4-8 nach Böhler. Voraussetzung dafür waren eine Verminderung des Böhlerschen Winkels um mindestens 10°, und der entsprechende Allgemeinzustand des Patienten, der in den ersten 48 Std den Eingriff ermöglichte.

Von den 43 Patienten konnten wir 36 innerhalb von 1 bis 6 Jahren nachuntersuchen. Unserer Meinung nach ist das viel zu wenig, um eine weitgehende Schlußfolgerung ziehen zu können. Ich möchte nur folgende Angaben hervorheben: 21 unserer Patienten betätigen sich mit schwerer körperlicher Arbeit und nur einer bezieht eine Rente.

Wir befürworten diese Methode, denn man kann durch einen einfachen Eingriff gute Resultate erzielen. Infektkomplikation hatten wir noch keine.

Die Rekonstruktion der Gelenkflächen darf man von dieser Methode natürlich nicht erwarten. Aber durch die Wiederherstellung der Längswölbung, der Pfeiler des Fußes erreicht man eine gute statische Belastbarkeit. Man meidet den traumatischen Plattfuß, und in besonders schweren Fällen, wo die Gelenkflächen stark zerstört sind, können wir für die spätere notwendige Arthrodese die statisch günstigsten Voraussetzungen schaffen.

Spätergebnisse der operativen Behandlung des Fersenbeinbruches

H. Kraumann, I. Kafka, O. Slégl und Z. Vokoun, Mladá Boleslav

In unserem Bezirk haben wir 106 Fälle von Fersenbeinbrüchen der zehn Jahre 1965 bis 1974 zusammengestellt. In diesem Jahre haben wir diese Verletzten zu einer Nachuntersuchung eingeladen. Davon sind 74 Verletzte gekommen, 15 Verletzte haben unsere Fragen schriftlich beantwortet. Die Ergebnisse dieser Analyse von 89 Fersenbeinbrüchen erlauben wir uns, Ihnen vorzulegen. Die Zahl der Fersenbeinbrüche beträgt jährlich 1,64% aller Frakturen. Die Unfallursachen bei unseren Verletzten:

Sturz von der Leiter	23 Fälle	25,8%
Verkehrsunfall	19 Fälle	21,3%
Sturz vom Baume	16 Fälle	17,9%
Sturz von der Treppe	14 Fälle	15,5%
and. Sturz von der Höhe	7 Fälle	7,8%
Selbstmordversuch durch Sturz von der Höhe	4 Fälle	4,4%
Landwirtschaftsunfall	4 Fälle	4,4%
Sportunfall	2 Fälle	2,2%

Die verschiedenen Bruchformen werden mit Hinsicht auf die Behandlungsindikation in drei Gruppen eingeteilt.

Bruchformen		
I. extraarticuläre Frakturen	27 Fälle	30,4%
II. intraarticuläre Frakturen ohne Verschiebung	24 Fälle	26,9%
III. intraarticuläre Frakturen mit Verschiebung	38 Fälle	42,7%

Bei den Verletzten der ersten zwei Gruppen legen wir einen Gehgipsverband für 4 bis 12 Wochen an. Nur bei den Brüchen der Gruppe I nach Lorenz Böhler, bei dem sogenannten Entenschnabelbruch, operieren wir mit Benützung von zwei Spongiosaschrauben.

Behandlung		
Gipsverband	46 Fälle	51,7%
Extension + Gipsverband	27 Fälle	30,3%
Operation	16 Fälle	18%

Bei den intraarticulären Brüchen mit Verschiebung operieren wir mit Hilfe eines Bildwandlers mit Fernsehen. Wir reponieren mit einem schmalen Meißel, den wir in den Höcker einführen und rekonstruieren wie nur möglich, die Gelenkflächen und den Böhler-Winkel. Mit einer Fersenbeinzwinge reponieren wir die Brüche mit einer größeren Verbreiterung. Nach der Reposition führen wir unter Bildwandlerkontrolle 5 oder noch mehr Bohrdrähte durch die Fragmente in die Nachbarknochen ein. Die Röntgenaufnahmen zeigen unser Operationsverfahren. Die Behandlungsdauer bei den nicht komplizierten Frakturen beträgt 6 Monate, bei den intraarticulären Brüchen mit Verschiebung steigt die Behandlungsdauer auf 18 Monate.

Unsere Verletzten wurden erst nach einem Abstand von zwei Jahren nach dem Unfall nachuntersucht. Als sehr gutes Spätergebnis werten wir nur einen schmerzfreien Gang, Rückkehr zu dem ursprünglichen Beruf und einen normalen objektiven Befund. Für ein gutes Ergebnis halten wir solche Verletzten, die in ihrem ursprünglichen Beruf verbleiben und nur über minimale Beschwerden klagen und wo der Verletzte selbst mit dem Behandlungsergebnis zufrieden ist.

Die Ergebnisse der I. Gruppe: Extraarticuläre Brüche – 27 Fälle

sehr gut	14 Fälle	51,8%
gut	10 Fälle	37,1%
schlecht	3 Fälle	11,1%

Die Ergebnisse der II. Gruppe: Intraarticuläre Brüche ohne Verschiebung – 24 Fälle

sehr gut	11 Fälle	45,8%
gut	12 Fälle	50 %
schlecht	1 Fall	4,2%

Die Ergebnisse der III. Gruppe: Intraarticuläre Brüche mit Verschiebung – 38 Fälle

sehr gut	5 Fälle	13,2%
gut	22 Fälle	57,9%
schlecht	11 Fälle	28,9%

Die Ergebnisse aller Bruchformen zusammen: 89 Fälle		
sehr gut	30 Fälle	33,7%
gut	44 Fälle	49,4%
schlecht	15 Fälle	16,9%

Die Analyse der schlechten Ergebnisse: 15 Fälle		
Arthrose	13 Fälle	86,6%
Plattfuß	8 Fälle	53,3%
Einschränkung der Bewegung in dem subtalaren Gelenke	12 Fälle	80 %
Sudeck Syndrom	12 Fälle	80 %

Zu der Vermeidung der üblen Folgen des Fersenbeinbruches kann man nicht genug die Bedeutung der exakten Reposition der Gelenkflächen, des Böhler Winkels und der Retention der Knochenfragmente betonen. Dazu kommt noch die Vorbeugung der Knocheninfektion, wo nur möglich, durch ein percutanes Operationsverfahren.

Bei unseren 16 operierten Verletzten haben wir in 9 Fällen ein sehr gutes Ergebnis nach unseren Kriterien gefunden. Dies beweist, daß man mit der operativen Behandlung der intraarticulären Brüche mit Verschiebung gute Ergebnisse erzielen kann.

Die primäre Rekonstruktions-Arthrodese nach Stulz in der Behandlung der Fersenbeinfrakturen

I. Kempf, G. Copin, J.L. Ruelle, J.H. Jaeger und A. Weigel, Straßburg

Einleitung – Prinzip

Die Behandlung von Fersenbeinbrüchen nimmt eine besondere Stellung in der Knochenheilkunde ein. In der Tat liegt die Problemstellung für alle anderen Frakturen – von einigen Ausnahmen abgesehen – zwischen orthopädischen und chirurgischen Repositionsmethoden. Zu den Fersenbeinbrüchen, und zu ihnen allein, abgesehen von den Wirbelfrakturen, die ziemlich ähnliche Probleme stellen, kommen einerseits noch die einfache Abstention, oft funktionelle Behandlung genannt, andererseits die primäre oder sekundäre Arthrodese des unteren Sprunggelenkes. Anders ausgedrückt: Angesichts der Komplexität dieser Frakturen und der Unsicherheitsfaktoren, die konventionelle Behandlungsmethoden in sich bergen, lassen einige Autoren von den fundamentalen Prinzipien der Reposition und

Retention ab; andere kehren sich einer Extremlösung zu und befürworten die chirurgische Aufhebung eines Gelenkes.

In der Tat ist die Arthrodese des unteren Sprunggelenkes bei schweren Fersenbeinbrüchen aus folgender schwierigen Situation heraus geboren: Fehlschlagen einer anatomischen Reposition und einer stabilen Fixierung, sei es mittels unblutiger Einstellung nach Böhler-Westhues mit seinen Varianten oder mittels offener Reposition und Osteosynthese. Fehlschlagen oder vielmehr Unmöglichkeit einer gültigen Behandlung schwerer Knorpelverletzungen, welche mit Stauchungsbrüchen einhergehen.

Die Unzulänglichkeiten der Behandlung wirken sich unvermeidbar auf die Funktion des unteren Sprunggelenkes aus, die Folge ist eine schmerzhafte und oft therapieresistente Arthrose. Je nach dem Grad der Deformität werden die anderen Gelenke des Fußes in Mitleidenschaft gezogen, in Anbetracht ihrer statischen und funktionellen Abhängigkeit. Um diese Arthrose zu verhindern, befürworten manche Autoren die primäre und frühzeitige Fusion.

Nach Auftreten einer Arthrose bleibt immer noch die sekundäre oder späte Arthrodese. Man ist sich heute im Allgemeinen einig, daß sowohl bei der primären als auch bei der sekundären Arthrodese die Fusion nur im Bereich der hinteren Gelenksflächen des Fersenbeines erfolgen sollte.

Lange Zeit über war die doppelte Arthrodese von einigen Autoren befürwortet worden, um das Auftreten einer schmerzhaften Arthrose vom Chopartschen Gelenk nach hinterer Arthrodese allein zu verhindern. Die Erfahrung allerdings steht im Widerspruch zu dieser Annahme; zwar entwickelt sich eine Arthrose im Chopartschen Gelenk; diese ist jedoch nur röntgenologisch festzustellen und meistens ohne jede klinische Relevanz.

Die Hinzufügung einer medio-talo-navicularen und calcaneo cuboiden Fusion ist demnach nur in ganz seltenen Fällen indiziert, in denen schwere Verletzungen dieser Gelenke vorliegen. In allen anderen Fällen jedoch soll diese Fusion vermieden werden, um die Auswirkung der unteren Sprunggelenksarthrodese so weit wie möglich zu reduzieren und um kompensatorische Bewegungen im Chopartschen Gelenk zu erlauben.

Die vordere Gelenkfläche des Fersenbeines zwischen Sprungbein und sustentaculum tali sollte nicht mit einbezogen werden, da sie am Chopartschen Gelenk teilnimmt; so könnte dieses Gelenk in Mitleidenschaft gezogen werden.

Die Argumente der Anhänger dieser Methode sind ebenso zahlreich wie schlagkräftig: Der „legitime" Charakter einer derartigen gelenk-beseitigenden Operation, im Hinblick auf die Ergänzungsrolle, welche dem unteren Sprunggelenk beim Stehen und Gehen zufällt. Selbstverständlich sollen Knie oder oberes Sprunggelenk wegen ihrer grundlegenden funktionellen Bedeutung nach einer Verletzung um jeden Preis erhalten werden.

Im Bereich des unteren Sprunggelenkes ist der Sachverhalt anders: Die Bedeutung eines stabilen und schmerzfreien, im Gegensatz zu einem beweglichen und schmerzhaften unteren Sprunggelenk.

Der oft sehr illusorische Charakter der Forderung nach einer Erhaltung einer nützlichen Bewegungsfreiheit dieses Gelenkes, nach Calcaneusfraktur, wo doch die Erfahrung lehrt, daß in den meisten Fällen – von einigen Ausnahmen abgesehen – eine starke Versteifung eintritt.

Wir verweisen auf eine Nachuntersuchung nach 10 Jahren von 35 Fällen von nach Böhler-Westhues behandelten Fersenbeinbrüchen, bei der klinisch keine nennenswerte Mobilität im unteren Sprunggelenk nachweisbar war, bei 5 Patienten war das Gelenk vollständig, bei 6 Patienten teilweise fusioniert.

Die Tatsache, daß sich diese Methode seit geraumer Zeit bei vielen orthopädischen Fußerkrankungen bewährt hat: Lähmungsfuß, Klumpfuß, etc.

Die Gegner der Arthrodese lehnen diese als unphysiologisch ab und verweisen auf die wichtige Rolle, die dieses Gelenk zusammen mit dem Chopartschen Gelenk in der Anpassung des Fußes während des Ganges auf unebenem Gelände spielt. Die Bewegungseinschränkung ist tragbar für Patienten, die in der Stadt leben, stellt jedoch sicherlich ein Handicap für alle anderen dar.

Diese prinzipielle Gegenüberstellung wird allerdings den Tatsachen nach gerecht, so vor allem das quasi konstante Auftreten einer posttraumatischen Versteifung dieses Gelenkes.

Technik

Die Früharthrodese ohne vorherige Einrichtung seit geraumer Zeit bereits von Van Stokkum befürwortet und dann vor allen Dingen von amerikanischen Autoren wieder aufgegriffen, ist nur bei wenig verschobenen Brüchen anwendbar. Schwere, vor allem in Varusstellung stehende Frakturen mit der Gefahr des sekundären Auftretens von statischen Störungen, untersagen diese Art von Operation.

Die Techniken sind denjenigen der sekundären Arthrodese gleich und werden weiter unten beschrieben.

Die Früharthrodese nach vorheriger Einstellung: „die Rekonstruktion-Arthrodese nach Stulz". (R.A.)

In Frankreich seit 1935 von Leriche und unserem Lehrer Stulz, in Deutschland seit den fünfziger Jahren von Ehalt, Becker, Schumpelick und anderen Autoren befürwortet, stellt diese verfeinerte Methode, und das ist das Entscheidende, einer Arthrodese in guter Stellung dar. Die deutschen Autoren bedienen sich im allgemeinen einer Methode, welche das Einlegen eines Knochentransplantates in das untere Sprunggelenk vorsieht.

Die Rekonstruktion-Arthrodese nach Stulz ist eine eigene Technik, welche wir eingehend beschreiben. Diese Methode assoziiert in einer Sitzung die genaue Rekonstruktion der Calcaneusform und die Arthrodese zwischen der hinteren Gelenksfläche des Fersenbeines und dem Sprungbein.

Sie sieht vor:

- Zugangsweg unter der lateralen Malleole,
- Eröffnen der Sehnenscheide der Peronäusmuskulatur und Reklinieren der Sehnen nach oben,
- subtalare Arthrotomie,
- nach Bestandsaufnahme der Verletzungen den ersten Teil der Arthrodese mit Abschälen des Gelenkknorpels der unteren Sprungbeinfläche,
- Reposition durch Aufrichten der eingesunkenen hinteren Gelenkfläche des Fersenbeines und ihre Fixierung mittels einer transversalen Schraube,
- Abschälen des Knorpels der hinteren Gelenkfläche,
- Fixierung der Arthrodese mit zwei Kirschner-Drähten durch Calcaneus und Talus oder mit einer langen Schraube,
- eventuelles Auffüllen mit Corticalis und Spongiosaplastik der nach Aufrichten der hinteren Gelenkfläche entstandenen Höhle.

In dieser Weise entspricht diese Operation der zweifachen Forderung nach bestmöglicher anatomischer Wiederherstellung des frakturierten Knochens und schnellem Wiederaufnehmen eines schmerzlosen Ganges unter wohlweislichem Einbezug des subtalaren Bewegungsverlustes.

Die sekundäre oder Spätarthrodese bei veralteter Fraktur nach vorheriger Einrichtung, oder nur wenig disloziert, ist möglich durch einfaches Aufrauhen und Einbringen einer Spongiosaplastik und zwar:

– auf dem oben beschriebenen lateralen Zugangsweg, oder
– auf dem postero lateralen von Gallie beschriebenen Zugangsweg.

Die Fixationsmöglichkeiten sind unterschiedlich: ohne Material, zeitweiliger Steinmann-Nagel oder Kirschner-Draht, Schraube, Böhler Nagel, in Kompression angebrachter Fixateur externe, etc.

Bei größerer residueller Deformität kann sich diese Methode als unzureichend erweisen und später schwere statische Schäden hervorrufen. In diesem Fall ist es geboten, eine Korrekturosteotomie, insbesondere des tuber calcanei, vorzunehmen, so wie sie kürzlich von Judet beschrieben worden ist.

Kasuistik

Unsere Erfahrung beruht auf vier Statistiken:

– die Erste von 1945-1958 umfaßte 98 Fälle
  davon 52 R.A., 46 Osteosynthesen
  und ergab 80,6% sehr gute und gute Resultate bei der Arthrodese gegenüber 58% bei der Osteosynthese
– die Zweite von 1960-1966 umfaßte 138 Fälle,
  davon 128 R.A., 3 Osteosynthesen, 7 Sekundärarthrodesen

Dazu gehört die glanzvolle Zeit der R.A., die als Routineintervention in unserer Klinik galt.

Genauere Untersuchungen ergaben

– im klinischen und röntgenologischen Bild
  in Bezug auf Form von Ferse und Fersenbein, residuelle seitliche Verschiebung, Qualität der knöchernen Fusion, residuelle trophische Schäden
– in klinischer Hinsicht
  in Bezug auf Gangbild, Schmerzen, Stand auf der Fußspitze und auf der Ferse, Bewegungsverlust des oberen Sprunggelenkes und der übrigen Fußgelenke

59% sehr gute und gute Ergebnisse.

– die Dritte Statistik von 1967-1976 umfaßt etwa 250 operierte Fälle
  davon 150 R.A. und 100 Osteosynthesen.

Diese Statistik wird zur Zeit ausgewertet, so daß endgültige Ergebnisse noch nicht vorliegen. Es scheint sich allerdings schon ein Ausgleich aufzuzeigen, welcher der Osteosynthese ohne Arthrodese einen relativ bedeutenden Platz zuweist.

Schließlich eine Vierte Statistik, welche einen Vergleich nach einer über 10 Jahre später erfolgten Nachuntersuchung bringt, über 35 nach Böhler-Westhues orthopädisch behandelte Frakturen, und 41 nach Stulz durch primäre R.A. operierte Frakturen.

Sie gibt den Vorzug der R.A. mit 75% sehr guten und guten Ergebnisse, gegenüber 62% bei der orthopädischen Behandlungsmethode.

Es muß hinzugefügt werden, daß in letzter Gruppe 5 Fälle von spontaner Fusion zu verzeichnen waren. Fügt man diese Zahl den R.A. Ergebnissen hinzu, so ergeben sich 88% sehr gute und gute Resultate bei der ersten, und 48% bei der zweiten Gruppe.

Umgekehrt sind 3 Pseudarthrosen nach Operation unter den schlechten Ergebnissen der R.A. aufgezählt.

In 18 Fällen von 35 Operierten war im Röntgenbild eine Arthrose des Chopartschen Gelenkes festzustellen, allerdings ohne klinische Folgen.

Zum Abschluß dieser Untersuchung ist es möglich, zur Behandlung von artikulären Frakturen des Fersenbeines genaue Indikationen der Früh- und Spätarthrodese zu stellen.

Die primäre R.A. sollte für diejenigen artikulären Frakturen der Gruppe 6, 7 und 8 nach Böhler reserviert bleiben, die folgende Merkmale tragen: Vertikale und horizontale Stauchungsbrüche dritten Grades, Abbruch der plantaren Corticalis, schwere bei der Eröffnung festzustellende Knorpelschäden, multiple Frakturenlinien, Abschürfungen, Quetschungen, etc.

Die Sekundärarthrodese mit oder ohne Korrekturosteotomie ist in Fällen mit schweren persistierenden statischen und schmerzhaften arthrotischen Erscheinungen im unteren Sprunggelenk indiziert.

Diese Operationen, die prinzipiell mit Recht als Fehlschläge bezeichnet werden können, stellen in der Praxis eine wertvolle Hilfe angesichts schwieriger Fälle dar.

1. Statistik (1945-1958)

98 Fälle davon

52 Rekonstruktion-Arthrodese nach Stulz
80,6% gut und sehr gut

46 Osteosynthesen
58% gut und sehr gut

2. Statistik (1960-1966)

136 Fälle davon

128 primäre – 7 sekundäre Arthrodese

3. Statistik (1967-1976)

250 Fälle davon

150 Rekonstruktion-Arthrodesen
noch nicht ausgewertet

100 Osteosynthesen

4. Statistik (Spätresultate nach zehn Jahren)

Vergleich zwischen	
35 nach Böhler-Westhues	41 nach Stulz
62% gut und sehr gut	75% gut und sehr gut

Indikationen

Primäre Arthrodese:

Gruppe 6,7 und 8 nach Böhler mit
vertikaler oder horizontaler Stauchung 3. Grades
Abbruch der plantaren Corticalis
schwere Knorpelschäden

Sekundäre Arthrodese mit oder ohne Korrekturosteotomie:

Schwere, persistierende Arthrose des unteren Sprunggelenkes

Über die Indikation zur Operation von Fersenbeinbrüchen

E. Wondrák, Olomouc

Die Indikation zur operativen Behandlung der Fersenbeinbrüche wird immer wieder diskutiert und von manchen abgelehnt, weil die Mehrzahl dieser Frakturen, insbesondere die extraarticulären und nicht dislocierten intraarticulären durch bloße Ruhigstellung oder funktionelle Behandlung mit befriedigendem Ergebnis geheilt werden können. Die statistischen Berechnungen, daß Verletzte nach operativ behandelten Fersenbeinbrüchen im Vergleich zu nicht operierten öfter Beschwerden haben und weiterhin einer Rente bedürfen, sind logisch falsche Schlußfolgerungen, denn für die aktive operative Behandlung kommen a priori nur die intraarticulären Frakturen vom Typ Böhler V-VIII, bzw. vom tongue-, stamp- oder crash-Typ nach Essex-Lopresti, also die prognostisch ungünstigsten Formen in Frage und bilden bereits im Voraus statistisch eine *negative Auswahl.* Das Ergebnis kann also nur mit dem bei absolut gleichen Typen verglichen werden und kann auch nicht nach den von der Angst vor dem drohenden Rentenverlust beeinflußten subjektiven Angaben gemessen werden. Nur der Gang, seine Schmerzhaftigkeit bzw. Schmerzlosigkeit und die damit verbundene Arbeits- bzw. Beschäftigungsfähigkeit kann als Maß des Resultats gelten.

Wir haben im Laufe von 20 Jahren 414 Fersenbeinbrüche bei 302 Personen behandelt und hiervon 101 (das sind 24,3%) aktiv-operativ. Wer einen Kranken auf seinem in Deformation geheilten Fersenbeinbruch umherhumpeln sieht, muß sich Gedanken darüber machen, wie ein solches Ergebnis zu vermeiden, bzw. wenigstens zu verbessern wäre. Bei den imprimierten Frakturen besteht

1. Die Möglichkeit des *Aufrichtens* nach Westhues unter dem Bildwandler, der Wiederherstellung der Form des Fersenbeines und der *Transfixation* mit Kirschner-Drähten bis in die benachbarten Knochen für 10-12 Wochen. Für die Indikation zu diesem Vorgehen ist uns seit 1957 die Dislokation der hinteren Calcaneusgelenkfläche entscheidend, die, wenn sie belassen wird, unbedingt zur Deformation des Fußes und zur Arthrose führt.

Ist es bereits zu diesem ungünstigen Resultat gekommen, besteht

2. die Möglichkeit der subtalaren *Arthrodese* mithilfe eines Spans im hinteren Talocalcaneargelenk und Fixation mithilfe eines Dreilamellennagels. Diese Arthrodese erlaubt einen unauffälligen Gang und eine Wiedereingliederung in die Arbeit, auch z.B. als Chauffeur. Selten kommt auch eine gleichzeitige Arthrodese im oberen Sprunggelenk in Frage. Auch bei beiderseitigen Fersenbeinbrüchen erzielten wir eine volle Arbeitsfähigkeit im Stehen. Eine Triplearthrodese haben wir nie durchgeführt, die Arthrodese mit äußeren Spannern erscheint uns viel unpraktischer. Wir führen den Nagel immer von oben ein, um eine Narbe auf dem Tuber zu vermeiden, sahen nie eine Talusfraktur, aber der Kopf des Nagels muß richtig versenkt sein, um nicht bei der Dorsalflexion zu hindern.

3. Die *Exstirpation* von Fragmenten bei offenen und infizierten Brüchen ist manches Mal eine nicht zu umgehende Notwendigkeit. Der Endzustand erfordert dann noch orthopädisches Schuhwerk.

4. Aber *auch bei extraarticulären* Abrißfrakturen des Tuber calcanei kann eine Reposition und Transfixation zu einem einwandfreien Ergebnis führen, das einen normalen Gang und einen schmerzfreien Bergsteigersport ermöglicht.

Das aktive operative Vorgehen bei Fersenbeinbrüchen kommt nur bei kaum einem Viertel der Verletzten in Frage. Sicher ist das Ergebnis nicht immer einwandfrei. Bei unseren Operierten war das Resultat in 58% gut bis sehr gut, in 34% befriedigend und in 8% schlecht. Wir glauben aber, daß auch die Tatsache, daß mehr als die Hälfte der Operierten – mit a priori prognostisch ungünstigen Frakturtypen – subjektiv zufrieden war, uns dazu berechtigt, nicht fatalistisch untätig auf das orthopädische Schuhwerk als letzte Hilfe zu warten, sondern chirurgisch aktiv alles zu versuchen, um das Ergebnis der Behandlung der Fersenbeinbrüche, die Lorenz Böhler als das „technisch schwierigste Problem der Knochenbruchbehandlung" bezeichnete, zu verbessern.

Die sogenannte Früharthrodese des unteren Sprunggelenkes nach Fersenbeinbrüchen

K. Schatz, A. Titze, Graz und F. Russe, Wien

Unser Bericht umfaßt 67 Früharthrodesen nach schweren intraarticulären Fersenbeinbrüchen, die in den Jahren 1955-1968 im AUKH-Graz und im AUKH-Wien-Meidling durchgeführt wurden (Tabelle 1).

Das Alter der Patienten lag zwischen 16 und 62 Jahren (Tabelle 2).

Der jüngste Patient war ein 16jähriger Schlosserlehrling nach Sturz aus über 5 m Höhe mit schwerem Fersenbeinbruch der Gruppe 5.

Tabelle 1. 67 Früharthrodesen nach Fersenbeinbrüchen (1955–1968)

UKH Graz (Ehalt)	55	davon NU 36
UKH Wien XII (Russe)	12	davon NU 10

Tabelle 2. Alter bei Arthrodese

	Ehalt	Russe
bis 20 a	1 (16 a)	0
bis 30 a	14	4 (1 bds)
bis 40 a	17	2
bis 50 a	11 (1 bds)	4 (1 bds)
bis 60 a	10	0
über 60 a	1 (62 a)	0

Tabelle 3. Gruppen nach Böhler

	Ehalt	Russe
Gr. 5	21	6
Gr. 6	7	5
Gr. 7	15	1
Gr. 8	12	0

Der älteste Patient war eine 62jährige Geschäftsfrau nach Autounfall mit Fersenbeinbruch der Gruppe 7 und gleichzeitig Außenknöchel- und Talusfraktur der Gegenseite. Bei 3 Patienten mit schweren doppelseitigen Fersenbeinbrüchen wurde die Früharthrodese des unteren Sprunggelenkes auf beiden Seiten durchgeführt.

Es waren Brüche der Gruppe 5-8 nach Böhler (Tabelle 3).

Wir richteten meist am 1. Tag nach dem Unfall den Fersenbeinbruch in AN nach der Methode von Wendt auf und legten einen Oberschenkelgipsverband bei 90 Grad gebeugtem Knie und Spitzfußstellung an. War ein Tubergelenkswinkel von 25-30 Grad nicht zu erreichen bzw. zu halten, oder bestand eine Verwerfung der Gelenkflächen des unteren Sprunggelenkes so wurde in der Regel 6 Wochen nach dem Unfall die Früharthodese ausgeführt (Tabelle 4). Meist als Keilarthrodese nach Ehalt, mit welcher noch eine Wiederherstellung der gemeinsamen Form des Fersenbeines und Sprungbeines bei gleichzeitiger Versteifung des unteren Sprunggelenkes erzielt wurde. Von einem lateralen Zugang wurde in 57 Fällen ein homologer, in 3 Fällen ein autologer Knochenkeil mit hinterer Basis eingeschoben. Die Fixation erfolgte in 48 Fällen mit dem 3-Lamellen-Nagel., der in 29 Fällen vom Tuber calc. aus in den Talus, und in 19 Fällen vom Talushals aus in den Calcaneus vorgetrieben wurde. Vorteil, es konnte auf die postoperative Ruhigstellung im Gipsverband verzichtet werden. In 19 Fällen erfolgte die Fixation nur mit Unterschenkelgehgips (in 8 Fällen mußte wegen einer Infektion oder einer gleichzeitigen Arthrodese im Calcaneocuboidal-Gelenk trotz des Nagels ein Gips angelegt werden). Die Dauer der Arbeitsunfähigkeit lag zwischen 72 und 562 Tagen, im Durchschnitt bei 232 Tagen.

Wir berichten über die Spätergebnisse. Die Arthrodese lag bei 35% unserer nachuntersuchten Patienten über 20 Jahre zurück. Zur Nachuntersuchung erschienen 69%. 18% waren bereits verstorben. 13% waren aus anderen Gründen nicht erschienen (Tabelle 5).

27 Nachuntersuchte oder 59% hatten eine gute Gangleistung, konnten länger als 2 Std auf unebenem Boden gehen, hatten bis abends höchstens geringe Schwellung, das obere Sprunggelenk war nur endgradig behindert, und es bestand kein Plattfuß (Tabelle 6).

Tabelle 4. Zeitpunkt der Arthrodese nach Unfall

	Ehalt	Russe
bis 4 Wo	4	5
bis 8 Wo	34	6 (1 bds)
bis 12 Wo	8	1
bis 16 Wo	5	0
bis 26 Wo	4	0

Tabelle 5. Zeitpunkt der Nachuntersuchung nach Arthrodese

	Ehalt	Russe
über 10 Jahre	3	3 (1 bds) ds)
über 15 Jahre	22 (1 bds)	2
über 20 Jahre	11	5
nicht erschienen	19 (davon 11 +)	1 Pat. + (bds)

Tabelle 6. Spätergebnisse von 46 Frühарthrodesen

sehr gut, gut	27
mäßig	13
schlecht	6

13 Nachuntersuchte oder 28% hatten eine mäßige Gangleistung, konnten nicht länger als 2 Std auf unebenem Boden gehen, hatten bis abends deutliche Schwellung, das obere Sprunggelenk war zur Hälfte behindert und es bestand mäßiger Plattfuß.

6 Nachuntersuchte oder 13% konnten nur mit orthopädischen Schuhen gehen oder hatten ständig Beschwerden.

Wir fanden keine signifikanten Unterschiede in den klinischen Spätergebnissen zwischen den 6 Fällen, bei denen gleichzeitig auch die Arthrodese im Calcaneocuboidal-Gelenk durchgeführt wurde und jenen ohne gleichzeitiger Versteifung in diesem Gelenk.

Von den 10 Fällen, bei denen eine primäre Arthrodese ohne vorherige Aufrichtung gemacht wurde, zeigten 6 von der Bruchform abhängig teilweise eine deutliche Verbreiterung des Fersenbeines unterhalb der Knöchel. Einen schweren posttraumatischen Plattfuß fanden wir nur in 4 Fällen.

1. Fall: 39jähriger Dachdecker nach Sturz aus 5 m Höhe, Fersenbeinbruch rechts Gruppe 5, Tubergelenkswinkel 0 Grad; 1 Tag nach Unfall Aufrichtung nach Wendt und Oberschenkelgips; bereits 1 Woche danach Tubergelenkswinkel auf 15 Grad zurückgegangen; daher 7 Wochen nach Unfall Arthrodese mit Fremdspongiosablock und 3-Lamellen-Nagel vom Talushals; Belastung nach der 2. postoperativen Woche im Zinkleimverband; nach 4 Monaten keine Resorption des homologen Bankspans; nach 1 Jahr der Nagel entfernt, die Arthrodese knöchern durchgebaut; der Patient wieder als Dachdecker tätig; Gesamtdauer des Krankenstandes 219 Tage.

Nachuntersuchung nach 22 Jahren: Erhaltenes Längsgewölbe, leichte Arthrose im Calcaneocuboidal-Gelenk; – leichte Arthrose im oberen Sprunggelenk, geringe Verbreiterung der Ferse.

Klinisch: Kein Plattfuß, leichter Varus der Fersenbeinachse. Kaum Einschränkung der Dorsalflexion, die Plantarflexion frei.

Er bezieht eine 25%ige Rente und ist mit dem Ergebnis zufrieden.

2. Fall: 16jähriger Schlosserlehrling nach Sturz aus über 6 m Höhe, Fersenbeinbruch rechts Gruppe 5 und Impression der Tragplatte von über 10 mm. 3 Tage nach Unfall Aufrichtung nach Wendt und Oberschenkelgips. Verwerfung der Gelenksflächen im unteren Sprunggelenk 4 Wochen nach Unfall Arthrodese mit Fremdspongiosablock, Chips und 3-Lamellen-Nagel von plantar; Belastung nach der 2. postoperativen Woche im Gipsverband: Wegen zunehmender Varusstellung der Fersenachse nach Gipsabnahme Nagelentfernung und Keilosteotomie; nach 1 Jahr die Arthrodese knöchern durchgebaut; Gesamtdauer des Krankenstandes 223 Tage.

Nachuntersuchung nach 18 Jahren: Erhaltenes Längsgewölbe. leichte Arthrose im calcaneo-cuboidal-Gelenk; – leichte Arthrose im oberen Sprunggelenk, druckschmerzhafte Exostose an der Nageleinschlagstelle.

Klinisch: Kein Plattfuß, geringe Verbreiterung der Ferse, kein Varus. Einschränkung der Dorsal- und Plantarflexion um ein Drittel.

Als begeisterter Bergsteiger zog er sich erst vor kurzem beim Skifahren einen Unterschenkelbruch derselben Seite zu.

Wenn auch unsere Nachuntersuchungsergebnisse nach Früharthrodesen in über 50% der Fälle gute Ergebnisse zeigen, so haben wir doch in den letzten 10 Jahren dieses Verfahren aufgegeben. Nach der Aufrichtung der Fersenbeinbrüche und Transfixierung mit Kirschner-Drähten, gelingt es uns in den allermeisten Fällen eine gute Gesamtform und die Wiederherstellung des unteren Sprunggelenkes zu erreichen und damit die Notwendigkeit einer Arthrodese bis auf Einzelfälle zu vermeiden.

Wir glauben daher, daß die primäre Aufrichtung und exakte Transfixierung das bessere und erfolgversprechendere Verfahren ist und die Arthrodese in den meisten Fällen vermeiden hilft.

Die Früharthodese ist daher heute weitgehend überflüssig geworden.

Arthrodesen des hinteren unteren Sprunggelenkes nach Fersenbeinfrakturen

W. Griebel, Bochum

Um eine Aussage zur Indikation zur Arthrodese des unteren Sprunggelenkes nach Fersenbeinfrakturen machen zu können, ist es nötig, kurz zur Primärbehandlung und zu den Nachuntersuchungsergebnissen Stellung zu nehmen.

Tabelle 1. Anzahl der Fersenbeinfrakturen im Jahr

	1963	64	65	66	67	68	69	70	71	72	73	74	75	76
männl.	19	17	16	15	24	16	21	40	27	entf.	25	28	23	38
weibl.	1	2	3	4	4	1	7	6	6	entf.	1	1	4	4

Tabelle 2. Altersverteilung der Fersenbeinbrüche 1963–1971

Alter	10	20	30	40	50	60	70	80
Anzahl männl.	3	12	36	58	49	30	10	1
Anzahl weibl.	1	3	4	4	8	6	4	1

Es zeigt sich in der Anzahl eine leichte Zunahme der Frakturen bei den Männern. Betroffen ist das mittlere Lebensalter. Es handelt sich zumeist um Arbeitsunfälle.

Tabelle 3. Behandlungsergebnisse der Fersenbeinbrüche 1963–1971

Fersenbeinbrüche	Zahl	gut	befr.	unbefr.	schlecht	unbek.
ohne Gelenkbeteiligung	57	58%	27%	5,6%	––	9%
mit Gelenkbeteiligung + funkt. Beh.	139	8,6%	16,7%	36,7%	28%	8,6%
mit Gelenkbeteiligung + op. Beh.	23	9,5%	36,7%	38,1%	33%	9,5%
doppelseitig	17	17,7%	3%	35,3%	32,5%	11,7%

Das Behandlungsergebnis, hier der kurzen Übersicht halber aufgeschlüsselt in Frakturen mit und ohne Gelenkbeteiligung, mit konservativer und operativer Primärbehandlung, zeigt ein ausgesprochen schlechtes Ergebnis sowohl bei der operativen wie der konservativen Primärbehandlung. Unter operativer Behandlung verstehen wir hier die Aufrichtung und Fixation, teilweise auch die Primärversteifung.

Man muß bei beiden Verfahren mit einem schlechten Behandlungsergebnis von etwa 70% rechnen. Diese 70% sind das Patientengut, bei dem die Arthrodese als weitere Behandlungsmöglichkeit indiziert sein kann.

Wir haben in den Jahren 1973 bis 1976 125 Fersenbeinfrakturen behandelt, in der gleichen Zeit haben wir 41 Versteifungen des unteren Sprunggelenkes nach Fersenbeinfrakturen durchgeführt.

Legen wir die 70% schlechten Ergebnisse aus unserer Langzeituntersuchung zugrunde, so stehen 87,5 Patienten mit schlechtem Behandlungsergebnis 41 Versteifungen des unteren Sprunggelenks nach Fersenbeinfrakturen gegenüber.

Das sind immerhin 50%.

Trotzdem konnten wir uns bisher nicht zu einer Primärarthrodese bei Fersenbeinbrüchen mit Gelenkbeteiligung entschließen. Unsere Nachuntersuchungen haben gezeigt, daß unsere Patienten auch nach der Arthrodese nicht alle beschwerdefrei wurden. Hier ist auch die Berentung ein Maß, sie lag in der Einschätzung der MdE sowohl vor wie nach der Versteifung zwischen 20 und 30%.

Wir meinen daher, daß wird die Arthrodese als Primärbehandlung nicht grundsätzlich empfehlen können. Zur Behandlung des schmerzhaften Reizzustandes und Fehlstellung, auch unter Umständen bei der Deformierung stellt sie das Mittel der Wahl dar.

Es ist hier zu berücksichtigen, daß für die Patienten der Fersenbeinbruch subjektiv nicht die schwere Verletzung darstellt, die sie nach unseren Erfahrungen objektiv ist, außerdem haben sie bei funktioneller Behandlung bald schon kaum noch Schmerzen.

Tabelle 4. Arthrodese unteres Sprunggelenk

	1969–71	72	73	74	75	76	Juli 77
männl. (52)	5	3	7	7	9	12	9
weibl. (8)	–	1	1	4	1	–	1

Es gibt aber kaum vergleichbare Gelenkfrakturen mit einer so schlechten Prognose, gleichgültig, welche Primärbehandlung durchgeführt wird.

Der Fersenbeinbruch mit Gelenkbeteiligung bedeutet für den körperlich schwer arbeitenden Menschen immer eine Umschulung oder einen Arbeitsplatzwechsel, auch nach einer Arthrodese.

Wir bevorzugen die Arthrodese mit der AO-Spongiosaschraube mit kurzem Gewinde und Unterlegscheibe, die von der Ferse her eingebracht wird.

Die Spongiosaschraube mit kurzem Gewinde erlaubt eine Kompression, vor welcher nach Entknorpelung autologe Spongiosa grundsätzlich eingebracht wird.

Wichtig ist die exakte Entknorpelung unter Mitnahme der Sklerosierungszone, das ist technisch nicht immer einfach durch die bekannte Anatomie des unteren Sprunggelenkes. Der Einbringungswinkel der Schraube sollte möglichst senkrecht zur Arthrodese sein.

Wir sehen hier eine Versteifung, bei der röntgenologisch der Sklerosesaum noch deutlich zu sehen ist, für die erfolgreiche Versteifung also eine ungünstige Voraussetzung.

Nicht bewährt hat sich das Einbringen der Schraube vom Sprungbein aus, es kommt hier zu einer Irritation der Streckersehnen, außerdem ist die Unterlegscheibe, beim spongiösen Knochen anzustreben, durch die Konvexität des Sprungbeinhalses ein Hindernis, die Kompression ist unzureichend.

Zusammenfassend möchten wir sagen, daß wir eine Primärversteifung des unteren Sprunggelenkes nach Fersenbeinfrakturen mit Gelenkbeteiligung nicht grundsätzlich empfehlen, da auch durch die Arthrodese eine Beschwerdefreiheit nicht erzielbar ist, sie jedoch bei schmerzhaften Reizzuständen im unteren Sprunggelenk das Mittel der Wahl ist.

Die Drehverriegelungsarthrodese des hinteren unteren Sprunggelenkes

J. Poigenfürst, P. Schreinlechner und A. Horaczek, Wien

Im Jahre 1955 hat Scherbichler ein Instrumentarium zur Drehverriegelung von Gelenken angegeben. Es besteht aus einem Stahlmeißel, der in den Gelenksspalt eingeschoben wird und aus einer Hohlsäge, mit der aus den beiden Gelenkskörpern ein Zylinder ausgeschnitten wird. Durch Drehung des Meißels um 90° erfolgt die Verriegelung des Gelenkes durch die beiden Halbzylinder. (Abb. 1).

Für das *hintere untere* Sprunggelenk hat Scherbichler die Verriegelung in einer frontalen Ebene empfohlen. In der Praxis hat sich dann die Verriegelung von dorsal in einer sagittalen Ebene durchgesetzt. Scherbichler hebt mit Recht vor allem die Einfachheit des Eingriffes hervor. Dieser wird allerdings dadurch erschwert, daß zusätzlich eine transarticuläre Fixation mit einem Dreilamellennagel durchgeführt werden muß. Ohne diesen Nagel wäre die notwendige Ruhigstellungsdauer im Gipsverband zu lange. Die Methode hat einen zweiten Nachteil und zwar den, daß sie keine Korrektur von Fußdeformitäten erlaubt. Es wurden daher 2 Fragen gestellt:

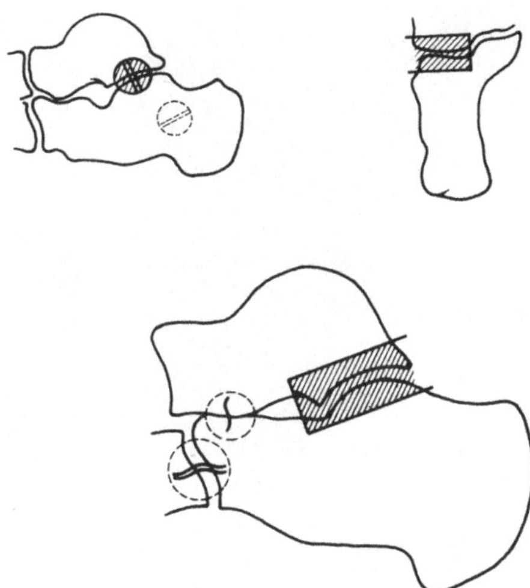

Abb. 1. Schematische Darstellung der Drehverriegelungstechnik von lateral und von dorsal (aus Wiener med. Wochenschrift **105**, 342–345 (1955))

1. Wie lange brauchen diese Arthrodesen zum Durchbau und
2. Treten durch nicht beseitigte Fußdeformitäten später Beschwerden auf.

Im ehemaligen Unfallkrankenhaus Wien XX wurden zwischen 1955 und 1970 über 60 Drehverriegelungsarthrodesen des hinteren unteren Sprunggelenkes ausgeführt. 15 Verletzte wurden nach einem Intervall von 20 bis 13 Jahren nachuntersucht (Tabelle 1). 14 waren sagittal und 1 frontal verriegelt worden. Alle waren mit einem Dreilamellennagel transartikulär fixiert. Nur in 2 Fällen war auch das Calcaneo-cuboidal-Gelenk mitversteift worden. Die Dauer der äußeren Ruhigstellung schwankte von 4 bis 16 Wochen, am häufigsten betrug sie 6 Wochen. 2 Patienten haben nach der Wundheilung nur einen Zinkleimverband bekommen, ohne daß ihnen dadurch geschadet worden wäre (Abb. 2 und 3).

Die Nachuntersuchung hat gezeigt, daß doch bei einer großen Zahl der Patienten noch Fußdeformitäten bestanden, allerdings in geringeren Ausmaßen, weil die Brüche primär reponiert worden waren (Tabelle 2). Alle 15 Arthrodesen waren durchgebaut. Wir können nicht sagen ab wann, da sie zum Zeitpunkt der Gipsabnahme sicher noch nicht fest waren. Trotzdem haben wir keine Zeichen einer Nagellockerung gesehen, vermutlich weil die Beweglichkeit des hinteren unteren Sprunggelenkes schon vor der Operation stark einge-

Tabelle 1. 15 Drehverriegelungsarthrodesen

Bruchformen		Technik		Fixation	
Gruppe IV	3	dorsale Verriegelung	14	Dreilamellennagel	15
Gruppe V	6	seitliche Verriegelung	1		
Gruppe VI	4			Zinkleimverband	2
Gruppe VII	1	zusätzlich Calcaneo-			
Gruppe VIII	1	Cuboidal-Gelenk	2	Unterschenkelgehgips	
		zusätzlich Span	0	4 Wochen	1
				6 Wochen	8
				8 Wochen	2
				16 Wochen	2
	15				13

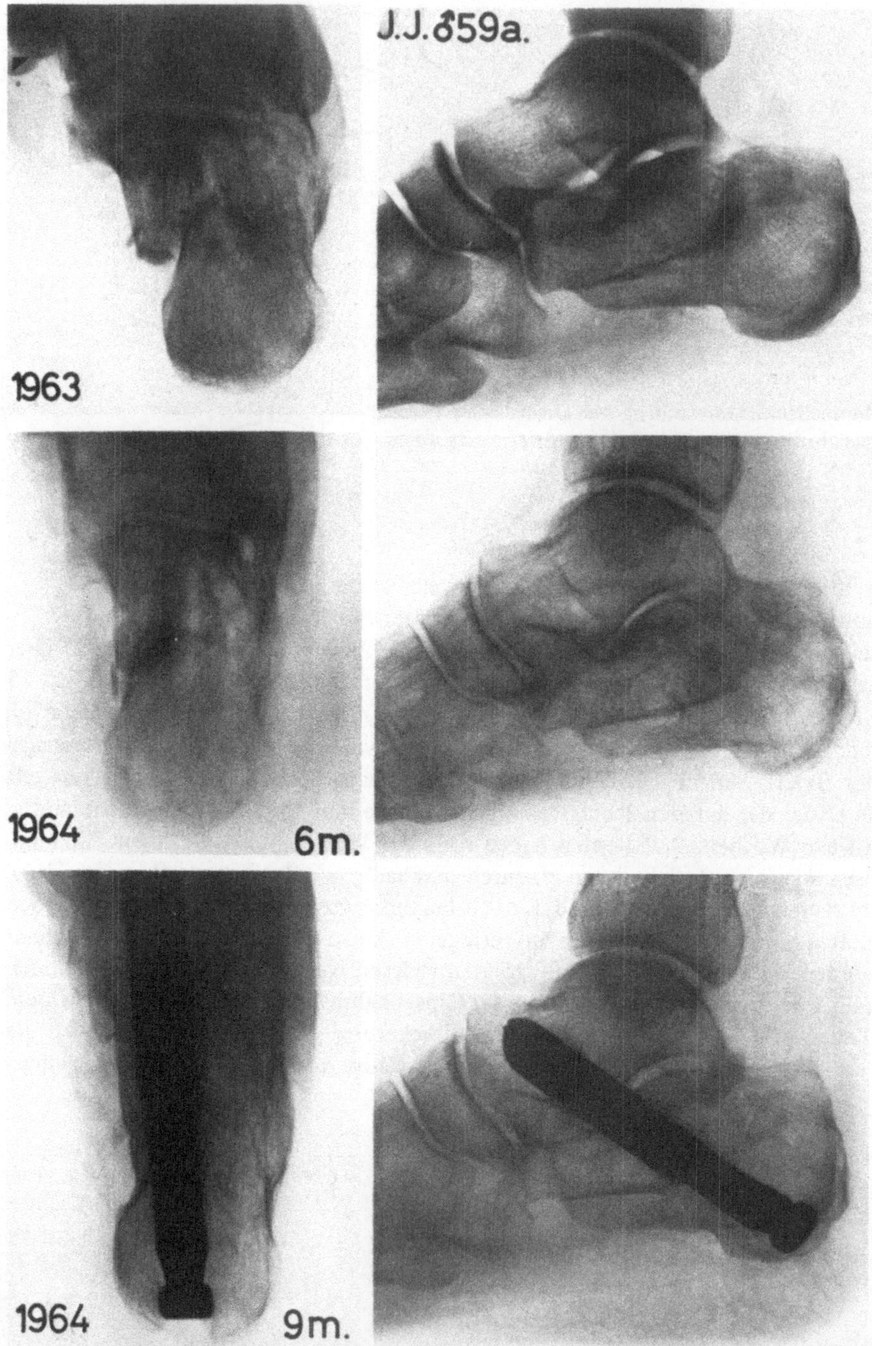

Abb. 2. Behandlungsverlauf bei einem 59 Jahre alten Verletzten, bei dem nach primärer Reposition sekundär, 9 Monate nach dem Unfall, die Drehverriegelung von dorsal und die transarticuläre Fixation durchgeführt wurde

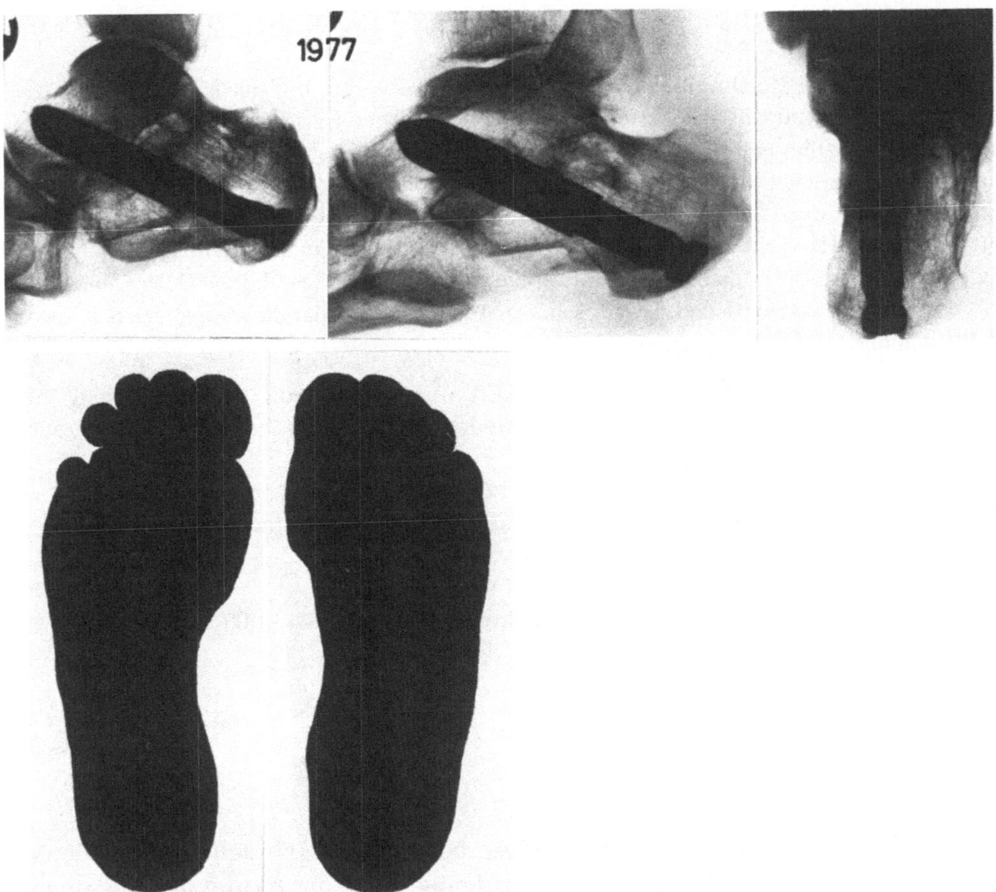

Abb. 3. Röntgenbilder und Fußabdrücke des gleichen Verletzten nach 13 Jahren

Tabelle 2. 15 Drehverriegelungsarthrodesen, Nachuntersuchung, Intervall: 20–13 Jahre

Fußform		**Arthrodese**		**Schmerzen**	
Plattfuß	7	durchgebaut	15	keine	4
pes adductus	3	Nagel entfernt	1	bei Wetterwechsel	8
Fersenverbreiterung	11			bei Belastung	2
				ständig	1
				Schmerzen durch Dreilamellennagel (?)	1
Gang		**Arthrosen**			
gestört	4	Talocruralgelenk	7		
ungestört	11	Talonaviculargelenk	2		
		Calcaneo-Cuboidal-Gelenk	7		

schränkt war. Nur bei 1 Patienten war der Nagel entfernt worden, weil er falsch geschlagen war und gestört hat.

Die subjektiven Beschwerden der Verletzten waren gering und nach der Meinung der Autoren vorwiegend auf die bestehenden Arthrosen oder Einscheidungen der Peronäussehnen zurückzuführen. Bei 7 Patienten bestanden Arthrosen im oberen Sprunggelenk und bei ebensovielen Arthrosen im Calcaneo-cuboidal-Gelenk. Das Problem der Arthrose im oberen Sprunggelenk wird im nächsten Vortrag noch behandelt werden. Es ist jedoch nicht von der Hand zu weisen, daß die so lange belassenen Dreilamellennägel einen Reiz auf das Gelenk ausgeübt haben. Die Notwendigkeit, das Calcaneo-cuboidal-Gelenk ebenfalls zu versteifen ist von Witt und Trojan schon betont worden. Man kann aus unseren Nachuntersuchungergebnissen schließen:

1. Wenn der Fersenbeinbruch primär reponiert wurde, ergibt die Drehverriegelung mit Dreilamellennagel später eine gute Arthrodese, auch wenn noch Fußdeformitäten bestehen.
2. Eine äußere Fixation ist wahrscheinlich nicht notwendig.
3. Das Calcaneo-cuboidal-Gelenk sollte häufiger mitversteift und auf extraarticuläre Ursachen der Schmerzen geachtet werden.
4. Der Dreilamellennagel sollte früher entfernt werden.

Alles in allem ist die Drehverriegelungsarthrodese des hinteren unteren Sprunggelenkes eine Methode, derer man sich öfters erinnern sollte.

Spätergebnisse der subtalaren Arthrodese bei Fersenbeinbrüchen mit Gelenkbeteiligung unter besonderer Berücksichtigung der Auswirkung auf das obere Sprunggelenk

K.E. Brinkmann, K. Rossak und F. Becker, Karlsbad

Mitteilungen über Langzeitergebnisse nach subtalarer Arthrodese sind in der Literatur nur spärlich anzutreffen (Schmid, Spranger und Seyffarth). In der Zeit von 1949 bis 1954 wurden in der Heidelberger Orthopädischen Universitätsklinik 190 subtalare Arthrodesen wegen Fußfehlformen verschiedener Ursache durchgeführt. Darunter befanden sich 39 Patienten, bei denen die Versteifungsoperation wegen schlecht verheilter Fersenbeinfrakturen und anderer traumatischer Schäden im Bereiche des Rückfußes erfolgte. Die Beobachtungszeit zwischen Eingriff und Nachuntersuchung betrug mehr als 20 Jahre. Folgende Operationsverfahren kamen zur Anwendung:

a) die isolierte Arthrodese des hinteren unteren Sprunggelenkes,
b) die Arthrodese des Talo-calcanear- und des Talo-navicular-Gelenkes und
c) die sogenannte T-Arthrodese mit Versteifung des Talo-calcanear-, des Talo-navicular- und des Calcaneo-cuboid-Gelenkes.

Die Patienten wurden von uns in einer unkomplizierten Fragebogenaktion erfaßt und zum größten Teil persönlich von Hand und röntgenologisch nachuntersucht. Die Ergebnisse der vollständig ausgefüllten Fragebögen konnten bestätigt werden. Für die Klassifizierung der Spätergebnisse haben wir ein Bewertungsschema mit sechs Gruppen aufgestellt. Die Gruppe fünf und sechs sind als unbefriedigend oder schlecht zu beurteilen.

Die Gesamtauswertung zeigte, daß bei den Fußfehlformen mit der subtalaren Arthrodese durchwegs bessere Ergebnisse zu erzielen waren, als bei den Frakturen ohne deren Folgezuständen. Dieses mag seinen Grund darin haben, daß Patienten mit Fußfehlformen von Jugend auf mit ihrem Leiden behaftet sind und eine positive Einstellung zu dem Eingriff aufweisen. Andererseits sind bei den schweren Fersenbeintrümmerbrüchen die begleitenden Weichteilschäden und die dystrophischen Veränderungen als Ursache für die überwiegend schlechtere subjektive Einschätzung des Behandlungsergebnisses anzusehen. Unter den unbefriedigenden Spätergebnissen fanden wir in erster Linie Fehlstellungen des Rückfußes im Varus- oder Valgussinne, traumatische Plattfußbildungen mit Arthrosen in den prätalaren Gelenken, Einengungen der Sehnenscheiden, periphere Durchblutungsstörungen und in zwei Fällen ein Nervenkompressionssyndrom. Als Spätschäden resultierten Störungen des Gangbildes, Schwellneigung und Kontrakturen sowie Druckstellen an der Fußsohle.

Es ist zu vermuten, daß die Operationsindikation in einzelnen Fällen nicht sorgfältig genug gestellt war, die Fehlform nicht genügend korrigiert und damit die Störung der Funktion nicht voll beseitigt werden konnte.

Deutliche Unterschiede im Erfolg der Behandlung werden durch die Art des Eingriffes bestimmt, wie die Gegenüberstellung der isolierten Arthrodese zur T-Arthrodese zeigt. Nach unseren Untersuchungsergebnissen reicht die alleinige Versteifung des hinteren unteren Sprunggelenkes nicht aus. Kompensatorische Bewegungen im Talo-navicular-Gelenk führen zu einer vorzeitigen Arthrose mit Funktionsausfall und Belastungsbeschwerden in den prätalaren Gelenken. Imhäuser und Mitarbeiter konnten nachweisen, daß erst durch die Mitverriegelung des Talo-navicular-Gelenkes die Seitenstabilität des Fußes gewährleistet ist, die durch die Einbeziehung des Calcaneo-cuboid-Gelenkes noch erhöht wird.

Im Rahmen unserer Nachuntersuchung interessierte uns die Auswirkung der Versteifung des unteren Sprunggelenkes auf die Funktion des oberen Sprunggelenkes. Hier ergab es sich, daß nur wenige Patienten nach 20 Jahren die volle Funktion aufwiesen. Ein wesentliches Kriterium für den Erfolg der Operation ist die Einstellung der Ferse. Eine starke Varusstellung wirkt sich auf die Funktion des oberen Sprunggelenkes und auf die Belastungsstabilität des Fußes im ganzen nachteilig aus. Die Beanspruchung steigt, sobald nicht nur axiale Druckkräfte, sondern auch Biegekräfte auf das Gelenk einwirken, die am oberen Sprunggelenk nicht durch Muskeln in axial resultierende Kräfte umgewandelt werden. Die asymmetrische Belastung führt nach einem längeren Zeitintervall zu einer Instabilität des Bandapparates und zur röntgenologisch nachweisbaren Arthrose. Die Belassung einer stärkeren Valgusstellung hat ebenfalls Nachteile, allerdings mit weniger gravierender Auswirkung.

Unsere Nachuntersuchungen nach 20 Jahren zeigen, daß die subtalare Arthrodese unbestritten eine sehr gute Methode zur Behandlung von Fußfehlformen und den Folgezuständen nach Frakturen darstellt. Die Indikation für die geeignete Arthrodese ist sorgfältig zu stellen. Unseres Erachtens ist der kombinierten Arthrodese des Talo-calcanealen, des Talo-navicularen und erforderlichenfalls des Talo-cuboidGelenkes der Vorzug zu geben. Fehlformen lassen sich dadurch besser korrigieren und es gelingt eine gute funktionelle Einstellung des Fußes. Nach unseren Untersuchungen waren mit der T-Arthrodese die besten Ergebnisse zu erzielen, besonders dann, wenn das Fersenbein in annähernd axialer

Richtung eingestellt wurde. Rückwirkungen auf das obere Sprunggelenk sind nur in geringem Ausmaß zu erwarten, wenn auch eine gewisse Abnahme der Funktion eintritt. 20 Jahre nach operativer Versteifung des unteren Sprunggelenkes fanden wir in 62% der Fälle nur sehr geringfügige degenerative Veränderungen im oberen Sprunggelenk, in 23% mittelgradige, nur in etwas über 5% schwere Arthrosen. Der Nachteil der isolierten Arthrodese des hinteren unteren Sprunggelenkes scheint darin zu bestehen, daß eine ausreichende Seitenstabilität des Fußes nicht gewährleistet ist, vorzeitig Arthrosen im Chopartschen Gelenk auftreten, die zu statischen und funktionellen Beschwerden führen.

Literatur

1. Becker, F.T.: Die subtalare Arthrodese und ihre Spätergebnisse unter besonderer Berücksichtigung der Auswirkungen auf das obere Sprunggelenk. Inaug. Dissertation 1974, Orthop. Klinik Heidelberg
2. Goymann, V.: Die Chopart-Arthrodese bei traumatischen Veränderungen im Bereich der Fußwurzel. Z. Orthop. *113*, 715–717 (1975)
3. Povac, F.: Nachuntersuchungsergebnisse von 27 Arthrodesen des unteren Sprunggelenkes bei Fersenbeinbrüchen der Gruppe V–VIII. Zbl. Chir. *90*, 91 (1965)
4. Rossak, K.: Spätergebnisse der subtalaren Arthrodese. 25. Jahrestagung der Vereinigung Süddeutscher Orthopäden Baden-Baden 1977
5. Schmid, Th.: Die talokalkaneare Arthrodese nach Kalkaneusfraktur. Z. Orthop. *113*, 684–686 (1975)
6. Seyffarth, H.: Spätergebnisse bei Fersenbeinfrakturen. Z. Orthop. *88*, 337–341 (1957)
7. Schulitz, K.P.: Spätschäden nach Rückfußverletzungen. Hefte Unfallheilkunde *121*, 364–367 (1974)
8. Spranger, M., Rabenseifner, L.: Spätzustände nach Kalkaneusfrakturen. Z. Orthop. *113*, 686–688 (1975)
9. Trojan, E.: Arthrodesen nach Fersenbeinbrüchen. Chir. Praxis *61*, 61 (1961)

Die Spätarthrodese des unteren Sprunggelenkes nach Fersenbeinbrüchen

R. Spier, Ludwigshafen

Malgaigne schreibt 1847 nach der Fallschilderung einiger Fersenbeinbrüche: „Die Prognose ermangelt, wie man sieht, der Bedenklichkeit nicht und ihre Bedenklichkeit nimmt mit dem Grade der Zerschmetterung zu."

Für ihn lag der Gipfel der Therapie in einer optimalen Schuhversorgung und wir müssen – trotz riesiger Fortschritte der konservativen und operativen Bruchbehandlung – etwas ketzerisch behaupten: 130 Jahre später treten wir im wesentlichen auf der gleichen Stelle.

Zwar ist das orthopädische Schuhwerk zweifellos besser geworden, die posttraumatischen Veränderungen und die daraus resultierenden Beschwerden scheinen die gleichen zu sein.

Zur Linderung dieses Beschwerdebildes und zur Wiederherstellung der Gebrauchsfähigkeit des Beines wird seit einigen Jahrzehnten die operative Versteifung des unteren Sprunggelenkes empfohlen. Dies als „ultima ratio", da an eine endoprothetische Versorgung dieses Gelenkes noch nicht zu denken und u.E. die Alternativfrage einer Versorgung mit orthopädischen Apparaten negativ zu beantworten ist.

Zeigt schon die geringe Zahl von nur 48 Arthrodesen in 9 Jahren BG Unfallklinik Ludwigshafen eine gewisse zurückhaltende Einstellung, so haben wir uns im Streit um den Zeitpunkt der Arthrodese auf die Seite der Befürworter der Spätarthrodese – unser ältester Fall lag 21 Jahre zurück – geschlagen. Wir raten unseren Patienten in der Regel erst nach einem Belastungs- und Arbeitsversuch zu diesem Eingriff. Seltener – in 7 Fällen – und nur bei Trümmerbrüchen der Gruppe III nach Vidal kommt es auch mal zu einer Frühharthrodese, d.h. nach Abschluß der Behandlung und vor einem Arbeitsversuch. Eine Primärarthrodese kam nur in 2 Fällen zur Anwendung, bei denen gleichzeitig ein Bruch des Talus vorlag.

Unsere eher zurückhaltende Einstellung mag teilweise subjektiv, d.h. durch die weitgehend einseitige Zusammensetzung unseres Patientengutes begründet sein. Zu 90% der Arthrodesen kam es im Rahmen eines gesetzlich versicherten Unfalles mit der nicht unbekannten Problematik dieser an sich sinnvollen Einrichtung. Nur in Ausnahmefällen – selbst bei in idealer Stellung knöchern überbrückter Arthrodese konnte hier bei regelmäßigen Nachuntersuchungen im Rahmen der Rentenbegutachtung ein Rückgang des Beschwerdebildes festgestellt werden, nur selten gelang es, den Unfallverletzten an seinen ursprünglichen Arbeitsplatz zurückzubringen.

Objektiv werden diese Feststellungen jedoch durch die Tatsache gemildert, daß es bei fast allen Zuständen nach Arthrodese des unteren Sprunggelenkes zu teils erheblichen Sekundärarthrosen der benachbarten Gelenke gekommen ist.

Wir können also feststellen, Sekundärarthrosen finden sich meist nach einer subtalaren Arthrodese, das prä- und postoperative Beschwerdebild ändert sich nur relativ, die berufliche Rehabilitation wird durch die Arthrodese nur selten positiv beeinflußt. Dagegen steht – Herr Egbers berichtete es schon – unsere Erfahrung, daß es selbst nach Trümmerbrüchen des Fersenbeines bei entsprechend guter orthopädischer Schuhversorgung und durch Anpassung und Gewöhnung oft noch über den 6. Monat hinaus zu einer deutlichen Besserung des Beschwerdebildes sowie der Gebrauchsfähigkeit der verletzten Gliedmaßen kommen kann. Die Folgerung für uns: Der Zeitpunkt der Arthrodese sollte – wenn irgend möglich – hinausgezögert werden.

Kurz zu unserer Technik: Lateraler Zugang. Anschließend plane Resektion der korrespondierenden Gelenkflächen von Talus und Calcaneus in an sich üblicher Weise und wie auf dem Bild aus dem Atlas von Schauwecker schematisch dargestellt. Dabei ist sorgfältig darauf zu achten, daß auch kleinste imprimierte Gelenkflächenanteile reseziert werden. Dies wird u.E häufig übersehen und scheint mit verantwortlich zu sein für einige Pseudarthrosenbildungen. Die Resektionsflächen werden aufgehoben, die guten Spongiosaanteile später im Sinne einer Eigenspongiosaplastik in die nicht kongruenten Abschnitte eingepresst.

Außerdem lockern wir die plan resezierten Flächen derart auf, daß wir mit dem Flachmeißel schmale, keilförmige Spongiosaspäne abheben, ohne sie jedoch völlig aus dem Verband zu lösen. Auf die Entnahme autologer Spongiosa, z.B. aus dem Beckenkamm, kann so üblicherweise verzichtet werden. Dies halten wir nur bei erheblichen Defekten für erforderlich, wenn sonst keine Kongruenz geschaffen werden kann. Das Einbringen von Fremdspongiosa – z.B. Kieler-Spongiosa – scheint uns hier nicht opportun, wenngleich wir bei anderen Indikationen keine absoluten Gegner dieser Methode sind.

Zur Stabilisierung kommen fast ausschließlich Spongiosaschrauben in Frage, welche nach entsprechender Vorbereitung vom Sprungbein in das Fersenbein eingebohrt werden.

Die nötige Kompression kann bekanntlich nur erreicht werden, wenn das Schraubengewinde lediglich das Fersenbein faßt. Hier hat sich uns in letzter Zeit die Verwendung von Howse-Schrauben bewährt, bei denen unter Bildwandlerkontrolle ein Kirschner-Draht eingebohrt und über den dann die Schraube mit selbstschneidendem Gewinde eingedreht wird.

Es ist weiter darauf zu achten, daß die Schrauben in keinem Fall zu lang gewählt werden. Dies führt zu späteren Druckbeschwerden im Bereich der Ferse. Ein ähnlich schlechtes Ergebnis wird erreicht, wenn bei entkalkten Knochen mit nur dünner Corticalis – dieses Bild findet sich in den meisten Fällen – auf eine Unterlegscheibe verzichtet wird. Der Kopf der Schraube ist in den Talus eingebrochen, die Spitze der Schraube überragt das Fersenbein.

In zwei Fällen kam es zu einer postoperativen Wundrandnekrose, jedoch ohne Ausbildung einer Osteomyelitis, zwei Pseudarthrosenbildungen hatten wir bei unseren ersten Fällen zu verzeichnen, bei denen wir die Stabilisierung lediglich mit Kirschner-Drähten durchführten.

Die postoperative Ruhigstellung beträgt im Schnitt 6 Wochen. Anschließend erfolgte eine funktionelle Übungsbehandlung. Die postoperative Arbeitsunfähigkeit ist alles in allem mit 5 Monaten zu veranschlagen. Dabei hat sich gezeigt, daß – die Gründe sind nicht eindeutig eruierbar – die Patienten erst nach Entfernung des Osteosynthesematerials relative Beschwerdefreiheit angeben. Die Anfangs-MdE beträgt durchschnittlich 30%, die MdE ad infinitum sollte eigentlich unter 20% liegen, in der gesetzlichen Unfallversicherung liegt sie jedoch de facto bei 20%. Patienten, die prätraumatisch einen stehenden Beruf ausübten oder z.B. als Gerüstbauer oder Freileitungsmonteure tätig waren, konnten auch trotz der Arthrodesen-Operation beruflich nicht voll rehabilitiert werden.

Der orthopädische Schuh ist – wie schon bei Malgaigne – mit und ohne Arthrodese leider allzu oft das Endstadium der meisten Fersenbeinbrüche mit Gelenkbeteiligung. Die Arthrodese scheint bei entsprechender Geduld von Patient und Arzt in manchen Fällen vermeidbar. In Fällen mit deutlicher Varus- oder Valgusfehlstellung bei erheblichen posttraumatischen Reizzuständen, mehrfach mißglückten Arbeits- und Belastungsversuchen und trotz des Reizwortes einer hohen MdE scheint sie jedoch unvermeidlich. In diesen Fällen bringt sie für Patient und Operateur ein relatives Erfolgserlebnis.

Operative Behandlungsmöglichkeiten der posttraumatischen Arthrose und Fehlstellung im unteren Sprunggelenk

W. Hupfauer und V. Goymann, Essen

Die sehr unterschiedlichen Ausgangssituationen nach Fußverletzungen machen operative Eingriffe zum Zweck einer Wiederherstellung der normalen Anatomie und Funktion des Fußes nur selten möglich.

Typisches Beispiel hierfür sind die meist unbefriedigenden Folgezustände nach *intraarticulären Fersenbeinfrakturen*, bei denen die funktionelle gewohnheitsmäßige Anpassung oft nicht eintritt und die Beschwerden auch über das erste und zweite Unfalljahr

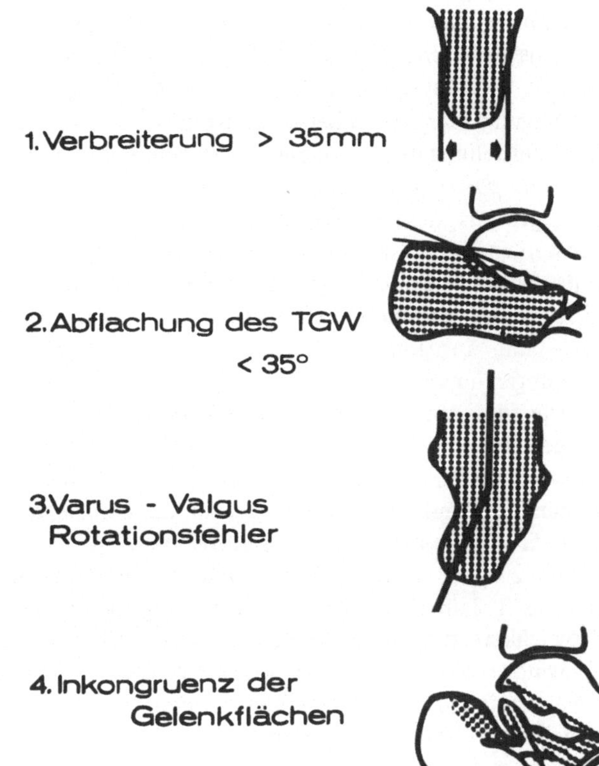

Abb. 1. Posttraumatische Fehlstellung nach Calcaneusfraktur

hinaus fortbestehen. Bekannt ist die oft erhebliche *Diskrepanz* zwischen subjektivem und objektivem, d.h. klinischem und röntgenologischem Befund.

Eine starke Deformierung schließt eine befriedigende Funktion keineswegs aus, eine geringe Fehlstellung hingegen kann schon ernsthafte Beschwerden bereiten.

Die Entwicklung der funktionellen Störung ist keineswegs schematisch, was letztlich auch der Grund ist für die unterschiedlichen Auffassungen über die zweckmäßigste Art der primären Behandlung.

Tabelle 1. Schmerzquellen nach Calcaneusfraktur

- ⇒ Sudeckfolgen
- ⇒ *subtalare Arthrose*
- ⇒ Arthrose im Chopartgelenk
- ⇒ Inkongruenz im Chopartgelenk
- ⇒ Tarsaltunnelsyndrom
- ⇒ Tendovaginitis stenosans der Peronealsehnen
- ⇒ posttraumatischer Plattfuß
- ⇒ *persistierende Fehlstellung* Rück-Mittelfuß

Schmerzquellen nach Calcaneusfrakturen sind in erster Linie die *subtalare Arthrose* und die *Fehlstellungen* des Rück- bzw. Mittelfußes im Sinne der Rotation, des Varus und Valgus. Die subtalare Arthrose entwickelt sich auf dem Boden der direkten Knorpelschädigung, der verbliebenen Gelenkinkongruenz und der Fehlbelastung des Rückfußes bei Fehlstellung der Ferse. Sie ist in jedem Fall Ziel der operativen Behandlung.

Dem *posttraumatischen Plattfuß* bei Abflachung des Tuber-Gelenk-Winkels kommt hingegen als Schmerzquelle eine nur untergeordnete Bedeutung zu. Anhaltende Beschwerden finden wir auch dort, wo das Fußgewölbe wiederhergestellt wurde bzw. durch entsprechende Zurichtungen an Konfektionsschuhen unterstützt wird. Der Plattfuß stellt trotz seines unästhetischen Aussehens für sich noch keine Operationsindikation dar, da er – mit Ausnahme zu Beginn – im allgemeinen keine schwerwiegenden funktionellen Störungen hinterläßt.

Die *Indikation zum operativen Vorgehen* stellt sich bei Fortbestehen der Beschwerden ausgelöst durch die sich entwickelnde subtalare Arthrose, die auch bei gut reponierten intraarticulären Frakturen auftritt und die Fehlstellung des Fußes. Ziel der operativen Behandlung muß daher die *Korrektur der Fehlstellung* und die *Blockierung der präarthrotisch bzw. arthrotisch veränderten Gelenke* sein.

Bis zur Entscheidung zur operativen Weiterbehandlung sollte ein Zeitraum von mindestens 1 Jahr nach der Verletzung eingehalten werden, um dem geschädigten Fuß die Möglichkeit zur Adaptation an die veränderten Verhältnisse zu geben. Nicht selten verschwinden die Beschwerden bis auf geringe funktionelle Reststörungen z.B. nach spontaner Fusion des subtalaren Gelenkbereiches (Abb. 2). Persistierende Schmerzen zwingen dagegen zum aktiven Vorgehen.

Die Auffassungen über die zweckmäßigste Art der operativen Behandlung differieren kaum. Zur Auswahl stehen die *Subtalare*, die *Double-* (subtalares und Calcaneo-cuboid-Gelenk) und *Triple-Arthrodese* (subtalares Gelenk, Calcaneo-cuboid-Gelenk und Talonavicular-Gelenk). Die sorgfältige Eruierung der Schmerzquellen, die funktionelle klinische

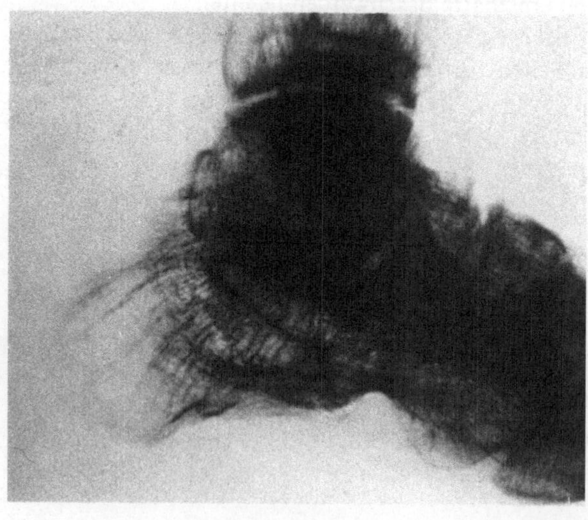

Abb. 2. Spontane Fusion des subtalaren Gelenkbereiches nach Calcaneusfraktur

Untersuchung und der röntgenologische Nachweis des beginnenden Gelenkverschleißes in einer der drei Kammern des unteren Sprunggelenkes bestimmen die Operationsmethode. Die früher von uns häufig durchgeführte alleinige Arthrodese des Talo-navicular-Gelenkes zur Blockierung des gesamten unteren Sprunggelenkes haben wir weitgehend wieder verlassen, da auch eine nur minimale Restbeweglichkeit im arthrotisch veränderten subtalaren Gelenkbereich die Beschwerden weiterhin unterhält und eine Korrektur der Fehlstellung des Rückfußes nicht möglich ist.

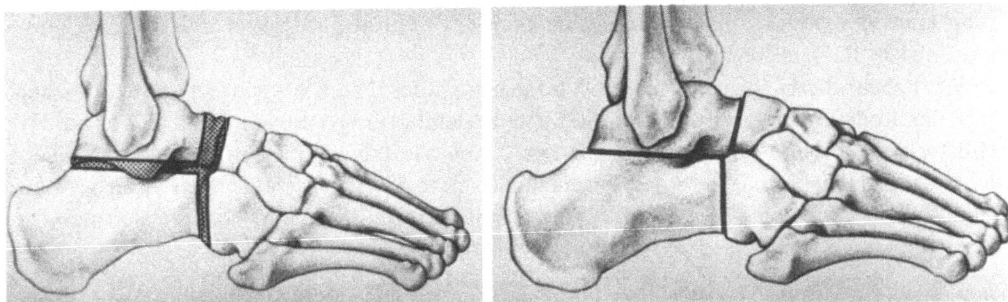

Abb. 3. Die Triplearthrodese unter Einschluß des subtalaren des Calcaneo-Cuboid und des Talo-navicular Gelenkes stellt ohne Zweifel die sicherste Operationsmethode zur Beseitigung posttraumatischer Fehlstellungen im USG nach Calcaneusfrakturen dar (aus: Campbell's Operative Orthopaedics. Saint Louis/USA: C.V. Mosby 1963)

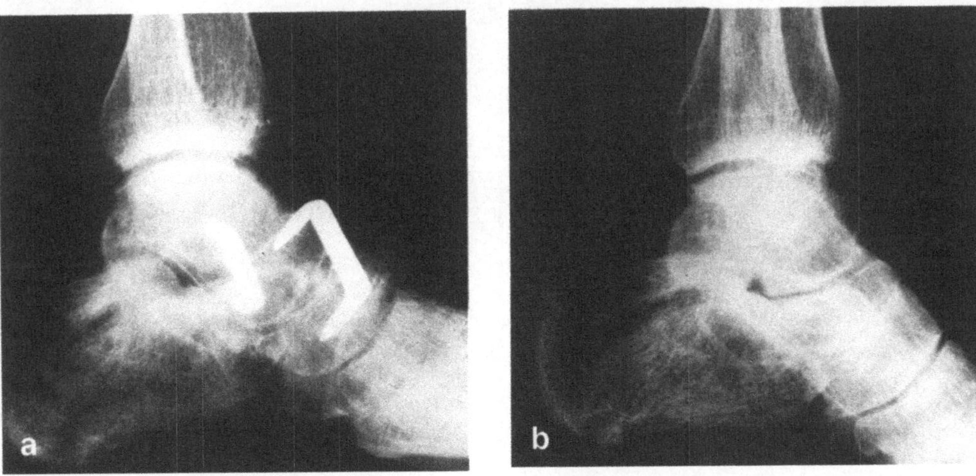

Abb. 4a und b. Triple-Arthrodese des USG. a. postoperativ, b. nach Metallentfernung bei knöcherner Durchbauung aller drei Kammern des USG

Wir bevorzugen die *Triple-Arthrodese*, da hiermit nicht nur eine dauerhafte Blockierung aller drei Kammern des unteren Sprunggelenkes erreicht wird, sondern auch eine weitgehende Korrektur der bestehenden Fehlstellungen durch entsprechende Keilentnahmen aus dem subtalaren Gelenkbereich. Die Erweiterung der subtalaren Arthrodese zur Triple-Arthrodese ist insbesondere dann indiziert, wenn die Mittelfußgelenke z.B. in Form einer Inkongruenz und Arthrose im Chopart-Gelenk oder einer Subluxation im Calcaneo-cuboid-Gelenk an den Unfallfolgen beteiligt sind.

Schwieriger als die Korrektur der *Varus*fehlstellung des Rückfußes ist die Beseitigung des *Valgus*, da hierbei die Keilentnahme an der Innenseite des Fußes erfolgt und eine Adaptation der Resektionsflächen erst möglich ist, wenn der calcaneare Block völlig vom talo-tibialen Block befreit ist.

Wir haben dieses bislang geübte Verfahren dahingehend abgeändert, daß nunmehr statt der Keilentnahme medial eine additive Keileinbolzung lateral subtalar durchgeführt wird, was eine Reihe von Vorteilen bietet: Keine zusätzliche Schnittführung, gute Übersicht, keine Höhenminderung des Fersenbeines, gute Korrekturmöglichkeit. Von wesentlicher Bedeutung ist dabei die Beseitigung des Rotationsfehlers in der Transversalebene.

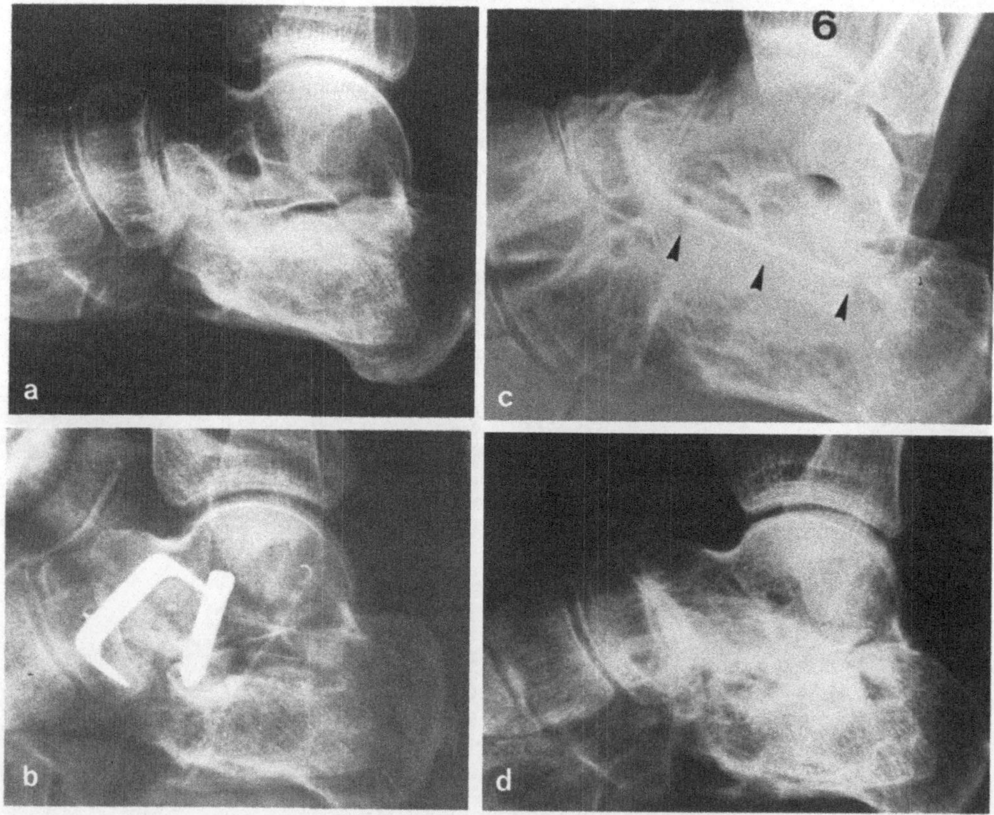

Abb. 5 **a** Zustand nach Fersenbeinfraktur der Gruppe 6 (nach Böhler) **b** Triplearthrodese unter Korrektur der Fehlstellung des Rückfußes, **c** nach Metallentfernung (6 Monate postoperativ) ist der additiv in das subtalare Gelenk eingebolzte Knochenspan gut sichtbar (Pfeile), **d** Abschlußkontrolle mit knöcherner Durchbauung aller drei Kammern des USG

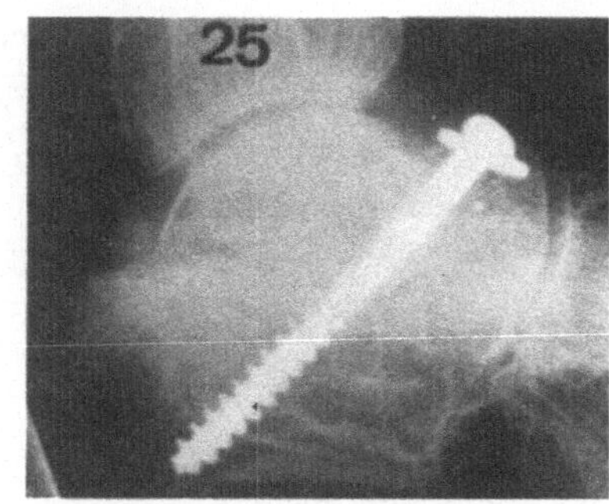

Abb. 6. Zugschraube zur Fusionsosteosynthese des subtalaren Gelenkes

Die Art der *internen Fixation* der Arthrodesen ist verschieden. Wir bevorzugen im Bereich des unteren Sprunggelenkes die Fixierung mit *Blount'schen Klammern*. In Erprobung sind zur Zeit selbstspannende Klammern aus einer sogenannten Memory-Stahl-Legierung aus einer Arbeitsgemeinschaft unserer Klinik (Dr. Haasters) mit der Krupp-Forschung.

Die Verwendung einer von der Dorsalseite her eingeführten *Zugschraube* hat sich bei alleiniger Arthrodese des subtalaren Gelenkes bewährt. Bei der pantalaren Arthrodese, die nach Fersenbeinfrakturen allerdings nur selten erforderlich ist, erfolgt die Arthrodesierung unter Zuhilfenahme der *Fixateurs externes*.

Alle operativen Eingriffe am Fuß dienen der Wiederherstellung der Funktion, der Beseitigung des Schmerzes und letztlich der kosmetischen Korrektur. Sie sollten nur unter *optimalen Bedingungen* durchgeführt werden, d.h. erst nach ausreichender Behandlung der meist bestehenden inaktivitätsbedingten Osteoporose und Weichteilatrophie. Aus diesen und schon erwähnten Gründen geben wir der *Spätarthrodese* den Vorzug, d.h. wir lassen zwischen Unfallereignis und Arthrodese mindestens 1 Jahr verstreichen, innerhalb dessen wir die Entwicklung des Beschwerdebildes und der objektivierbaren Verletzungsfolgen vergleichend und ohne Zeitdruck beobachten können.

Mitentscheidend für das Ergebnis des korrigierenden und letztlich auch verstümmelnden Eingriffes am Fuß ist nicht allein die Operationstechnik und der Ort der Arthrodese, sondern eine gezielte und überlegte Indikationsstellung.

Die Medialisierung der lateralen Fersenbeinwand

H. Kuderna, Wien

Lang anhaltende Schmerzen nach Fersenbeinbrüchen haben im wesentlichen folgende Ursachen: (Tabelle 1).

Tabelle 1. Lang anhaltende Schmerzen nach Fersenbeinbrüchen

1.		2.
	Ursache	
Inkongruenz des unteren Sprunggelenkes	infolge	Raumforderung an der Fersenbeinlateralseite
a. Verwerfung der Gelenkflächen tragenden Bruchstücke		a. Varus
		b. Verbreiterung des Fersenbeins
b. Verminderung des Tuber-Gelenk-Winkels		c. Exostosen
	Auswirkung	
a: Arthrose des unteren Sprunggelenkes		a: } Peroneussehnensyndrom
b: pes planus, Wadenmuskelinsuffizienz		b: } Peroneussehnensyndrom
		c: } Peroneussehnensyndrom
	Behandlung	
Arthrose des unteren Sprunggelenkes		Medialisierung der lateralen Fersenbeinwand

Dem *Peroneussehnensyndrom* und seiner Behandlung gelten die folgenden Ausführungen.

Anatomische Grundlagen

Die hinter dem Außenknöchel in einer gemeinsamen Sehnenscheide gleitenden Peroneussehnen werden durch die Trochlea peronealis in der lateralen Fersenbeinwand getrennt. Die Peroneus-brevis-Sehne setzt an der Basis des fünften Mittelfußknochens, die Peroneus-longus-Sehnen an der Unterseite der Basis des ersten und zweiten Mittelfußknochens und des medialen Os cuneiforme an. Die durch die Trochlea geteilte Sehnenscheide endet über dem Calcaneo-cuboid-Gelenk, an der Peroneus-longus-Sehne setzt sie sich oft auf die Fußsohle fort. Das Retinaculum tendinum peroneum superius hält die Sehnen unter dem Außenknöchel, das Retinaculum tendinum peroneum inferius in der Gegend der Trochlea peronealis am Knochen fest. Es ist verständlich, daß eine Verbreiterung des Fersenbeines zwischen den Retinacula, Exostosen, aber auch nur eine Varusdeformität des Fersenbeins oder Verwachsungen zu einer Behinderung des Sehnengleitens und damit zu Schmerzen in bestimmten Schrittphasen führen können.

Diagnose des Peroneussehnensyndroms

Die Diagnose ergibt sich *klinisch* aus dem Auftreten der Schmerzen in bestimmten Schrittphasen auch auf ebenem Boden, sowie ihrer Lokalisation und der Druckempfindlichkeit hinter und unter dem Außenknöchel, entsprechend dem Peroneussehnenverlauf.

Röntgenologisch wird die Diagnose durch die Einengung des Raumes der Peroneussehnenscheiden an der Lateralseite des Fersenbeins gestellt. Dazu benötigt man eine a.-p.-

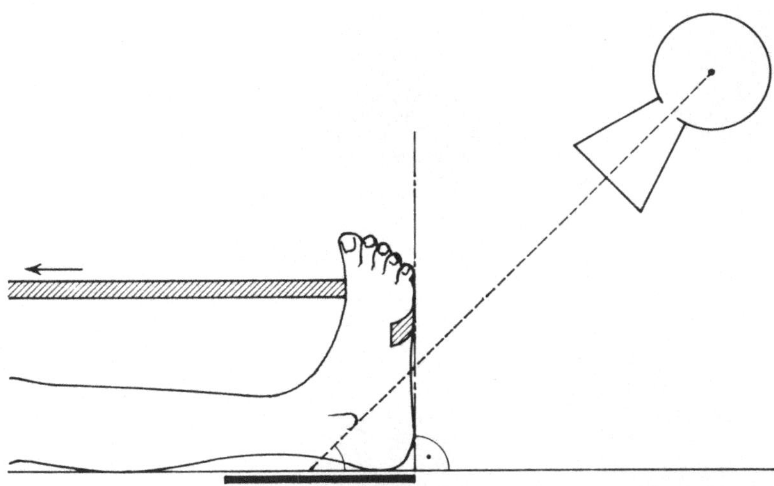

Abb. 1. Einsichtsaufnahme zur Darstellung der lateralen Fersenbeinwand, Vorfuß supiniert, adduziert, oberes Sprunggelenk in Rechtwinkelstellung, Zentralstrahl 45° dorsocranial eingeneigt

Sprunggelenksaufnahme, sowie eine spezielle Einsichtsaufnahme, für die der Patient am Rücken liegt und selbst mit einem über dem fünften Mittelfußköpfchen befestigten und die Fußsohle querenden Pflasterstreifen den Fuß bei gleichzeitiger Supination und Adduktion in eine Rechtwinkelstellung des Sprunggelenkes bringt. Eine a.-p.-Aufnahme mit 45° in dorsocranialer Richtung eingeneigtem Zentralstrahl (Abb. 1) bringt die laterale Fersenbeinwand nun zur Darstellung, ohne daß sich der fünfte Mittelfußknochen hineinprojiziert [1].

Durch eine zusätzliche *Kontrastmitteldarstellung* der Peroneussehnenscheide [2] wird die Diagnose endgültig erhärtet. Dazu wird die Sehnenscheide knapp ober und hinter dem Außenknöchel punktiert, dann werden 20 ml Kontrastmittel, bestehend aus 2 Teilen 60% iges Angiografin und 1 Teil 2% iges Xylocain, injiziert und eine Sprunggelenksaufnahme a.-p., eine seitlich und die oben genannte Einsichtsaufnahme gemacht.

Dazu zwei Fallbeispiele: 1. G.J., UB 45968/75, 34jähriger Gärtner, hatte bei einem Sturz von einem Apfelbaum rechts einen Fersenbeinbruch der Gruppe V erlitten, der auswärts gut reponiert worden war. Nach fünf Jahren wegen Schmerzen auswärts Arthrodese des unteren Sprunggelenkes und des Calcaneo-Cuboid-Gelenkes. Da weiter Schmerzen bestanden, wurden sechs Jahre nach dem Unfall die typischen Aufnahmen zur Darstellung der lateralen Fersenbeinwand angefertigt und zeigten keine wesentliche Verbreiterung. Erst in der Kontrastmitteldarstellung kommt eine Stenose der Peroneussehnenscheiden oberhalb der Trochlea zur Ansicht (Abb. 2).

2. G.J., UB 2313/73, 48jähriger Hausaufseher, hatte bei einem Sturz von einer Leiter links einen Fersenbeinbruch der Gruppe VI erlitten, der in Varus geheilt war. Wegen einer schmerzhaften Arthrose wurde nach einem Jahr eine Arthrodese des unteren Sprunggelenkes durchgeführt, ohne die Verbreiterung des Fersenbeins zu beheben, wie bereits die Einsichtsaufnahme zeigt. Deutliche Stenose in der Kontrastmitteldarstellung.

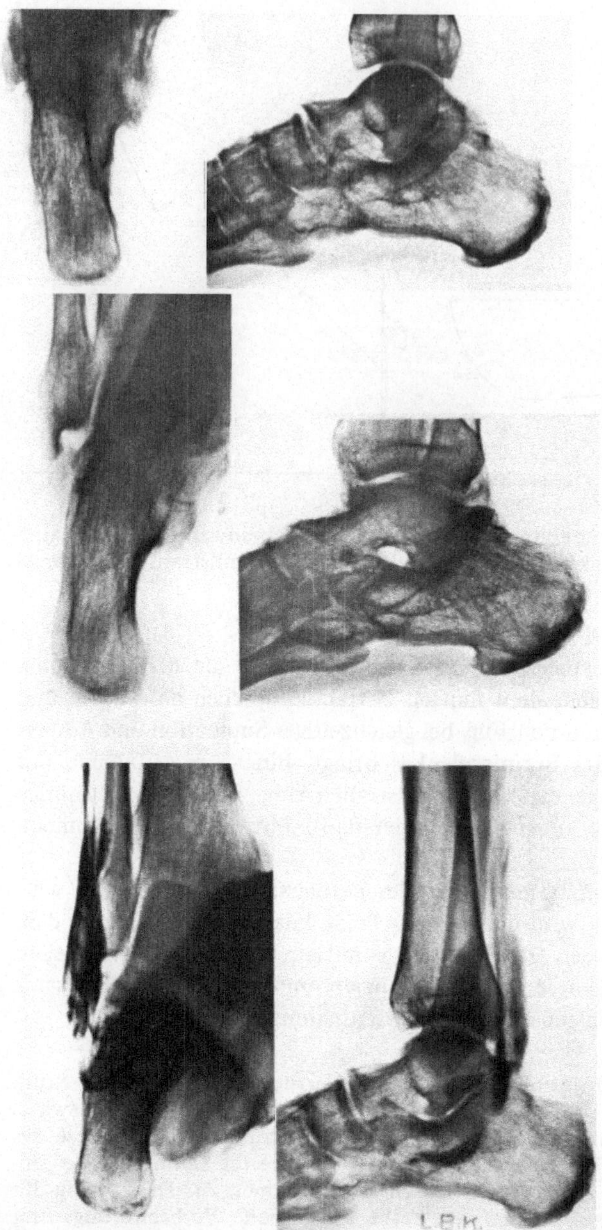

Abb. 2. Geheilte Arthrodese nach Fersenbeinbruch Gr. V. Keine wesentliche Verbreiterung der lateralen Fersenbeinwand, dennoch Stenose der Peroneussehnenscheide in der Kontrastmitteldarstellung

Behandlung des Peroneussehnensyndroms

Zur Behandlung empfiehlt J. Böhler in Anbetracht der Ursachen für das Peroneussehnensyndrom seit vielen Jahren die *Medialisierung der lateralen Fersenbeinwand* [1]. Dazu wird von einem Hautschnitt, der bogenförmig hinter dem Außenknöchel beginnt und über dem Cuboid endet, unter Schonung der Endverzweigung des N. suralis der betreffende

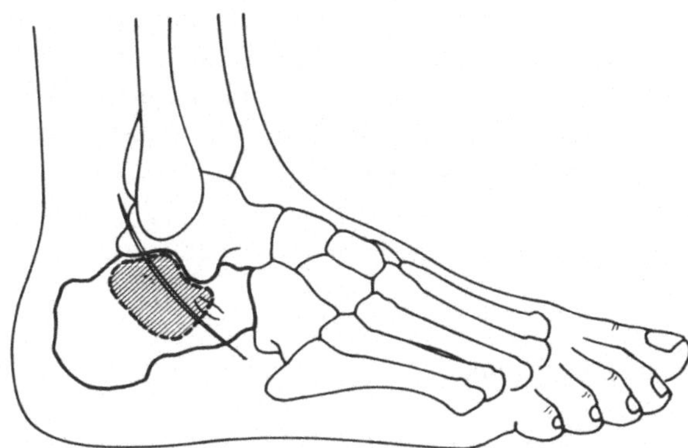

Abb. 3. Hautschnitt und Areal der Medialisierung der lateralen Fersenbeinwand

Abschnitt der Peroneussehnen freigelegt. Nach Ablösung des Retinaculum tendinum peroneum inferius vom Knochen plantar der Sehnen und Abdrängung zusammen mit den Sehnenscheiden nach oben kommt die laterale Fersenbeinwand zur Darstellung, wird mit einem Klingenmeißel abgegrenzt und dann mit einem Stopfeisen so weit imprimiert, daß die Sehnen nach Reposition frei in ihren Sehnenscheiden gleiten können, ohne mehr an der lateralen Fersenbeinwand zu scheuern (Abb. 3).

Auch Exostosen werden mit dem Stopfeisen hineingeschlagen und möglichst nicht scharf abgetragen, damit es nicht zu einer oberflächlichen kallösen Regeneration kommt. Zuletzt wird das Retinaculum mit den Sehnenscheiden wieder nach unten geschlagen und am fußsohlenseitigen Periost des Fersenbeins vernäht.

Dazu ein *Fallbericht*, den ich Poigenfürst verdanke: W.I., 53jährige Frau, war nach einer Fersenbeinfraktur der Gruppe 5 auswärts ohne Reposition konservativ behandelt worden. Neben der bereits klinisch auffallenden lateralen Verbreiterung wurde die Diagnose durch tomografische Röntgenaufnahmen erhärtet. Die Operationsfotos zeigen die deutliche Vorwölbung der Peroneussehnen nach dem Hautschnitt. In einer etwas anderen Technik wurde in diesem Fall die gesamte laterale Fersenbeinwand mitsamt dem Ansatz des Retinaculum tendinum peroneum inferius durch einen sagittalen Meißelschlag abgelöst und ihr Lager durch osteoklastische Spongiosaentnahme vertieft. Anschließend wurde die laterale Fersenbeinwand durch zwei Schrauben in dem vertieften Lager fixiert, die zur Lösung von Verwachsungen geöffnete Sehnenscheide wieder verschlossen. Die abschließenden vergleichenden Röntgenaufnahmen zeigen die Behebung der Verbreiterung. Die Patientin war postoperativ ab dem nächsten Tag auf Dauer schmerzfrei.

Ergebnisse

Im Lorenz Böhler Krankenhaus wurde bisher in 10 Fällen eine Medialisierung der lateralen Fersenbeinwand durchgeführt. In weiteren 2 Fällen wurde lediglich eine laterale Exostose abgetragen.

In 4 der 12 Fälle war eine Arthrodese des unteren Sprunggelenkes vorausgegangen, ohne die Patienten von ihren durch ein Peroneussehnensyndrom bedingten Schmerzen zu befreien. In einem Fall wurde gleichzeitig eine solche Arthrodese durchgeführt, in einem weiteren Fall mußte sie wegen zunehmender Arthrose im unteren Sprunggelenk später nachgeholt werden.

Von 10 der insgesamt 12 Fälle mit Korrektur der lateralen Fersenbeinwand liegen Nachuntersuchungsergebnisse, bzw. spätere Befunde vor. Während sich die Exostosenabmeißelung nicht bewährt hat, bestanden nach Medialisierung der lateralen Fersenbeinwand nur in einem Fall die Beschwerden weiter. Eine neuerliche Kontrastmitteluntersuchung bei der Nachuntersuchung ergab wieder eine leichte Stenose, in diesem Fall war die Versetzung nach medial ungenügend gewesen. Alle anderen Patienten erklärten, nach der Operation von ihren Schmerzen befreit gewesen zu sein.

Zusammenfassung

Lang anhaltende Schmerzen nach Fersenbeinbrüchen bedürfen einer etwas eingehenderen Differenzierung und stellen nicht in jedem Fall eine Indikation zur Arthrodese des unteren Sprunggelenkes dar. Sind sie durch ein Peroneussehnensyndrom bedingt, werden sie durch die Arthrodese nicht gebessert. Das Peroneussehnensyndrom ist bereits klinisch durch das Auftreten der Schmerzen in bestimmten Schrittphasen auch auf ebenem Boden und durch die Lokalisation hinter und unter dem Außenknöchel diagnostizierbar. Zur restlosen röntgenologischen Abklärung lang anhaltender Schmerzen nach Fersenbeinbrüchen halten wir folgende Projektionen für zweckmäßig: siehe Tabelle 2.

Tabelle 2. Röntgenprojektionen des Fersenbeins zur Differentialdiagnose lang anhaltender Schmerzen: es zeigen

	Projektion	es zeigen
1.	plantare Projektion	Verbreiterung, Varus
2.[a]	seitliche Projektion	Tuber-Gelenk-Winkel
3.	mediale Schrägaufnahme (30° ventral, 25° caudal)	unteres Sprunggelenk
4.[a]	A.-P.- (obere Sprunggelenks-) Projektion	laterale Raumbeanspruchung
5.[a]	Einsichtsaufnahme (45° dorso-cranial bei supiniertem, adduziertem Vorfuß und rechtwinkeligem oberen Sprunggelenk	laterale Raumbeanspruchung und Konfiguration der lateralen Fersenbeinwand

[a] Die Projektionen 2, 4 und 5 werden auch bei der Kontrastmitteldarstellung der Peroneussehnenscheiden verwendet.

Die operative Medialisierung der lateralen Fersenbeinwand, ein relativ kleiner operativer Eingriff, stellt die einzig sinnvolle, ursächliche Behandlung des Peroneussehnensyndroms dar.

Literatur

1. Böhler, J.: pers. Mitteilung
2. Kashiwagi, D., Inamatsu, N.: Diagnosis and treatment of fractures of the os calcis, Kobe J. Med. Sc. *11*, 21 (1965)

Spätergebnisse nach Fersenbeinbrüchen

H. Stuflesser und H.-P. Kundert, Zürich

Zusammenfassung

Es werden die Ergebnisse nach 75 Fersenbeinfrakturen (bei 64 Patienten) ausgewertet unter Berücksichtigung der Erstbehandlung (Operation, Gips, funktionelle Behandlung) und unter besonderer Berücksichtigung einer Gruppe von 25 Patienten mit 27 Frakturen, deren Unfall 10 Jahre und mehr zurückliegt. Keines der angewandten Erstbehandlungsverfahren zeitigt eindeutig bessere Ergebnisse.

Die Fersenbeinfraktur ist die häufigste Fraktur am Fuß. Ihre Folgen in Bezug auf das statisch-dynamische Verhalten des ganzen Fußes als funktionelle Einheit äußern sich in hartnäckigen Beschwerden und Störungen des Gehbildes. Ihre Behandlung erfordert vom Arzt exakte Kenntnisse der Art der entstandenen Veränderungen und der zur Verfügung stehenden Behandlungsmöglichkeiten. Auch heute noch herrscht bei Orthopäden und Unfallchirurgen keine einheitliche Auffassung über die ideale oder beste Therapie der Calcaneusfrakturen, besonders bei Formen mit Gelenksbeteiligung. Als Extreme stehen sich die unbedingte, exakte operative Wiederherstellung der anatomischen Verhältnisse einerseits und die ausschließlich konservativ-funktionelle Behandlung andererseits gegenüber.

In den 14 Jahren von 1962 bis 1976 wurden an unserer Klinik über 140 Patienten mit Fersenbeinfrakturen behandelt. 64 dieser Patienten, mit insgesamt 75 Fersenbeinfrakturen, konnten wir selbst nachkontrollieren. Bei 25 dieser Patienten, mit insgesamt 27 Frakturen, beträgt die Beobachtungszeit 10 Jahre und länger. Die Mehrzahl der Unfälle ereigneten sich bei der Arbeit.

Insbesondere hat uns interessiert, ob die operativen Repositionsversuche bei schweren intraarticulären Brüchen auf lange Sicht zu besseren Ergebnissen geführt haben als einerseits die übliche Ruhigstellung im Gipsverband und andererseits die funktionelle Behandlung.

Vor der Diskussion unserer Ergebnisse müssen wir vorausschicken, daß alle untersuchten Patienten ursprünglich auswärts behandelt wurden. Sie kamen erst sekundär an unsere

Tabelle 1. Unfallart (n = 64)

Arbeit	47%
Sport, Militär	22%
Verkehr	17%
psychiatrisch	8%
andere	6%

Tabelle 2. Beruf (n = 64)

Arbeiter	55%
Angestellter	23%
Hausfrau	8%
andere	14%

Tabelle 3. Erstbehandlung (n = 64)

operativ		19%
konservativ	Gips	55%
	funktionell	26%

Tabelle 4. Spätere Operationen n = 22 (34%) (durchschnittlich nach 1 1/2 Jahren)

Double-Arthrodesen	16
Narbenrevision	2
Fistelrevision	4

Tabelle 5. Spätergebnisse

Beobachtungszeit	< 10 Jahre %	> 10 Jahre %
„Behinderung"	92	80
Schmerzen	92	68
Schwellung	46	52
Orthopädische Hilfsmittel	74	64

Tabelle 6. Orthopädie-technische Maßnahmen

Gabelapparat
Zurichtung an Serienschuhen
Orthopädischer Schuh

orthopädische Klinik, die keine traumatologisch-orthopädische Klinik ist, die hingegen über eine große Poliklinik und eine eigene orthopädietechnische Abteilung verfügt. Insofern stellt unser Patientengut eher eine negative Auslese dar. Und unter diesen Aspekten müssen wir auch die Resultate betrachten. Sie gestatten keine abschließende Beurteilung, da die Erstversorgung für einen Vergleich zu uneinheitlich war.

19% unserer nachuntersuchten Patienten wurden auswärts operativ erstversorgt. 55% konservativ, mit Ruhigstellung im Gips. 26% ohne Gips nach der funktionellen Methode.

Ein Drittel (22 = 34%) wurden sekundär an unserer Klinik operiert, und zwar im Durchschnitt 1 1/2 Jahre nach dem Unfall. Davon erhielten 3/4 eine Double-Arthrodese, die übrigen Narbenrevisionen und Fistelrevisionen.

80% aller Langzeitverläufe fühlten sich auch zum Zeitpunkt der Nachuntersuchung, 10 und mehr Jahre nach dem Unfall, behindert; sei es durch Schmerzen (68%), durch Schwächegefühl (30%) sowie abendliche Schwellung (52%).

Interessant ist die Beobachtung, daß im Laufe der Zeit offenbar Schmerzlosigkeit und Behinderung abnehmen oder weniger empfunden werden infolge Anpassung und Angewöhnung. Das zeigt auch der geringe Anteil an unfallbedingten Berufswechseln, nämlich nur 15%, obwohl 55% unserer Patienten einen Arbeiterberuf ausüben und obwohl es sich, wie oben erwähnt, um eine negative Selektion des Patientengutes handelt.

Trotzdem zeigen die Zahlen, daß die meisten Patienten ein Leben lang an den Folgen eines schweren Fersenbeinbruches laborieren. Fast ebensoviele, dreiviertel unserer Patienten, benötigen oder benötigten zumindest zeitweilig ein orthopädietechnisches Hilfsmittel wie Gabelapparat, Zurichtungen an Serienschuhen oder orthopädische Schuhe.

Tabelle 7. Zurichtung an Serienschuhen

Pufferabsatz
Flügelabsatz
Absatzerhöhung / innere Fersenerhöhung
erhöhte Fersenkappe
Abrollrampe
Einlagen

Tabelle 8. Spätergebnisse > 10 Jahre (n = 25)

	operiert (n = 8) %	Gips (n = 10) %	funktionell (n = 7) %
Schmerzen	63	70	71
Schwellung	50	50	43
Schwächegefühl	25	20	43

Der Gabelapparat ist eine Unterschenkel-Orthese mit festem oberem Sprunggelenk und proximaler Abstützung entsprechend dem PTB-Prinzip. Mit ihm will man eine Fixation, Stützung oder Entlastung, ev. auch eine Extension und Redression erreichen.

Zurichtungen an Serienschuhen: Darunter verstehen wir Puffer- und Flügelabsätze, Abrollrampen, erhöhte Fersenkappen und Einlagen sowie besonders wichtig: Absatzerhöhungen bzw. innere Fersenerhöhungen. Mit dieser Maßnahme wird der posttraumatische relative Hackenfuß ausgeglichen und damit die verhängnisvolle Überlastung im ventralen Abschnitt des oberen Sprunggelenkes vermieden.

Der orthopädische Schuh schließlich ist in Fällen indiziert, die mit den eben skizzierten einfacheren Maßnahmen nicht befriedigend versorgt werden können. Diese Fälle dürfen aber nicht der Bequemlichkeit von Schuhmacher und Arzt folgend unterschiedlos über den berühmten „gleichen Leisten" geschlagen werden, sondern sie müssen nach besonderen Verfahren handwerklich einzeln individuell angefertigt sein.

Wie sind nund die Langzeitergebnisse bei den operierten Patienten im Vergleich zu den konservativ behandelten zu bewerten?

Wir konnten feststellen, daß aufgrund der Kriterien Schmerz, Schwellung, Schwächegefühl, Arbeitsfähigkeit usw. im Grunde genommen bei unserem Patientengut kein nennenswerter Unterschied der Behandlungserfolge erzielt werden konnte.

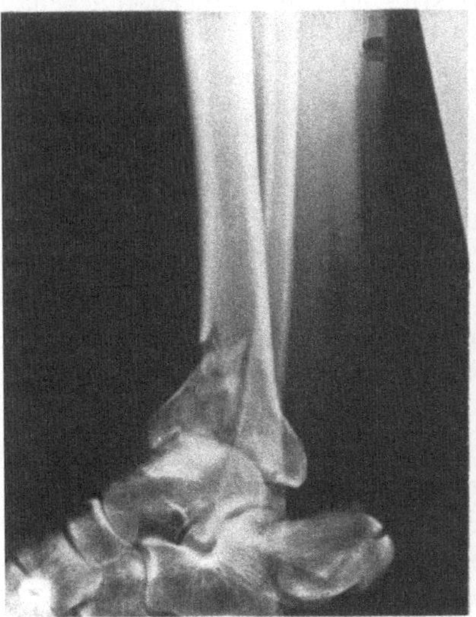
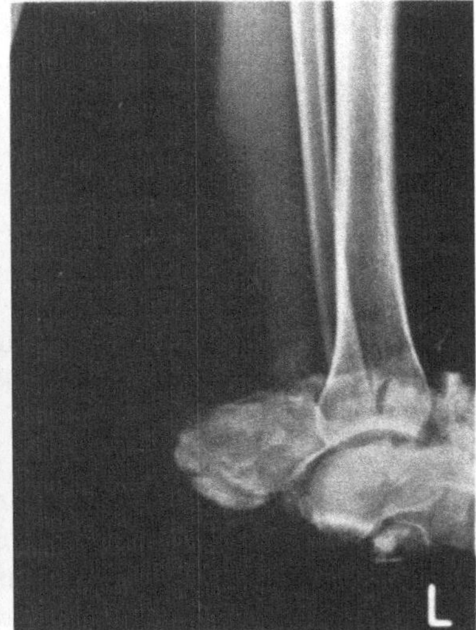

Abb. 1. Fenstersturz in suicidaler Absicht. Beidseitiger Fersenbein-Trümmerbruch, links offen, mit bis zur Sohle durchgestoßenem Sprungbein und nach medial luxierten Fersenbeintrümmern. Rechts: Trümmerbruch des Tuber mit mehreren, in das hintere USG reichenden Bruchspalten und gleichzeitiger Fraktur des Pilon tibial

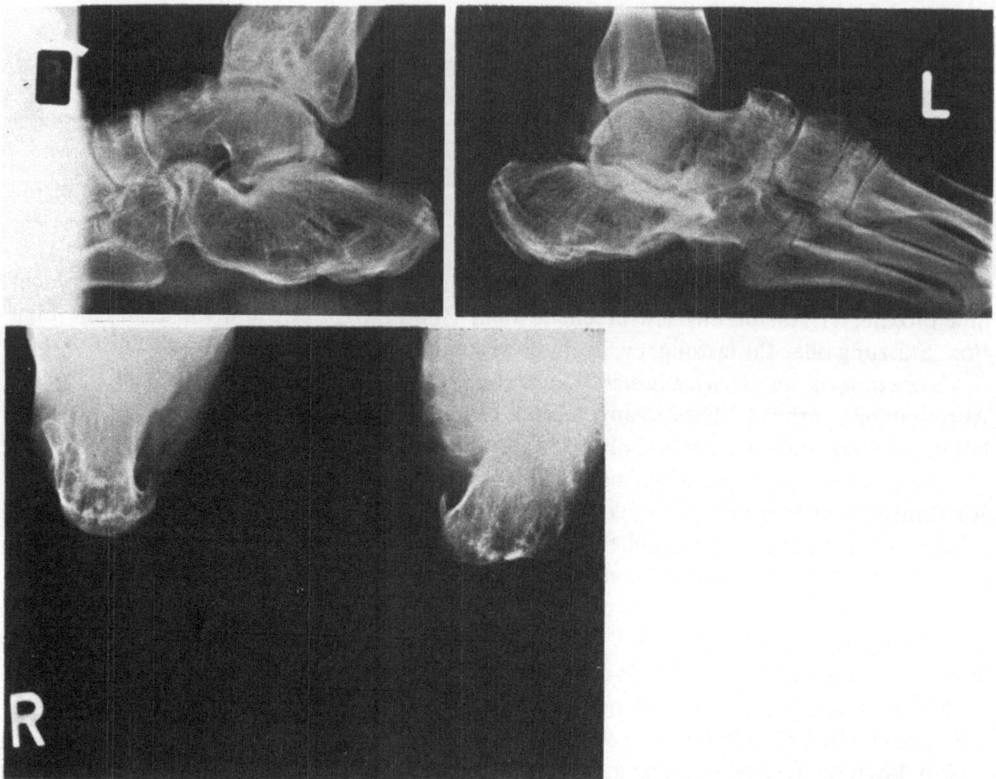

Abb. 2. Derselbe Fall wie Abb. 1., 7 Jahre nach dem Unfall. Zustand nach Schienbeinosteosynthese rechts, Reposition und Wundversorgung links. Konservative Fersenbeinbruch-Behandlung. Ruhigstellung im Gips für 6 Wochen, anschließend funktionelle Weiterbehandlung. Trotz dieses Röntgenbefundes ist die 37 jährige Patientin, die an einer gegenwärtig kompensierten Schizophrenie leidet, relativ beschwerdefrei. Zur Nachuntersuchung erschien sie in modischen Konfektionsschuhen mit 8 cm hohen Absätzen, ohne orthopädische Zurichtung und lehnte auch jegliche weiteren Hilfsmittel ab

Die Operation hat oft die Behandlungszeit etwas herabgesetzt. Außerdem erleichterte eine gute Reposition die spätere orthopädietechnische Behandlung. Hingegen waren wir etwas erstaunt, daß gerade die funktionell behandelten Patienten mehr als die anderen über ein weiteres Schwächegefühl klagten und teilweise sogar eine messbare Wadenatrophie aufwiesen.

Zusammenfassend können wir sagen, daß bei unserem Patientengut die funktionelle Erstbehandlung keine besseren Ergebnisse gegenüber der operativen gebracht hat, daß aber auch die Behandlung durch Ruhigstellung im Gipsverband keine eindeutig besseren Ergebnissse erbracht hat als die beiden oben genannten. Allerdings erfolgte die Erstbehandlung jeweils uneinheitlich an verschiedenen Krankenhäusern.

Andererseits soll man nicht vergessen, daß die Behandlung der Fersenbeinbruch-Patienten in den wenigsten Fällen nach wenigen Monaten abgeschlossen ist. Es ist vielmehr so, daß ein Großteil ein Leben lang an den Folgen des Unfalles laboriert und mehr oder weniger regelmäßig ärztlichen Rat in Anspruch nehmen muß.

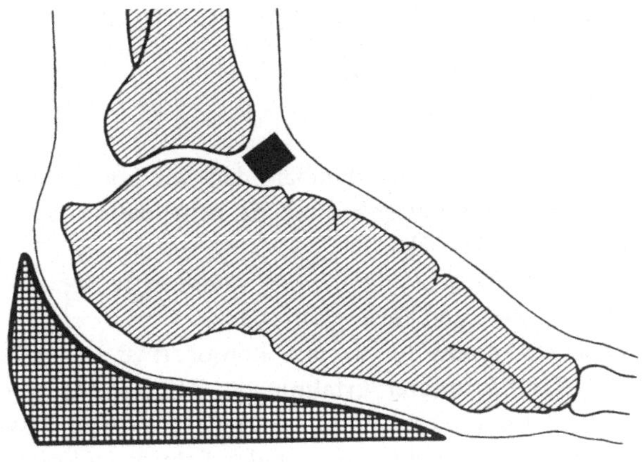

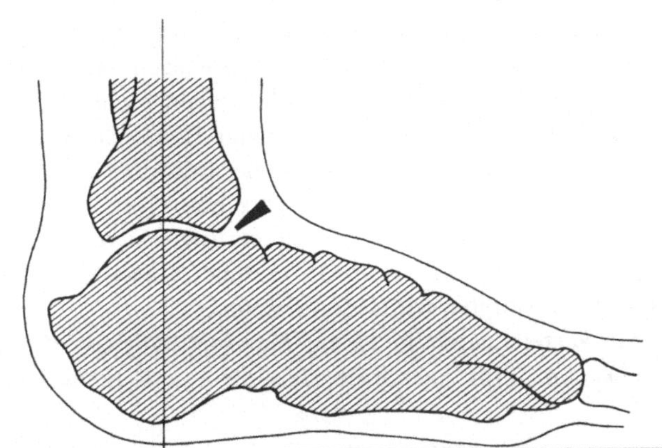

Abb. 3. Durch die Absatzerhöhung wird der posttraumatische relative Hackenfuß ausgeglichen und damit die Überlastung im ventralen Abschnitt des oberen Sprunggelenkes vermieden

Im Hinblick auf die orthopädietechnische Nachbehandlung ist es sicherlich sinnvoll, wenn man gegebenenfalls operativ eine gute Reposition anstrebt, auch wenn damit nicht immer eine Spätarthrodese des unteren Sprunggelenkes verhindert werden kann.

Literatur

1. Bauermeister, R. u. B.: Das Schicksal der Fersenbeinfrakturen. Beitr. Orthop. u. Traumatol. *22*, 91–92 (1975)
2. Berge, H., Seyfarth, G.: Behandlungsergebnisse nach Fersenbeinbrüchen. Beitr. Orthop. *21*, 484–488 (1974)
3. Böhler, L.: Technik der Knochenbruchbehandlung. 12. u. 13. Aufl., Wien: Maudrich 1954 (Nachdruck 1977)
4. Dewez, L.: Traitement fonctionnel precoce par mobilisation immédiate après fracture du calcanéum. Ann. Kinésithér., *3*, 65–78 (1976)
5. Hoehle, K.-D., Schweikert, C.-H.: Die funktionelle Behandlung von Fersenbeintrümmerbrüchen. Der Chirurg *39*, 472–474 (1968)
6. Nade Sydney, Monahan, P.R.W.: Fractures of the calcaneum: a study of the long-term prognosis. Injury, *4*, 201–207 (1973)
7. Vasey, H.: Les suites tardives de la fracture du calcaneum. Schweiz. Med. Wschr. *97*, 793–794 (1967)

Erfahrungen mit der Behandlung beidseitiger Fersenbeinbrüche

J. Bauer und J. Leško, Košice

Wir berichteten hier bereits darüber, daß wir auf unserer Abteilung in den letzten 30 Jahren insgesamt 308 Fersenbeinbrüche behandelten. Davon handelte es sich 31 mal um *bilaterale* Brüche (10,06%).

Sie wurden vorwiegend in 97,43% konservativ behandelt. Mit halbaktiven Methoden versorgten wir 1,64% und chirurgisch 0,93%.

Wir entschlossen uns für extrem konservative Behandlungsverfahren bei Fersenbeinbrüchen auf Grund unserer Erfahrungen, daß nämlich der Erfolg der Behandlung nicht *nur* von der anatomischen Korrektur des Bruches, von dessen sozusagen morphologischen Kriterien abhängt. Vielmehr muß man den Schwerpunkt der Behandlung, in der Zeitspanne nach der Immobilisation, auf symptomatologische Verfahren, wie Fußstützen, Arthrodesen u.ä. verlegen.

Unserer Erfahrung nach ist keine Prävalenz für das eine oder andere Fersenbein bei beidseitigen Brüchen festzustellen. Hingegen waren Männer fast absolut Träger jener Unfallfolgen (96,9%). Als Unfallvorgehen steht Sturz oder Sprung aus großen Höhen im Vordergrund (95%), wobei bei der Hälfte der Fälle anamnestisch negative psychische Hintergründe, inklusive alkoholische Intoxikation festgestellt wurden. Der Rest (5%) verteilt sich auf Verkehrsunfälle, Verschüttungen u.ä.

Drei dieser Patienten wurden chirurgisch versorgt (Revision, Reposition). Eine Extension und Reposition wurde dreimal, eine offene Reposition zweimal vorgenommen. Halbaktiv versorgten wir vier Verletzte.

Wir verzeichneten in einem einzigen Falle als Komplikation des Heilungsverfahrens eine Osteomyelitis, nach Extension. Sie konnte in zwei Jahren bewältigt werden.

Tabelle 1. Fersenbeinbrüche

insgesamt	308
bilateral	31

Unser Krankengut enthält weiter 20% kombinierte Verletzungen. Dabei handelte es sich zweimal um Verletzungen der Wirbelsäule, zweimal um Sprungbeinbrüche, einmal um eine schwere Brustkorbverletzung, einmal um eine schwere Verletzung der oberen Extremität, und einmal um eine craniocerebrale Verletzung.

Wir klassifizierten 49,6% unserer Verletzten als simplexe, 40,3 als komminutive und 10,1% als offene Form der Fersenbeinbrüche. Das durchschnittliche Lebensalter war 42,9 Jahre. Unser jüngster Patient war 7 Jahre alt.

Wir leiteten die Rehabilitation nach Anlegen des typischen Gipsverbandes so ein, daß sich unsere Kranken noch während des Spitalaufenthaltes schon ohne Stütze bewegen konnten.

Bei Nachuntersuchungen fanden wir bei 20 Patienten ein befriedigendes Resultat, jedoch pes plano-valgus in 5% und ein unbefriedigendes bei 6 Patienten, Schwellungen, Arthrosis deformans oder simplex. Teilweise arbeitsunfähig wurden zwei Probanden, zum Professionswechsel kam es bei 4 Kranken.

Trotz unseres verhältnismäßig großen Krankengutes betrachten wir die Behandlung des Fersenbeinbruches als offenes Problem, jedoch mit der Überzeugung, daß hier eher konservative als operative Behandlungsformen vorgezogen werden sollten.

Rehabilitationsmaßnahmen nach Fersenbeinbrüchen

J. Stipicic und E. Reiner, Bad Häring

Die Behandlung von 5% aller unserer Patienten erfolgt wegen Unfallfolgen nach Fersenbeinbrüchen. Wegen anhaltender Beschwerden erfolgt die Übernahme solcher Patienten bei uns meistens 5 bis 6 Monate nach dem Unfallereignis. Es gibt jedoch Fälle, wo der Unfallverletzte wegen zunehmender Beschwerden und wiederholt gescheiterten Arbeitsversuchen sich erst nach 1 1/2 Jahren bis 3 Jahren nach dem Unfall einer Behandlung unterziehen muß.

Da wir nicht alle Patienten nach Fersenbeinbrüchen von unserem Einzugsgebiet überwiesen bekommen, sondern nur solche mit anhaltenden Beschwerden, können wir keine Statistik über die Erfolge oder Mißerfolge der durchgeführten Behandlungsmethoden erstellen. Die Tatsache jedoch, daß unsere Patienten in verschiedenen Abteilungen nach verschiedenen Behandlungsmöglichkeiten versorgt werden, spricht dafür, daß bei den Fersenbeinfrakturen keine 100% igen Behandlungsmethoden gefunden wurden. Aufgrund unserer bisherigen Erfahrungen müssen wir uns der Meinung von Rehn anschließen, daß das Problem der Fersenbeinbruchbehandlung kaum in idealer Weise zu lösen ist, gleich ob man sich zur primären Arthrodese, Aufrichtungsversuchen oder zur selbständigen Übungsbehandlung nach Abschwellung entschließt.

Etliche Autoren vertreten diese Meinung. A. Titze und D. Waigand stellten treffend fest, daß der Fersenbeinbruch vielleicht jene Bruchform und das Fersenbein jener Knochen ist, der behandlungsmäßig noch die größte Problematik aufwirft und bei dessen Behandlung die größten Divergenzen entstehen.

Man wird zwar durch geübte therapeutische Methoden bei der primären Versorgung der Fersenbeinbrüche bei manchen Fällen sehr gute Resultate erzielen, aber nach den Erfahrungen, die wir bei uns gesammelt haben, wird mancher Verletzte auch nach idealer Einrichtung des Fersenbeines später durch posttraumatische Arthrose seine Schmerzen oder nach durchgeführter Arthrodese seine statischen Beschwerden bekommen.

Diese Schmerzen sind auch der häufigste Grund, weshalb die Einweisung auch nach längerer Zeit nach dem Unfallereignis in ein Rehabilitationszentrum erfolgt. Bei der Aufnahme in unser Zentrum stehen neben den erwähnten Schmerzen auch schmerzhafte Gangbehinderung, Bewegungseinschränkung und Schwellneigung im Bereiche des Fußgelenkes im Vordergrund. Bei manchen Patienten ist auch die Verschmächtigung der Wadenmuskulatur, die Einschränkung der Zehenbeweglichkeit und der Beweglichkeit im oberen Sprunggelenk sowie ein traumatischer Plattfuß zu verzeichnen.

Wenn es sich nicht um polytraumatisierte Patienten handelt, beträgt die durchschnittliche Verweildauer wegen der Folgen eines Fersenbeinbruches in unserem Zentrum 3 bis 4 Wochen.

Neben der intensiven Hydrotherapie (Tretbad, Schwimmen, Medizinalbäder, vor allem Heublumen- und Schwefelbäder) sowie Einzelgymnastik und Gehschulung wird bei uns auf zweckmäßige und exakte Versorgung mit Modelleinlagen und bei Notwendigkeit mit orthopädischen Schuhen besonderer Wert gelegt. Über die Art der Versorgung mit orthopädischen Schuhen haben wir in unserem gestrigen Vortrag berichtet. Die Versorgung mit orthopädischen Schuhen erfolgt nur in solchen Fällen, wo alle anderen Rehabilitationsmaßnahmen nicht zum Erfolg führen, sodaß wir, wie bereits berichtet, von 149 Patienten nur 26 mit orthopädischen Schuhen versorgt haben.

Durch anhaltende Schmerzen und Belastungsbeschwerden nach Fersenbeinbrüchen, wiederholte Krankenstände und unterbrochene Arbeitsversuche wird mancher strebsamer und fleißiger Unfallverletzter psychisch zermürbt und zum Rentenjäger gestempelt wozu auch die Versorgungen mit unzweckmäßigem Schuhwerk führen.

Nach dem Erreichen der Schmerzfreiheit durch zweckmäßige Schuhe gehen solche Unfallverletzte wieder ihrer Arbeit nach und sind für seinen Versicherungsträger kein Problemfall mehr.

Hier möchte ich nicht unerwähnt lassen, daß neben den zweckmäßigen auch auf eine ästhetische Schuhversorgung Wert gelegt werden soll.

In der Mythologie war die verletzbare Ferse manchem Helden zum Verhängnis geworden. Heute wird mancher Verletzte durch seinen Fersenbeinbruch aus dem sozialen Gefüge hinausgeworfen, da er gezwungen ist, seine Tätigkeit oder seinen Beruf aufzugeben. Aus diesem Grunde legen wir bei solchen Patienten besonderen Wert auf die Zusammenarbeit mit unserem Sozialberater, der sich gleich nach Aufnahme des Patienten bei uns mit der Arbeitsmöglichkeit und der Arbeitsplatzsicherung des Betreffenden befaßt.

Ursachen und Behandlungsergebnisse bei 40 Patienten mit Fersenbeinosteomyelitis

M. Börner, W.D. Schellmann und K. Klemm, Frankfurt/Main

Eine posttraumatische Osteomyelitis im Bereich des Fersenbeines kann nicht nur nach offenen, sondern auch nach operativer Behandlung geschlossener Brüche oder im Gefolge einer Drahtextension auftreten.

Die Infektion breitet sich in der lockeren Spongiosa eines zertrümmerten Fersenbeines rasch aus. Bei verbleibenden Sequestern führt sie sehr häufig zu Rezidiven, welche wiederholte Eingriffe erforderlich machen.

Eine weitere Ausdehnung in die Fußwurzel wirft schwerwiegende Probleme auf, nicht selten muß dann der Entschluß zur Amputation gefaßt werden.

Von 1963 bis Mitte 1976 wurden in der Berufsgenossenschaftlichen Unfallklinik Frankfurt am Main bei insgesamt 495 Patienten 550 Fersenbeinbrüche behandelt.

Die Aufschlüsselung dieses Krankengutes ergab, daß bei 161 Brüchen operativ (29,2%) und bei 389 Brüchen konservativ (70,8%) vorgegangen wurde (Tabelle 1).

Die Primärbehandlung erfolgte 78 mal anderenorts, davon 32 mal operativ. In der Mehrzahl dieser Fälle wurden die Patienten dann wegen Infektion zu uns verlegt.

Tabelle 1. Fersenbeinbruchbehandlung der Berufsgenossenschaftlichen Unfallklinik Frankfurt am Main von 1963–1976. 550 Frakturen, 161 operativ und 389 konservativ

	operativ	konservativ	gesamt
Patienten	150	345	495
Frakturen	161	389	550

Tabelle 2. Aufgetretene Infektion bei Behandlung von Fersenbeinbrüchen. Von 161 operativ versorgten Frakturen 32 Infektionen; von 389 konservativ behandelten 8 Infektionen

	Frakturen	Infektion
operativ	161	32
konservativ	389	8

Insgesamt wurde in 40 Fällen stationäre Behandlung wegen einer Fersenbeinosteomyelitis erforderlich, in 8 Fällen nach konservativer Behandlung offener Fersenbeinbrüche, in 32 Fällen nach operativer Behandlung offener *und* geschlossener Fersenbeinbrüche. Dabei wurden als operativ behandelt auch diejenigen Fersenbeinbrüche bezeichnet, bei denen man nach manueller Reposition einen Drahtzug anlegte (Tabelle 2).

Entsprechend der Struktur eines Berufsgenossenschaftlichen Unfallkrankenhauses handelte es sich im überwiegenden Teil aller Fälle, nämlich bei 32 Patienten (79,3%), um Arbeitsunfälle. Das Durchschnittsalter dieser Verletzten lag bei 40,4 Jahren, der jüngste Patient war 17, der Älteste 67 Jahre alt. Die Unfallursache war durchwegs Sturz aus unterschiedlicher Höhe.

Der Schweregrad des Unfalles, das heißt die Sturzhöhe und die mit ihr einhergehende Gewalteinwirkung stand nach unseren Beobachtungen in direktem Zusammenhang mit der Komplikationsrate. Von unseren 40 Patienten mit Fersenbeinosteomyelitis lag bei 17 Patienten (42,5%) eine offene Fraktur vor.

Im überwiegenden Anteil aller Fälle war primär operiert worden, nur bei 8 Patienten mit offenen Frakturen wurde zunächst Heilung der Weichteilwunde abgewartet und erst dann eine Aufrichtung oder Stabilisation vorgenommen.

Obwohl man davon ausgehen kann, daß nur eine negative Auslese, nämlich die primär offenen Frakturen oder die schweren Zertrümmerungen des Fersenbeines operativer Behandlung zugeführt wurden, stimmt der hohe Prozentsatz an Infektionen bedenklich.

Aus Tabelle 3 ist die Verteilung der Infektionshäufigkeit in Abhängigkeit von der Operationsmethode zu ersehen. Dabei fällt auf, daß insbesondere die operative Behandlung mit Drahtextensionen und Steinmann-Nägeln eine hohe Komplikationsrate aufweist. Auch die Behandlung mit Fersenbeindistraktor und mit Schrauben war nicht selten von Infektion gefolgt. Im eigenen Operationsgut scheinen die Ergebnisse etwas besser; der Ordnung halber sollte man aber einräumen, daß ja nur die negative Auslese anderenorts und operativ behandelter Patienten verlegt wurde.

Tabelle 3. Tabelle zeigt die Infekthäufigkeit nach operativer Versorgung. Gesamtinfektionsrate aller operativ versorgten Frakturen (161) 32 (19,9%). Bei den eigenen Operationen (129) 8 Infektionen (6,2%)

	operierte Frakturen	eigene OP	Infektion	(Gesamt)	Infektion	(eigene OP)
Aufrichtung	87	87	3	(3,4%)	3	(3,4%)
Arthrodese[a]	27	24	3	(11,1%)	1	(4,2%)
Drähte/Nägel	24	2	17	(70,8%)	1	(50,0%)
Schrauben	13	8	6	(46,2%)	1	(12,5%)
Distraktor	10	8	3	(30,0%)	2	(25,0%)
Gesamt	161	129	32	(19,9%)	8	(6,2%)

[a] Früharthrodese oder Arthrodese im 1. Unfalljahr.

Seit 1969 behandelten wir bis auf die Entenschnabelbrüche, welche mit Schrauben versorgt wurden, nahezu ausschließlich nach der Aufrichtungsmethode von Ivar Palmer.

Dabei kam es dreimal zu einer Infektion, in 2 Fällen nach schwerstgradig offener Zertrümmerung des Fersenbeines. In allen 3 Fällen gelang es durch Metallentfernung und Sequestrotomie, die Fersenbeinosteomyelitis zu beherrschen; die Patienten sind heute fistelfrei.

Auch im überwiegenden Teil der anderen Fälle mit Fersenbeinosteomyelitis nach unterschiedlichen operativen Verfahren gelang es, den Infekt zu beherrschen. Fünfmal war dazu allerdings die Unterschenkelamputation, viermal eine Teilresektion des Fersenbeines erforderlich. Wie Tabelle 4 zeigt, sind derzeit nur bei 6 der Patienten noch gelegentliche Fistelaufbrüche zu behandeln. Siebenmal war Versteifung des unteren Sprunggelenkes, 31 mal orthopädische Versorgung mit Schuhwerk erforderlich. Die Behandlung war zum Teil sehr langdauernd, nur bei 9 Patienten gelang es binnen 6 Monate, die Behandlung zum Abschluß zu bringen. Bei 19 Patienten bestand Behandlungsbedürftigkeit über 2 Jahre hinaus (Tabelle 5).

Bei den 32 Patienten, welche einer gutacherlichen Nachuntersuchung unterzogen wurden, lag die MdE im überwiegenden Teil der Fälle bei 30% und mehr (Tabelle 6).

Tabelle 4. Klinische Ergebnisse nach Behandlung einer Fersenbeinosteomyelitis

von 40 Patienten:	
fistelfrei	34
blande Fistelung	6
orthopäd. Versorgung	31
Arthrodese	7
Fersenbeinresektion	4
US-Amputation	5

Tabelle 5. Behandlungsdauer nach aufgetretener Infektion eines Fersenbeinbruches

bis zu 6 Monaten	9
bis zu 12 Monaten	7
bis zu 18 Monaten	5
bis zu 24 Monaten	8
bis zu 36 Monaten	3
bis zu 5 Jahren	2
bis zu 10 Jahren	4
> 10 Jahre	2
Gesamt	40

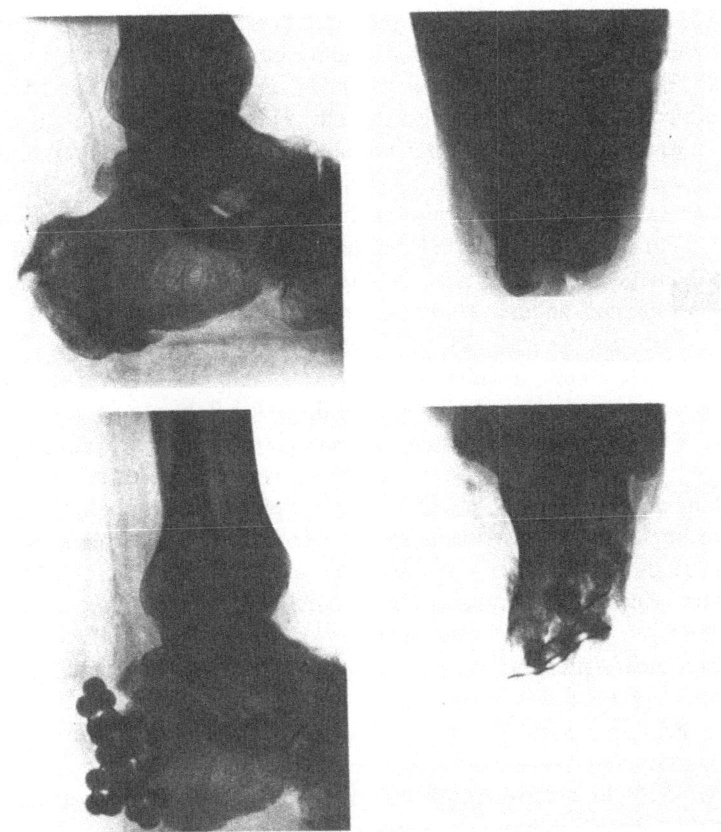

Abb. 1. Dia zeigt den Fall einer Fersenbeinosteomyelitis, behandelt mit Gentamycin-PMMA-Kugelketten

Bei der Behandlung standen nicht selten Weichteilprobleme im Vordergrund. Insbesondere Fistelöffnungen und Defektbildungen am Fersenbeinsporn waren außerordentlich therapieresistent, sie waren oft nur durch Teilresektion des Fersenbeinkörpers oder durch Transplantation gestielter Lappen zu behandeln.

Oberster Grundsatz bei der Behandlung der eingetretenen Infektion war die Entfernung allen eingebrachten Fremdmaterials einschließlich Knochenspänen, sowie die radikale

Tabelle 6. Minderung der Erwerbsfähigkeit nach einer Fersenbeinosteomyelitis bei 32 berufsgenossenschaftlich-versicherten Patienten

bei 32 begutachteten Patienten:	
10%	–
20%	9
30%	18
40%	4
50%	1

Tabelle 7. Erregerspektrum bei der Fersenbeinosteomyelitis BG UK Frankfurt/Main, 1963–1976

Staphylococcus Aureus Pyogenes	18
Proteus	5
Coli	3
Klebsiellen	2
Pyoceaneus	2
Staphylococcus Albus	2
Streptokokken	1

Sequestrotomie unter Umständen mit Einsatz von disulphine blue-Färbung. In zahlreichen Fällen eingetretener Infektion konnte ein über Hautniveau herausragender Fremdkörper als Leitweg für die Erreger gefunden werden; in anderen Fällen dürften allerdings die schlechten Weichteilverhältnisse am Fersenbeinsporn verantwortlich gemacht werden.

Während bis 1973 die Behandlung überwiegend in der breiten Freilegung des Infektionsherdes, in der Sequestrotomie und bei gleichzeitiger Ruhigstellung im Gipsverband mit der Spüldrainage erfolgte, wurde seither in zunehmendem Maße nach vorheriger Sequestrotomie lokal-antibiotische Behandlung mit Gentamycin-PMMA-Kugelketten eingeleitet. Die Ergebnisse waren gut, die Weichteile wesentlich schneller zu sanieren, eine abschließende Wertung muß anderen Untersuchungen jedoch vorbehalten bleiben (Abb. 1).

Über das Erregerspektrum in unseren Fällen mit Fersenbeinosteomyelitis gibt Tabelle 7 Auskunft. Nicht in allen Fällen wurde Material eingesandt, da mit Teilresektion oder Amputation die Notwendigkeit antibiotischer Behandlung zu entfallen schien.

Die kritische Auswertung unserer Erfahrungen und Ergebnisse bei der Behandlung von 40 Patienten mit Fersenbeinosteomyelitis läßt feststellen, daß die operative Behandlung von offenen und geschlossenen Fersenbeinbrüchen mit einem relativ hohen Infektionsrisiko behaftet ist. Als ursächlich dafür dürfte die mangelnde Weichteildeckung und ungenügende Blutversorgung in diesem Bereich angesehen werden. Hinzu kommt die Schwierigkeit, eine meist schwielige, aber durch Feuchtigkeit aufgeweichte Haut ausreichend zu versorgen. Letztlich stellte sich bei kritischer Überprüfung der Operationstechnik heraus, daß nicht selten metallische Implantate durch die Haut herausspießten und so als Leitschiene für eine Infektion dienten.

Bei Kenntnis und Beachtung dieser möglichen Infektionsursachen können die Ergebnisse nach operativer Behandlung des Fersenbeinbruches durchaus gut sein; als Beweis möchten wir die sehr niedrige Infektionsrate nach der Aufrichtungoperation anführen. Hier wurde keine Minimalosteosynthese unter ungünstigen Bedingungen durchgeführt, sondern in einer regelrechten Operation das Gesamtgefüge des Knochens wieder hergestellt und mit Knocheneinlagerung und präliminärer Fixation durch Kirschner-Drähte sichere Stabilisation erreicht. Die metallischen Implantate wurden tief in die Weichteile versenkt. Sofort einsetzende funktionelle Behandlung gewährleistete Verbesserung der Durchblutungsverhältnisse im Operationsbereich.

Die von uns gemachten Erfahrungen lassen die Forderung aufstellen, daß die operative Behandlung von Fersenbeinbrüchen möglichst nur in Zentren mit ausreichender Erfahrung durchgeführt wird und damit insuffiziente Verfahren eliminiert werden sollten.

Zusammenfassung

Es wird über 40 Fälle mit Fersenbeinosteomyelitis berichtet, welche von 1963 bis Mitte 1976 zur Behandlung kamen. Bei 17 Patienten lag eine zweit- oder drittgradig offene Fraktur vor. Operative Behandlung mit Drahtzug, Nägeln und Distraktor war mit besonders hoher Infektionsrate behaftet, während die Infektionsrate nach Arthrodesen und Aufrichtungsoperationen im vertretbaren Bereich blieben. In der Hälfte aller Fälle erstreckte sich die Behandlung über 2 Jahre hinaus, bei 5 Patienten war Unterschenkelamputation erforderlich.

Mögliche Ursachen für die Infektion werden diskutiert und die Forderung erhoben, operative Behandlung von Fersenbeinbrüchen traumatologischen Zentren zu überlassen.

Literatur

1. Antoniou, D., Conner, A.N.: Osteomyelitis of the Calcan and Talus. J. Bone Jt. Surg. *56*–A, 338–345 (1974)
2. Barros, Lima: Halbdurchtrennung der Ferse bei den Osteomyelitiden des Calcaneus. Arqu. Chir. e Ortop. *1*, 292–295 (1934)
3. Böhler, L.: Entstehung, Erkennung und Behandlung der Fersenbeinbrüche. Wien: Maudrich 1933
4. Gaenslein, F.J.: Split-heel approach in osteomyelitis of os calcis. J. Bone Jt Surg. *13*, 759–772 (1931)
5. Grzywa, N.: Heilung von osteomyelitischen Knochenhöhlen durch Aneinanderlegen der Höhlenwände. Zbl. Chir. 1149–1151 (1932)
6. Inclan, A.: Die Hemisektion des Talus als Zugangsweg bei Osteomyelitis des Calcaneus. Cir. ortop. y Traumatol. *1*, 181–186 (1933)
7. Kaplan, A.: Zur Frage der Dauerresultate bei der subperiostalen Entfernung des Fersenbeines. Vrac. Delo *16*, 799–800 (1933)
8. Martini, M.: Treatment of chronic osteomyelitis of the calcaneus by resection of the calcaneus. J.Bone Jt Surg., Vol. *56A*/Nr. 3, 542–548 (1974)
9. Palmer, I.: The mechanism and treatment of the calcaneus. J. Bone Jt Surg. *30* A, 1–7 (1948)
10. Schönbauer, H.R.: Teilresektion und Totalextirpation von Fersenbeinen. Beitr. Orthop. 7, 37–49 (1960)
11. Stulz, E.: The surgical of compression of the calcaneum. Acta chir. hellen, 824–832 (1959)
12. Widén, A.: Fractures of the calcaneus. A clinical study with special reference to the technique and results of open reduction. Acta chir. scand, Suppl. *188*, 119 (1954)

Zur Behandlung infizierter Fersenbeinbrüche

H. Schönbauer, Wien

In der Traumatologie kommt es zu Eiterungen im Fersenbein nach offenen Brüchen, nach geschlossenen Brüchen, die – gleichgültig nach welcher Methode – operativ versorgt werden und nach Extensionsnägeln oder -drähten. In der lockeren Spongiosa breitet sich die Infektion leicht aus, und wir alle kennen Fälle, wo dieser Infekt trotz wiederholter Eingriffe, Fistelrevisionen, Sequestrotomien, trotz antibiotischer und chemotherapeutischer Behandlung nicht beherrscht werden kann.

Wir sind nun bei Lorenz Böhler vor 20 Jahren dazu übergegangen, in ausgewählten Fällen Teilresektionen und Totalexstirpationen des Fersenbeines durchzuführen. Der Zugang erfolgt durch einen sagittalen Längsschnitt über den Rückfuß, wobei die gesamten Weichteile längsgespalten werden, ohne die einzelnen Schichten voneinander zu trennen. Wichtig ist die Weichteildeckung der Auftrittfläche: von den beiden Weichteillappen muß soviel weggenommen werden, bis eine gute Polsterung vorhanden ist. Dann wird vom Knochen soviel weggenommen, bis die infizierten Partien entfernt und eine überschießende Weichteildeckung möglich ist. Wie wichtig diese Weichteildeckung ist, zeigen Ihnen diese beiden Bilder: hier ein 21-jähriges Mädchen, das im Alter von 6 Jahren einen offenen Fersenbeinbruch erlitt, der mit Deformierung und plantarer Spornbildung geheilt ist, und da ein nach

Osteomyelitis vor 40 Jahren völlig deformiertes Fersenbein. Beide sind dank der guten Weichteildeckung völlig beschwerdefrei und die Fersen voll belastungsfähig.

Die beiden Weichteillappen werden lose aneinandergelegt, nicht genäht, nach beiden Seiten je ein Drain eingelegt. Die Wunde heilt per granulationem. Die Längsnarbe an der Ferse stört funktionell nicht, wir haben solche Störungen auch nie nach Arthrodesen des unteren Sprunggelenkes gesehen, die wir von der Sohle her mit einem Dreilammellennagel durchgeführt haben.

Einige Fälle als Beispiel. An den Resektionsflächen wird die Corticalis durch die Belastung wieder kräftig und stark. Für die gute Funktion spricht die Tatsache, daß dieser 49-Jährige nach einer Totalexstirpation des Fersenbeines wieder als Lenker eines 3,5 t Lkw's berufsfähig wurde. Der Rückfuß ist entsprechend verkürzt, die Ferse breiter, die Wade schwächer.

Wir haben später diese Operationsmethode auf zwei weitere Indikationsgebiete erweitert: bei chronischen Narbenulcera an der Rückseite der Ferse und bei der Primärversorgung frischer, offener Fersenbeinbrüche, bei denen die Frage der suffizienten Weichteildeckung von eminenter Wichtigkeit ist.

Die gezeigte Methode soll aber nur in ausgewählten Fällen angewendet werden, bei denen alle übrigen Behandlungsmethoden durch Jahre erfolglos waren. Von besonderer Wichtigkeit ist dabei die gute Durchblutung der verletzten Extremität.

Abschließend lassen Sie mich, vielleicht unter dem Titel „de mortuis nil nisi bene" als einer, der das Glück hatte unter Lorenz Böhler 15 Jahre arbeiten zu dürfen, Stellung nehmen zu einer Negativ-Kritik, die heute aus Hamburg kam. Lorenz Böhler hat die Behandlungsmethoden der Fersenbeinbrüche bis 1956 zwölfmal geändert. Die eben gezeigte Methode entstand im Jänner 1957, ist also als Nr. 13 auf die Liste zu setzen, auf eine Liste, die seither noch länger wurde. Wenn in der Böhlerschule im letzten halben Jahrhundert die Behandlungsmethoden bei Fersenbeinbrüchen immer wieder modifiziert wurden, so ist das nicht der Ausdruck therapeutischer Hilflosigkeit, sondern Ergebnis einer stetigen, intensiven und gewissenhaften Forschung und die Übernahme der Ergebnisse dieser Forschung in die Therapie, zum Wohle der Patienten, die uns anvertraut waren und sind.

Bericht über Vorkommen und Behandlung von posttraumatischer Ostitis im Fersenbeinbereich

I. Engler, Bad Häring und E. Bertel, Wien

Sehr geehrte Damen und Herren!
Dieser Bericht über Vorkommen und Behandlung von posttraumatischer Ostitis im Fersenbereich wurde in Zusammenarbeit mit Herrn Bertel erstellt.

1976/77 traten in 14 traumatologischen Behandlungseinrichtungen Österreichs bei der Behandlung des Fersenbeinbruches mit Bohrdrähten 8 Fälle posttraumatischer Ostitis auf.

Von 1969 bis 1975 traten in den Arbeitsunfallkrankenhäusern bei den 543 mit Bohrdrähten versorgten Fersenbeinbrüchen 7,2% Infektionen auf.

Tabelle 1. Fersenbeinbrüche in den AUKH 1969–1975, Osteosynthesen, „Knochenspäne" *ohne* Metallosteosynthese und allfällige Folgeeingriffe oder Zustände

Primäre Eingriffe	Anz.	Proz.	Sekundäre septische Eingriffe	Infekte ohne OP	alle Inf. in %	Frühentf. v. Metall (– 6. Woche) Anz.	Proz.	Komplikat. insgesamt in %
Bohr (Spick-) drähte	543	100%	20	19	7,2%	42	7,7%	14,9%
davon mit „Knochenspan"	17	100%	4	–	23,5%	–	–	23,5%
Schraube und Kombination	39	100%	5	1	15,4%	1	2,6%	18,0%
„Knochenspan" ohne Metall-osteosynthese	64	100%	3	1	6,2%	–	–	6,2%

Frühentfernung von Metall (– bis zur 6. Woche –) die man mit Vorbehalt auch zu den Infektionen rechnen könnte – belaufen sich auf 7,7%, sodaß die Komplikationsrate fast 15% beträgt.

Bei 39 Fällen, die mit Schraube und Bohrdrähten oder Drahtnähten behandelt wurden, waren 15,4% Infektionen.

Bei 17 Fällen, die zu den Drähten noch Spongiosaspäne erhielten, gab es 23,5% Infektionen.

64 Fälle nur mit Spongiosaspänen ohne Metallosteosynthese behandelter Brüche hatten eine Infektionsrate von 6,2%. Im RZ Häring haben wir von 40 Fällen posttraumatischer Osteomyelitis 5 Fälle von Ostitis im Fersenbeinbereich zur Behandlung gehabt (12,5%).

Bei diesen Patienten beobachteten wir:

Reduzierten AZ, schlechten psychischen Zustand, Alkoholismus, pathologische Leberwerte, besonders in der Elektrophorese, hohe Blutsenkung.

Bei der Behandlung legen wir Wert auf Änderung der allgemeinen Lebensweise:

Abstand von Alkohol und Nikotin, Gabe von Legalon, Infusionen mit Humanalbumin, Gammavenin und Vitaminen. Unser Operationsverfahren deckt sich mit dem von Herrn Klemm. Wir mobilisieren die Patienten frühzeitig mit Teilentlastungstützapparat (im Sinne PTB). Danach Versorgung mit orthopädischen Schuhen.

Zusammenfasssung

Die Frequenz der posttraumatischen Ostitis im Fersenbeinbereich nach operativer Versorgung von Fersenbeinbrüchen scheint wegen der Hautverhältnisse an der Ferse ziemlich hoch zu sein. (fast 15% nachgewiesene Infekte bzw. Frühentfernungen von Metall).

Zurückhaltung mit operativen Eingriffen in diesem Bereich wäre daher erstrebenswert, denn noch 1975 gab es in einem AUKH eine sekundäre Unterschenkelamputation wegen Infektion nach mit Bohrdrähten behandeltem, geschlossenen Fersenbeinbruch der Gruppe VIII.

Die Osteomyelitis im Bereich des Fußskeletes

P. Stanković, Th. Stuhler und Th. Tiling, Göttingen

Die Merkmale einer Osteomyelitis im Fußbereich sind in erster Linie auf den morphologischen Bau dieses Skeletabschnittes zurückzuführen. Der enge Kontakt oft mit mehreren Knochen hat nicht selten – vor allem im Bereich der Fußwurzel – ein Übergreifen des Prozesses auf das angrenzende ossäre Gebiet zur Folge.

In der Klinik und Poliklinik für Allgemeinchirurgie der Universität Göttingen wurden in der Zeit von 1924 bis 1974 96 Fälle mit der primär im Fußbereich manifesten Osteomyelitis behandelt.

Bei 53 hat es sich um die posttraumatische und bei weiteren 37 Patienten um die hämatogene Form gehandelt.

Die Frage – posttraumatische oder hämatogene Osteomyelitis – mit der sich auch mancher Gutachter schwer getan hat – blieb 7 mal offen.

Betrachtet man den Befall eines einzelnen Knochens, so ergibt sich sowohl bei der traumabedingten wie auch der hämatogenen Form eine deutliche Häufung der Prozesse im Calcaneusbereich 31%, was durch die exponierte Lage, Größe, statische Beanspruchung des Fersenbeines bedingt sein dürfte.

Die posttraumatische Osteomyelitis war in den meisten Fällen Folge einer Schußverletzung, schwerer Quetschung bzw. einer offenen Fraktur, aber auch die operative Behandlung zweier geschlossener Luxationsfrakturen war durch die ossären Infektionen belastet.

Die chirurgische Behandlung bestand in Incisionen, Drainagen, Ausräumungen des Herdes wie später in der plastischen Deckung des freiliegenden Knochens und wurde bei beiden Krankheitsformen oftmals durch Medikamente unterstützt: Das Spektrum chronologisch gesehen reichte von Kochsalzlösungen, Mesondin, Lebertranplomben, Prontosil, Marbadal bis zur Gabe und Spülungen mit Antibiotika.

Der Ausweg aus einer schmerzhaften Bewegungseinschränkung wurde 12 mal in der Arthrodese gefunden. Kirschnerdraht, Smith-Petersonnagel, Küntschernagel und äußere Spanner kamen zur Anwendung.

Bei 15 Patienten ließ sich die Amputation nicht vermeiden (Tabelle 1).

Bezüglich der Recidive (Tabelle 2) ist folgendes zu sagen:

a. 57% aller Fälle, und zwar gleichermaßen bei der posttraumatischen wie auch bei der hämatogenen Form, rezidivierten.
b. die Häufigkeit der Rezidive reichte bis 11 mal
c. die rezidivfreien Intervalle waren unterschiedlich lang, das längste jedoch 35 Jahre nach einer Kriegsverletzung.

Tabelle 1. Ausgeführte Amputationen bei 15 von 97 Patienten mit der Osteomyelitis im Fußbereich

Zehenamputation	7 x
Vorfußamputation	1 x
Unterschenkelamputation	6 x
Oberschenkelamputation	1 x

Lediglich 13 Fälle waren folgenlos ausgeheilt bzw. sind bis zum gegenwärtigen Zeitpunkt rezidivfrei geblieben (Tabelle 3).

Zwei Fälle verdienen gesondert erwähnt zu werden:

Bei einem 1939 11-jährigen Mädchen wurde nach einer 3 Tage zurückliegenden Verstauchung des Fußgelenkes eine schmerzhafte Schwellung festgestellt. Es erfolgte sofort eine Incision, diese konnte aber den Verlauf nicht mehr maßgebend beeinflussen, und das Kind verstarb am nächsten Tag mit Zeichen einer foudroyanten Sepsis.

Tabelle 2

Rezidive:	a) 57% Rezidive – gleichermaßen bei der posttraumatischen – wie bei der hämatogenen Form.
	b) Die Rezidivhäufigkeit bis 11 x
	c) Rezidivfreies Intervall bis 35 Jahre

Tabelle 3. Osteomyelitis im Fußbereich – Behandlungsergebnisse – (97 Fälle von 1924 – 1974)

13	Ausgeheilte
55	Rezidive
15	Amputationen
12	Arthrodesen
2	Exitus letalis

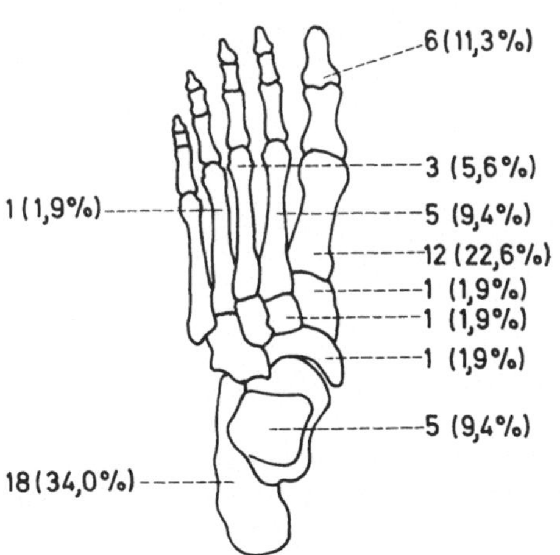

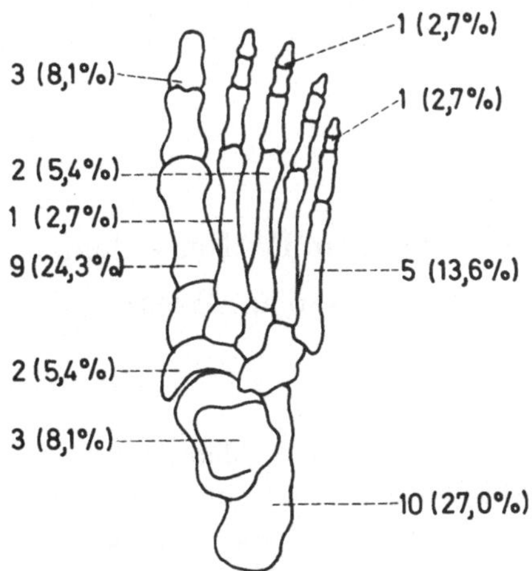

Abb. 1

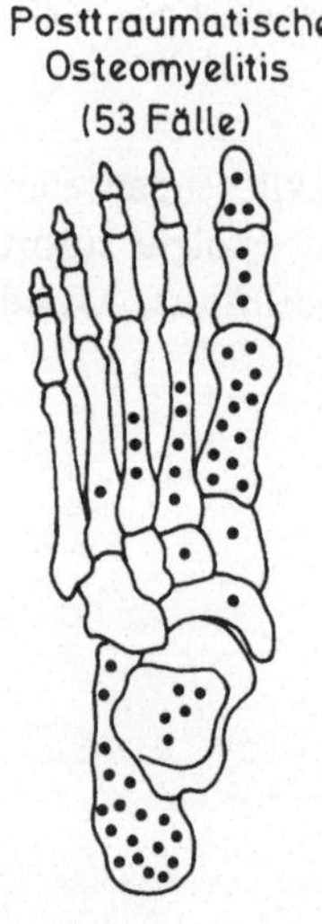

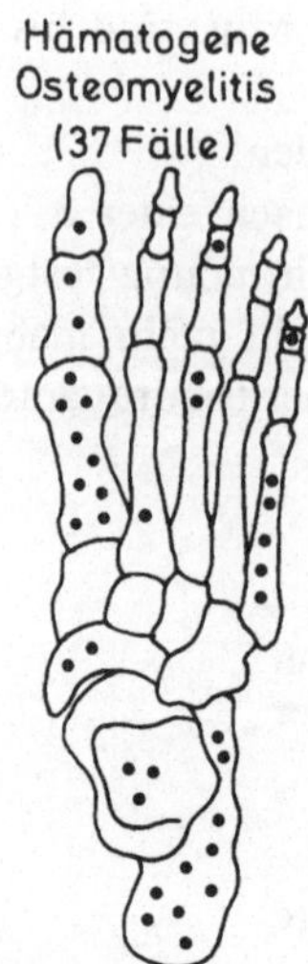

Abb. 2

1948 wurde ein 48-jähriger Mann in die Klinik eingeliefert. Er gab an, 14 Tage davor eine Prellung des Fußes gehabt zu haben. Die Schmerzen wurden allerdings vom Hausarzt als Polyarthritis gedeutet. Bei der klinischen Untersuchung konnte eine schmerzhafte Schwellung im Fußrückenbereich festgestellt werden. Es erfolgte eine sofortige Incision. Die Verschlimmerung des Lokalbefundes machte am nächsten Tag die Unterschenkelamputation erforderlich. Der Prozess ließ sich jedoch nicht eindämmen, und der Patient kam am nächsten Tag, d.h. 2 Wochen nach der angeblichen Fußprellung, ad exitum. Die Obduktion ergab faustgroße septische Lungenmetastasen.

Der Überblick zeigt, daß auch vor 50 Jahren in der Therapie der Osteomyelitis bestimmte Grundsätze, die auch heute ihre Gültigkeit haben, beachtet wurden, so z.B; die Entlastung des Herdes durch die Incision; die Ausräumung des avitalen Gewebes und die Gewährleistung einer funktionsfähigen Drainage.

Diskussion zum IV. Hauptthema: Brüche des Fersenbeines
(Leitung: E. Trojan, Wien)

Scherbichler (angemeldete Diskussion), Neunkirchen: Nur eine Bemerkung noch für die Behandlung, ich bin nur zu spät gekommen und kann das jetzt nach der eitrigen Periode fast mit leichter Gänsehaut abführen. Und zwar handelt es sich um eine Behandlungsmethode der Fersenbeine Gruppe I oder wie sie medizinisch so blumig als Entenschnabelfraktur bezeichnet wird. Es ist eine seltene Verletzung die Gruppe I, die Behandlung ist aber nicht

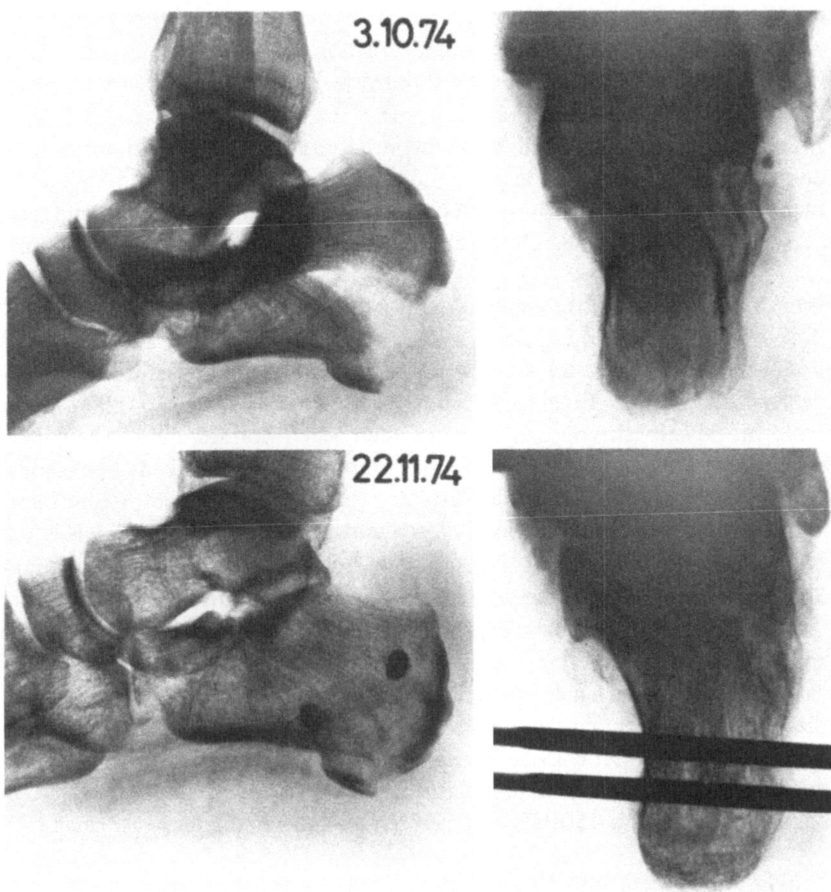

Abb. 1

immer ganz problemlos und so möchte ich Ihnen eine einfache und ich glaube zweckmäßige Methode anführen, diese Bruchform zu behandeln. Wir verwenden dazu das Kompressionsosteosynthesegerät, das schon viele Jahre in Verwendung steht, und zwar schlagen wir 2 Nägel und fixieren die beiden mit diesem Arthrodesegerät – Abb. 1, wobei sehr wichtig ist, daß ein dauernder Druck durch 2 Schrauben gemacht wird. Wir schlagen sowohl durch das craniale als durch das fußseitige Bruchstück je 1 Nagel, den 2. kann man bereits durch die Öffnung dieses Gerätes durchschlagen, dadurch ist er vollkommen sicher paralell und dann wird der Bruch zusammengedrückt, ideal reponiert und nach 4 Wochen ist der Bruch fest, wir geben sicherheitshalber nach dem Anlegen dieses Gerätes noch einen Gipsverband, den wir über der Ferse fenstern, und natürlich bis auf den letzten Faden, wie es unser Lehrer immer wieder kundgegeben hat, spalten. Die Methode ist einfach und für uns sehr erfolgreich, weil wir mit dieser Methode immer außerhalb des Bruchspaltes bleiben und auch nie in die Nähe eines Gelenkspaltes kommen, sodaß, wenn es wirklich unglücklicherweise zu einer Infektion kommen sollte, wir nicht den Bruchspalt und auch kein Gelenk infizieren.

Trojan, Wien: Danke, Herr Scherbichler. Wie immer bei der Behandlung der Fersenbeinbrüche haben Sie ein ganzes Spektrum gehört, beginnend von der frühfunktionellen Behandlung unter Verzicht auf die Reposition bis zur primären Rekonstruktionsarthrodese nach Stulz. Wir werden nur die Gruppen C bzw. 5 diskutieren, das sind die Problemfälle.

1. Frage: frühfunktionell Verzicht auf Reposition, dabei nimmt man in Kauf, daß bei der Gruppe C nur 50%, wie wir gehört haben, gute und sehr gute Ergebnisse herauskommen, oder soll man doch versuchen zu reponieren und mit irgend einer Methode zu halten. Bitte, also 1. Frage, Reposition ja oder nein, wer will dazu sprechen:

Buch, Wien: Ich möchte einige Argumente zur doch primären operativen Versorgung mit Bohrdrähten, d.h. vorhergehender Reposition anführen. Vor allem im Vergleich zur funktionellen Behandlung. Ich überblicke 170 operierte Fersenbeinbrüche, davon wurden 100 nachuntersucht. Als Ergebnisse fanden wir sehr gut 11%, gut 55%, mäßig 28%, nur 6% schlecht. Soweit ich von den Vortragenden sehen konnte, dürften wir hier etwas günstiger liegen als die funktionellen Ergebnisse. Weiter ist zu bedenken: der orthopädische Schuh. Ich konnte feststellen, daß die Patienten mit orthopädischem Schuh irgendwie psychisch belastet sind, abgesehen davon, daß er nicht immer so einfach ist wie ein normaler Schuh. Wir mußten nur 10% mit orthopädischem Schuh so versorgen, daß sie praktisch nur diesen Schuh tragen konnten, weitere 11% trugen diesen Schuh nur bei der Arbeit, also es ergibt 21%, bei den funktionellen Ergebnissen war es bei 40%. Ein drittes Argument. In Wien sind wir mit Unfallbetten etwas knapp. Unsere stationären Aufenthalte betragen unter 1 Woche bei operierten Fersenbeinbrüchen. Wir könnten uns kaum leisten 3 bis 6 Wochen die Patienten stationär zu belassen. Wir haben auch Strahlenbelastungsuntersuchungen durchgeführt, die Serie läuft noch. Ich konnte bisher nur die Messungen bei 2 Patienten auswerten. Es kamen Strahlenbelastungen mit einem Maximalwert von 166 mr zustande, das entspricht einem 450stel der erlaubten maximalen Jahresdosis. Danke.

Trojan, Wien: Bitte, eine Frage an Sie, wieviel Infektionen haben Sie?

Buch Wien: Ich wollte zu den Infektionen reden, habe aber gedacht, das kommt später.

Trojan, Wien: Ad hoc, eine Frage, wieviel Infektionen sind in dieser Gruppe?

Buch, Wien: In dieser Gruppe haben wir 3 1/2% echte schwere Infektionen. Ich glaube, man kann nicht so wie Engler auch die Bohrdrahtperforationen, die infektionslos verlaufen, als Infektionen führen.

Trojan, Wien: Ja, das ist ja das Argument der Frühfunktionellen, daß es die risikoloseste Behandlung ist. Bitte, wer will noch ...

Buch, Wien: Wobei ich zu den Infektionen etwas bemerken möchte. Bei der Nachuntersuchung stellte sich heraus, daß die Infektionsursache in 5 von 6 Fällen immer zu lange Bohrdrähte waren.

Trojan, Wien: Ja, jedenfalls sind das Fakten, eine aufgetretene Komplikation, die sich vermeiden läßt. Bitte, wer will noch zum Punkt sprechen, Reposition ja oder nein? Bitte!

Griebl, Bochum: Es war eben das Argument gebraucht worden, daß möglicherweise aus der stationären Behandlungsdauer der operativen Behandlung der Vorzug gegeben werden sollte. Sie können die frühfunktionelle Behandlung machen mit der Allgöwer Schiene, dann sind die Patienten auch nach 8 Tagen aus der Klinik.

Trojan, Wien: Ja, ich glaube auch, das ist also kein Argument gegen die Frühfunktionellen, man kann sie ja früher nach Hause lassen, das ist sicherlich kein richtiges Argument. Wer will noch sprechen, bitte Herr Jahna?

Jahna, Wien: Es will mir einfach nicht so recht einleuchten, warum wir bei allen Gelenksbrüchen die Reposition fordern und gerade beim Fersenbeinbruch soll es nicht so sein, also ich komm' da nicht mit. Bitte, zur funktionellen Behandlung, wir haben hier einen Patienten gesehen, der zwar funktionell behandelt wird, der aber 4 Wochen lang einen Oberschenkelgipsverband mit Einschluß der Zehen hat. Ich glaube, das ist doch absolut nicht notwendig, wenn ich funktionell behandle. Und als 3. Argument möchte ich auch noch sagen, ich glaube, die Funktion der unteren Extremität ist hauptsächlich das Gehen. Und wenn ich nun 12 Wochen lang nicht belastend gehen lasse, dann muß dies doch auch die Funktion stören.

Trojan, Wien: Nein, bitte sprechen wir immer von der gleichen Sache, wir sprechen von der frühfunktionellen Behandlung ohne jeglichen fixierenden Verband als risikoloseste Behandlung unter Inkaufnahme von 50% nicht guter Ergebnisse der Gruppe C. Das Argument ist ja die Risikolosigkeit, keine Infektionen. Wir haben ja Infektionen gesehen, auch bei Bohrdrähten.

Jahna, Wien: Bei Bohrdrähten, bitte, das ist ein Argument, dem wir noch erhöhte Aufmerksamkeit schenken müssen. Aber ich möchte nur sagen, ich bin der Meinung, daß man unbedingt die schweren Brüche reponieren soll und sie entsprechend fixieren soll und wir halten für die Methode der Wahl nach unseren Ergebnissen die Bohrdrahtfixation. Wir haben in unserem Kontingent 8 leichte Infektionen, keine Osteomyelitis und kein Empyem gehabt.

Trojan, Wien: Ja, insgesamt waren aber doch auch schwere dabei. Bitte, wer will noch sprechen. Bitte, Herr Kollege:

Korisek, Kalwang: Zur Frage der frühfunktionellen Behandlung muß man doch, glaube ich, einmal Herrn Gerner fragen: Welche frühfunktionelle Behandlung er am 1. Tag nach dem Unfall bei Brüchen der Gruppe V bis VIII durchführen läßt. Das glaube ich, wäre schon sehr interessant. Zum 2. muß man ihm für seine Ehrlichkeit danken, wo er doch als Ergebnis der frühfunktionellen Behandlung anführte, daß immerhin 50% der Patienten eine Versorgung mit orthopädischem Schuh brauchen, daß ein posttraumatischer Plattfuß in über 40% der Fälle aufgetreten ist und das wäre ein Argument eben für die Reposition. Selbst, wenn später eben Arthrosen auftreten, ist die Wiederherstellung einer normalen Fußform für eine spätere Arthrodese die günstigere Voraussetzung. Herr Gerner hat in einem Krankengut von etwa über 100 Fällen 10 Arthrodesen durchzuführen gehabt, auch bei frühfunktionell Behandelten. Schon dieser Prozentsatz erscheint mir hoch, ich möchte aber die Frage stellen, ob nicht für diese Arthrodesen auch eine vorherige Repositionsbehandlung vielleicht günstigere Voraussetzungen geschaffen hätte.

Trojan, Wien: Danke, kann vielleicht der angesprochene Herr auf die Frage antworten, vielleicht Gruppe V bis VIII, welche Form der frühfunktionellen Behandlung, bitte sehr ...

Gerner, Ludwigshafen: Wir fangen am 1. Tag nach der Aufnahme bei uns an mit leichten Bewegungen im oberen Sprunggelenk. Wir machen natürlich keine Übungen ins untere Sprunggelenk und lassen die Patienten auch schon mit den Zehen bewegen. Es ist natürlich, wenn Sie so wollen, noch keine große Aktion, aber es ist ein Anfang und vor allem glaube ich, daß das Bewegen bei gebeugtem Kniegelenk auf der Braunschen Schiene schon einmal wieder den Kontakt des Patienten zu seinem eigenen Fuß gibt. Zur Frage der Wiederaufrichtung: Von den operativen Fällen, die wir spät arthrodesiert haben, haben wir immer wieder feststellen müssen, daß es doch zu einem enormen Gelenkflächeneinbruch in das Fersenbein kommt. Ich glaube nicht, daß das einfache Aufrichten und Wiederherstellen des Tubergelenkwinkels dazu ausreicht, die geforderte exakte Reposition der Gelenkflächen wieder herzustellen. Ich glaube, dazu gehörte doch ein viel, viel größerer Eingriff, der meines Erachtens nach unweigerlich in jedem Fall zu einer Arthrose führt. Aus diesem Grund meine ich, daß doch alles in allem diese frühfunktionelle Behandlung ohne jegliche Ruhigstellung nicht nur eine Alternative ist, sondern auf Dauer gesehen meines Erachtens nach, die bessere Lösung ist. Und ich habe keine Bedenken zu sagen, daß der orthopädische Schuh in diesen Fällen, nach einer solchen Verletzung, zwar eine Notwendigkeit ist, aber so tragisch scheint sie mir auch nicht zu sein, daß da große psychologische und psychische Defekte entstehen, ich persönlich habe diesen Eindruck nicht gehabt bisher. Man muß nur natürlich so weit mit seinen Orthopädie-Schuhmachern kommen, daß die auch die Schuhe zeitentsprechend machen. Man kann gute und man kann schlechte orthopädische Schuhe machen.

Trojan, Wien: Darf ich Ihnen gleich eine Frage stellen? Es gibt sicherlich Fälle, die orthopädisch versorgt wurden und dann doch eine Arthrodese haben müssen. Glauben Sie nicht, daß das andere Argument doch auch irgendwie in die Waagschale fällt, daß die Wiederherstellung der normalen Fußform durch eine primäre Reposition die Arthrodese und auch die orthopädische Schuhversorgung erleichtern könnte?

Gerner, Ludwigshafen: Das glaube ich auch, ja , aber ich meine das Risiko der Infektion ist mir einfach zu hoch. Und wenn ich unter 100 Fälllen 3 habe mit einer Infektion, die unter Umständen so enorme Ausmaße haben kann, wie in den Fällen, die hier geschildert worden sind, dann ist es mir persönlich zu hoch.

Trojan, Wien: Gut, das Argument ist einleuchtend; Herr Scheuba?

Scheuba, Wetzlar: Ich gehe ein wenig den Mittelweg. Ich glaube, daß die frühfunktionelle Behandlung eindeutig der auch vielfach üblichen Behandlung im Gipsverband ohne Einrichtung der Fraktur überlegen ist. Ich gehe heute so vor, daß ich junge Leute ohne strenge Altersgrenze bei guten Weichteilverhältnissen, fehlenden Durchblutungsstörungen, auch bei älteren Patienten, die Aufrichtung der Fraktur mit dem Westhues-Nagel und die Stiftelung mit 3 bis 4 Bohrdrähten durchführen. Alle anderen Patienten, die also von den Weichteilen her nicht geeignet sind, behandle ich frühfunktionell nach, d.h., sie bleiben etwa 8 bis 10 Tage im Bett, werden krankengymnastisch betreut und lernen dann nach 1 bis 2 Wochen auf den Zehen gehen, also mit Vorfußballenbelastung. Diese Leute sind nach 2 Wochen zu entlassen und können ambulant in der Krankengymnastik nachbehandelt werden.

Trojan, Wien: Bitte, weitere Wortmeldungen. Reposition ja oder nein.

Kuderna, Wien: Der Name Lorenz Böhlers ist hier eitel genannt worden im Zusammenhang mit konservativer Behandlung. Es ist, soweit ich mich erinnern kann, die erste Seite der Technik der Knochenbruchbehandlung abgebildet gewesen. Ich kann mir nicht verkneifen, festzustellen, daß es bis Seite 17 offenbar nicht mehr gereicht hat. Da stehen nämlich die Grundgesetze der Knochenbruchbehandlung:

1. bei jedem Knochenbruch müssen die verschobenen Bruchstücke gut eingerichtet werden,
2. die eingerichteten Bruchstücke müssen bei sorgfältigster Beobachtung des Blutumlaufes solange ununterbrochen in guter Stellung festgehalten werden, bis sie knöchern miteinander verheilt sind,
3. während der notwendigen Dauer der Ruhigstellung der gut eingerichteten Bruchstücke, müssen möglichst viele oder alle Gelenke des verletzten Gliedes und der ganze Körper unter Vermeidung von Schmerzen im vollen Umfang selbsttätig bewegt werden, um Störungen des Blutumlaufes, den Schwund der Muskeln und des Kalkgehaltes der Knochen, sowie Einschränkungen der Beweglichkeit der Gelenke zu vermeiden (funktionelle Bewegungsbehandlung).

Es würde mich wundern, wenn das für die Fersenbeinbrüche nicht auch Geltung haben sollte. Und wir haben im Grunde genommen gesehen, daß man mit einer Behandlung, bei der der Patient 1 Woche auf einer Schiene suspendiert ist und dann wird er schon in den Laufgraben geschickt, eigentlich schlechtere funktionelle Ergebnisse erzielt als mit einer korrekten Reposition und Ruhigstellung, sei es konservativ oder operativ.

Trojan, Wien: Danke, Herr Kuderna. Grundsatzerklärungen helfen uns jedoch hier nicht weiter, wir haben Fakten, auf der einen Seite eine risikolose Behandlung unter Inkaufnahme dieser und dieser Voraussetzungen und auf der anderen Seite Reposition nach diesen Regeln mit einer Behandlung, die eben gewisse Infektionsrisiken, die wir gesehen haben, in Kauf nimmt. Herr Schellmann, bitte, ...

Schellmann, Frankfurt: Jede operative Behandlung hat die Risiken der Osteomyelitis und des Infektes. Das ist bekannt, das ist bei allen operativen Behandlungen von Frakturen bisher durchdiskutiert worden. Das begann mit dem Schienbeinkopf, dessen operative Behandlung heute überhaupt nicht mehr zur Diskussion steht, sondern der operiert wird, auch wenn es immer wieder mal zur Infektion kommt. Ich meine, die Forderung sollte aufgestellt werden, wenn notwendig operative Behandlung des Fersenbeinbruches, ja, aber dann nur unter Gewährleistung eines minimalen Infektionsrisikos. Daß es dabei zu Katastrophen kommen kann, ist bei jeder Operation so. Und man sollte diese Zahl der Katastrophen nur so gering wie möglich halten. Ich habe zur Frage Aufrichtung oder Nichtaufrichtung 2 Diapositive. Links sehen Sie das, was wir beim Bruchtyp Böhler V immer haben und was durch funktionelle Behandlung und durch äußere Repositionsmaßnahmen niemals zu beseitigen ist. Die Impression eines wesentlichen Teil der hinteren Tragplatte. Ob das nun im Röntgenbild zum Ausdruck kommt oder nicht, diese Impression bleibt, der Patient muß ein Leben lang darauf laufen und nur oder alleine dieses erklärt die schlechten Ergebnissse nach reiner konservativer Behandlung, sei es nun mit Gips gewesen oder mit funktioneller Behandlung. Und eigentlich nur dann, wenn es gelingen sollte, diese oder den größeren Teil der Tragplatte wieder voll belastungsfähig zu machen, für die Belastung überhaupt zur Verfügung zu stellen, eigentlich nur dann könnten gute Ergebnisse erwartet werden, wie das bei jeder Gelenkfraktur der Fall ist.

Trojan, Wien: Danke, Herr Schellmann, weitere Wortmeldungen, Herr Pühringer ...

Pühringer, Mödling: Interessant, daß die Operationssüchtigkeit anscheinend hier ein umgekehrtes Gefälle hat, als üblicherweise. Aber an und für sich ist es so, daß der Vergleich, operierte oder nicht operierte Fälle man von der Tatsache ausgehen müßte, wenn sie keine Infektion haben und die unkompliziert verlaufenden operierten Fälle zeigen allgemein ein besseres Spätergebnis wie die nur frühfunktionell behandelten Fälle. Zu der Infektion muß man sagen, es gibt wahrscheinlich die Möglichkeiten die Infektionsrate sehr stark zu senken, wenn man gewisse Dinge beobachtet, wie die Länge der Fersenbeindrähte und die allgemeinen sterilen Kautelen.

Trojan, Wien: Herr Beck? ...

Beck, Feldkirch: Ich möchte Herrn Schellmann widersprechen, daß man gedeckt dieses eine Bruchstück nicht reponieren könnte. Das kann man sehr gut mit einem Westhues-Nagel, wenn man nämlich ganz gezielt auf dieses Fragment losgeht und es hochhebt, dann kann man das sehr schön reponieren und wir machen das immer.

Trojan, Wien: Bitte, weitere Wortmeldungen. Ja, wir müssen festhalten, daß eine Gruppe von Herren, die uns ihre Ergebnisse gezeigt hat, die frühfunktionelle Behandlung bevorzugt unter Inkaufnahme dieser Spätschäden, die eben zurückbleiben. Nun, wenn man sich zur Reposition entschließt, was doch bei vielen anderen Herren der Fall zu sein scheint, soll man z.B. eine konservative Behandlung, die natürlich völlig risikolos ist, wie z.B. die Methode Wendt, verwenden, oder soll man sich doch zu einer operativen, z.B. mit Bohrdrähten entschließen. Wer möchte zu dieser Alternative sprechen. Also eine Reposition und konservative Gipsbehandlung oder Bohrdrahtfixation unter Inkaufnahme des Operations- und Infektionsrisikos.

Krotschek, Kalwang: Nur nach Reposition, Retention und Heilung in optimaler Stellung, kann nach einer Fraktur mit Wiederherstellung gerechnet werden, dies gilt besonders für Gelenksfrakturen. Es ist daher unverständlich, warum die Fersenbeinfraktur von diesem Grundsatz ausgenommen werden sollte, wenn es heute Methoden gibt, die dieses Ziel erreichen. Welche Methode dabei angewendet wird, ist von sekundärer Bedeutung. Bei uns hat sich die von Schneider beschriebene Methode mit der transarticulären Borhdrahtfixation, bisher ohne Infektion, ausgezeichnet bewährt.

Möseneder, Salzburg: Wir verhalten uns so, zwischen einfacher Wendt, also konservativer Behandlung und Bohrdrahtfixation. Falls es uns gelingt, konservativ ohne den Bruch zu eröffnen, die Reposition, zumindest im Bildwandler röntgenologisch sehr gut darzustellen, dann halten wir das gute Ergebnis mit der Bohrdrahtfixation fest, falls uns das nicht gelingt, dann nützen uns die Bohrdrähte auch nichts. Dann verzichten wir auf die Bohrdrähte und bleiben beim Gips allein.

Trojan, Wien: Bitte weitere Wortmeldungen zur Wahl der Retentionsmethode. Natürlich ist die Bohrdrahtfixation mit einer gewissen Zahl von Infektionen belastet, die man sicherlich noch senken kann, wenn man entsprechend sorgfältig operiert. Aber wie ist das nun, man kann doch nicht jedes Fersenbein reponieren, besonders die Gruppe V mit den zahlreichen Zersplitterungen kann man nicht reponieren. Wie ist da die Stellungnahme der Herren, die mit Bohrdrähten fixieren. Käme da nicht doch eine Früharthrodese in Frage, wenn man sich überlegt, man hat also versucht, man konnte nicht reponieren, man fixiert mit Bohrdrähten, man hat also die Form des Fersenbeines wieder hergestellt, aber die Gelenksverhältnisse sind nicht befriedigend. Will dazu vielleicht jemand sprechen.

Sprecher ohne Namen: Wir machen in solchen Fällen, wo es zwar wohl gelingt den Tubergelenkswinkel voll aufzurichten aber keine Kongruenz des unteren Sprungelenkes zu stellen, eine Früharthrodese nach 6 Wochen.

Trojan, Wien: Ja, ich war eigentlich auch von dieser Methode sehr eingenommen. Ich habe mich nur gewundert, daß sie an manchen Stellen nicht mehr geübt wird. Will noch jemand zur Früharthrodese sprechen? Es scheint mir doch eine Alternative, die in Erwägung zu ziehen ist. – Keine Anhänger dieser Art? – Es muß also festgehalten werden, daß doch in vielen Behandlungsstätten die Reposition und Bohrdrahtfixation mit guten Ergebnissen gemacht wird und daß durch eine weitere sorgfältige Überprüfung und Technik man versuchen muß, die nachgewiesenen Infektionen herabzusetzen. Nun zu den anderen primären Operationsmethoden, das wäre Palmer oder Stulz. Möchte dazu jemand sprechen? Das sind doch schon etwas kompliziertere Methoden, die, wie wir gesehen haben, gute Ergebnisse zeitigen, aber die meiner persönlichen Meinung nach doch wie schon gesagt wurde, gewissen Zentren vorbehalten sein sollen. Es ist ja immer die Frage, was soll man allgemein empfehlen und welche Methoden, die also komplizierter sind und auch risikoreicher sind, soll man spezialisierten Zentren überlassen. Wer will zu dieser Frage etwas sagen. Bitte, Herr Jahna ...

Jahna, Wien: Ich wollte nur eine Frage zur Methode Palmer an den Vortragenden richten. Er füllt doch das Loch im Fersenbein exakt aus, warum nimmt er dann 7 Bohrdrähte. Wir kommen in der Regel ohne Auffüllung oder mit 2, 3 oder max. 4 Bohrdrähten aus. Das erscheint mir eine übermäßige Gefährdung dieser Methode zu sein.

Trojan, Wien: Bitte, Herr Schellmann, wollen Sie antworten.

Schellmann, Frankfurt: Das Argument ist zwingend, aber wir haben bei diesen Frakturen meistens so viele Bruchstücke, mindestens 3, 4, 5 sogar, daß wir der Meinung sind und auch die Erfahrung gemacht haben, daß es nicht genügt, mit 3 Drähten zu stabilisieren. Man braucht mehr Drähte um alle Teile zu erreichen und man muß diese Drähte fächerförmig einbringen, um in alle Regionen des Fersenbeines überhaupt zu gelangen. Dann braucht es eben schon 5 oder 6 Drähte und wie ich heute sagte, haben wir uns inzwischen angewöhnt, 7 Drähte zu nehmen, um einfach klar zu sein, da sind 7 Drähte drinnen und die 7 Drähte werden dann immer auch rausgeholt.

Trojan, Wien: Herr Poigenfürst will ad hoc etwas sagen.

Poigenfürst, Wien: Es besteht ja ein grundsätzlicher Unterschied in der Art der Fixation bei Herrn Schellmann und bei unserer Methode. Herr Schellmann gibt die Drähte nur in das Fersenbein hinein, während wir transfixieren, also ins Cuboid und in den Talus bohren und dadurch ergeben unsere 3 Drähte mehr Stabilität als in dem Fall 4 Drähte oder 7.

Trojan, Wien: Ja, ich glaube auch, daß das die Antwort auf diese Frage ist, daß wir eben transarticulär fixieren, während Herr Schellmann nur im Calcaneus fixiert. Nun, will noch jemand zur Palmer- oder Stulz-Methode sprechen, also zur primären Aufrichtung bzw. primären Arthrodese. Bitte ...

Paul, Dresden: Es gibt noch einen wesentlichen Unterschied. Die Palmersche Methode verzichtet auf jeden Gipsverband, während sonst doch die Ruhigstellung über einige Monate im Gipsverband erfolgen muß. Insofern ist die Palmersche Methode eben doch eine Methode, die zwar das Infektionsrisiko in Kauf nimmt aber dafür die Vorzüge einer primären Übungsbehandlung aufweist.

Trojan, Wien: Ich danke schön, will noch jemand zu diesem Punkt sprechen, wenn das nicht der Fall ist, dann wollen wir die Diskussion über die frischen Fersenbeine abschließen und eben die erwähnten Behandlungsmethoden im Auge behalten. Zu den veralteten Brüchen und zu den Spätfolgen waren also die Arthrodesen genannt, wobei die Frage war, nur das hintere Sprunggelenk oder auch das Chopart-Gelenk, Calcaneocuboidgelenk oder auch das Talonaviculargelenk. Soll man also eine Tripel-Arthrodese machen oder soll man sich auf das hintere Sprunggelenk beschränken oder nur das Calcaneocuboidgelenk mitnehmen. Wer möchte dazu einige Worte sagen. Es ist ja in den Vorträgen ziemlich klar herausgekommen, wenn eine Varusdeformität besteht, dann soll man die Deformität korrigieren und das gelingt dann oft nur, wenn man tatsächlich die Tripelarthrodese macht, also jedenfalls das Calcaneocuboidgelenk dazu nimmt und eventuell auch das Talonaviculargelenk versteift, sodaß man eine regelrechte Fußform wieder herstellt. Das scheint also dann die endgültige Lösung zu sein. Sehr wertvoll war dann noch der Hinweis von Herrn Kuderna. Will vielleicht zu diesem Punkt noch jemand etwas sagen, zum Syndrom der Peronäussehnen. Also nicht alle Beschwerden nach Fersenbeinbrüchen sind intraarticulär bedingt. Sie können auch die Ursache haben, die Herr Kuderna aufgezeigt hat, ein sehr wichtiger Hinweis und eine sehr schöne Methode, um dieser Folgen Herr zu werden. Bitte, Herr Möseneder

Möseneder, Salzburg: Ich habe in diesem Zusammenhang an Herrn Kuderna eine Frage. Er hat nur die klinischen Symptome dieser Erscheinung erwähnt, d.h. er hat sie nur nebenbei erwähnt und nicht gesagt, welche die sind.

Trojan, Wien: Bitte, Herr Kuderna

Kuderna, Wien: Die Patienten haben die Beschwerden vorwiegend beim Gehen, in einer bestimmten Schrittphase bei der Dorsalflexion des Fußes und außerdem sind sie, wenn man das genau prüft, lokal druckempfindlich und lokalisieren das sehr genau entlang dem Verlauf der Peroneussehnen.

Trojan, Wien: Danke, Herr Kuderna. Noch eine Frage in diesem Zusammenhang? Herr Poigenfürst ...

Poigenfürst, Wien: Ich möchte vielleicht nur zur Operationstechnik eine Bemerkung machen. Herr Kuderna hat gesagt, daß bei meinem Fall die Vertiefung dann nach der Abmeißelung der Retinacula durchgeführt wurde. Ich mache keine Vertiefung, sondern ich reseziere eine Scheibe von der lat. Fersenbeinwand, die der Verbreiterung entspricht und schraube dann die abgemeißelte Lamelle mit den Retinacula wieder an. Der Effekt ist, daß die Patienten nach der Nahtentfernung ohne Gipsverband praktisch schmerzfrei gehen, wenn die Indikation richtig war.

Trojan, Wien: Ja, ich habe nur eine Frage zu der ganzen Sache. Wenn man also schon so einen veralteten Fersenbeinbruch hat, mit sicherlich intraarticulären Veränderungen, wenn man sich zu einer Operation entschließt, warum nicht gleichzeitig Arthrodese, es mußte ja bei einem Patienten nachoperiert werden, warum nicht gleichzeitig die Arthrodese?

Kuderna, Wien: Sobald zusätzlich ein Schaden in einem der benachbarten Gelenke vorhanden ist, soll natürlich gleichzeitig eine Arthrodese durchgeführt werden. Nur denke ich, daß es oft nicht genügt eine Arthrodese zu machen, ohne auf die Verbreiterung zu achten.

Trojan, Wien: Ja, das ist sehr richtig. Die Verbreiterung ist sehr wichtig, er scheint aber nicht so zu sein, daß man die Operation so schön ausführen kann, wie sie gezeigt wurde. Ich kann mich an eine Patientin erinnern, die ich arthrodesieren mußte und da fand ich also die Peronäussehnen und die Retinacula zerrissen vernarbt, es wäre dort also gar nicht möglich gewesen so schön darzustellen wie es hier war. Ich habe damals, das war also vor 20 Jahren, einfach die laterale Fersenbeinwand reseziert, so lange reseziert, bis eben die Peronäussehnen frei und wieder beweglich dargestellt waren. Sind noch irgendwelche Diskussionsbemerkungen oder Fragen bezüglich irgendeines Problems der Fersenbeinbrüche? Bitte, Herr Dialer ...

Dialer, Horn: Ich möchte nur noch ganz kurz auf die offenen Fersenbeinbrüche eingehen. Heute wurden Osteosynthesen bei offenen Fersenbeinbrüchen öfters erwähnt. Dann haben wir gehört, die häufigste oder eine der häufigsten Ursachen der Osteomyelitis ist der offene Bruch und nun erscheint mir ein Sprung zum Vortrag von Herrn Schönbauer so wichtig. Er war der einzige, der 2 Dias gezeigt hat von einem offenen Fersenbeinbruch, bei dem er den Knochen nicht angeschraubt hat, sondern primär den Knochen, der an einem Weichteillappen gehangen ist, reseziert hat. Und dadurch hat er einen Verschluß der Haut und wahrscheinlich eine komplikationslose Heilung erzielt. Ich möchte darauf hinweisen, weil wir 2 solche Patienten hatten, bei denen wir gar nicht lange überlegt haben, das Knochenstück nicht verschraubt haben, sondern entfernt haben und auch bei diesen beiden eine primäre Wundheilung erzielt haben. Beides sind Landwirte und gehen ihrer Arbeit wieder nach. Ich glaube, man sollte diese Osteosynthesen beim offenen Bruch nicht erzwingen, sondern daran denken, daß Böhler auch immer gesagt hat, das Problem am Unterschenkel ist die Haut und das gilt auch für den Fersenbereich.

Trojan, Wien: Danke, Herr Dialer, Herr Schellmann

Schellmann, Frankfurt: Dem Letztgesagten ist unbedingt zuzustimmen. Wir haben zwei Katastrophen erlebt, die wir zwar noch in die Reihe bringen konnten, aber es besteht inzwischen feste Anweisung, keinen offenen Fersenbeinbruch mit irgendeiner operativen Methode anzugehen. Also das geht immer schief.

Trojan, Wien: Danke, Herr Schellmann, wir kommen damit zum Schluß. Wir haben die Zeit nur wenig überschritten und wir konnten doch einige Fragen diskutieren und einige Anfragen beantworten. Ich danke allen Teilnehmern, die sich an der Diskussion beteiligt haben.

Wir kommen nun zum Schluß unserer Tagung. Ich möchte allen Vortragenden und Diskussionsrednern sehr herzlich danken. Insbesondere dafür, daß sie meiner Bitte gefolgt sind und jeweils repräsentatives Material gebracht haben mit exakten Zahlen und Nachuntersuchungsergebnissen, so daß man sich doch ein Bild machen konnte, was diese oder jene Methode wert ist, was für Komplikationen sie bringt und wie die Spätergebnisse sind. Dafür möchte ich mich bei allen sehr herzlich bedanken. Ich bedanke mich auch ferner bei allen, die mir bei der Gestaltung dieses Kongresses geholfen haben, das sind die beiden Sekretäre, alle übrigen die dabei mitgeholfen haben, ganz besonders bedanken muß ich mich bei der Projektion, die tadellos funktioniert hat. Es ist nichts unangenehmer für den Leiter eines Kongresses als wenn die Projektion zusammenbricht und der Vortragende hilflos beim Pult steht und nicht weiter kann, weil einfach die Bilder nicht kommen. Also ich danke Ihnen sehr, daß das so tadellos funktioniert hat und damit möchte ich mich von Ihnen verabschieden und ich hoffe, daß wir Sie alle nächstes Jahr bei uns wiedersehen. Auf Wiedersehen! Gute Heimreise!

Zusammenfassende Bemerkungen über das Thema „Verletzungen des Talus"

J. Poigenfürst, Wien

Die folgende Zusammenfassung der 29 Vorträge über Talusverletzungen wurde im Auftrag des Präsidiums der Österreichischen Gesellschaft für Unfallchirurgie verfaßt. Der Vorschlag dazu war anläßlich der Mitgliederversammlung im Rahmen des Kongresses gemacht worden. Dieser Wunsch erscheint verständlich. Die vielfache Unterteilung relativ kleiner Patientengruppen erschwerte ad hoc einen zusammenfassenden Überblick, und auch an Hand der Manuskripte ist diese Aufgabe nicht leicht. Zwar verfügten alle Autoren zusammen über ein Material von mehr als 1.000 Talusverletzungen, es lagen aber nur von 624 Patienten Nachuntersuchungsergebnisse vor. Nur vier nachuntersuchte Patientengruppen waren größer als fünfzig, zwölf sogar kleiner als dreißig. Durch Verwendung nicht vergleichbarer Schemata, Einbeziehung von Randbrüchen oder Luxationen in die Gesamtauswertung, gemeinsame Angabe von Arthrosen und Nekrosen in den Nachuntersuchungsergebnissen oder Beschränkung auf spezielle Behandlungsverfahren ohne Gruppierung der Verletzungen und andere Gründe, schrumpfte die Zahl der beurteilbaren Fälle gewaltig zusammen. Nach Abzug der Amputationen und Arthrodesen verbleiben an auswertbaren Patientengruppen und gut dokumentierten Einzelbeobachtungen nur 201 Talusfrakturen. An Hand dieser Gruppe soll nun zu folgenden 4 Fragen Stellung genommen werden:

1. Welche Bruchformen sind besonders nekrosegefährdet?
2. Kann die Nekrose durch konservative oder operative Maßnahmen verhütet werden?
3. Ist die posttraumatische Arthrose verletzungs- oder behandlunsabhängig?
4. Welche Fragen sind noch unbeantwortet geblieben und bedürfen weiterer Untersuchungen?

Einteilungsschemata

Vor der Tagung war vom Präsidenten die einheitliche Verwendung des Schemas von Weber vorgeschlagen worden. Zifko und Wittich (S. 14), die mit 87 exakt Nachuntersuchten über das größte Material verfügen, bedienen sich eines um eine Stelle vermehrten Schemas mit anderen Symbolen. Beide Schemata sind miteinander vergleichbar (Tabelle 1).

Tabelle 1. Vergleich der Einteilungsschemata von ZIFKO - WITTICH und WEBER für zentrale Talusfrakturen

ZIFKO - WITTICH	= Weber „C"	Bruchform	Charakteristika der Verletzung Lokalisation	Verschiebung
I)	a	Querbruch	Caput	0
I)	b	Querbruch	Collum	0
I)	c	Querbruch	Corpus	0
II	e	Querbruch	Collum	Subluxation im hinteren unteren Sprunggelenk. Verschiebung des Fußes nach vorne
III	f	Querbruch	Collum (wie II/e)	Luxation des Rollenfragmentes nach dorsal aus dem Gelenk
IV	d	Querbruch mit Kompression	Corpusmitte	peripheres Fragment mit dem Fuß nach zentral verschoben, geringe Diastase
V	–	Sagittalbruch	Corpus	je nach begleitendem Knöchelbruch

Häufigkeit der Talusnekrose

Während die peripheren Talusbrüche keine Probleme bieten, wurden bei 201 zentralen Talusfrakturen 76 Nekrosen beobachtet, das sind 38% (Tabelle 2). Es zeigt sich, daß einerseits keine Bruchform von der Nekrose verschont bleibt, daß aber andererseits auch keine immer zur Nekrose führen muß. Die höchste Nekroserate, nämlich fast in jedem Fall, zeigt die Gruppe IV/d, bei der das gefährdete Rollenfragment in situ bleibt und nur eine geringe Verschiebung besteht. Die Nekrose läßt sich hier eher als Folge des direkten Kompressionschadens erklären. Auch andere Autoren (S. 92) sehen eine der Nekroseursachen in der direkten Schädigung des Sprungbeinkörpers. Wie weit am Talus durch das sekundäre Einsinken subchrondraler Frakturen – ähnlich wie beim Oberschenkelkopf – das Bild einer ischämischen Teilnekrose vorgetäuscht werden kann, ist nicht bekannt. Dem gegenüber ist die Nekrosegefahr bei der Bruchform III/f, bei der das Körperfragment die stärkste Verschiebung erleidet, nur halb so groß, obwohl die wichtigste Arterie des Talus, die A. sinus tarsi, zerrissen sein muß. Wie leicht diese Arterie ersetzt werden kann, zeigen ja schon die Erfahrungen mit der Verrenkung des Fußes unter dem Sprungbein, bei der es nie zu Ernährungsstörungen des Talus kommt. Die Frage nach der Bedeutung der einzelnen Gefäße muß daher anders gestellt werden. Nicht jene Gefäßgruppe ist die Wichtigste, die unter physiologischen Bedingungen den Hauptanteil der Zirkulation beisteuert, sondern jene, die einer abnormen Verschiebung folgen kann und deren Kapazität ausreicht, das Corpus tali allein zu ernähren oder zu revaskularisieren. Die anatomischen Gegebenheiten und klinischen Beobachtungen (S. 7) weisen als solche die von der A. tibialis posterior ausgehende A. talaris medialis und die Rami talares posteriores, die von A. tibialis posterior und fibularis entspringen, aus (S. 1). Die Toleranz dieser Arterien gegen Dehnung ist allerdings nicht bekannt, weil die Gruppe III/f keine Aussage über den Grad der Verschiebung und über Richtung und Ausmaß der zusätzlichen Verdrehung der luxierten Sprungbeinrolle enthält.

Vermeidbarkeit der Nekrose

Viele Autoren führen die Verbesserung der Revaskularisation des Talus über die Bruchflächen hinweg als einen der Vorteile der anatomischen Reposition und Kompressionsosteosynthese an. Die gezeigten Röntgenbilder sind jedoch gerade diesen Beweis schuldig geblie-

Tabelle 2. Nekrosehäufigkeit

Gruppe	Gesamtzahl	davon Nekrosen	
I/a,b,c,	56	4	< 1/10
II/e	74	23	≈ 1/3
III/f	24	13	> 1/2
IV/d	33	29	≈ 1/1
V/–	14	7	= 1/2
Summe	201	76	38%

ben. Auch die Arthrodesen als Mittel zur Verbesserung der Durchblutung konnten nicht in allen Fällen überzeugen. Es wurden über 17 *primäre* Athrodesen bei Trümmerbrüchen und Luxationsfrakturen oder Luxationen des Talus berichtet. Davon betrafen 7 das untere Sprunggelenk, 5 das obere Sprunggelenk und weitere 5 beide Gelenke. Drei subtalare Arthrodesen ergaben gute Resultate, während bei den übrigen 4 zumindest vorübergehend Schwierigkeiten auftraten. Am ehesten kann man die Erfolgsaussichten dieser Methode im Hinblick auf die Revaskularisation mit der Bemerkung charakterisieren, daß sie „die Prognose der Talusnekrose nicht verbessere" (S. 46). Die von Kehr et al. (S. 30) aus anatomisch logischen Gründen bevorzugte Versteifung des oberen Sprunggelenkes hat in den 5 mitgeteilten Fällen zu Ergebnissen geführt, die man als „fair" bezeichnen kann (S. 32). Demgegenüber sind von den fünf Arthrodesen, die sowohl das obere als auch das untere Sprunggelenk einbezogen haben, zwei als Mißerfolge zu werten, weil die Fusion über den toten Talus hinweg unterblieb. Bei beiden war die Osteosynthese mit gekreuzten Bohrdrähten durchgeführt worden. Bei den drei Erfolgen waren äußere Spanner zur Stabilisierung und Kompression verwendet worden. Das Resultat der Arthrodesen scheint also auch bezüglich der Talusdurchblutung davon abzuhängen, wie der Kontakt zwischen den Resektionsflächen hergestellt und aufrechterhalten wird.

Im Gegensatz zu Versuchen, die Nekrose zu *verhindern*, nimmt die primäre *Astragalektomie* diese Komplikation vorweg. Es wurde über 23 totale und 1 partielle Talusexstirpation berichtet. Bei 21 totalen Astragalektomien wurde entweder sofort oder sekundär die tibio-calcaneare Arthrodese mit gutem Erfolg angeschlossen. Bei 2 totalen und 1 partiellen Exstirpation unterblieb die Arthrodese. Die Ergebnisse waren erwartungsgemäß schlecht.

Die Vortragenden waren sich darin einig, daß bei nekrosegefährdeten Talusverletzungen eine *Entlastung* des verletzten Beines notwendig sei. Es muß hier jedoch bemerkt werden, daß die Entlastung natürlich nicht die *Nekrose*, sondern nur den *Zusammenbruch* der nekrotischen Areale oder der subchondralen Frakturen verhindern kann. Die Angaben über die notwendige Dauer der Entlastung schwankten zwischen 6 Wochen und 3 Jahren ohne offensichtliche Beziehung zu der Art der Verletzung.

Arthrosehäufigkeit

Noch schwieriger als bei der Nekrose gestaltet sich der Versuch, aus dem vorliegenden Material Schlüsse über die Ursachen und Vermeidbarkeit der posttraumatischen Arthrose zu ziehen. Nur von 267 Talusverletzungen liegen verwertbare Angaben über die Arthrosehäufigkeit vor. Sie beträgt mit 143 Arthrosen 53%. Da keine einheitliche Definition der Arthrose verwendet wurde, schwanken die Arthrosearten allerdings zwischen 1/5 und 4/5 des jeweiligen Materials. Von 46 auf die beteiligten Gelenke bezogenen Arthrosen wurden 21 im unteren, 7 im oberen und 18 in beiden Sprunggelenken gleichzeitig festgestellt. Der Vergleich zwischen Behandlungsart und Arthroserate ergab eine gleich große Häufigkeit nach konservativer und operativer Therapie. Ein Vergleich zwischen den Spätergebnissen nach anatomisch und nach nicht anatomisch reponierten Sprungbeinbrüchen fehlt jedoch.

Die Tatsache, daß in Häusern mit traditionsgemäßer Betonung eines Behandlungsprinzips – konservativ oder operativ – gerade mit diesem eine geringere Arthroserate beobachtet wurde, spricht dafür, daß letztlich nur die *Qualität der Reposition* und nicht so sehr die Methode, mit der sie erzielt wurde, ausschlaggebend ist.

Auf die 4 anfangs gestellten Fragen ergeben sich folgende Antworten:

1. Die größte Nekrosegefahr besteht bei den Bruchformen mit starker direkter Schädigung der Sprungbeinrolle (IV/d), gefolgt von jenen mit Luxation des Korpusfragmentes aus der Knöchelgabel (III/f, V/–).
2. Unter bestimmten pathologisch anatomischen Gegebenheiten scheint der Eintritt der Talusnekrose unabwendbar zu sein. Die postulierte Revaskularisation über den Bruchspalt oder die Resektionsfläche des unteren Sprunggelenkes ist anzuzweifeln. Hingegen dürfte der Anschluß an das Gefäßsystem des distalen Schienbeinendes durch Arthrodese des oberen Sprunggelenkes leichter möglich sein. Dieser Methode ist mit Recht entgegenzuhalten, daß sie „die wesentliche Funktion des Sprunggelenkes von vornherein aufgibt" und man somit „die Flinte ins Korn wirft" (S. 103). Die Entlastung des Beines verhindert zwar das Zusammensintern des geschädigten Talus, nicht aber die Nekrose.
3. Soweit die posttraumatische Arthrose nicht als Folge der Knorpelschädigung eintritt, kommen als Ursachen Fehlstellungen und Gelenksinkongruenzen durch ungenaue Reposition oder nekrosebedingte Verformungen in Frage. Die Arthrose ist daher nur zum Teil verletzungsbedingt.
4. Unbeantwortet blieben folgende Fragen:
   a) Gibt es neben der ischämischen Schädigung auch direkte mechanische Schädigungen des Talus, die zu einem ähnlichen Bild führen, aber ein anderes Behandlungsprinzip verlangen würden?
   b) Kann aus der Stellung des luxierten Korpusfragmentes eine Aussage über den Zustand der dorsalen Gefäßgruppe gemacht und damit eine Prognose gestellt werden?
   c) Ist das Bein so lange zu entlasten, bis die Ossovenographie einen freien Abfluß des Kontrastmittels zeigt oder kann mit der Belastung schon früher begonnen werden, und welche anderen Methoden stehen zur Beurteilung der Belastbarkeit zur Verfügung?

Folgerungen für die Therapie

Unblutige Behandlungsmethoden gefährden die erhaltenen Gefäße in geringerem Maße als blutige und sind daher zu bevorzugen, wenn sie eine anatomische Reposition gewährleisten. Bei der Beurteilung des Repositionsergebnisses ist zu berücksichtigen, daß das Auflösungsvermögen des Bildverstärkers geringer ist als jenes eines Röntgenbildes und daß dessen Auflösungsvermögen vom freien Auge noch übertroffen wird. Gekreuzte Bohrdrähte sollten nur nach unblutigen Repositionen und in Notfällen Verwendung finden. Für Arthrodesen sind sie nicht geeignet. Als Regel sollte zur Stabilisierung von Frakturen und Arthrodesen eine Kompressionsosteosynthese mittels Zugschrauben oder äußeren Spannern angestrebt werden. Unter dieser Voraussetzung haben auch primäre Arthrodesen Aussicht auf Erfolg. Eine Verkürzung der Behandlungsdauer durch beschleunigte Revaskularisation ist jedoch nur dann zu erwarten, wenn das obere Sprunggelenk allein oder zusätzlich zum unteren Sprunggelenk versteift wird. Dem Autor erscheint dieser Eingriff als Primärversorgung jedoch nur dann angezeigt, wenn auch eine schwere Schädigung des Gelenksknorpels vorliegt.

Bei erhaltener Gelenksfläche ist der Zeitverlust sicher gerechtfertigt, wenn nach anatomischer Reposition und adäquater Osteosynthese unter konsequenter Entlastung letzten Endes doch ein funktionsfähiges Gelenk erhalten bleibt. Ergibt sich die Notwendigkeit zur Talusexstirpation, dann soll das ganze Sprungbein entfernt und die tibio-calcaneare Arthrodese sofort angeschlossen werden.

Die Übersicht über diese 29 Vorträge hat die Problematik der retrospektiven Bearbeitung relativ seltener Verletzungen durch mehrere Autoren gezeigt. Stichhaltigere Aussagen über solche Themen müßten durch mindestens 2 Arbeitstagungen aller Mitarbeiter in entsprechendem zeitlichen Abstand voneinander vorbereitet werden, auf denen nach der Darstellung des gemeinsamen Materials die Fragen formuliert und die Methoden vereinheitlicht werden. Erst dann könnten die Ergebnisse präsentiert werden.

Hefte zur Unfallheilkunde

Beihefte zur Zeitschrift „Unfallheilkunde/ Traumatology"
Herausgeber: J. Rehn, L. Schweiberer

– Eine Auswahl –

Heft 128

Meniscusläsion und posttraumatische Arthrose am Kniegelenk

5. Reisensburger Workshop zur klinischen Unfallchirurgie, 26.–28. Februar 1976
Herausgeber: C. Burri, A. Rüter
Unter Mitarbeit zahlreicher Fachwissenschaftler
1976. 125 Abbildungen, 55 Tabellen.
XI, 254 Seiten
DM 62,–; US $ 34.10
ISBN 3-540-07883-5

Heft 129

40. Jahrestagung der Deutschen Gesellschaft für Unfallheilkunde e.V.

18. bis 20. November 1976, Berlin
Kongreßbericht im Auftrage des Vorstandes zusammengestellt von J. Probst
1977. 151 Abbildungen, 79 Tabellen.
XVIII, 431 Seiten
DM 120,–; US $ 66.00
ISBN 3-540-08261-1

Heft 130

12. Tagung der Österreichischen Gesellschaft für Unfallchirurgie

7. bis 9. Oktober 1976, Salzburg
Kongreßbericht im Auftrage des Vorstandes zusammengestellt von H. Kuderna
1978. 101 Abbildungen, 75 Tabellen.
XVIII, 426 Seiten
DM 98,–; US $ 53.90
ISBN 3-540-08598-X

Heft 131

Verletzungen des oberen Sprunggelenkes

9. Reisensburger Workshop zur klinischen Unfallchirurgie, 22.–24. September 1977
Herausgeber: C. Burri, A. Rüter
Unter Mitarbeit zahlreicher Fachwissenschaftler
1978. 171 Abbildungen, 52 Tabellen.
XIV, 262 Seiten
DM 56,–; US $ 30.80
ISBN 3-540-08599-8

Heft 132

41. Jahrestagung der Deutschen Gesellschaft für Unfallheilkunde e.V.

17. bis 19. November 1977, Berlin
Kongreßbericht im Auftrage des Vorstandes zusammengestellt von J. Probst
1978. 169 Abbildungen, 160 Tabellen.
XX, 508 Seiten
DM 120,–; US $ 66.00
ISBN 3-540-08832-6

Heft 133

Arthrose und Instabilität am oberen Sprunggelenk

10. Reisensburger Workshop zu Ehren von M. E. Müller und J. Rehn, 9.–11. Februar 1978
Herausgeber: C. Burri, M. Jäger, A. Rüter
Unter Mitarbeit zahlreicher Fachwissenschaftler
1978. 143 Abbildungen, 74 Tabellen.
XVI, 204 Seiten
DM 58,–; US $ 31.90
ISBN 3-540-08970-5

Preisänderungen vorbehalten

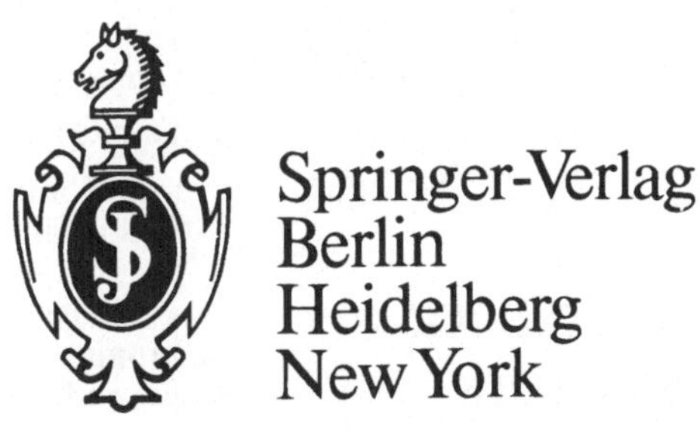

Springer AV Lehrprogramm

Filme:

Operative Frakturbehandlungen:

Osteosynthese – Grundlagen und moderne Anwendungen

Osteosynthesen bei Vorderarmfrakturen

Die Behandlung nichtinfizierter Schaft-preudarthrosen

Osteosynthesen bei Malleolarfrakturen

Osteosynthesen bei Patellafrakturen

Marknagelung

Osteosynthesen am distalen Humerus

Osteosynthesen bei Unterkieferfrakturen

Korrekturosteotomien am distalen Unterschenkel

Biomechanik der Osteosynthese

Osteosynthesen bei Tibiakopffrakturen

Allo-Arthroplastik:

Hüft-Totalprothesen (3 Teile)

1. Teil: Instrumentarium. Operation am Modell
2. Teil: Operationstechnik
3. Teil: Komplikationen und Spezialfälle

Die Ellbogengelenk-arthroplastik mit der GSB-Endoprothese

Diaserien:

Internal Fixation – Basic Principles, Modern Means, Biomechanics

ASIF-Technique for Internal Fixation of Fractures

Internal Fixation of Patella and Malleolar Fractures

Total Hip Prostheses
Operation on Model and in vivo, Complications and Special Cases

Small Fragment Set Manual

Asepsis in Surgery

Weitere Filme und Diaserien in Vorbereitung

Technische Daten:
16 mm und Super-8 (Eastmancolor, Magnetton/Lichtton), Videokasetten. Lieferung der Diaserien in Ringbüchern

Sprachfassung: Filme in deutsch, englisch, z.T. französisch. Diaserien mit mehrsprachigen Legenden

Bitte Informationsmaterial anfordern

Vertrieb:
Springer-Verlag,
Heidelberger Platz 3,
D-1000 Berlin 33,
Telefon 030/82 20 01
Auslieferung über den Buchhandel

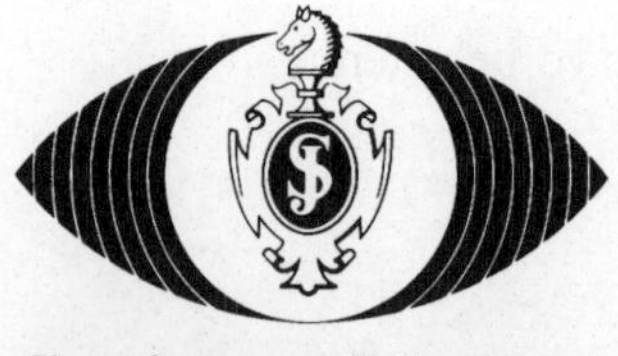

Springer-Verlag
Berlin
Heidelberg
New York